溫佑君

有「亞洲重量級芳療專家」之稱，從她身上能發現的寶藏，卻不僅僅止於芳香療法。大學念的是東吳社會系，在英國肯特大學哲學研究所念碩士時開始接觸芳療，並到英國倫敦芳香療法學校學習。勇於想像也積極開創，在台灣拓展出一條獨樹一格的香氣之路。現為肯園與香氣私塾負責人，期許香氣能成為一種文化與美好的生活風格。.

著有芳香療法專書《芳療實證全書》、《新精油圖鑑》、《香氣與空間》、《植物人格》、以美容探索自我的《芳療私塾》、以香氣&五星術重新詮釋親密關係的《愛的九種香氣》，並審訂與翻譯多部芳療著作。作品奠基於芳香療法之上，並帶入社會學的觀察脈絡、哲學的思辨、文學與藝術的滋養，當你閱畢闔上書時，滿室都還留有餘韻餘香。其中，《溫式效應》一書更入圍金鼎獎，並被南方朔譽為開啓近代「香氣書寫」或「嗅覺書寫」的新型態創作。

肯園

由溫佑君老師成立於1998年，開創「ANIUS」精油品牌、SPA療程空間「香覺戲體」、教學推廣的「香氣私塾」，以及複合式香氣概念體驗空間「小聚場」，並規劃國內外香氣之旅，除了讓人們認識芳香療法「科學」與「醫學療效」的一面之外，更帶領大家親身體驗流動於世界的氣味饗宴。肯園是一座實驗林，希望能實驗出一種生活態度，增進對自身以及對世界的敏感度和理解力，藉由香氣讓世界更美好。

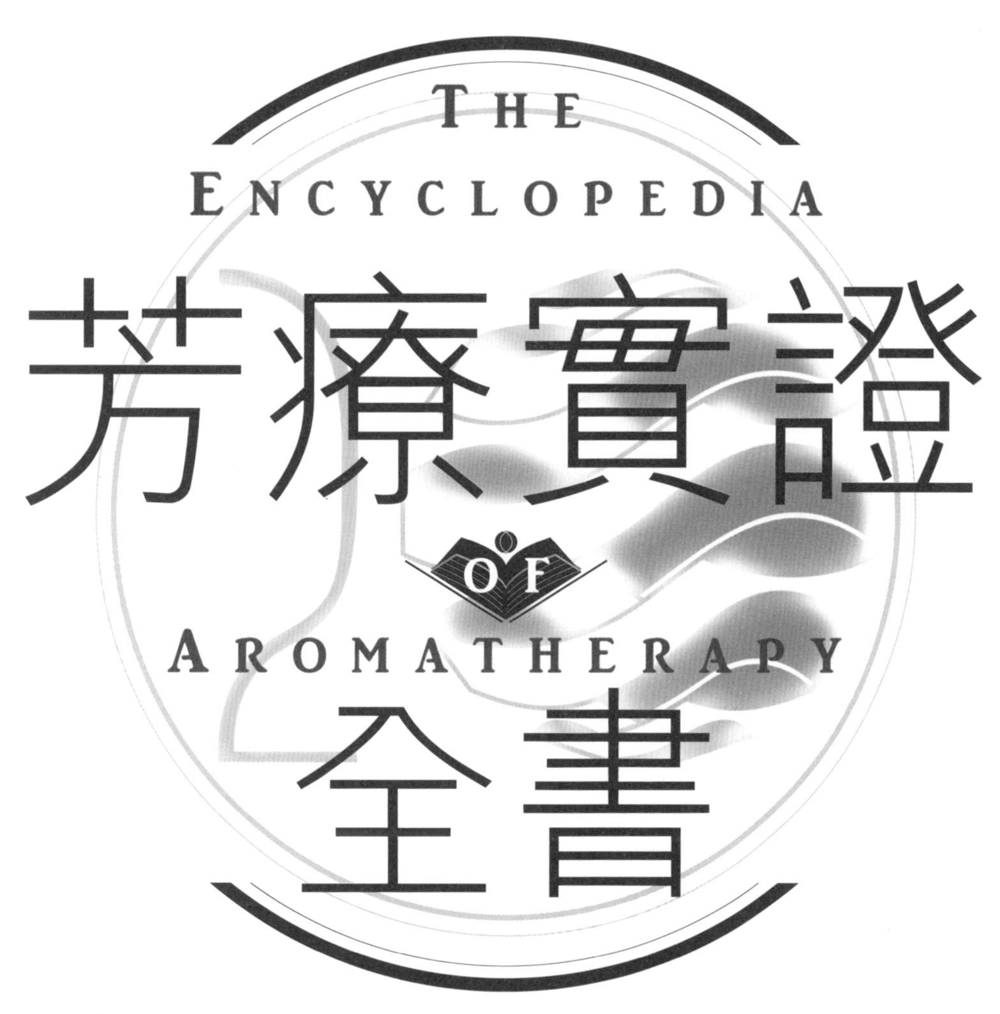
THE
ENCYCLOPEDIA
芳療實證
OF
AROMATHERAPY
全書

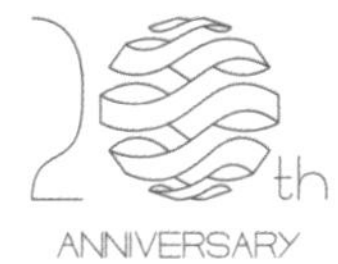
20th
ANNIVERSARY

肯園20週年紀念版

自學成為芳療師

常常有學生表示，非常希望能參加某些芳療講座，但就是抽不出時間。也有不少人反應，很想報名某些芳療課程，不過負擔不了那個學費。學芳療真的很貴嗎？一定會耗掉大把時間嗎？其實各式各樣的學習，從音樂到語文，總有人因為時間和金錢的因素打退堂鼓。然而，還是有人鍥而不捨，憑著自修的方式，一步步走進滿心嚮往的世界。這本《芳療實證全書》，特別適合那樣的讀者。

既然是寫給讀者自修的，這本書盡可能朝「教科書」、「參考書」的方向編排。肯園前後動員了十幾位資深芳療師，各自從擅長的領域，整合不同學派的論述以及個人多年的心得。教科書給的是硬知識，目的不在於增加生活情趣，也不能充當精油的消費指南。所以，和現在市面上流行的芳療書比起來，《芳療實證全書》讀來並不輕鬆。但對有相當自我期許的讀者來說，硬裡子風格應該更教人安心。

即使如此，如果讀者感覺枯燥而讀不下去，反而成了自學的阻力。所以這本書大量運用了一目了然的圖表、色彩豐富的插畫，以及生動有趣的比喻，像是「單萜烯是精油化學中最常見的基本成分，分子小，你可以用兩匹馬的戰車來想像這個芳香分子，是有速度感的訊息傳遞尖兵」，絕對能幫讀者弄懂並充分吸收歷史、化學方面的知識，甚至激發更多的研究興趣。

本書的第二篇依植物科屬介紹了 100 種常用單方精油、20 種純露與 20 種植物油。特別的是，在那以外還收錄了一些新興與罕見的品種。比方說對更年期很重要的卡塔菲，和細菌病毒比賽屢屢獲勝的灌籃高手芳枸葉，以及近年風行歐美的奧米茄 3（Omega-3）生力軍印加果油，和「超級食物」奇亞籽油，提供了當前中文芳療書裡最齊備也最更新的資料庫。

第三篇「常見身心問題處方箋」，大概是最能展現肯園實力的章節。由於同時運營學校（香氣私塾）、療程中心（香覺戲體）、精油專賣店（小聚場和肯購網），並累積了十本以上的專業出版品，肯園在芳香療法的理論和實務上，都有非常豐富的經驗。在這本書中，肯園的芳療師把臨床觀察彙整出來，不同於引用西方文獻或個別作者的一家之言，第三篇可說是一個芳療社群的智慧結晶。

選油的廣度與深度，也是本書眾多配方的特色。尋常的芳療書因為遷就初學者的程度，傾向於縮小用油類別，選項也不脫一般店鋪有售的品種。但在這本書裡，你會看到史泰格尤加利、卡奴卡、粉紅蓮花、加拿大鐵杉、香脂果豆木等等所謂非常用精油，被靈活應用在各種問題上。這是因為，教科書本來就該給予比較全面的說明和示範，另一方面，教科書也肩負拓展學生視野的使命。

所以，讀者可以放心的是，你買到的不是一本綜合剪貼簿。這本書的訊息量雖然很大，但每個條目的內容都經過詳實的考據，並融入作者群親身的體會。而且，經過完整的調查與比較，我們努力與同領域的書籍作出區隔，希望提供兼具普遍性與原創性的資料。無論先前書架上已經擺放多少本芳療書，喜愛芳療的讀者試讀以後，一定會想再騰出一個位子來給《芳療實證全書》。

雖說是為自學者量身訂做的大百科，《芳療實證全書》也適合拿來當作不同課程的補充教材或是參考書。對於浸淫芳療多年的讀者，本書仍會帶給他們溫故知新的喜悅。像我這種有字典癖的讀者，不管從哪一頁翻起，都能津津有味地讀下去。因為採用檔案式編排，無論要檢閱任何主題，都很快速便利。國外雖然早已有類似內容的書籍出版，但就編排的角度來看，本書的「讀者友善度」還是略勝一籌。

這本工具書花了肯園五年的光陰才完成。我們從 2010 年底開始策劃，2011 年初由不同的芳療講師接棒撰稿，到 2012 年中完成初稿。然後 2013 年全部花在植物圖的繪製、調色、確認細節特徵上面。2014 到 2015 年間，出版社反覆試排、討論和規畫出版方向，我們這邊也陸續增修補訂，加上最新資訊。現在終於可以和廣大的讀者見面了，必須感謝的人包括——

每一位撰稿和校稿的肯園講師。他們都是可以獨立出書的作者，也都是獨當一面的芳療師和講師。作者群慷慨貢獻個人的才華和心血，共同打造這座知識的塔樓，就像複方精油，既保有自己的個性，又融合出更強大的香氛和療效。我們也要感謝參與執行事務的所有同事，耐心繪圖的璧卉，以及敢於投資這種非通俗書刊的野人出版社。希望這本書能滿足讀者精進的需求，也祝福讀者從中享受自學的樂趣。

溫佑君
肯園香氣私塾負責人
2015 年 10 月

目 次

PART I 芳香療法的基礎理論

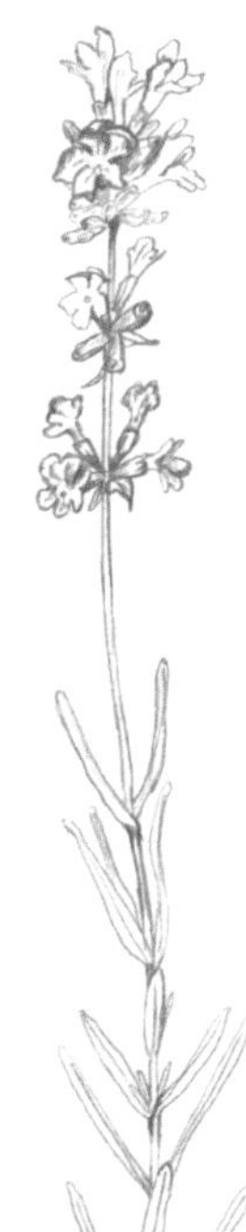

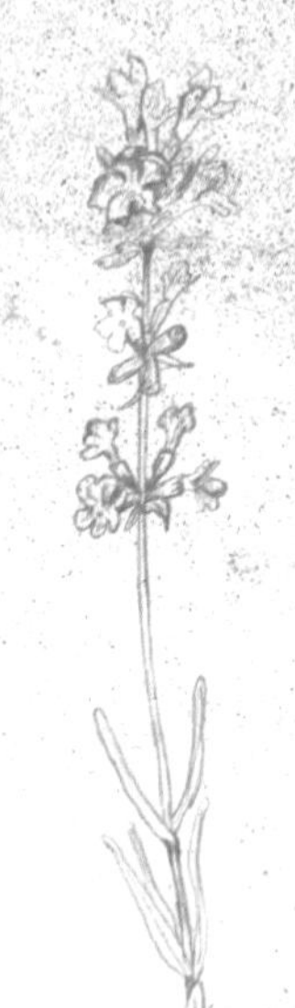

PART II 精油．純露．植物油指南

Chapter 1
單方精油指南 147

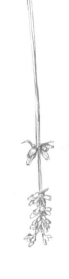

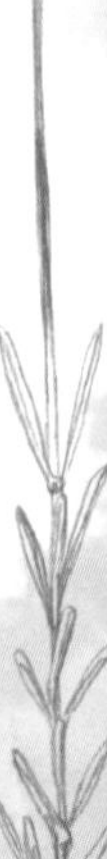

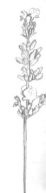

PART III 常見身心問題芳療處方箋

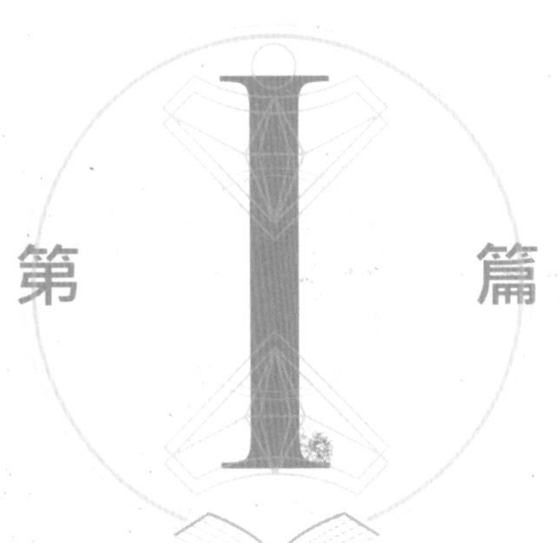

芳香療法的基礎理論

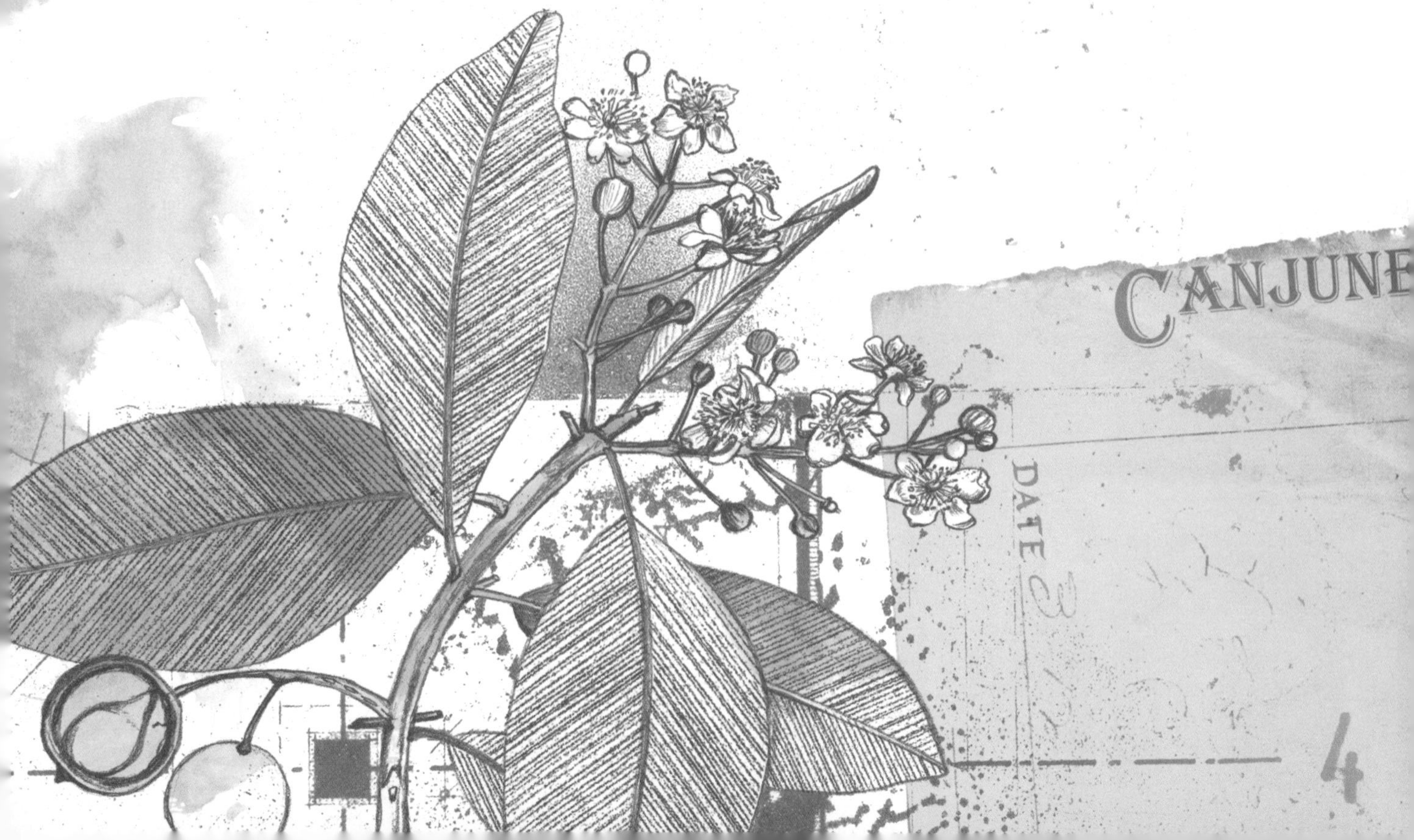

Chapter 1

芳香療法的歷史

▶▶▶▶▶▶

所謂芳香療法，是利用從植物萃取出的芳香分子「精油」或「純露」，藉由塗抹、吸聞等方式調理並改善人的身體與心理狀態。而遠在現代的精油蒸餾技術完備之前，古代各大文明即有使用香草（藥草）植物的深厚傳統，所以在學習芳香療法前，先來了解相關的歷史發展吧！

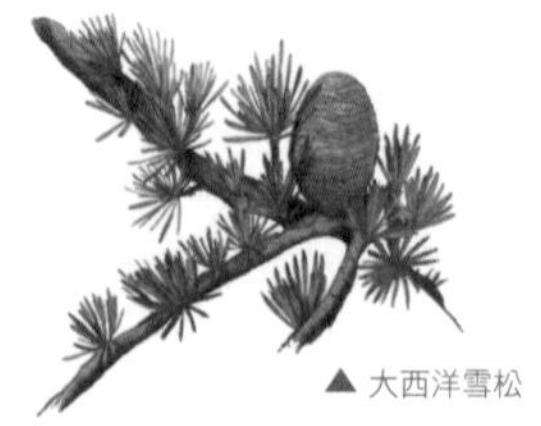
▲ 大西洋雪松

史前

焚香煙熏病患（或驅邪），食用芳香植物，使用藥草浸汁與煎劑。

西元前 4000 年

兩河流域

古蹟石板記載蘇美人會使用芳香植物。

西元前 3000 年

埃及

古老依迪芙神殿（Temple of Edfu）中，莎草紙文獻與石碑記載了埃及人以植物香料製成香膏、香粉、香油（洋茴香、雪松、絲柏、乳香、沒藥、蓮花），應用在醫療、美容、製作木乃伊和宗教儀式。

西元 131~199 年

羅馬

醫師、哲學家蓋倫（Galen of Pergamon）為解剖生理學寫下不朽著作，並建立植物的藥學理論和主要分類，還發明了冷霜。

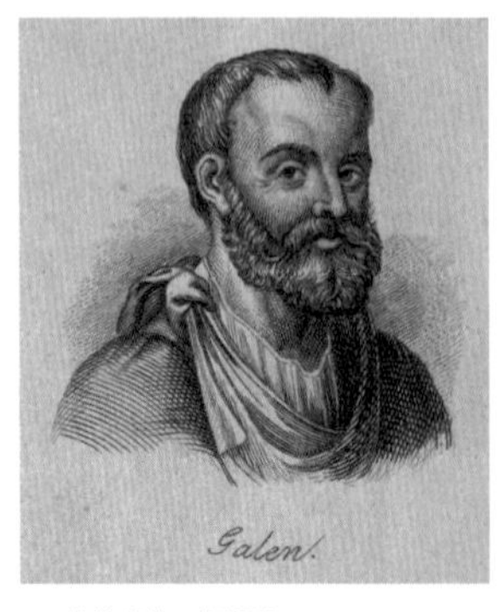

▲ 蓋倫肖像，銅版畫。
©Wellcome Library, London

西元 652 年

中國

孫思邈著《備急千金要方》，記錄了各種藥方，並強調醫德修為、臨床醫學的分類診斷。

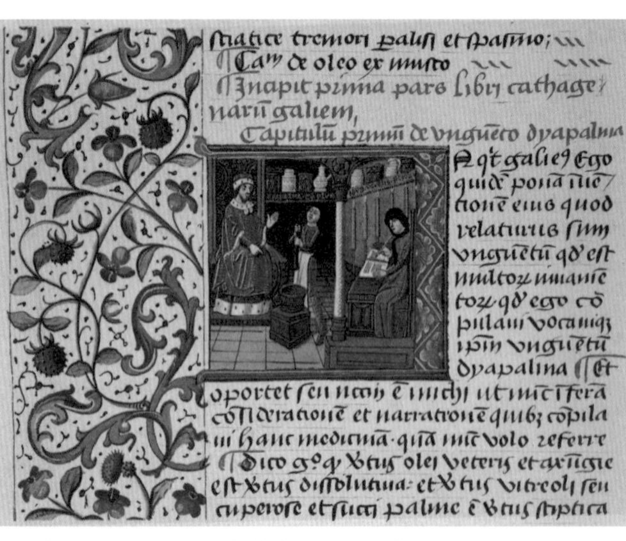
▲ 藥房裡的蓋倫，和正以杵研磨乳缽的助手，一旁還有手抄員，出自 15 世紀德勒斯登手抄本（局部）。
©Wellcome Library, London

西元 865~925 年

波斯

醫師、鍊金術師、化學家和哲學家拉齊（Al-Razi），撰寫數十本醫藥、煉金書籍。

西元 980~1037 年

波斯

阿比西納（Avicenna）《醫典》（*The Canon of Medicine*）中記錄了超過八百種的藥用植物，並運用按摩與食療治病，改良蒸餾法，加入冷凝製程以萃取精油。

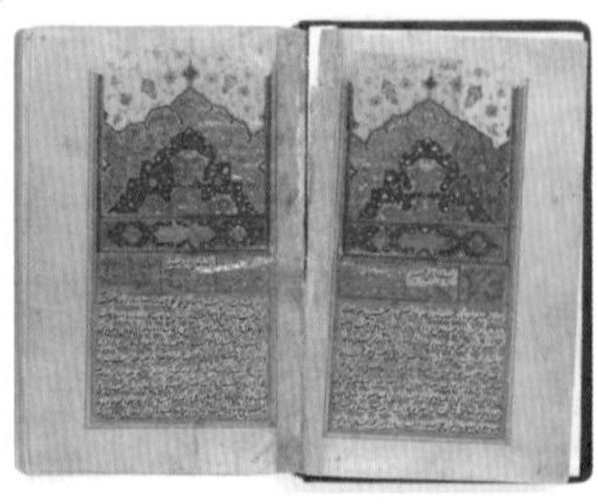
◀ 1632 年版本《醫典》之部分內頁。
©Wellcome Library, London

中國

王惟一，創製經絡銅人。

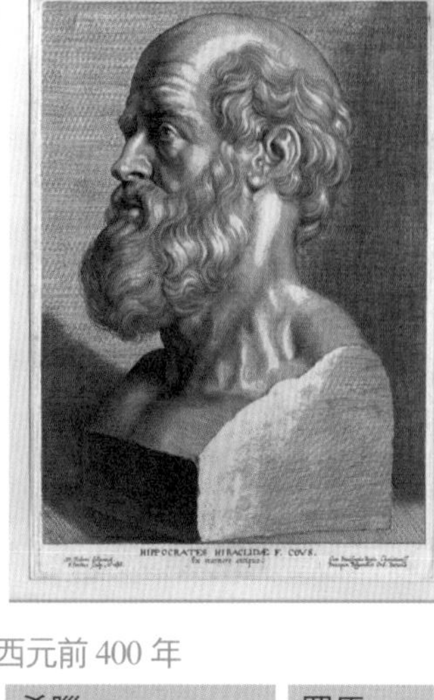

希波克拉底肖像，銅版畫。
©Wellcome Library, London

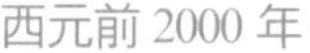

西元前 2000 年

印度

《吠陀經》（*Vedas*）記載檀香、肉桂、芫荽、沒藥、薑等多種藥草在宗教和醫療上的用途。

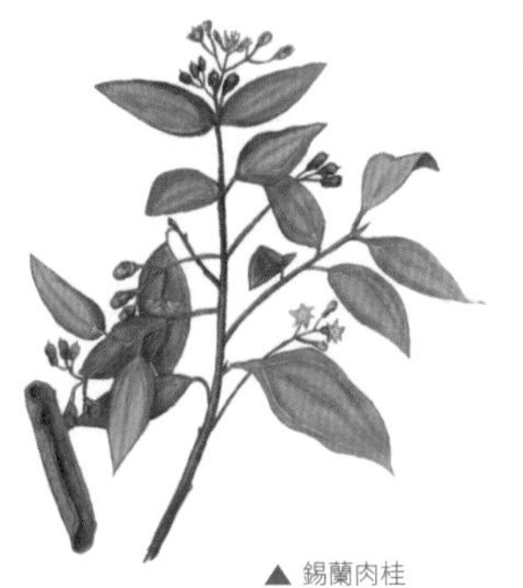

▲ 錫蘭肉桂

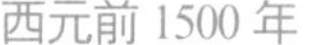

西元前 1500 年

埃及

埃伯斯莎草紙文稿（Ebers Papyrus）記載了數百種芳香藥用植物、配方及醫療相關文獻。

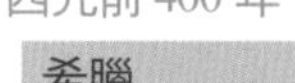

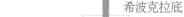

西元前 400 年

希臘

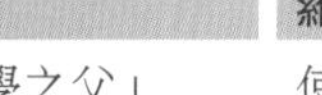

「醫學之父」希波克拉底（Hippocrates）在著作中列出三百多種藥草處方，並建立四大體液學說、提倡芳香泡澡。

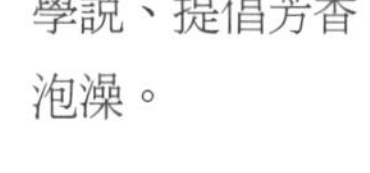

羅馬

使用香油、香膏於沐浴美容、疾病治療。

中國

《黃帝內經》相傳為黃帝著作，但實是匯集歷代先人的智慧，成書時間約在戰國至西漢時期。對於大氣、陰陽五行與植物的生態有詳細連結。《詩經》與《爾雅》記載常見藥用植物。

西元前 300 年

希臘

哲學家泰奧弗拉斯托斯（Theophrastus）撰寫《植物探究》（*Enquiry into Plants*），首開系統化描述植物之先河。

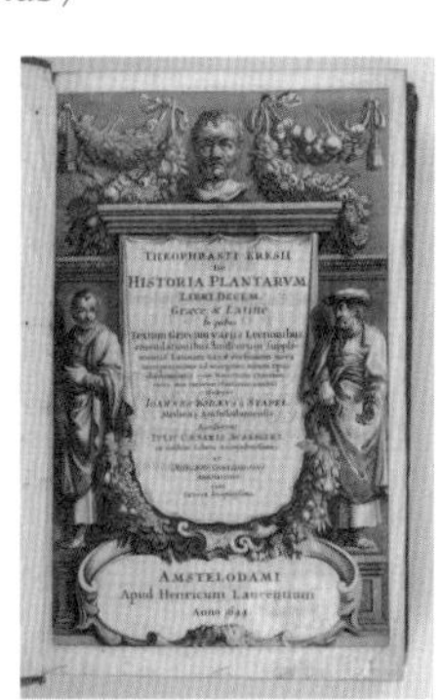

◀ 1644 年插圖版《植物探究》書名頁。

西元 78 年

希臘

醫師、藥理學家迪奧科里斯（Pedanius Dioscorides）著有五大冊的《藥草誌》（*De Materia Medica*），列出約六百種藥草特性與處方，往後的一千多年始終廣為流傳，是現代藥典的根基。迪奧科里斯還研製出蒸餾雪松精油的模型。

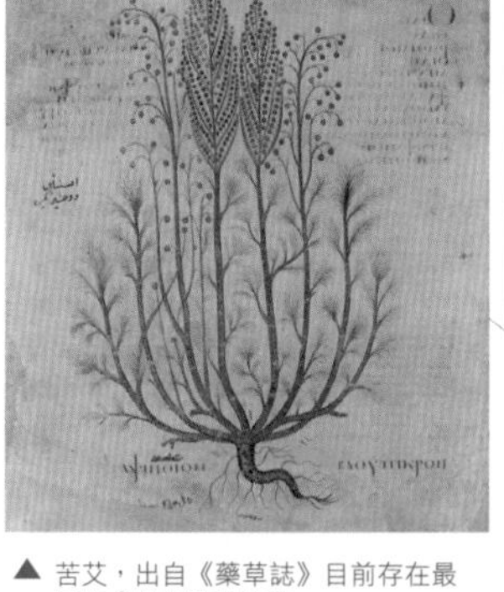

▲ 苦艾，出自《藥草誌》目前存在最早的「維也納手抄本」。

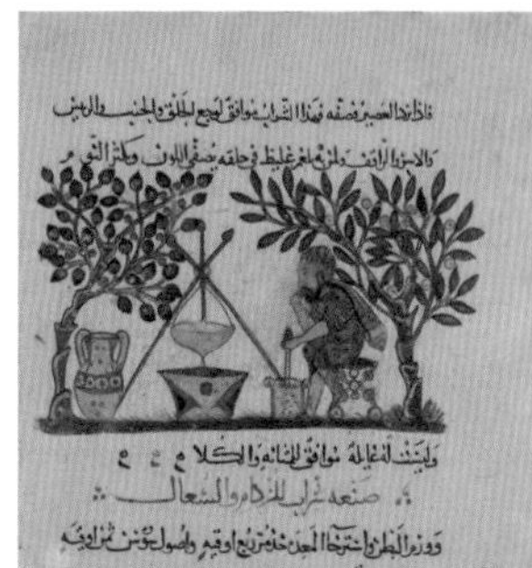

◀ 醫師提煉藥物，出自 13 世紀阿拉伯文版的《藥草誌》。

10 世紀

歐洲

羅馬帝國衰落後的黑暗時代，藥草治病的傳統主要保存在修道院中。盎格魯－薩克遜藥方集結成書，名為《*Bald's Leechbook*》。

12 世紀

歐洲

十字軍東征帶回阿拉伯的香水和蒸餾設備，開始用歐洲本土的芳香植物來萃取精油。

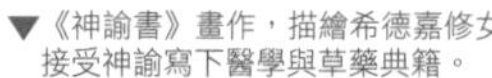

▼《神諭書》畫作，描繪希德嘉修女接受神諭寫下醫學與草藥典籍。

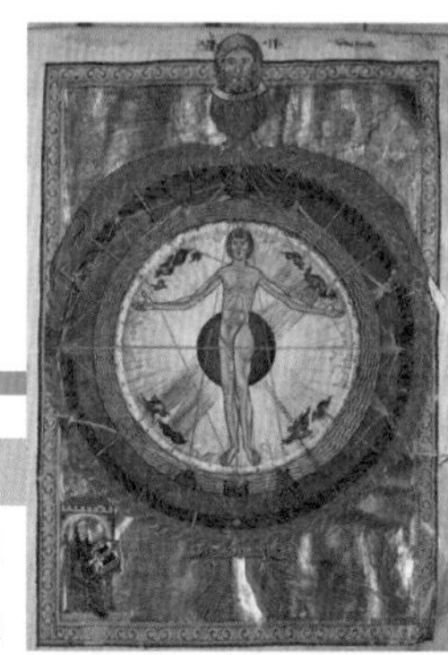

德國

中世紀希德嘉修女（Hildegard von Bingen），根據自身在靈性、音樂、星象、自然、醫學方面的天賦，發展出結合身心靈的全方位自癒觀念，並著有詳細的草藥典籍《Physica》。

14 世紀

歐洲

黑死病大流行，人們在街上焚燒乳香和松樹預防感染。醫師則穿著特殊服裝，並在面罩鳥嘴處塞滿鼠尾草、百里香、薰衣草等，保護自己不被感染。

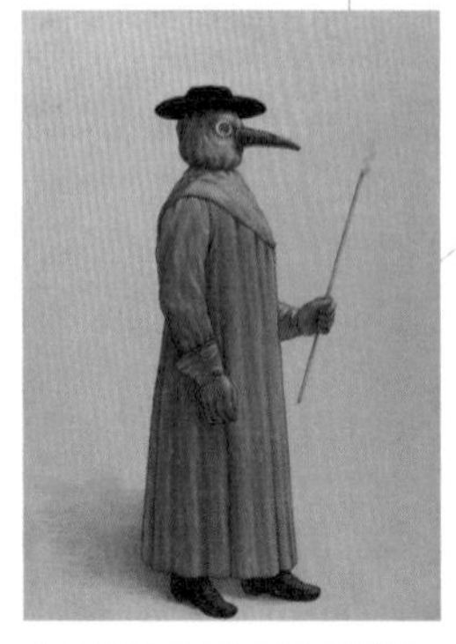

▲ 穿戴著罩袍與鳥嘴面罩的醫師。©Wellcome Library, London

15 世紀

歐洲

印刷術傳入後，各國印製《藥草誌》，藥商和藥師會銷售精油，大戶人家則自備蒸餾房。

16 世紀

瑞士

醫師、煉金術士和占星師帕拉塞爾蘇斯（Paracelsus），以煉金術的概念，將精油蒸餾法發揚光大。

西元 1525 年

英國

《貝肯氏草藥集》（*Bancke's Herbal*）出版，其中還記載了玫瑰浸泡油的製法與應用。

西元 1926 年

法國

化學家蓋特福賽（René-Maurice Gattefossé）因為實驗室爆炸後使用薰衣草精油治癒燒傷，發表了一篇論文，首創「芳香療法」（Aromatherapie）一詞。

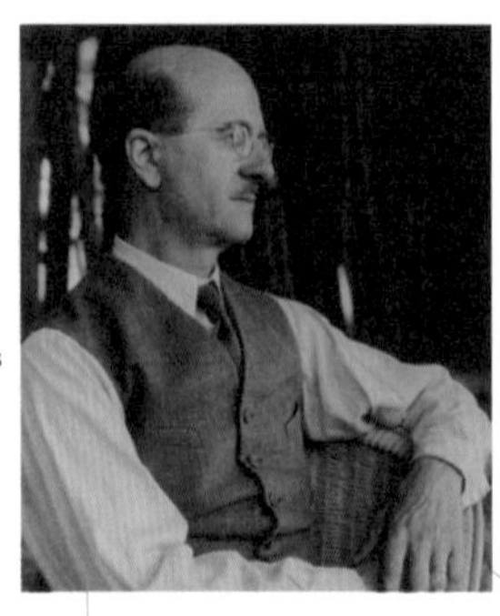

▶ 蓋特福賽肖像。RMG © Gattefoss

西元 1930 ～ 1980 年

法國

軍醫瓦涅（Jean Valnet）二次大戰期間在越南使用精油為傷兵治癒嚴重燒燙傷口，回國後便用精油進行醫療，1980 年出版《芳香療法之臨床醫療》（*The Practice of Aromatherapy*），是法系芳療始祖。

英國

醫師巴赫（Dr. Edward Bach）創立以天然植物精華療癒身心靈問題的「花精療法」。

西元 1961 年

法國

摩利夫人（Marguerite Maury）出版《青春的本錢》（*Le Capital Jeunesse*，英文版為《摩利夫人的芳香療法》〔*Marguerite Maury's Guide to Aromatherapy*〕），將芳香療法應用在美容護理上。她覺得精油透過皮膚或吸聞方式進入人體最有療效，並發展出一套按摩手法，沿用至今。

西元 1977 年

英國

按摩師和護理師滴莎蘭德（Robert Tisserand）出版《芳香療法的藝術》（*The Art of Aromatherapy*），是英語世界的第一本芳香療法專書，成為英國芳療界的先驅。

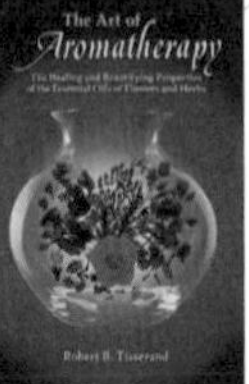

▲《芳香療法的藝術》封面。

西元 1982 年

英國

派翠西亞．戴維斯（Patricia Davis）創辦英國倫敦芳香療法學校。

西元 1990 年代

從倫敦芳療學校畢業的溫佑君女士，將芳香療法結合藝術，引進台灣，並於 1998 年成立「肯園」。

西元 1578 年

中國

醫藥學家李時珍著《本草綱目》，提到多種花香類精油。

西元 1616 ～ 1654 年

英國

醫師和藥草學家卡爾培波（Nicholas Culpeper），出版《英國醫師》（*The English Physician*）和《藥草大全》（*Complete Herbal*），內容是豐富的製藥與藥草知識。為普及醫藥，他致力於把希臘、拉丁文的醫書譯成英文，書中提及精油應用。同時，實驗化學興起。

西元 1920 年

義大利

醫師蓋提（Giovanni Gatti）和卡由拉（Renato Cayola），實驗證明吸聞精油可以舒緩中樞神經系統，對心理病症有療效。

18 世紀

歐洲

外科手術興起，化學藥物盛行，逐漸取代天然的植物精油與藥草療法。

德國

醫師哈尼曼（Samuel Hahnemann）首創「順勢療法」（同類療法）。

▼1789 年版本的《英國醫師》卷頭插畫，上方即為卡爾培波的肖像。
©Wellcome Library, London

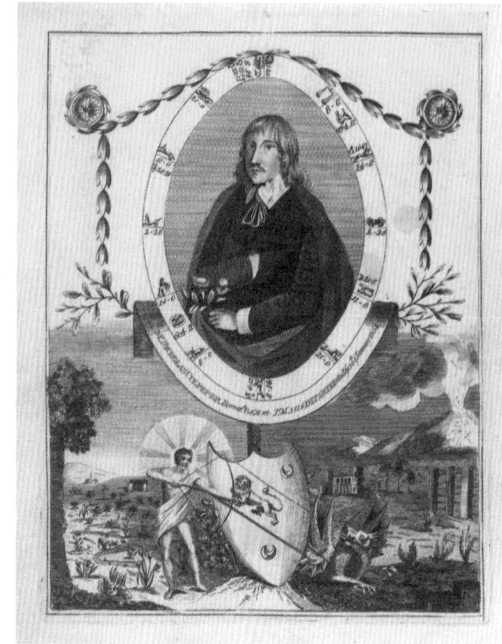

▼1850 年版本《藥草大全》內頁藥草植物插畫。
©Wellcome Library, London

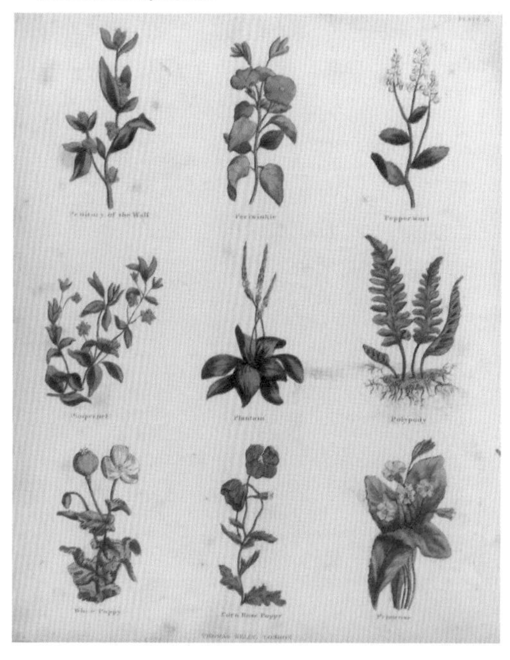

西元 1996 年

法國

醫師潘威爾（Daniel Pénoël）和化學家法蘭貢（Pierre Franchomme）合著《精確的芳香療法》（*L'Aromatherapie exactement*），此書是他們倆自 1970 年代以來的研究成果總結，深具學術價值。

21 世紀

大中華地區的芳療市場有更多元且蓬勃的發展，傳遞人們來認識芳香植物的美好。

Part I

Chapter 2

精油的形成

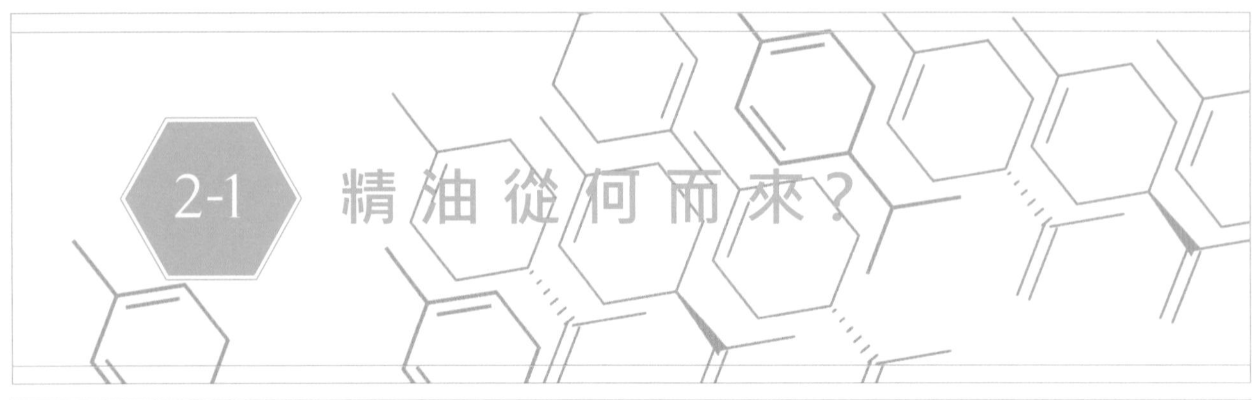

「精油」的定義是：藉由人為萃取方式所得到的植物精質。精質，是植物的分泌細胞經光合作用後，藉由各種酵素轉化而來的多樣化芳香分子。以化學的角度來看，植物會藉由三大路徑將天地間的「電磁能量」轉化成精油：1. **莽草酸途徑**（shikimic acid pathway）；2. **多聚酮途徑**（polyketide pathway）；3. **甲羥戊酸途徑**（mevalonic acid pathway），轉化的過程從右圖可以看得很清楚。

所以在使用精油的時候，不僅能感受到生物化學所帶來的實質療效，也能充分感受到能量的影響與情緒的改善。

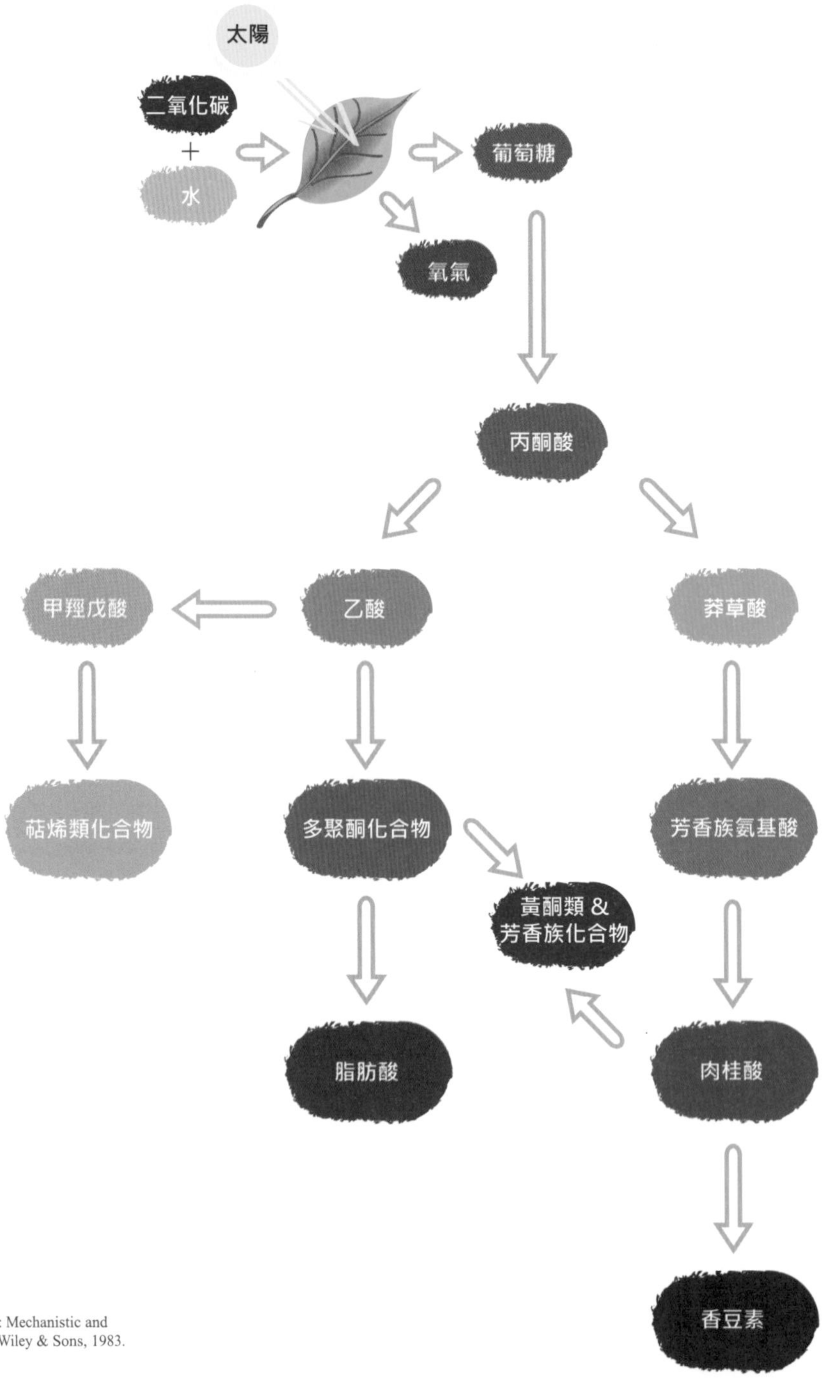

太陽
二氧化碳
+
水
葡萄糖
氧氣
丙酮酸
甲羥戊酸
乙酸
莽草酸
萜烯類化合物
多聚酮化合物
芳香族氨基酸
黃酮類 &
芳香族化合物
脂肪酸
肉桂酸
香豆素

資料來源：Torssell, K.B.G. "Natural Product Chemistry: Mechanistic and Biosynthetic Approach to Secondary Metabolism," John Wiley & Sons, 1983.

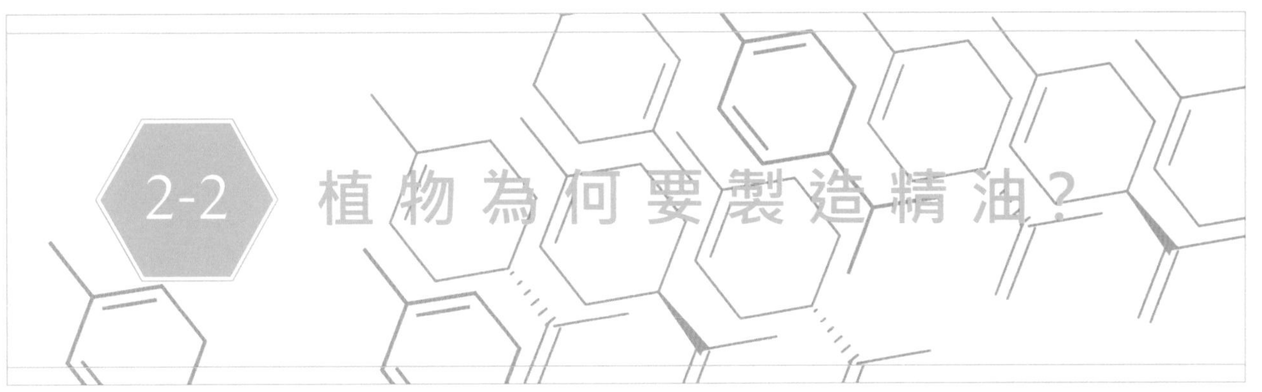

2-2 植物為何要製造精油？

陽光、空氣、水，孕育出這顆星球上的生命，也使植物產生了精油。從前述的芳療歷史，可以知道精油的發現，也算是西方煉金術的奇蹟。古人在煉金過程中萃取出植物的芳香物質，他們相信一株植物必定是受到日月、星辰、地球的運行、潮汐、土壤、雨水，這些環環相扣的能量，才能轉化出這樣具有魔法特性的神祕精華，可說是大自然的恩賜。

進入 20 世紀後，新時代科技取代傳統思想。透過科學研究發現，植物經過幾億年的演化，發展出精油這樣類似人類血液的物質，當然不是為了給人類使用，而是為了讓自己更能生存在地球上，只不過這些精油在幫助植物的生理功效時，恰好也能帶給人類相似的作用。以下為植物精油的主要功能：

1 幫助生長與代謝

精油分子小，可以穿透植物組織加速氧氣、養分的運輸，以及廢物代謝。

2 調節激素（荷爾蒙）

植物的各種生長表現和開花都靠激素的作用，激素的量過多過少皆會造成危害。而精油是傳訊物質，能幫助植物體降低過多的激素、提高過少的激素，維持平衡狀態。

3 對抗病毒、細菌、黴菌

精油能阻止有害的病原增生，卻不會殺死益菌，而且植物每年會根據環境氣候變化，改變精油的成分比例，讓細菌無法對其產生抗藥性。

4 對抗紫外線傷害、鹽害

紫外線是放射線的一種，容易讓細胞惡質化，進而引發癌症或產生變異。精油當中的一些分子會鎖住紫外線，不讓細胞受到這種放射物質的傷害，或是能將傷害降到最低。另外有些精油成分，可讓生長在海邊的植物避免因為鹽分過高而散失水分，是很好的保溼物質。

5 在森林大火中存活

富含揮發性精油，可讓火迅速點燃，變成大火，依照火往上燒的特性，靠近地面的植株、根部和地上種子就能存活，等火滅之後再次重生。

6 幫助受損部位癒合

精油會流向傷口部位，讓傷口迅速凝結，預防感染。

7 吸引蟲媒、鳥媒協助授粉

費洛蒙效應，讓動物喜歡靠近，以便將花粉傳到更遠的地方。

8 驅除有害的蟲類、動物

某些成分的氣味讓蟲蟻、動物都不喜歡靠近，藉此避免被吃掉。

9 發出警訊

某些成分具有一定的毒性，是為了避免其他植物入侵地盤，也可以避免被動物吃掉。

10 與同類溝通

精油像是傳訊密碼，讓同類型植物互相溝通，一片森林中如果有一棵樹木被砍掉，其他樹木就會發出不同以往的精油氣味，將此訊息傳遞出去。

以上這些精油功能都是植物數億年來的演化結晶，而人類也能善用在自己身上，幫助身心恢復到喜悅平衡的境界。從植物精油的存在可以佐證，地球上的生命應該要互相扶持、互相成長的。

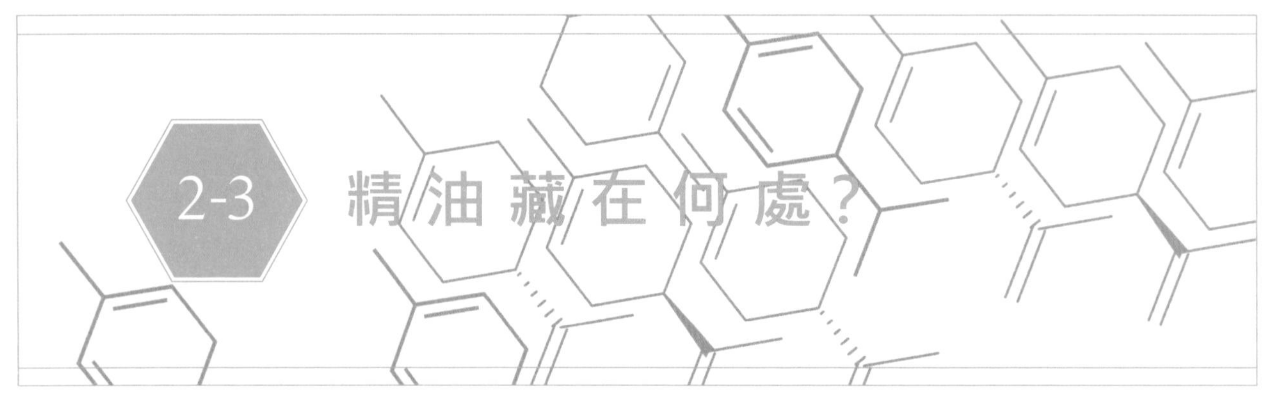

2-3 精油藏在何處？

植物產生精油後，會依據植物本身特性的不同，即科屬的不同，而把精油貯存在以下六種不同的部位：

表皮腺毛

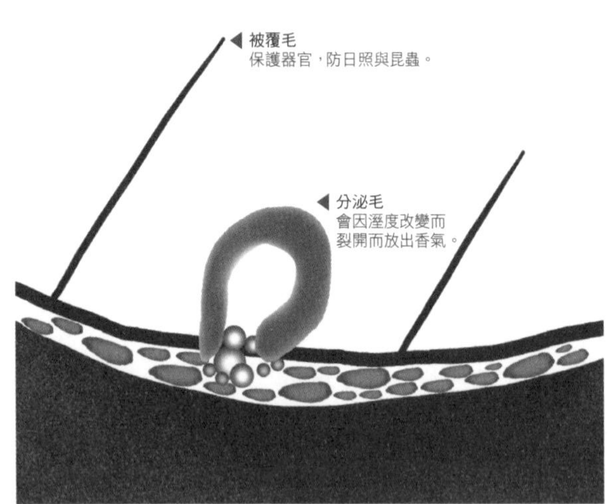

這類植物的表面（葉、莖或花）有許多細小的毛，其中「被覆毛」具有保護作用，「分泌毛」則專門分泌與儲存芳香精質。從示意圖可以看到，分泌毛上有圓圓的油囊，當人的手輕輕觸碰，油囊就會破裂，釋放出芳香分子，所以這類植物很容易萃取出精油。唇形科、菊科、馬鞭草科、牻牛兒科多屬於此類。

離生腺囊

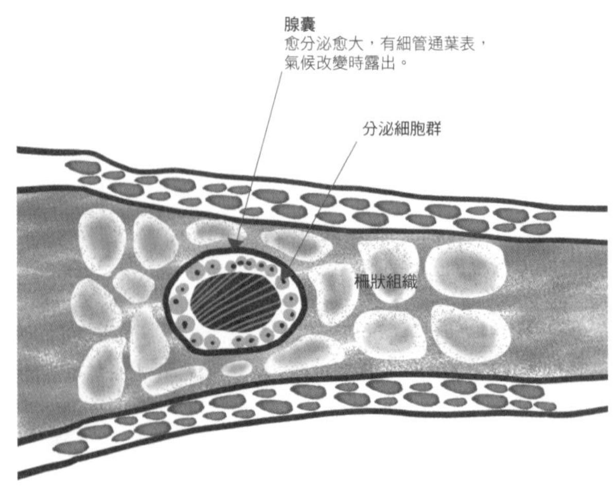

這類植物的油囊是藏在葉片中，所謂「離生」是指油囊與油囊都是被組織分隔開來的。以示意圖為例，中間的圓形空腔就是精油所在處。所以拿到這類植物的葉片時，必須撕揉開來才能聞到精油氣味，萃取難度比表皮腺毛型高一些。桃金孃科、金絲桃科多屬於此類。

離破生腺囊

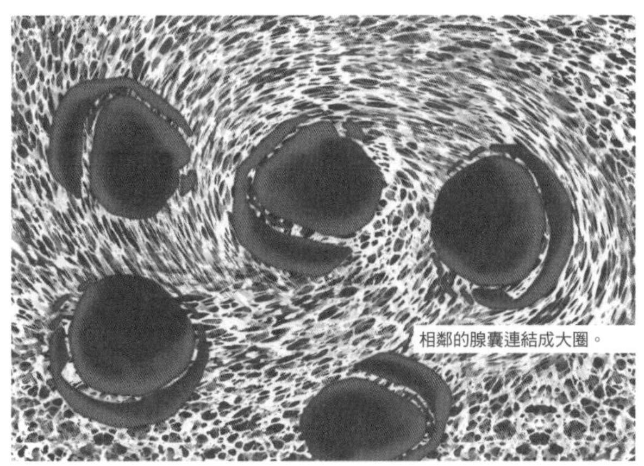

這類植物的精油分泌愈多，油囊就會漲大到與隔壁的油囊連結。在這幅甜橙皮的示意圖中，每個大圈都是好幾個油囊打破界線融合在一起。柑橘果皮有無數個大圈，用肉眼就能看到，稍微擠壓就可以噴出精油，故為最容易取得精油的植物。芸香科柑橘屬的果皮屬於此類。

離生腺道

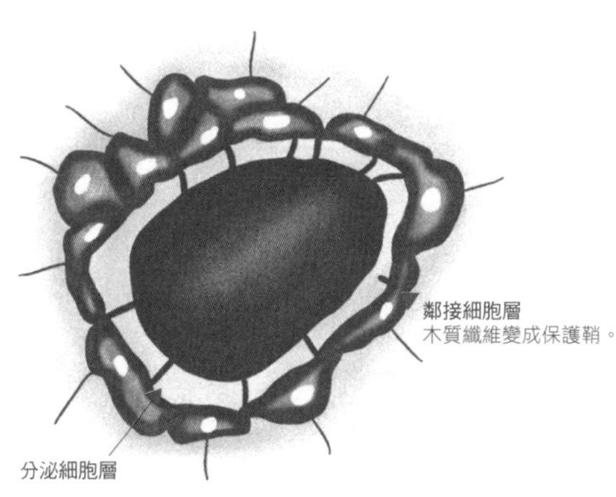

這類植物的精油，是透過體內的油管來輸送。從上方示意圖，可以看到管狀結構外圍十分堅固，萃油難度高，通常需要較久的時間以及高壓才能將精油萃取出來。松科、柏科、橄欖科、漆樹科、菊科、繖形科植物多屬於此類。

油細胞

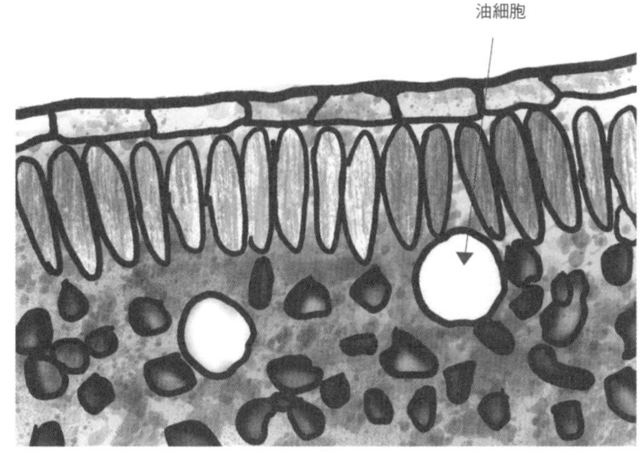

參見示意圖，這類植物的精油是儲存在植物體的油細胞中，像是禾本科、木蘭科、胡椒科、樟科、敗醬草科皆屬於此類。

表皮細胞

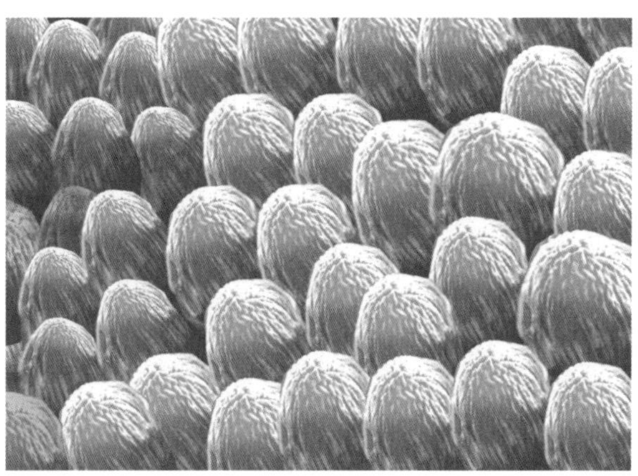

這是玫瑰花瓣表面的顯微示意圖，宛如連續的小山丘，但從圖中你看不到任何的油點，實際上它的表面覆蓋了一層稀薄的油，是從表皮細胞滲透出來的，由於太稀薄了，所以萃取困難度居冠。花朵類精油多半是這種形式，因此非常珍貴。

資料來源：Microscopix Publications "Secretory structures of aromatic and medicinal plants," Katerina P.Svoboda & Andrew D.Syred, 2000.

Part I

Chapter 3

精油的萃取

從前述可知，精油都藏在植物的油囊或油管中，因此想要將這些芳香分子提煉出來，必定得花些工夫。而不同的萃取方式，所萃取出來的精油純度、有效成分、香氣不同，也就造成後端精油價格的極大差異。以下是從古至今發展出的各種精油萃取方法。

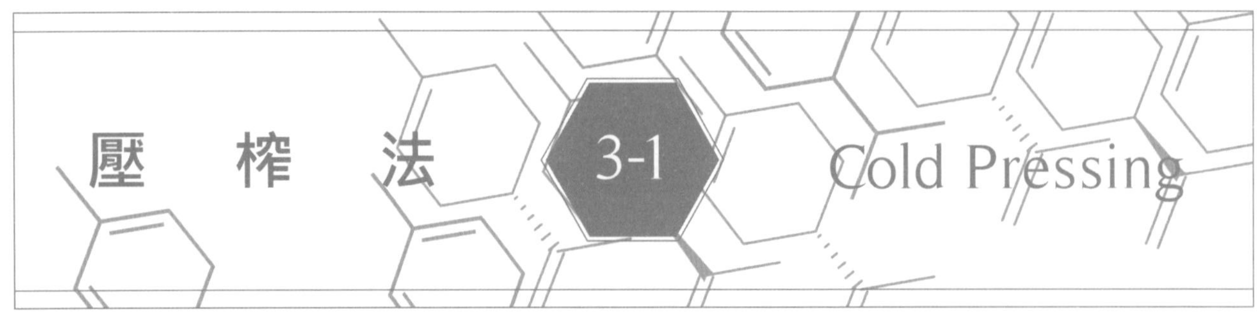

壓榨法 3-1 Cold Pressing

壓榨法最常被使用在芸香科柑橘屬的植物上，因為此類植物的精油多存在於果皮，很輕易就能取得。主要還分成以下四種方法：

海綿吸取法

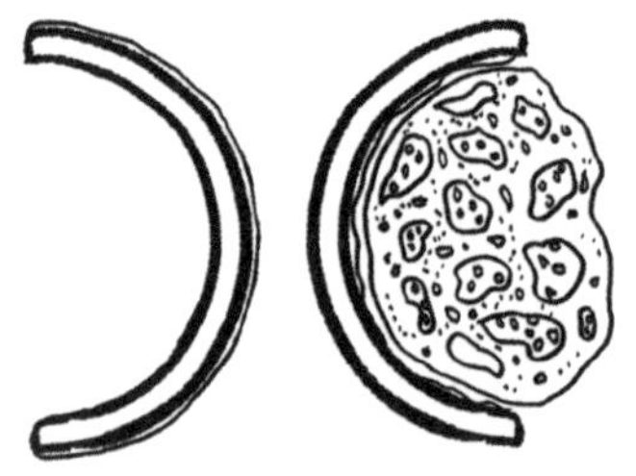

▲ 橘皮的黃色表面　▲ 反折橘皮讓海綿吸附精油

此為舊時的作法，從上方圖示就能窺見製作的過程：把柑橘果實切開，去除果肉後浸泡在溫水中，待果皮柔軟後風乾，再反過來包覆住海綿用力壓榨，等海綿吸飽精油，再將海綿吸附的油擠壓出來過濾。由於此類作法實在太耗費人工，目前已很少見。

遠心分離法

為現代的壓榨方式，最常用在單價高的佛手柑精油中，可以獲得品質相當精純的精油。大體上分成四大流程：

1. **清洗**：將果實表面雜質汙物洗淨。
2. **磨油**：果實放上磨盤，藉由高速轉動使磨盤的刺刺破果皮，流出精油。同時間噴水將油沖洗下來，流入接收槽內。
3. **過濾及分離**：將果汁和精油的混合液，透過篩濾機過濾後，送入離心機中分離出精油。
4. **精製**：由於分離出的精油中含有少量水分和雜質，需在 5 ～ 8℃的冰庫中靜置 5 ～ 7 天，讓雜質下沉，再用虹吸管吸出上層精純清油。

碗刺法

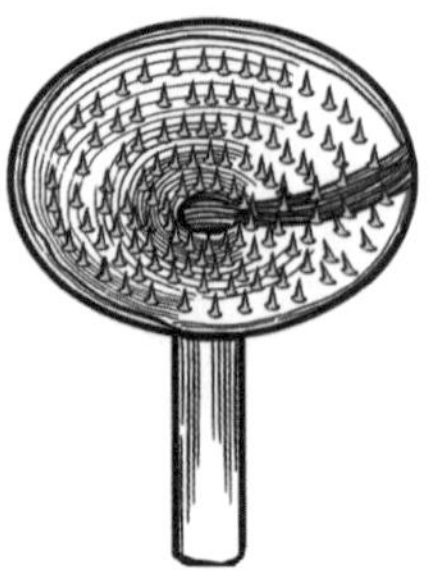

這個方法也是古法，是利用一個充滿尖刺的磨盤，將果實丟在磨盤中旋轉，尖刺會將油囊刺破繼而釋放出精油，再從磨盤中間的管道收集精油後過濾即可。

經濟法—果汁副產品

簡單地說，就是從大量生產果汁的工續中，將上層精油分離而得。這個方法製作出來的精油可能含有水分，因此價格特別便宜，也特別容易變質，多半會出現在甜橙精油、檸檬精油這種果汁經濟價值高的精油中。

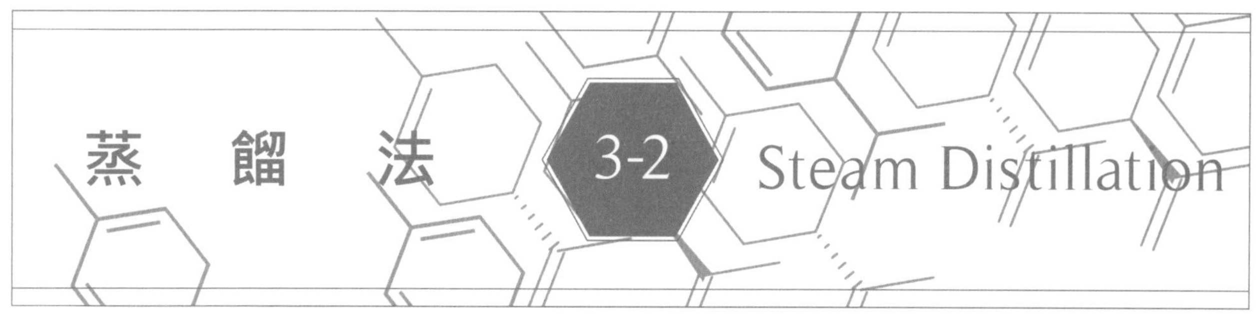

蒸餾法 3-2 Steam Distillation

這是最常見的精油萃取方式，而精油品質的好壞取決於蒸餾技術和蒸餾方式。一般而言，高品質精油多用低壓蒸餾，如此能獲得最佳的有效成分與香氣，但很可惜的是，這麼一來萃取量就會降低。如果商家希望能迅速獲利，會使用高壓蒸餾來取得大量但氣味不佳、功效不彰的廉價精油。

蒸餾法的歷史也與煉金術有關。中古世紀的術士認為，蒸餾法結合了風、水、地、火、星相等神祕元素，能將植物的精魂提煉昇華出來，於是雖然植物物質層面的生命已消逝，卻獲得更高層次的能量提升。因此使用蒸餾法萃取出來的精油，往往在心靈層面、能量層面的效用更大，也對人類靈魂的提升有幫助。蒸餾法主要分成以下幾種蒸餾方式：

蒸氣蒸餾法

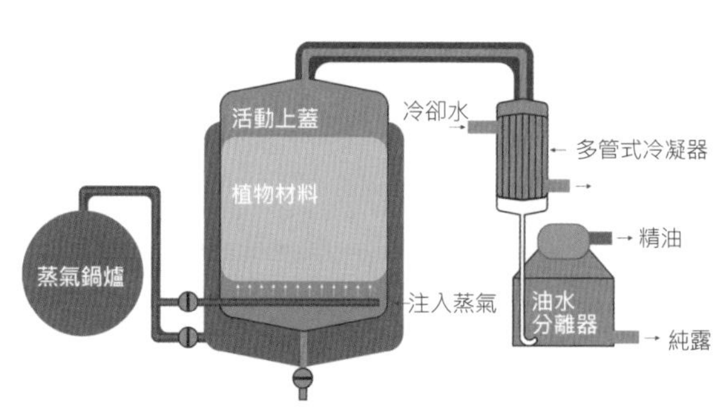

水蒸氣向上穿透篩架上的植物，會將植物中的精油萃取出來並且帶走，到達冷凝管，蒸氣會降溫變回水。而精油和水不太相溶且有比重上的差異，因此在收集槽中，精油會集結在上方，透過分離器得到精油，而下方的水就是純露。這是最常見的蒸餾法，由於高溫下能蒸餾出最大量的精油，因此多半運用於葉片類等較耐高溫的植物。例如薰衣草精油即適用此蒸餾法，能保存住關鍵成分乙酸沉香酯的完整性，而不會因為蒸餾時間過長分解為乙酸與沉香醇。依蘭精油也適用於此蒸餾方式。

水蒸餾法

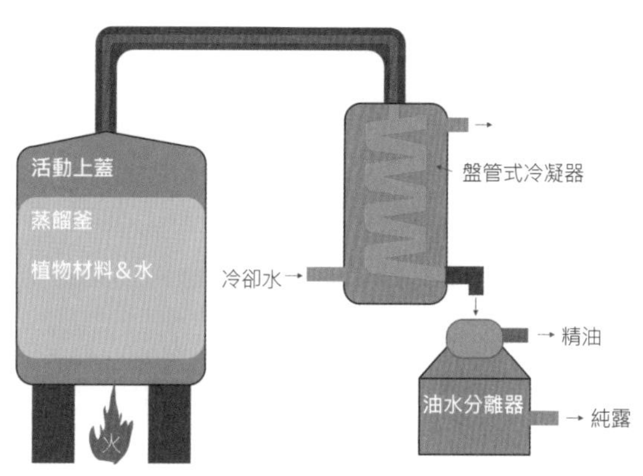

把植物和水一起熬煮，形成芳香水蒸氣，再冷凝之後取得精油和純露。這種方式的溫度通常低於 100℃，因為溫度、壓力都較低，因此適合用來萃取某些花朵類的精油，特別是所產生的純露市場需求量大的，譬如玫瑰、橙花。不過這種蒸餾方式非常緩慢，不適合酯類含量高的精油，因為酯類在長時間加熱過程中會變化成醇、酸，像是薰衣草就不會用這個方式萃取。

循環水蒸餾法(迴圈式)

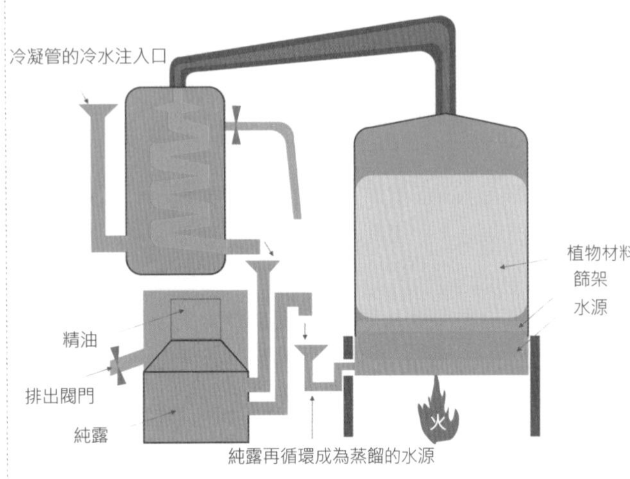

專門用在昂貴花香類的萃取法。作法上分三個階段，而花與水的比例為 1 : 5，譬如取 500 公斤陰乾的玫瑰花瓣，兑 2,500 公斤的水。

第一階段：慢慢蒸餾 4 小時，可得 1/3 量的玫瑰精油。

第二階段：繼續蒸餾 2 小時，再得 1/3 量。

第三階段：加入前兩階段蒸餾所產生的玫瑰純露，再蒸餾 2 ～ 3 小時。

因為純露中含有芳香分子，循環蒸餾可凝聚分子而提高精油產量。

滲透蒸餾法

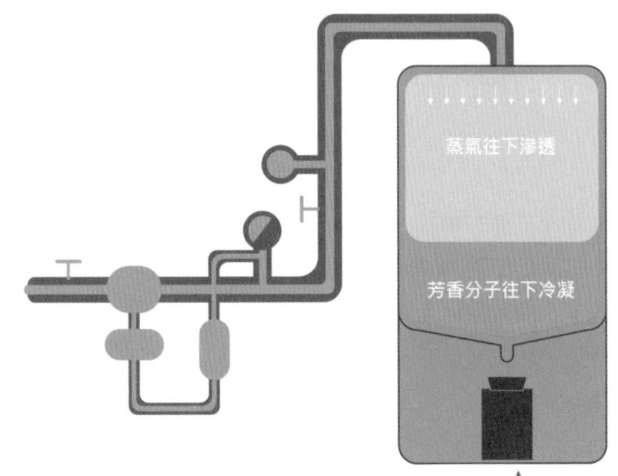

這是一種從蒸氣蒸餾法演變而來的技術，不同的是改變蒸氣的行進方向。原本熱蒸氣是自然上升的，卻透過壓力迫使它從上往下壓，於是蒸氣會慢慢滲透植物體，帶著精油分子往下冷凝聚集。這種方式多半使用在一些特別難萃取精油的根部、木質類植物（如岩蘭草），因為壓力能促使細胞壁破裂並且釋放精油，由於使用的蒸氣較少、流動速度較慢，能讓植物體均勻滲透受熱，故精油成分的完整性佳，品質好，但因技術與成本較高，萃取時間與萃取率皆影響，目前並不普及。

印度 ATTAR 蒸餾法

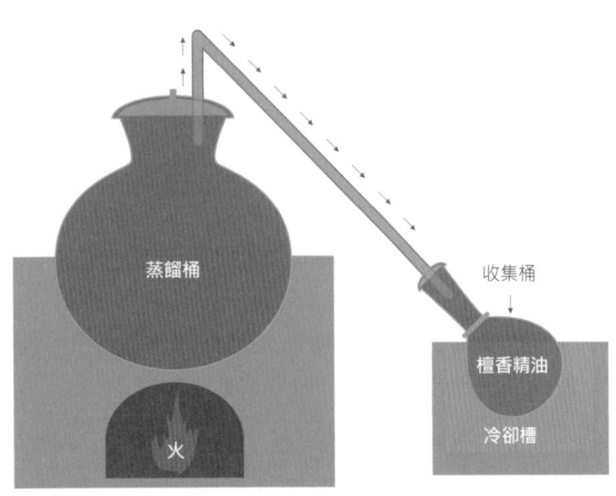

這是印度特有的蒸餾古法，利用檀香來抓住珍貴香氣。將 4 ～ 50 公斤的花瓣，加入水或純露後放入蒸餾桶中加熱，冷卻槽中的收集桶則先注入 5 公斤檀香精油，約蒸餾 10 ～ 12 小時。如何得知蒸餾桶中的水夠不夠，以及蒸餾多久能使檀香精油吸收到最大量的花朵香氣，完全取決於製作師父的經驗，因此這是一種非常耗費心神與人力的萃取技術，目前只有在印度採用。這方法的優點是它能收集到細膩的花香，但缺點是不管哪一種花香都有檀香的底味。「Attar」這專有名詞，既是指這種特殊的蒸餾方法，同時也指所萃取出來的產物。

脂吸法 3-3 Enfleurage

這是萃取花朵類精油最古老的方式，也是溶劑萃取法的前身，目前僅剩法國格拉斯（Grasse）用此技術生產香水和香膏。

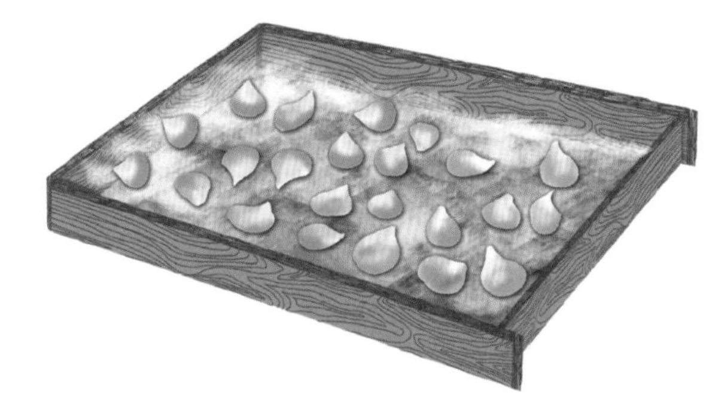

工人們先將細緻花朵，如玫瑰、茉莉、橙花、紫羅蘭等的花瓣，放在沾滿了凝結油脂的玻璃板，這個油脂的選擇可以是動物油脂（好取得但是要先去味），也可以是植物油脂（以沾滿橄欖油或荷荷芭油的棉布取代）。當花瓣的香氣被油脂吸取後，就換新一批花瓣，如此重複，直到油脂吸飽了香氣，再取出油脂去除雜質，並且用酒精沖洗，當酒精揮發之後就能獲得純淨的「脂吸原精」（enfleurage absolute）。

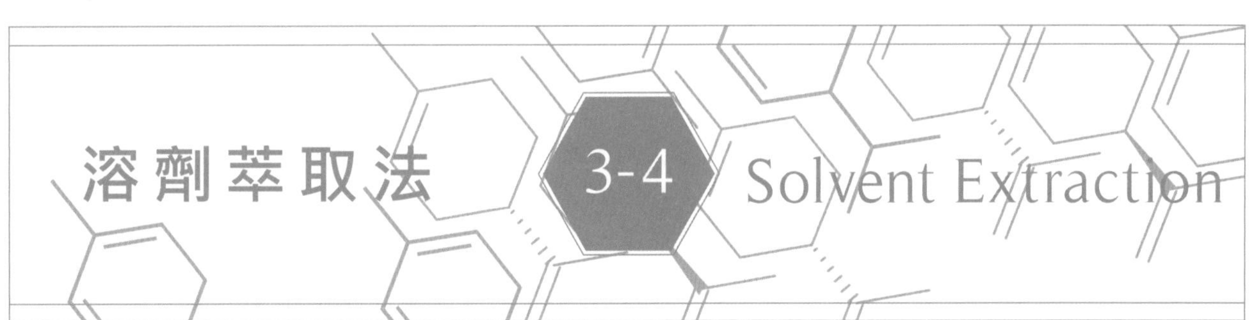

溶劑萃取法 3-4 Solvent Extraction

細緻花朵類並不適合使用蒸餾法萃取精油，因為花香成分遇到高溫高壓易被破壞，這時候就會採用溶劑萃取法。

使用的溶劑，陸續從 19 世紀用的石油醚換成甲苯、丙酮，最後改為液態己烷。己烷所溶解出來的物質包含精油以及非揮發性成分（蠟質、植物色素等），此一粗萃物經過減壓蒸餾，可分離出溶劑（能回收再利用），剩下一種含蠟質的軟泥稱為「凝香體」（concretes），接著使用酒精萃取凝香體，去除植物蠟與雜質，再將酒精揮發之後得到「原精」（absolute）。

由於液態溶劑較不會破壞細緻的香氣，也含有大分子成分，因此原精非常接近原植物香氣，只是不管再怎麼純化，原精中仍會殘留約 1% 的溶劑，所以不適合口服，且增加了原精對人類肌膚的致敏性。

溶劑萃取法常運用在：1. **樹脂類精油**：由於樹脂本來就是固體，有效成分又多半是較大分子物質，因此使用不同溶劑（苯、己烷、乙醇）去萃取出有效成分，這樣獲得的叫做樹脂原精（tesinoid）。2. **花朵類精油**。

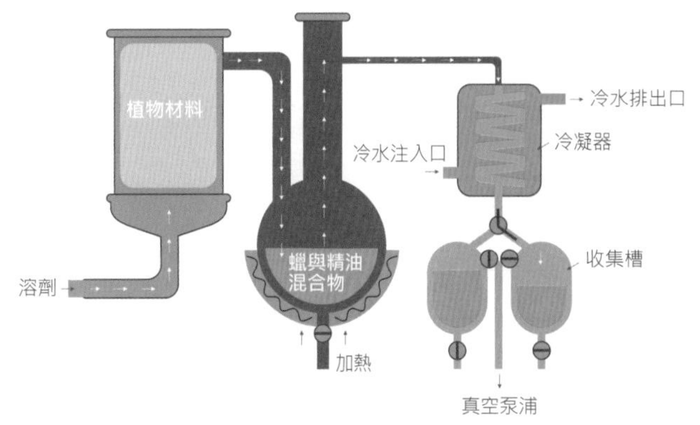

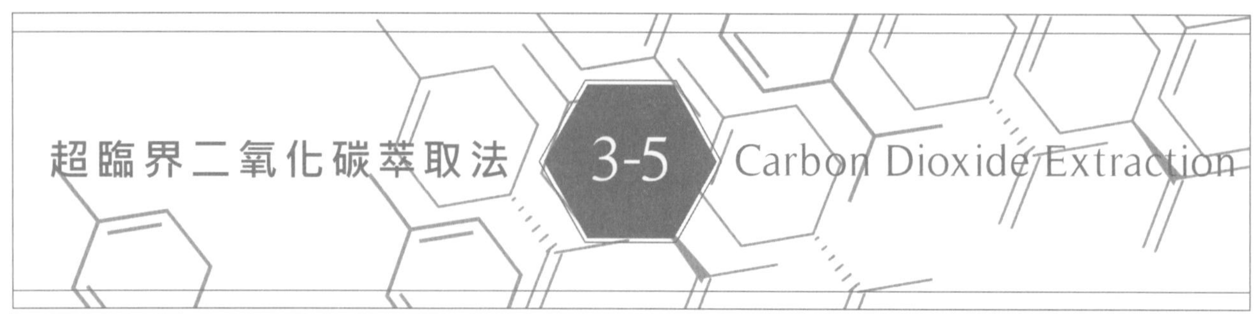

超臨界二氧化碳萃取法 3-5 Carbon Dioxide Extraction

這種萃取法改善了溶劑萃取法的某些缺點，作法是把原本的溶劑更換為二氧化碳超臨界流體。

何謂超臨界流體？從下方圖示可知，二氧化碳在中溫、高壓下會達到一個臨界點（critical point），當溫度和壓力突破臨界點後，二氧化碳會以一種氣液不分的形態出現，就稱之為超臨界流體。二氧化碳在轉變為超臨界流體後，變成具有高度溶解能力的溶媒，因而能夠萃取精油及其他成分，而溶解力會隨著壓力及溫度而有所不同。

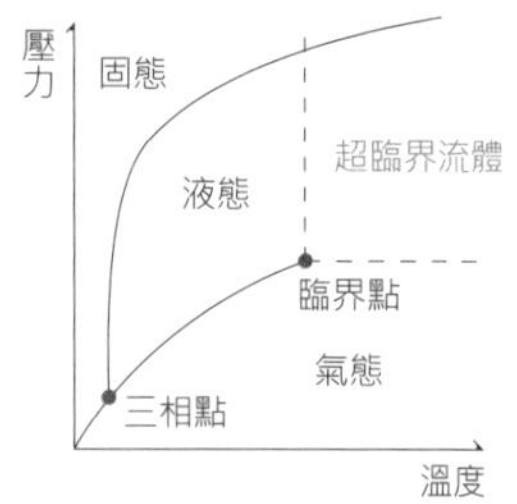

實際作法是先把植物放在密閉高壓反應槽中，使用二氧化碳超臨界流體萃取植物原料，就能帶出芳香分子，再把壓力降低讓二氧化碳變回氣體後自然消散在空氣中，就能得到完全沒有溶劑殘留的精油。

應用超臨界流體可輕易萃取出所需成分（酯類、大分子），但是由於工序上的必然損失，低沸點成分（如單萜烯類）萃取率反而較溶劑萃取法低。

相較於蒸餾法，這種方式萃取出的精油，生理療效很不錯，因為它能把植物的多種成分（包括大、小分子）一次萃取出來，也沒有溶劑殘留和萃取物受熱破壞等缺點。譬如對於蒸餾法較難取得的樹脂類精油來說，這個方法非常好，能獲得四萜以上的成分。然而少了蒸餾法所經歷之水與火的淬鍊，在心理與能量療效方面卻稍有不足。像是德國洋甘菊中原本不含母菊天藍烴，需經水蒸餾過程才會轉化出母菊天藍烴，此即為超臨界二氧化碳萃取法無法獲得的效果。

由於這種方法所需設備非常昂貴，消耗的能源也極大，因此萃取出來的精油，單價比蒸餾法高，但是萃取出的油量比溶劑法更多。因此在成本計算上，若是能有更大的銷售市場，利用這種方法萃取精油應該可以將單價降至更低。

適合使用此方法萃取的精油包括：

1. 對熱敏感的花香（如茉莉）。
2. 想獲得大分子成分（如乳香）。

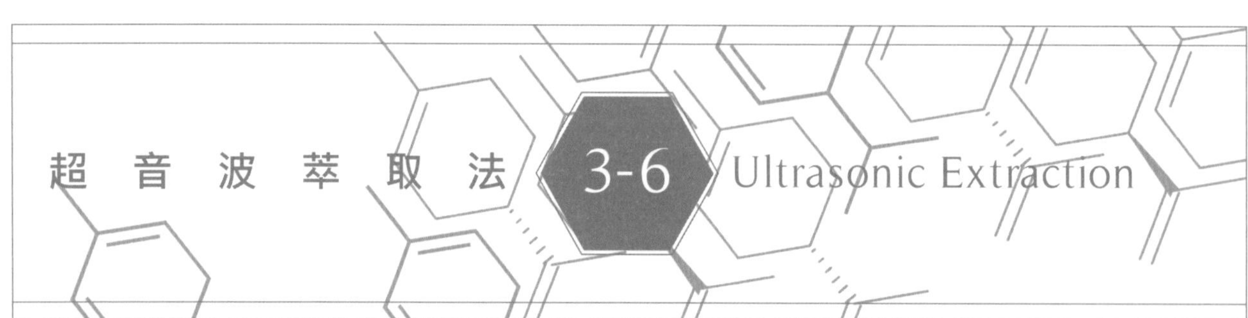

超音波萃取法 3-6 Ultrasonic Extraction

新興輔助萃取方法，是應用高强度、高能量的超音波，提高傳統溶劑萃取法的效率。已有許多研究顯示運用此法，可從鼠尾草、蛇麻草、樟樹……中萃取出各種生物鹼、類黃醇、聚醣類和精油等具有生物活性的物質。

超音波輔助萃取能改良傳統溶劑萃取的缺點，縮短時間和溶劑使用量，提高生產率並減少因溫度所造成的熱損失，可避免低沸點物質的揮發及生物活性物質的失活。這個輔助法在科技發達國家已應用在商業用途，以提供更高品質的原精。

Part I

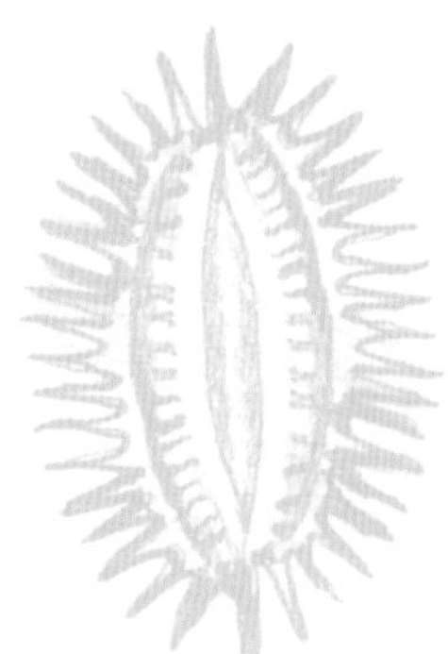

Chapter 4

精油的兩把鑰匙之一 植物科屬

屬名（名詞）+ 種名（形容詞）= 學名

什麼是植物科屬？簡單說就是這個植物是來自哪一個家族，如同中國人有宗祠、族譜，植物也有自己的家族背景，形成他們的學名。

學名又可以說是一個植物的「真名」，舉例來說，自古以來「柚子」的名稱就有很多種，《列子》「吳、楚之國，有大木焉，其名為櫾」；《本草綱目》稱之為「香欒」、「朱欒」；台灣《閩產錄異》稱之為「文旦」，也就是說櫾、欒、文旦、柚都是指同一種植物，這就是俗名。俗名依照各地文化不同而有變化，但是真名（學名）則只有一個。

而學名的產生，源自瑞典自然學家林奈（Carl von Linné, 1707-1778），因經歷大航海時代新物種的發現，而感到俗名容易造成混淆，很可能兩個科學家發現的物種是相同的，卻不同名稱。因此他在 1753 年發表《植物種誌》（*Species Plantarum*），將所有生物都採用雙名法命名，也就是：

以大家最熟悉的真正薰衣草（*Lavandula angustifolia*）為例：

Lavandula	angustifolia
薰衣草屬，也就是薰衣草家族，從拉丁字根「Lavare」（原意為清濯）而來。	狹葉的樣子。

所以真正薰衣草又稱作狹葉薰衣草。那麼坊間買到的 *Lavandula officinalis*、*Lavandula vera* 為什麼也是真正薰衣草呢？拆解一下學名，「officinalis」意思是藥用的、「vera」意思是真正的，當初林奈在整理學名的時候，真正薰衣草這種植物被交了三份報告，後來林奈才發現這三個所指的都是同一種薰衣草。但是 *Lavandula angustifolia* 這個學名被定義的時間最早，因此現在精油多以此作為主要學名。

隨著時代和農業的進步，這種雙名法有點不敷使用，因此變種或是新品種植物，會在種名後面再加上一些字，以波旁天竺葵為例：

Pelargonium	graveolens	var.	Bourbon
天竺葵屬	氣味重的	變種	來自波旁島（現稱留尼旺島）

當某個品種發生細微變化後，我們為了更精細地區分出它們的不同，會多添加一些輔助性文字，例如發現者的名字等來作說明。

輔助性文字	意義	案例	說明
var.	變種	*Ocimum basilicum* var. citriodorum	有檸檬香味的變種羅勒（檸檬羅勒）。
spp.	家族總稱 若一種植物只能鑑定到屬，但是屬之下不只一個物種時，就在後方加 spp.。	*Citrus* spp.	柑橘屬。
x	雜交種	*Mentha* × *Piperita*	胡椒薄荷是綠薄荷和水薄荷的雜交品種。
cv.	人工栽培種	*Lavandula angustifolia* cv. Mailette	梅耶是扦插培育出來的真正薰衣草。
ct.	化學型態種	*Rosmarinus officinalis* ct. verbenone	馬鞭草酮成分為主的（藥用）迷迭香。
大寫字母縮寫	發現者的姓氏	*Pinus sylvestris* L.	林奈發現的歐洲赤松。

【亞種．變種．變型】

植物分類的「種」之下，還有一些次層級，常見的有亞種、變種、變型三類，在意義上有時容易搞混，以下大概說明三者之間的差異。

亞種（subspecies，縮寫 subsp.）：因為地域、生態或季節上的隔離，而形成有獨立演化傾向的個體群。

變種（variety，縮寫 var.）：相同分布區的相同物種，經過多代繁殖後導致具有可穩定遺傳的一些細微差異，例如只有葉色、花色、株形的較小變異。也就是說，亞種的差異比變種大。

變型（form，縮寫 f.）：分布沒有規律，僅有微小的形態學差異的相同物種的不同個體，例如只有花期不同或葉型不同的微小差異。所以變型的差異比變種更小，或許只有 1 個特徵差異而已。

有時會省略這些次層級的縮寫，讓學名看起來像是直接在雙名後面再加一名，例如科西嘉松（*Pinus nigra laricio*），就是黑松（*Pinus nigra*）的一個亞種。

至於品種或栽培種（cultivar，縮寫 cv.），並不是植物分類學中的分類單位，而是把人類培育或發現的有經濟價值的一些變異（例如顏色、大小、口感等），列為不同的品種或栽培種，像水果就經常如此。

認識了學名，就等於認識了這個植物真正的名字，也能分辨出它與其他植物之間的親屬關係。故單方精油中最重要的標示，就是學名必須清楚。以下介紹精油中常見的 15 大植物科別。

松科 4-1 Pinaceae

松科植物的歷史非常悠久，可以上推到石炭紀晚期（約 2.9 億年前）。《詩經．小雅．斯干篇》中提到：「秩秩斯干，幽幽南山。如竹苞矣，如松茂矣。」可以看出松科茂盛長壽又超脫飛升的意象。而「松」這個字拆開來，分別是左邊的「木」和右邊的「公」，即意指長得像「公」這種形狀的樹木。

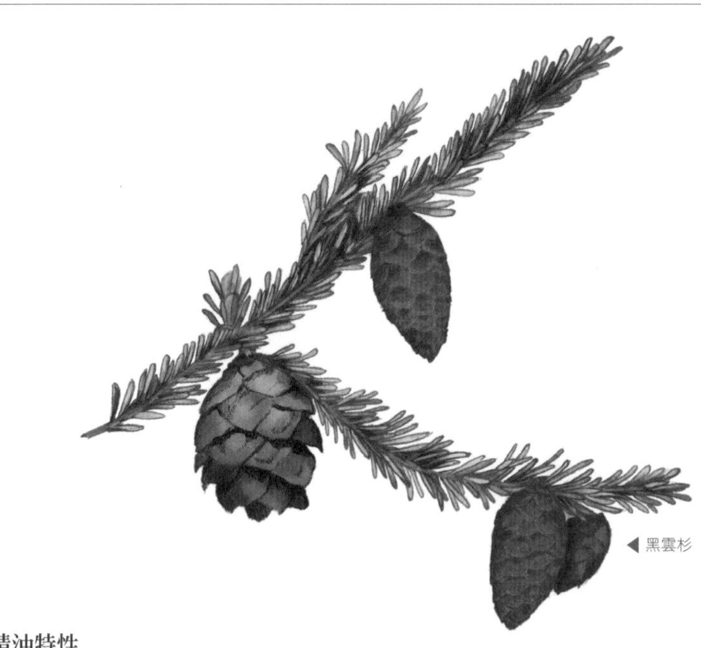
◀ 黑雲杉

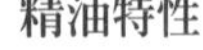

精油特性

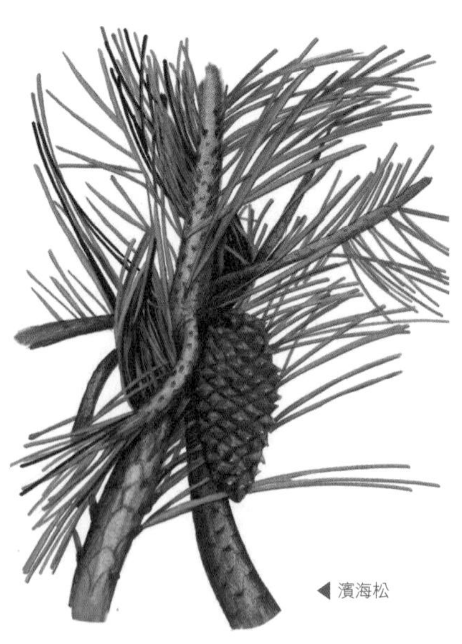
◀ 濱海松

- 松科植物生長在溫帶以北，有細長的針葉、塔狀鱗片毬果，能耐酷寒，少數幾種也能熬過森林大火的威脅，把種子散布到更遠的地方，故萃取出的精油能加強耐力。
- 挺立的陽性能量，帶有些許霸氣，能提升腎上腺素，讓人具有抗壓、對抗的能力，給予硬挺起來的能量。
- 植物體非常高大，最高的道格拉斯杉可以長到 60 公尺（約 20 層樓）高，因此具有高瞻遠矚的眼光，精油能提升心靈的高度，超脫凡間的思維。
- 松科植物樹齡長，呼應出精油的效果也較溫和緩慢，有時得每天使用長達六個月以上才能看到漸進效果。
- 刺激性少，可長期使用，適合嬰幼兒、老人、病重等脆弱體質使用。
- 可創造出森林浴的空間，具有順暢呼吸的功效，能緩慢且有效地對抗呼吸道發炎，如支氣管炎、氣喘、咳嗽。
- 能長效止痛消炎，適合處理慢性關節炎等各種慢性發炎。

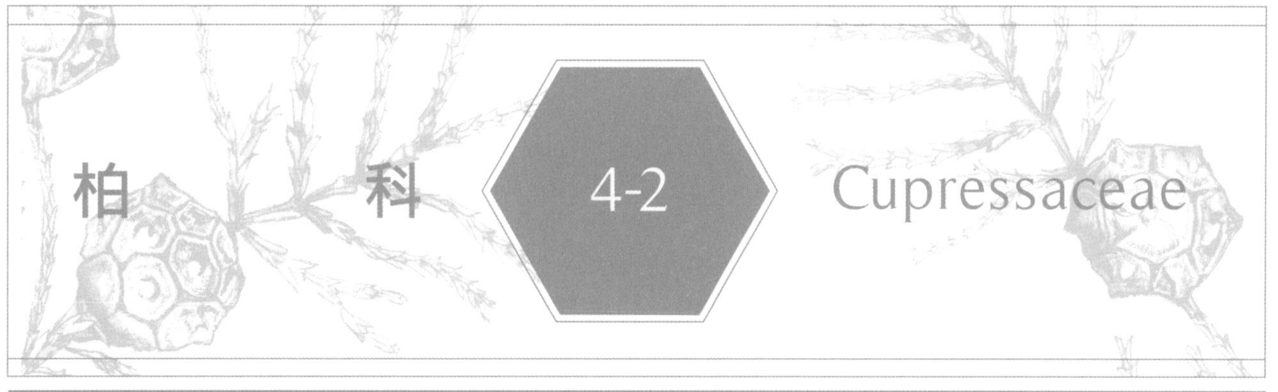

柏科 4-2 Cupressaceae

與松科同屬裸子植物門，是數量上僅次於松科的高大樹種。雖然也是針狀葉，但細看可以發現鱗片結構，因此觸摸起來不扎手，而毬果外形也較圓。松科偏愛生活在北半球，而柏科在南北半球的分布同樣均勻，是相當能適應環境的樹種。由於木材質地硬，又有特殊香氣，多半被砍下作為宮殿、寺廟建材，而有逐漸瀕臨絕種的趨勢。

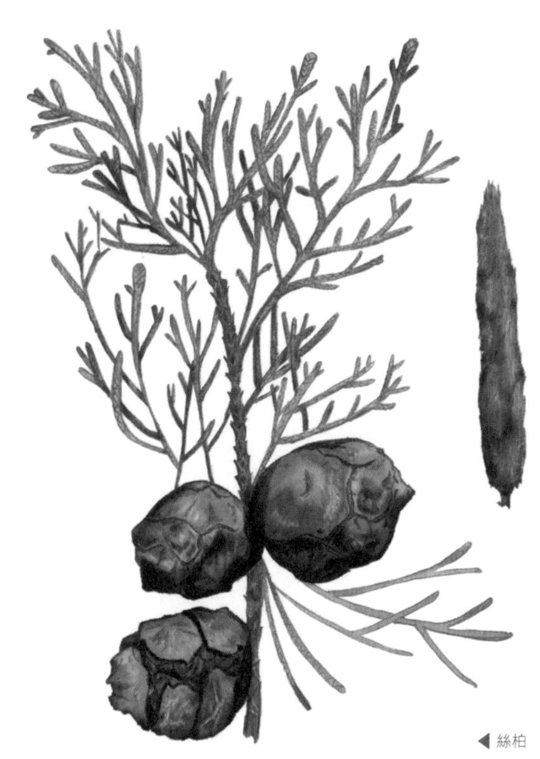

◀ 絲柏

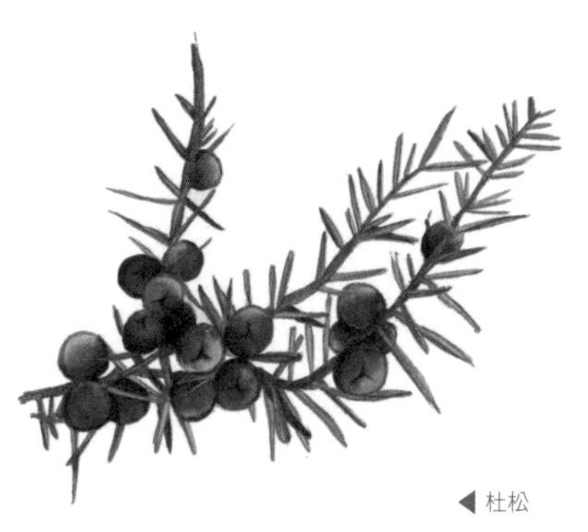

◀ 杜松

精油特性

- 成分特殊，有許多獨特的倍半萜烯類，使得氣味比松科更為穩重，有亙古的宗廟感，適合在冥想、打坐、禪定等與內在溝通的時候使用。
- 具有水樣的流動性，能促進身體內部的水分循環，因此具有幫助腎臟淨化、消除水腫等功效，能增加排尿次數，讓水溶性毒素排出體外。
- 收斂性強，能短時間讓毛孔、肌膚收斂緊緻。
- 高大長壽的古老樹種，氣味彷彿能穿透不同空間，讓思考更深遠有智慧。
- 具有淨化特質，藉由熏香能清除空間中的負面分子、情緒、能量和髒汙。

橄欖科 4-3 Burseraceae

割開樹皮後會流出樹脂，是橄欖科的一大特色。外形扭曲，具有滄桑的歷史感，似乎承受了許多苦難，而給人堅忍的形象。喜歡生長在乾旱的砂質土。樹脂具有特殊香氣，焚燒後特別有超凡入聖的感受，常被使用在宗教儀式上。被認為能打開第六、七脈輪*的靈性科屬。

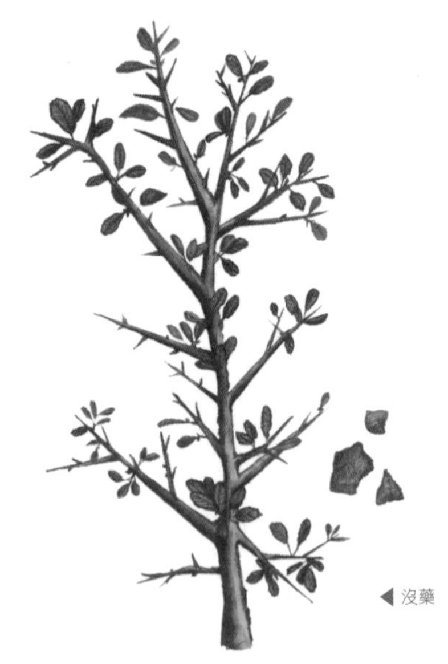

◀ 沒藥

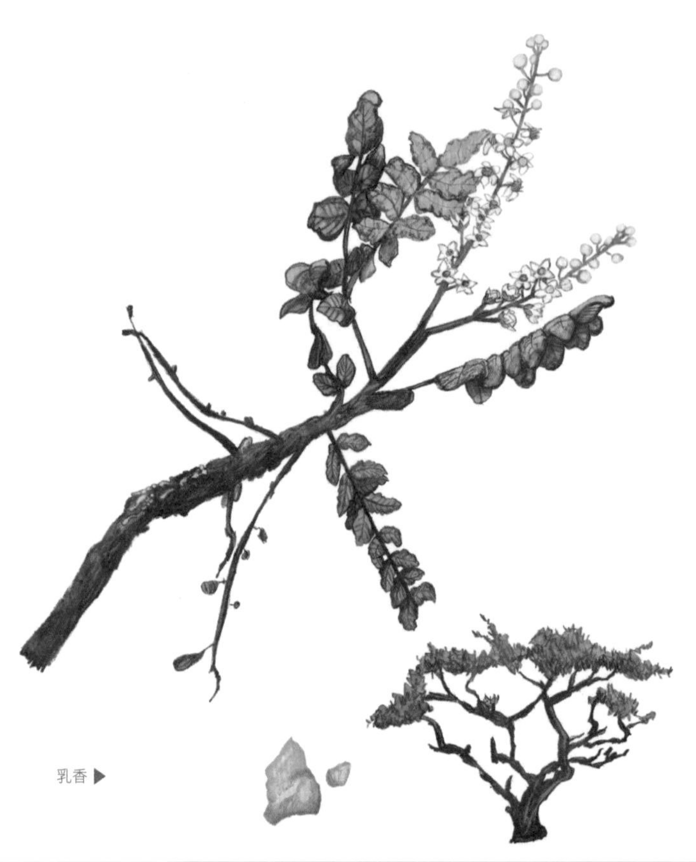

乳香 ▶

精油特性

- 有特殊的酸類成分，親膚性極高。
- 癒合傷口能力特強，尤其能抗皺活膚，是製作回春用油的必備品。
- 循環活血，能消散黑眼圈、瘀血、血腫。
- 促進呼吸順暢，特別是止咳功能強大。
- 提升靈性，使用後可能有做噩夢或是引夢等潛意識開發狀況。
- 抗菌消炎，特別是傷口所造成的發炎。

* 印度傳統醫學阿輸吠陀對人體能量的理論，詳見 p.108 的 COLUMN 1。

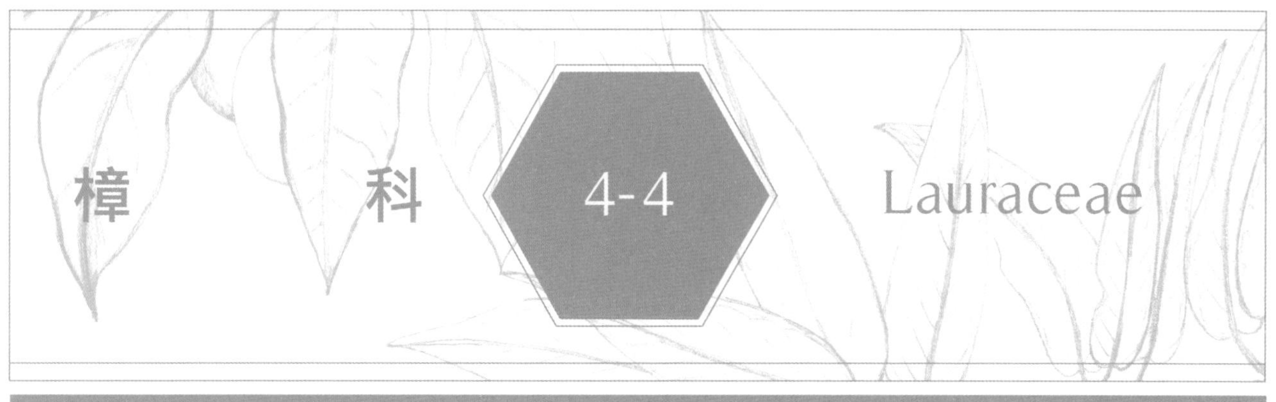

樟科 4-4 Lauraceae

樟科植物的特色在於它的葉片，雖然是高大樹木卻有著迷人的香甜氣息，常用來入菜，給人節慶的氣氛。樟科的葉片新生時幼嫩可口，但是老成之後會皮革化，變得又韌又辛辣，萃取出來的精油很適合給「我就是這麼直」的人使用。此外，部分樟科植物葉片有明顯的「三出脈」特徵*，肉桂即為一例。

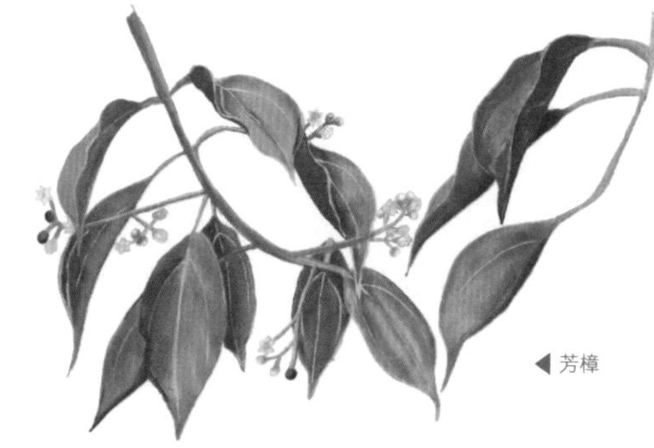

芳樟

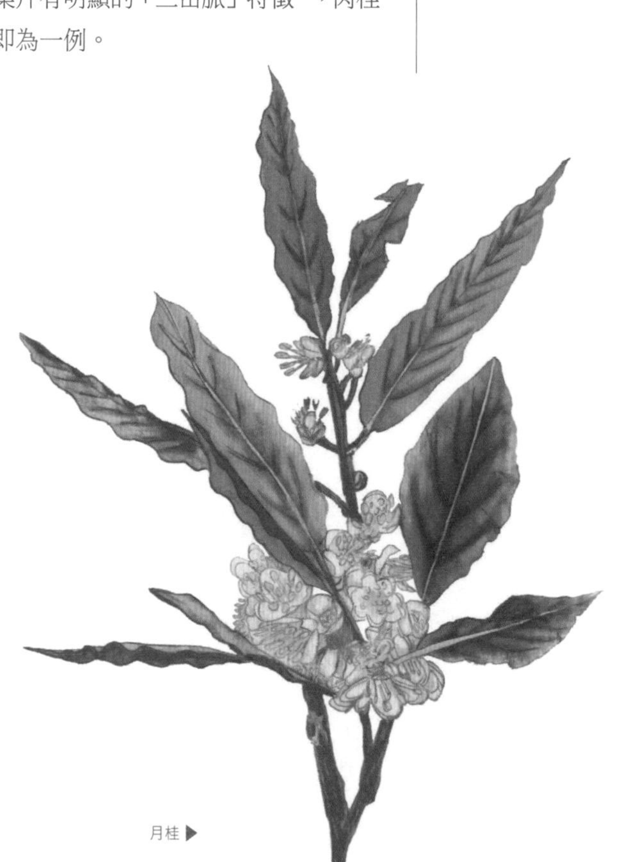

月桂

精油特性

- 藥學特性較為猛烈，適合需要快速見效時使用。
- 多數為熱性，適合體弱、容易受到風寒的體質使用。
- 抗菌能力非常強大，同時還可以提升免疫力。
- 呼吸、生殖系統都很適用。

* 若去觀察樟樹、山雞椒、肉桂、鱷梨的葉片，樟樹和肉桂有明顯的三出脈，但是山雞椒和鱷梨就沒有，所以三出脈特徵不能概括所有樟科。

桃金孃科 4-5 Myrtaceae

桃金孃科最大的特色就是放射狀的超長雄蕊，就像駱駝的長睫毛一樣，明明是陽性能量强大的木本植物，卻發揮出花美男的陰柔特質，讓人忘記他高大挺拔的一面。在使用桃金孃科的精油時，必須注意肌膚刺激性，但這也是一種效果非常快速的類型精油。

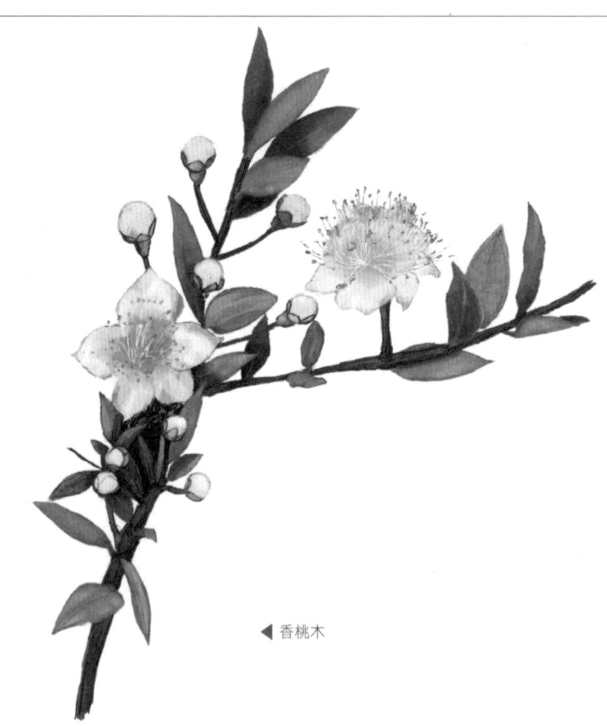

◀ 香桃木

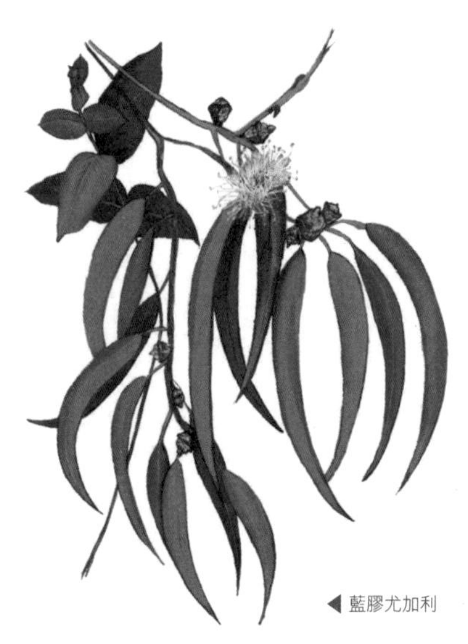

◀ 藍膠尤加利

精油特性

- 植物體生長速度快，適應力極強，無論是在海邊的高鹹度或沼澤旁的高溼度土壤等惡劣環境，都能生存良好，因此這也是一款相當具有生存意志的精油，可讓身體保持在迅速靈活的體能狀態。
- 精油產量高，遭遇森林大火也不怕。快速揮發的精油成分讓森林大火迅速向上延燒，不會毀壞根部，因此災後能立即恢復。加上良好抗菌力，能讓遭逢突發災厄的受傷心靈，迅速癒合。
- 陰陽調和、表裡相連的中醫問題，像是肺與大腸同時發生狀況、脾胃同時失調，桃金孃科補陽又滋陰，相當適合處裡這類狀況。
- 含大量氧化物類、醛類成分，容易刺激皮膚，但適合用於肌肉關節問題。

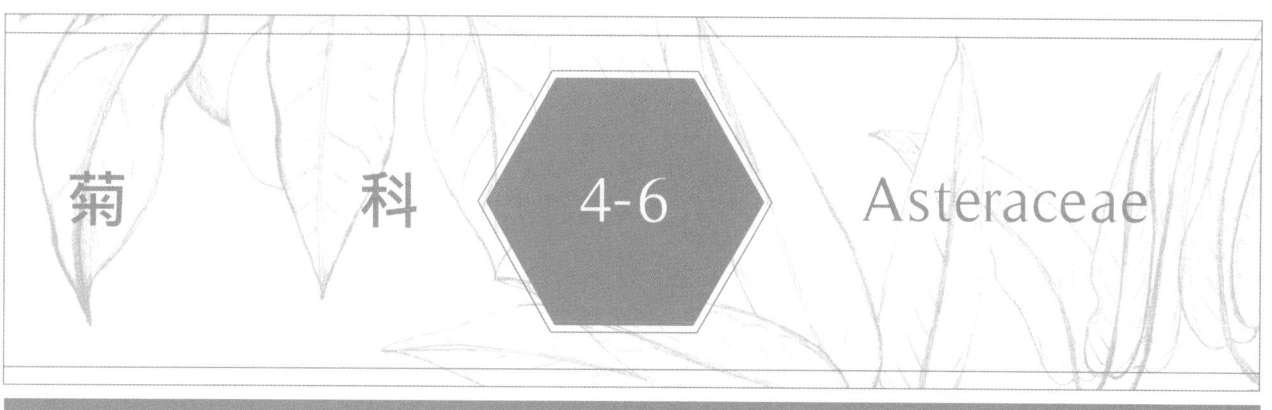

每一朵小菊花，都不只是一朵花，而是一大家子的花叢。菊科的花通常分為舌狀花（Ray Flower）、管狀花（Disk Flower），層層疊疊的一圈又一圈，成為圖示中所看到的樣貌，團聚在一起的花瓣像是一家人圍爐，有著極強的凝聚力量。

精油特性

- 具有太陽的能量，能去除陰邪、溼氣、黴菌。
- 氣味相當有特色，但不是大眾所認定的好聞。
- 味苦性寒，清涼解毒，清肝消暑。
- 消炎（不同屬擅長消炎的地方不一樣），某幾種能抗過敏。
- 家族特性強大，適合處理家人之間的心結。
- 多半具有高濃度酮類成分，適合神經系統使用，但要留意劑量。

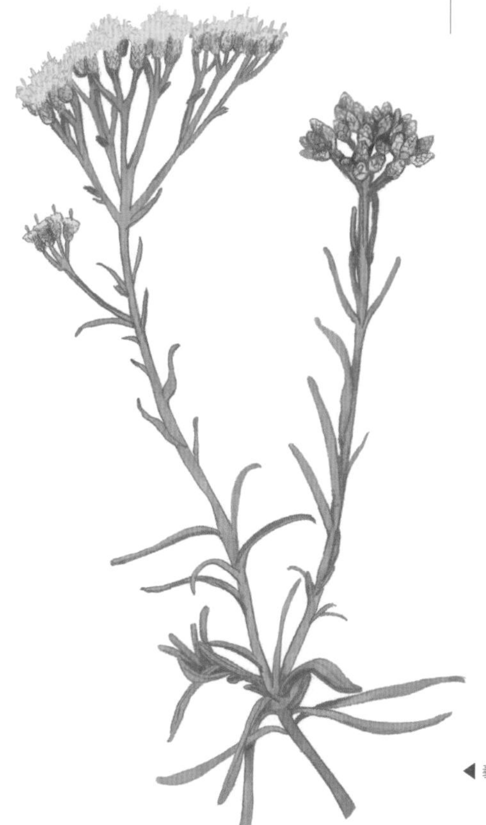
義大利永久花

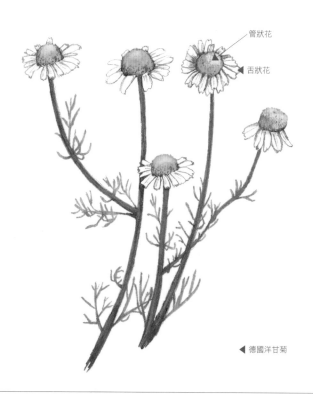

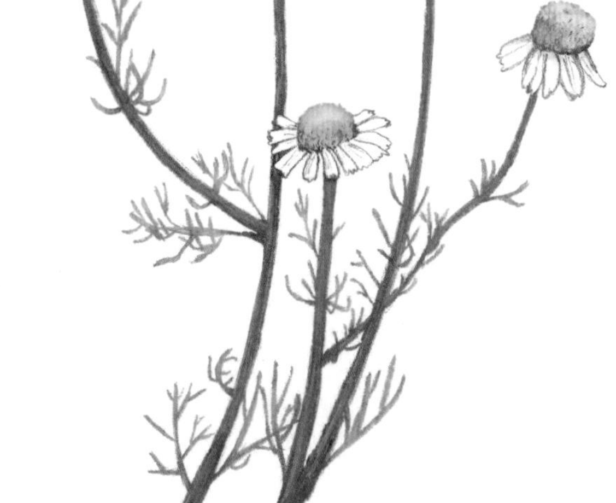

德國洋甘菊

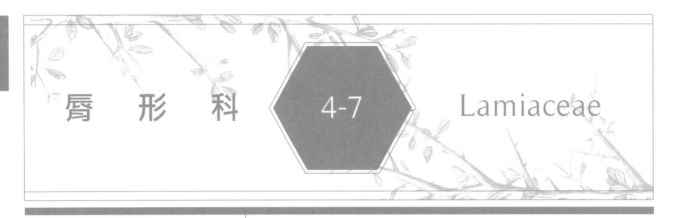

脣形科 4-7 Lamiaceae

脣形科的植物就如同字面上的意思，花朵像是張開的嘴脣。這種欲迎還拒的姿態，可以迫使蜜蜂站在如停機坪的下脣瓣上，為了吸到蜜必須把頭伸入，這時候長長的雄蕊會剛好在蜜蜂的尾部來回掃動，把花粉沾黏上去，等蜜蜂飛到下一朵花，就順利完成授粉。這樣的演化方式很有用處，因此脣形科植物的繁殖力強，變種機率非常大，也造就出多樣的CT型和千變萬化的氣味。

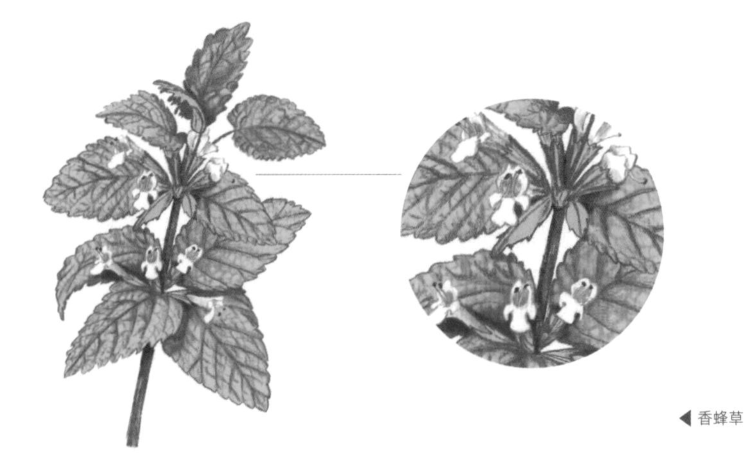
◀香蜂草

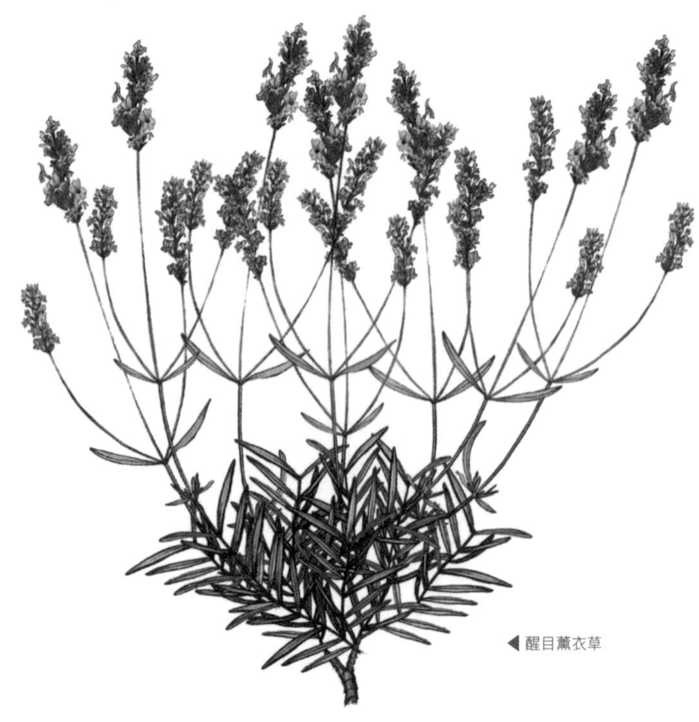
◀醒目薰衣草

精油特性

- 植物本身喜好陽光強烈、乾燥、鹼性、石灰岩地形，沿著地中海區域如南法、西班牙、義大利、希臘、北非，都是脣形科植物的大本營。
- 花朵略有心機的造形能增加授粉機率，故此類精油特別適合較重視自我，或是生活中需精算的人。
- 植株適應力極強，能生長出適合當地特性的CT油，適合需要快速適應環境、水土不服，或是追求攀升的人。
- 精油的功效很迅速直接，但較缺乏長效性。

繖形科 4-8 Apiaceae

花序的形狀如同一把大雨傘，這就是繖形科名稱的由來。這種傘狀結構與宇宙中的星團形狀不謀而合，對應了神祕學「全即是一」、「在上如同在下」的真理。因此，透過繖形科的植物精油，對內能夠使人順應天體，恢復小宇宙的平衡；對外則能連通天地，強化神經與靈性感知。

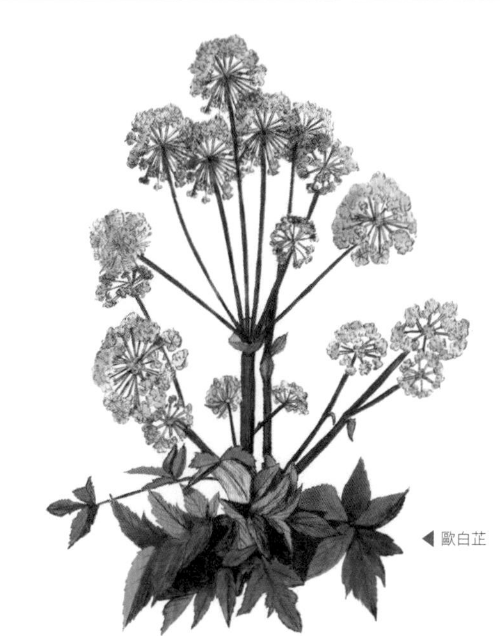

◀ 歐白芷

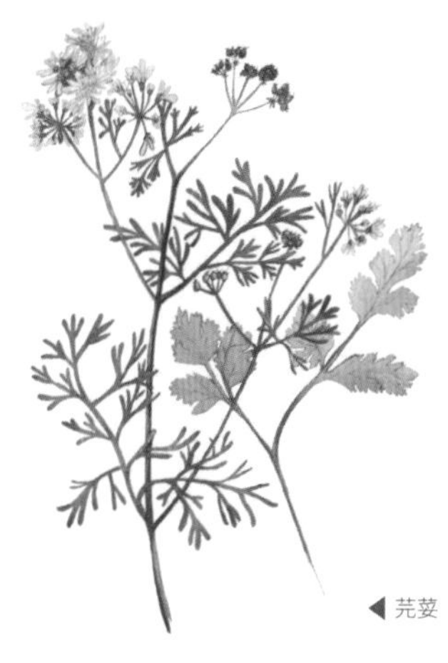

◀ 芫荽

精油特性

- 調節太陽神經叢，也就是第三脈輪（本我輪）。這區域對應所有消化系統，因此繖形科皆是相當有效的消化系統類精油。功效包括暖胃、消脹氣、促進食欲、促進排便、改善消化不良等。
- 清除毒素、廢物，具強大的排毒作用，使用後可能會有出痘、長疹等等好轉反應，若使用出現排毒不適的狀況時，建議可以再降低劑量，或暫停用油，過陣子再使用。
- 強化神經系統的連結，幫助身體自覺而能抵禦癌細胞的發展。
- 創造宇宙繼起之生命的能量，特別適合生殖力低下，如雌激素分泌不足、排卵不正常、月經週期紊亂等無法孕育的問題。
- 感光度高，多數具有光敏性，建議夜間使用。

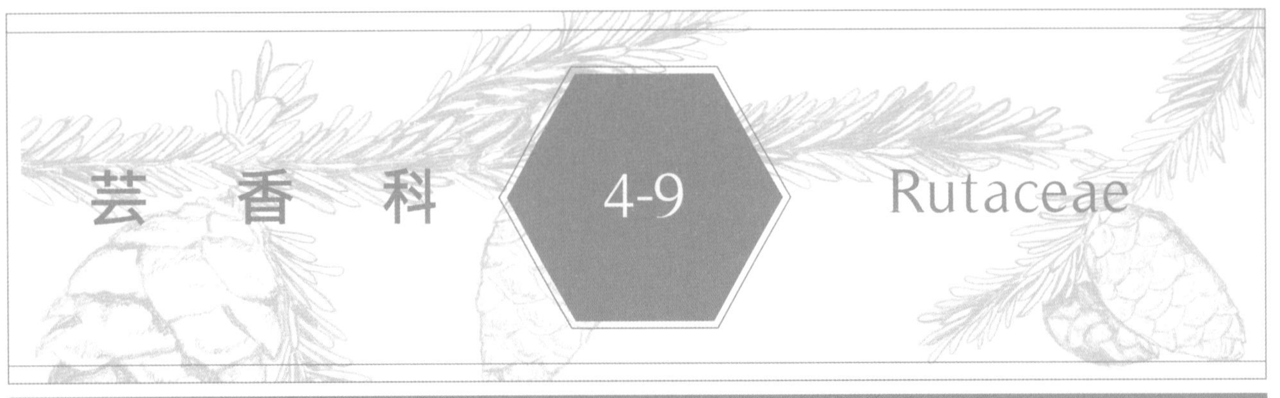

芸香科 4-9 Rutaceae

芸香科最廣為人知的就是柑橘屬，但其實一些特殊香氣食材也常是芸香科，例如麻婆豆腐必加的「花椒」、南非的藥草茶「布枯」、中藥常見的「吳茱萸」等。

屈原《九章．橘頌》中寫道：「后皇嘉樹，橘徠服兮。受命不遷，生南國兮。」可見在春秋戰國之前，柑橘屬的植物就已經在中國茂盛繁衍，深深影響後世文人騷客以及平常百姓的生活。

芸香科最大的特色是有著豐富油點的葉片，對著光線就能看見。柑橘屬則是果皮的油量更豐富，因此這類精油的萃油量高，單價通常比較低。芸香科喜歡烈日烤照的氣候，陽光愈大、氣味愈豐富，因此藥學屬性上，多半能去陰溼，給予陽光的溫暖光明。

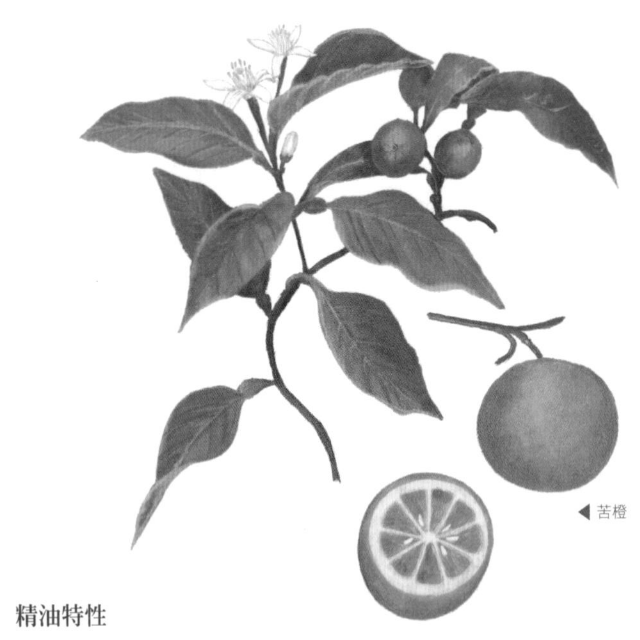

◀ 苦橙

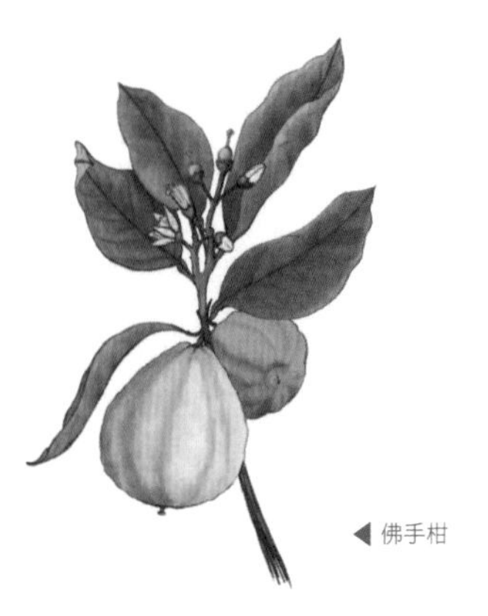

◀ 佛手柑

精油特性

- 萃取自柑橘屬果皮、果實的精油，含高濃度單萜烯，補氣效果佳，孕婦、嬰幼兒皆可使用。
- 萃取自葉片的精油，多半含有特殊酯類，在止痛、鎮靜效果上表現較佳。
- 花朵也能萃取出精油，不過單價較高。比從葉片萃取出的精油含有更多女性特質和催情功效，但又不如玫瑰、茉莉那樣彰顯，是屬於初萌可人型的能量。
- 強大又豐沛的太陽熱力，具有掃除憂鬱陰霾的能量，適合精神焦躁、憂鬱、成癮等狀況的人，或是正處在黑暗陰溼的思緒中轉不出來的人使用。
- 去油性佳，抗菌力強，很適合容易出油或長痘的肌膚。
- 柑橘屬果皮多半具有光敏性，使用時請注意，避免晒太陽，以免加速黑色素生成，造成黑斑。

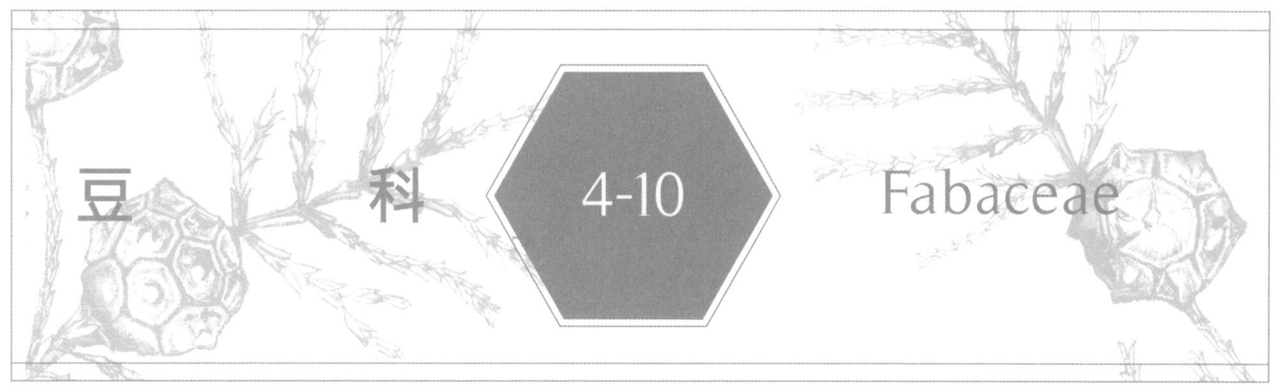

豆科 4-10 Fabaceae

豆科植物的特色就是有長形莢果，即為種子，相當肥滿，包覆在豆莢中。一如童話《傑克與豌豆》中的描述，這類植物具有豐饒的特性，且是很好的植物油來源，如大豆油、花生油等。在窮苦的年代，豆科植物可以作為很好的蛋白質來源，因此在悠遠的歷史中與人類生活緊密相關。

雌雄同株的特性，讓孟德爾得以從豌豆實驗中獲得遺傳學定律。部分的豆科植物具有大型的羽狀複葉，如同天使翅膀一般在空中飛舞。某些豆科植物可以長到很高大，但是他們的氣味仍然具有童稚感，是充滿希望與甜蜜的美好。

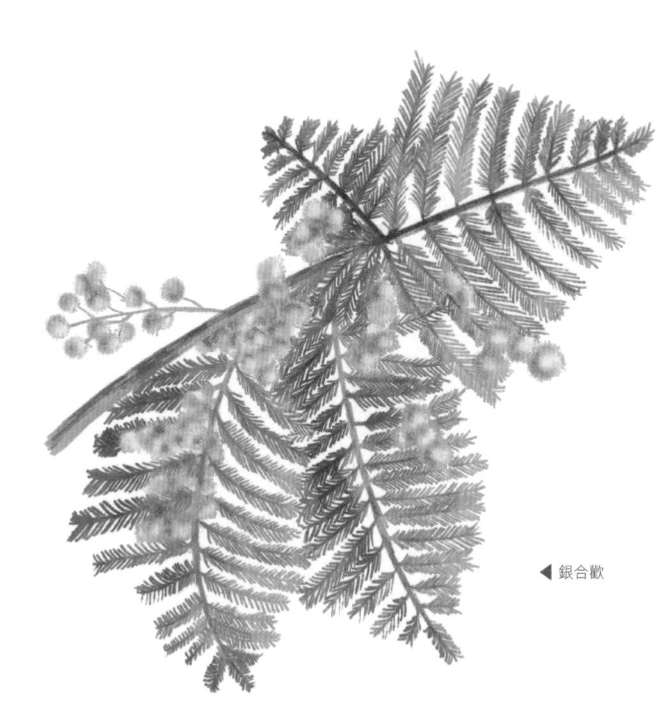

◀ 銀合歡

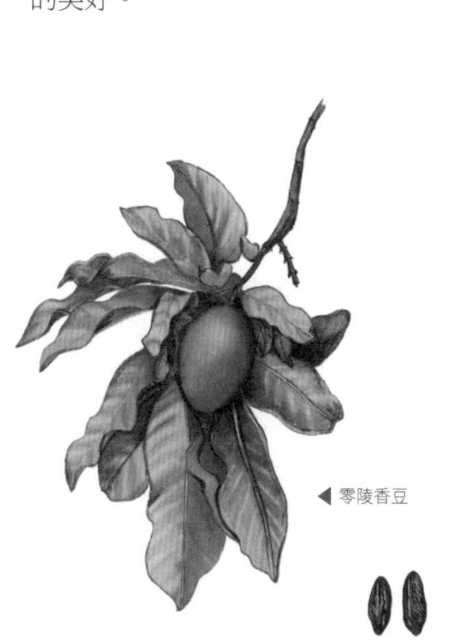

◀ 零陵香豆

精油特性

- 絕大部分具有根瘤菌，可以把大氣中的氮固定在地下，增加土壤肥沃度，讓附近其他植物生長茂盛，因此萃取出來的精油具有大地之母的特性。
- 羽狀複葉有如天使的翅膀，帶來輕盈的能量。
- 氣味甜美，如同糖果一般，有著兒童的純真以及天使的光與愛，是心輪絕佳用油，可以同時解決心血管的生理問題，與心輪的能量問題。
- 療癒力強，不溼黏的開放性傷口通常可以使用豆科精油協助癒合，因此對於擠過痘痘的肌膚有絕佳收口、預防色素沉澱的特性。
- 非常能放鬆心靈。

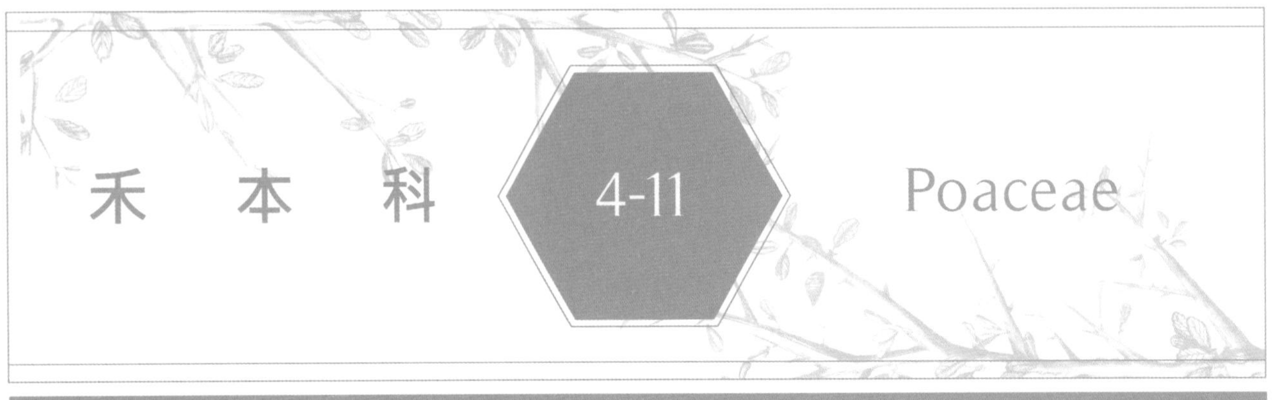

禾本科 4-11 Poaceae

舉凡稻米、小麥、蕎麥、小米類，都是禾本科植物，是影響全世界人類主食的科屬，但外表毫不起眼，如同雜草一般。禾本科植物有非常強的韌性，不怕拉扯，不易斷裂，因此在應用上，它往往能補充或是治癒我們最基礎的部位，例如與行動力有關的肌肉、骨骼，或與生存生育有關的生殖、泌尿系統。禾本科也能促進「連結」，讓上半身與下半身連結、脈輪與脈輪之間連結、身與心連結等。

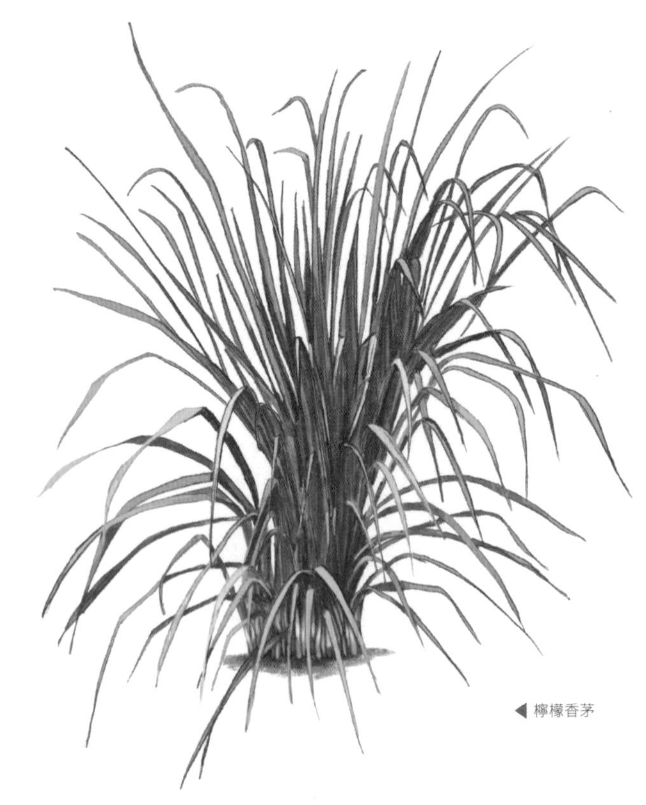

◀ 檸檬香茅

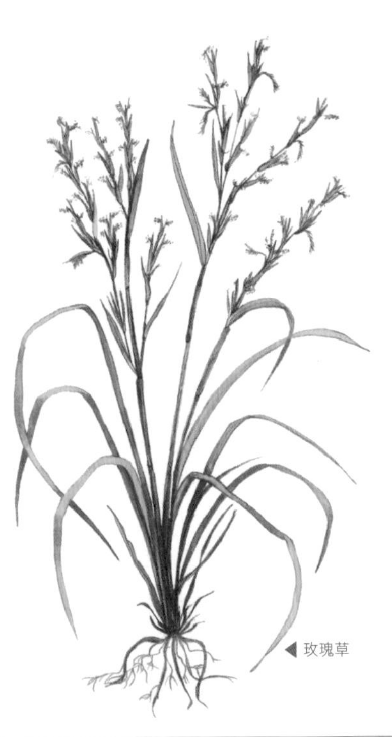

◀ 玫瑰草

精油特性

- 如雜草一般，具有生猛原始的能量，最能呼應第一至三脈輪。提供勇氣、耐力、愈挫愈勇的精神。
- 促進血液循環，強化韌帶，修復肌肉，消除乳酸堆積。
- 增加血管彈性，預防心悸、高血壓。
- 阻止靜脈曲張惡化。
- 部分精油可能具有肌膚刺激性，使用時要注意。

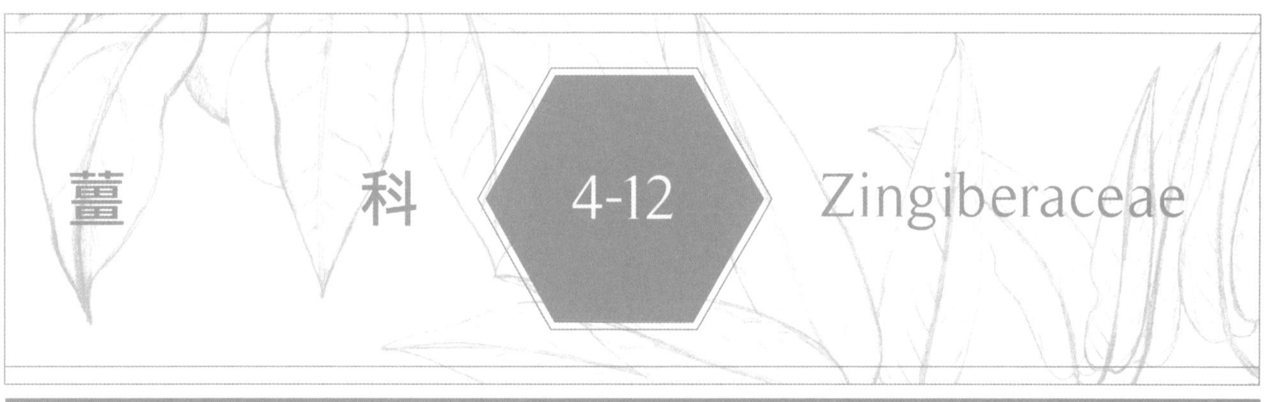

薑科 4-12 Zingiberaceae

薑科的特色是具有肥碩的地下莖，自古就被民間認為有滋補能力，的確在種植時也比較耗費地力。這樣的能量特質，也反應在其精油的心理療效上，適合滋養與扎根。當人覺得有强烈漂泊感時，無論是實質的長途旅行疲累，或是心境上的浮沉無根，都很適合使用薑科精油來定錨，可帶來穩定的能量，同時其滋養特性也讓人不擔心自己匱乏。

薑科植物通常具有芳香氣息，常被用來當香料或藥材。連孔子都說「不撤薑食」，每天吃些薑，暖身又養生。薑科精油通常性溫，不會過度火熱，所以應用很廣，少有禁忌。最招牌療效是處理消化道問題，另外還能促進循環，所以對於阻塞或慢性問題也很有幫助。

精油特性

- 促進消化系統作用。
- 性溫，散寒。
- 處理關節問題。
- 平衡神經系統。
- 有滋補身心的特性。
- 為漂泊無所依靠的靈魂，帶來穩定的力量。

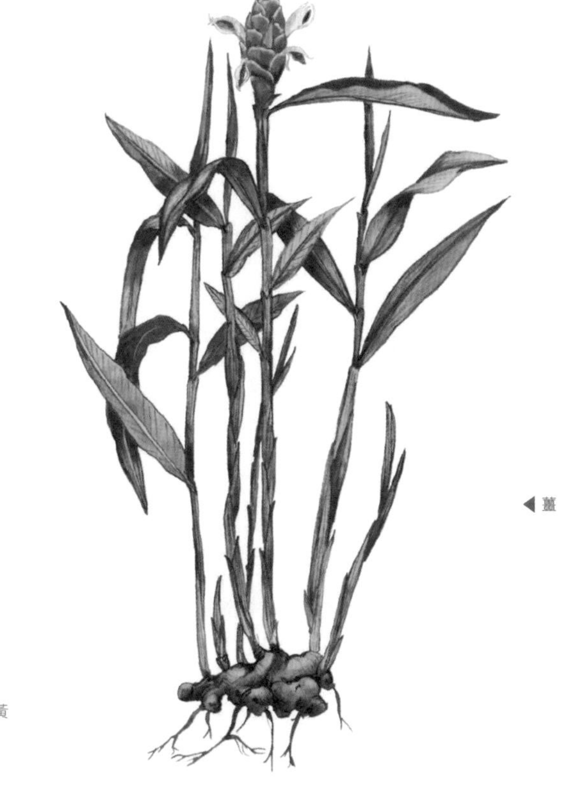

◀ 薑

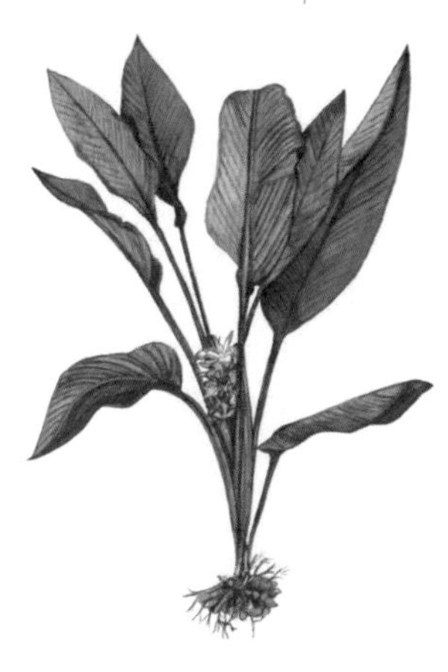

◀ 薑黃

馬鞭草科 4-13 Verbenaceae

馬鞭草科的「馬鞭」是形容其花的長相，因為花莖細長，花朵小且花序多在尾端，看起來就像是鞭策馬匹的鞭子。這科植物頗具韌性，甚至帶有野性，其植栽遠看似乎滿親切的（因為花小巧、葉可愛），但近摸就會發現葉片有倒刺絨毛，並不如想像中好親近。這也呼應馬鞭草的花語是「正義使者」，其精油作用在人體的功效，也像是幫人主持正義一般，將體內失衡之處「扶正」，因此很適合用來處理複雜的身心問題。另外，對於過度鞭策自己或鞭策他人的個案，又或者自覺經常受到環境或眾人的壓迫，也都很適合使用。

精油特性

- 處理複雜的婦科疾病。
- 處理自體免疫疾病。
- 調節失衡的荷爾蒙。
- 平衡過度自我貶抑，或過度自我膨脹的心理狀態。

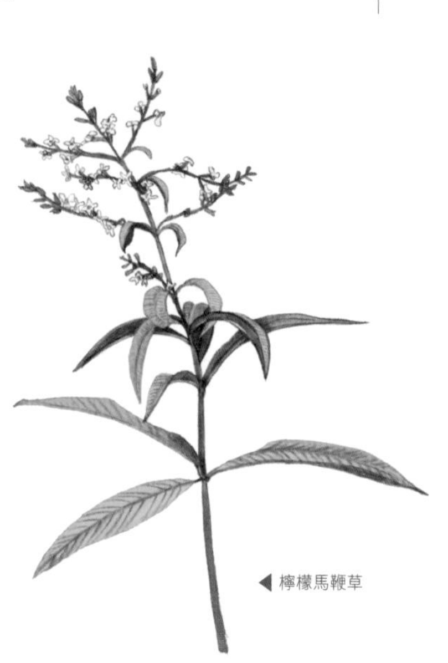

◀ 檸檬馬鞭草

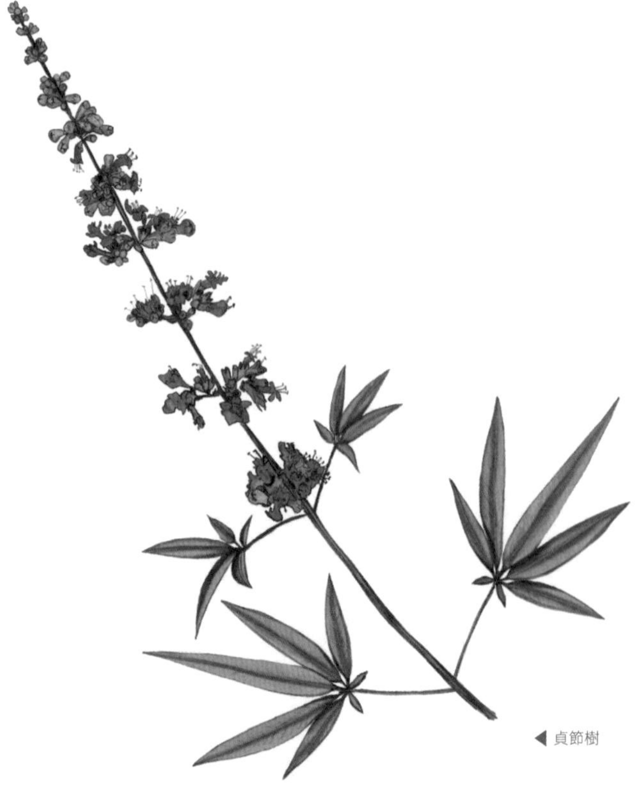

◀ 貞節樹

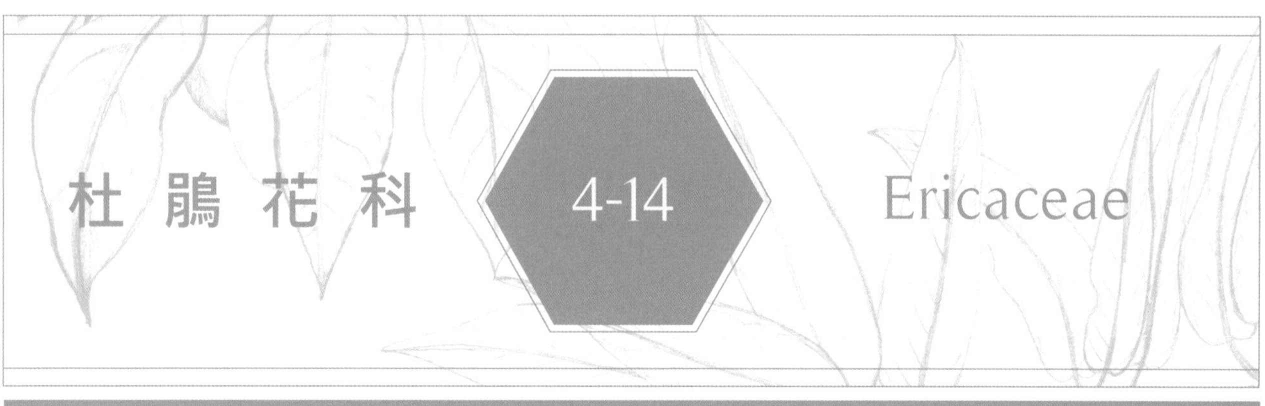

杜鵑花科 4-14 Ericaceae

杜鵑花科植物的品種很多，分布也很廣，包括全球的溫帶區、熱帶的高山區，甚至有少數是分布在環北極附近。在很惡劣的環境也能適應得不錯，這就是其精油的療癒特性，通常能幫助人們去「適應」新變化，並強化個案的身心耐受力。

杜鵑花也是常見的行道觀賞植物，在充滿灰塵的都市中，默默承受著人類文明的汙染，卻依然燦爛開花。杜鵑花科精油有助個案度過低潮，暫時忘卻痛苦（止痛），並且凝斂集中，以淨化來疏解蒙受的身心汙染，好順利迎接下一個人生花季。

精油特性

- 止痛，消炎。
- 激勵肝腎排毒。
- 帶來自省。
- 增加對生活的耐受力。

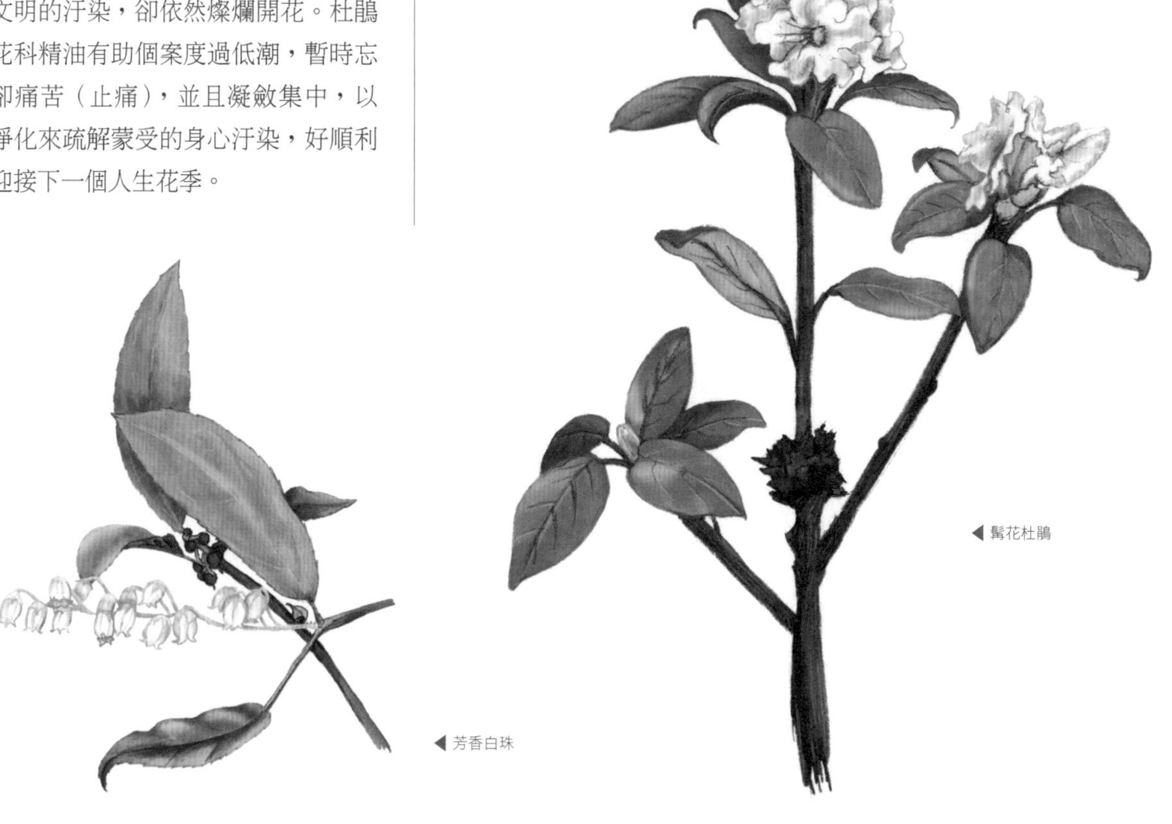

◀ 髯花杜鵑

◀ 芳香白珠

敗醬草科 4-15 Valerianaceae

敗醬草科也是經常讓人遠近觀感不一的植物，遠看時先被美麗可愛的花朵吸引，湊近卻立刻聞到强烈且稍令人不悦的氣味，那是一種潮溼又帶泥土感的底層味道。若把植物類比成人類，那麼一棵植物的長相，會像是倒過來的人形：根部vs.頭頸、莖幹vs.軀幹、花朵vs.生殖區，也就是說根部萃取的精油，對腦和神經常有很好的作用。而敗醬草科精油大多由根部萃取，主要功效便是平衡神經系統的混亂，特別是處理失眠、安撫情緒。

心理療效方面，對應的就如同剛剛形容的遠近不一或內外不一。當人可能受到環境或他人的壓力，而不得不選擇「不一」的狀態來承受，經過長時間之後這類個案極可能造成神經系統的混亂，例如嚴重失眠、自律神經失調等。敗醬草科精油那股令人退避三舍的氣味，彷彿能畫出一個保護圈，暫時隔離掉周遭事物對人的影響，讓人能好整以暇地調回屬於自己的正常節奏。

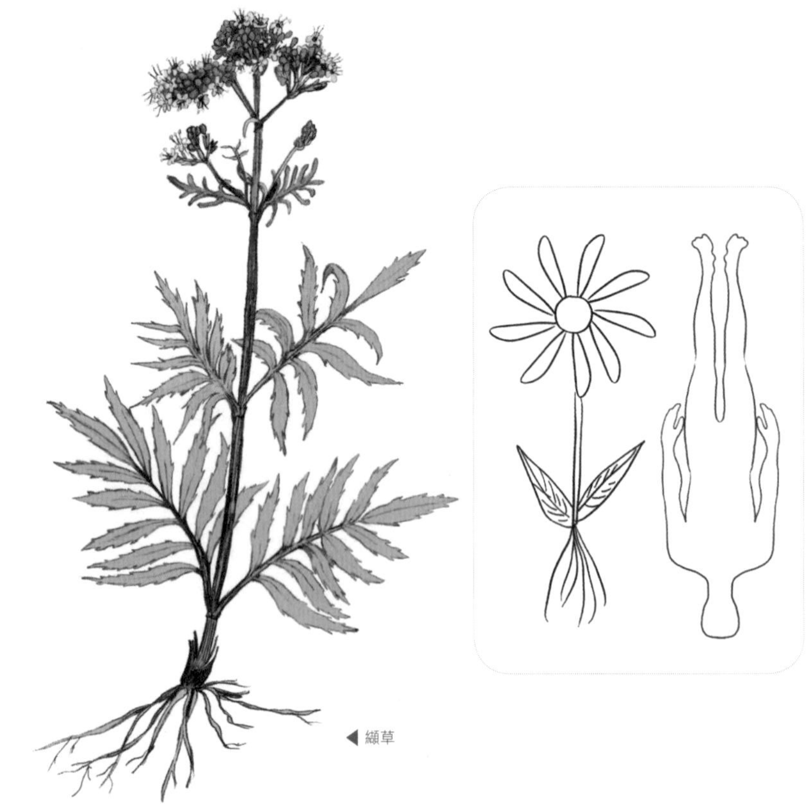

◀ 纈草

精油特性

- 平衡混亂的神經系統。
- 鎮靜，安神。
- 淨化排毒。
- 處理神經系統混亂引起的婦科、循環系統問題。

Part

I

Chapter 5

精油的兩把鑰匙之二

化學分子

▶▶▶▶▶▶

「精油化學」是多數人學習芳香療法的一大瓶頸，因為碰到眾多化學名詞或術語時，總是很容易令人望之卻步。為了避免類似狀況發生，本書採用比較親和的方式來介紹精油化學，所以讀者會看到該芳香分子的情境示意圖，以及有趣的比擬或形容（為了聯想長相，書中的化學結構圖風格不一），雖然以化學家的觀點來看或許不夠嚴謹，但類比法之目的是希望讓讀者迅速記住各種芳香分子的特色，進而靈活運用，而不會一開始就對化學產生隔閡。

本章會分 12 節介紹幾大類精油化學的特性，每一大類並列舉幾種芳香分子為例，比較常見者會以較多篇幅來說明，而有些雖常見但出現時比例都偏低，則改成較簡單的描述，以減少讀者的學習負擔。

在進入分節的介紹之前，先簡單說明精油化學的幾個基本概念：

▶▶▶▶▶▶

1

精油化學，是屬於「有機化學」的範疇。這裡說的有機，不同於有機蔬菜不添加農藥的有機，而是指「有生命」的意思，相對則是無機。早期化學家觀察到動物與植物的殘骸大多可燃燒，大膽推測生物是以含碳元素為主要成分，因此有機化學是研究由碳和氫為主要結構，或再加上其他官能基的化合物。

2

精油化學中最常見的元素是碳、氫、氧，你可以想像它們都很想伸出手跟別人牽手結合。碳，化學符號 C，有 4 隻手；氫，化學符號 H，只有 1 隻手；氧，化學符號 O，有 2 隻手。每個元素的每隻手一定要「手牽手」，才能被滿足。如果跟同一伙伴牽一隻手，就是單鍵，但若伙伴的數量不夠，就只好跟同一伙伴多牽幾隻手，也就是雙鍵、三鍵。

3

官能基，是指主要決定其化學特性的原子團。精油化學講到的官能基只有幾種，-CH 是烴基，-OH 是羥基，-CO 是羰基，-COOH 是羧基。方便記憶的小技巧，是把碳、氫、氧作排列組合，官能基的命名是新造字，將碳字取「火」旁或「炭」旁，氫字取「巠」旁，氧字取「羊」旁，再加以組合成新字，所以 -OH 就是「羊」加上「巠」成為「羥」基。但 -CO 羰基不寫成「烊」因為已有這個中文字。至於羧基則因為是酸的官能基，所以組合字也有其關連性。

4

至於主要架構，是由碳原子所組合。當碳與碳在牽手時有幾種可能：

(1) 牽一隻手，單鍵，C–C，叫做烷基。
(2) 牽兩隻手，雙鍵，C=C，叫做烯基。
(3) 牽三隻手，三鍵，C≡C，叫做炔基。

它們的名稱也是新造字，除了取碳字的「火」旁外，再配上其特徵，例如烷基是化合價「完」整的飽和烴，烯基是化合價「稀」少的不飽和烴，炔基是化合價更「缺」少的不飽和烴。

5

另有特殊結構「苯基」，是 6 個碳的環狀結構，其中有 3 個雙鍵。因為它通常具有濃烈氣味，所以又叫芳香環。

6

有機化學的中文命名，是以含有官能基的最長碳鏈當主鏈，依碳的數量來命名，前十個以天干（甲、乙、丙……）代表碳數，例如乙烯是 2 個碳原子以雙鍵連結，己烷就是 6 個碳原子全以單鍵串成長鏈形結構。若碳數多於十個則直接用中文數字表示，例如十二烷。

7

化學結構圖常會省略碳與氫的符號，而是以每 1 個端點就代表 1 個碳原子，若是單鍵就用單線段，雙鍵就用雙線段來表示，但是碳氫以外的符號以及官能基就需畫出並不省略。另外，為了在平面上可表現三度空間，漸寬的實心線段是代表朝向自己，而漸寬的虛線則表示遠離自己。

▶▶▶▶▶▶

雖說，精油化學是認識精油的一把鑰匙，甚至可以藉此判斷一支新品精油的約略功效，但若想以單獨的幾個化學分子理論來定義精油的完整功效與面貌，那就是以管窺天了，因為一支精油所能測量出來的有效分子，少則數十種，多則上千種，這樣多元豐富的分子所組成的物質，造就一支精油在不同人身上會有不同的香氣與功效，也是芳香療法最多采多姿的地方。

在這裡，我們只列出重點分子加以討論，還有更多隱約、微量的分子並未講解，但其實，也不在芳香療法的主範疇了。若讀者讀完這些章節後，對這些化學分子深感興趣，還想繼續研究探索，可往天然物化學領域找尋專業書籍，就能夠得到更多理論數據與研究方向。

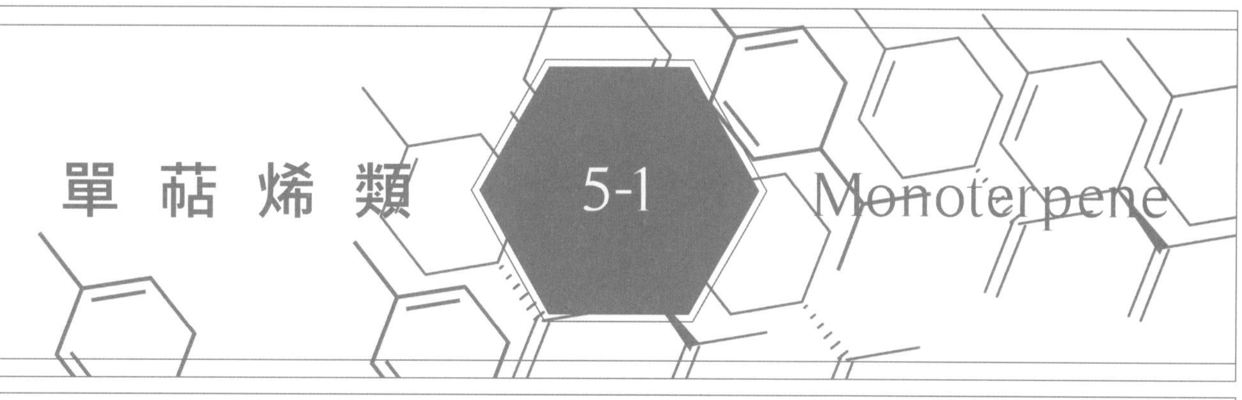

單萜烯類 5-1 Monoterpene

[mono-]：一個 [terpe-]：萜類 [-ene]：烯類

異戊二烯
2- 甲基 -1、3- 丁二烯

「頭接尾」形成的單萜烯

「尾接尾」形成的單萜烯

精油化學的最基礎單位是異戊二烯（Isoprene），從前面的基本概念來看它的中文名稱，「異」代表有別於正的直鏈，所以有 1 個碳原子改接為分支；「戊」代表有 5 個碳；「二烯」代表含有兩個雙鍵的組合，所以異戊二烯的分子結構類似一匹馬的形狀。當兩個基礎單位結合在一起，也就是兩個異戊二烯，就形成了單萜烯，所以它是含有 10 個碳原子的結構。依照排列與結合方式的不同，可以達到多種變化，而區別出各種單萜烯成分。

單萜烯類是精油化學中最常見的基本成分，分子小，可以用兩匹馬的戰車來想像這個芳香分子，是有速度感的訊息傳遞尖兵。常見於樹木類、柑橘果皮，以及繖形科的精油中。以下介紹幾種常見的單萜烯。

▶▶▶▶▶▶ 特性

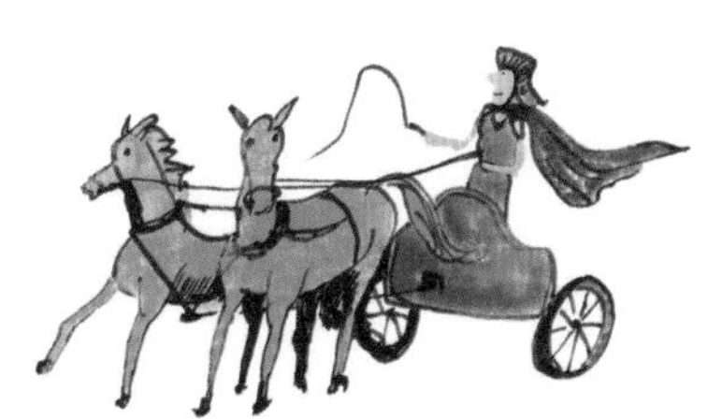

1
氣味屬於高音調 *，通常是第一個出現的味道，但是較平淡、不顯著。

2
滋補神經，讓訊息傳達更順暢、迅速、準確。

3
補氣，使用後精神會很好。

4
提升免疫力，讓白血球、抗體能以最快時間抵達感染區。

* 關於香氣音調之說明，詳見 p.112 COLUMN 2。

5-1-1 檸檬烯

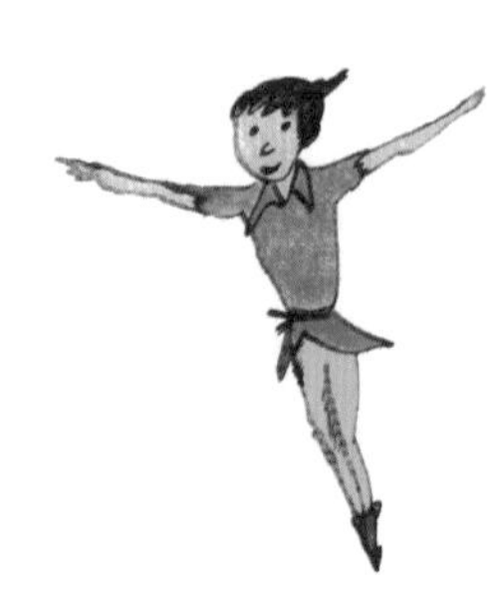

占柑橘類精油成分中最大比例，卻不是柑橘香的主要來源。這種常見的化學結構，是個活性很高的分子，有擺動的感覺，像是張開雙手飛翔的小飛俠。它可再分成兩種：右旋檸檬烯和左旋檸檬烯。不過，有些精油如香茅、乳香，因為同時含有左旋、右旋，所以介紹時就通稱「檸檬烯」。

右旋檸檬烯構造單純，很容易受到外在影響而氧化，變成對繖花烴（p-cymene），再經過一陣子後則變成百里酚或香荊芥酚，此時具有較強的皮膚刺激性，容易讓肌膚發紅、熱癢，故要避免讓柑橘類精油放太久變質。

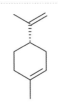

中文名稱	右旋檸檬烯	左旋檸檬烯
英文名稱	d-Limonene（d = dextro = 右旋）	l-Limonene（l = levo = 左旋）
化學結構	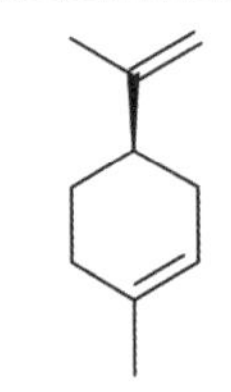	
精油來源	柑橘屬。	美洲野薄荷、歐白芷、羅勒、松科。
氣味描述	像橙剛切開的氣味，但較清淡。	像松節油或木質調，氣味較明顯。
工業用途	製作各種有機清潔劑，除汙力強。	香水原料。
芳療功效	1. 與肝臟酵素酶受體結合，養肝。 2. 抑制癌細胞生長與擴散。 3. 分解脂肪、瘦身。	1. 抗自由基。 2. 促進交感神經興奮，降低食欲。 3. 抗菌、抗感染。
心靈功效	像永遠的孩子彼得潘，帶領人們飛升，前往單純又歡樂的世界。	

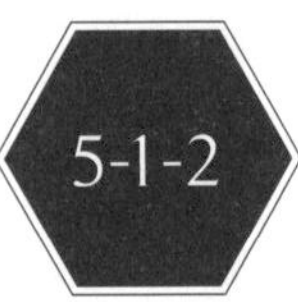

5-1-2 松油萜

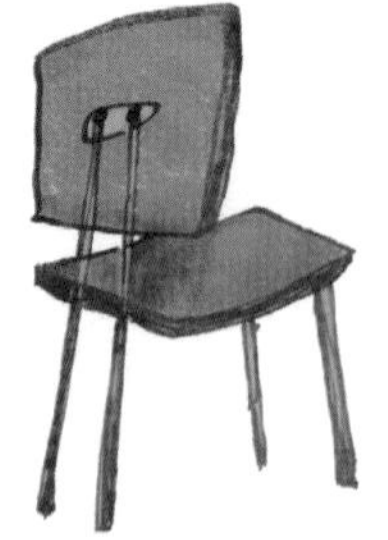

從名稱就能看出這是松科精油的代表成分，中文翻譯又稱做蒎烯、松油烯、松油萜烯等。有別於檸檬烯的單純形狀，松油萜的長相很像木椅子，依照雙鍵位置不同可再分成 α 型、β 型。

松油萜的特色是可增強腎上腺素，這是讓人能對抗壓力、強化戰鬥意志的荷爾蒙，但是松油萜的效果十分緩慢，使用者需要連續不間斷使用六個月，方能感受到耐力與抗性提升，就如同「松」這樣的樹木，讓你持續且長久的修煉，才能奠定穩固基礎，從此不被任何外侮打倒。

中文名稱	α－松油萜	β－松油萜
英文名稱	α－ Pinene	β－ Pinene
化學結構	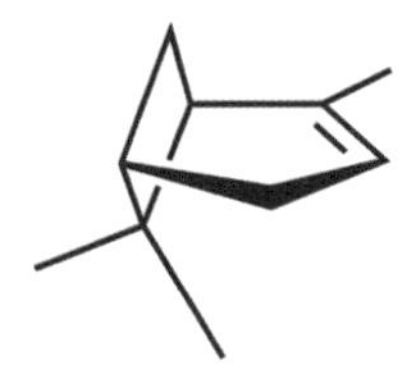	
精油來源	歐洲赤松、藍膠尤加利、乳香、桉油醇香桃木。	歐白芷根、永久花、絲柏、桉油醇迷迭香、白松香。
氣味描述	清新的青草或松木氣味。	氣味刺鼻、很嗆，汽油味，陳年感。
工業用途	合成馬鞭草酮的前驅物質。	除蟲成分。
芳療功效	1. 抗關節炎、類似可體松作用。 2. 氧化變成藏茴香酮，會有鐵鏽味。	昆蟲界的警示費洛蒙，讓蟲子不想靠近，因此能驅蟲。
心靈功效	「木」的能量，給人原始森林的感覺，彷彿所有的雜亂和負面都能被森林吸收或洗滌。	

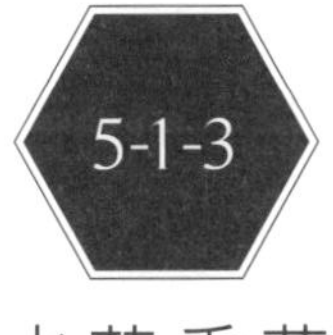

5-1-3 水茴香萜

又名水芹烯，化學結構很像人魚公主的形狀，呼應這是一個帶有水流感的分子。也有分 α 、β 型，但是兩種常常同時出現，氣味相似。蒔蘿含有非常高濃度的水茴香萜，可以多聞蒔蘿精油的氣味來了解這個分子。

由於水茴香萜具有使水流動的特性，因此特別能夠激勵與水有關的臟器「腎」，協助腎臟將身體中的水分順利排出。

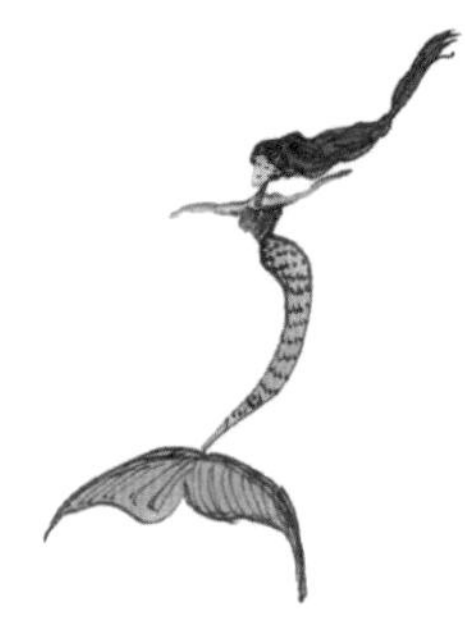

中文名稱	α－水茴香萜	β－水茴香萜
英文名稱	α－Phellandrene	β－Phellandrene
化學結構	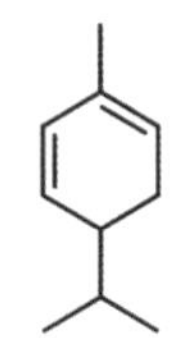	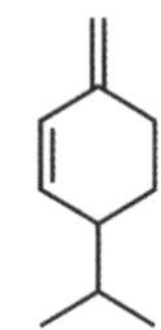
精油來源	蒔蘿、小茴香、洋茴香、乳香、黑胡椒、花椒。	
氣味描述	黑胡椒＋薄荷的清涼氣味。	
芳療功效	利尿、排水、消水腫。	
心靈功效	如魚得水，促進融合，適應生存。	

對繖花烴

長相像是一把有兩個耳朵的兒童雨傘，帶有潮溼的氣味，你可以聯想它是對「傘」花烴。是從右旋檸檬烯演變而來，所以是一種過渡成分，放久了會變成香荊芥酚或百里酚，會更刺激肌膚。

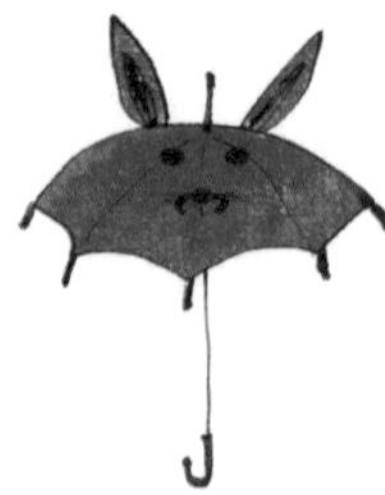

中文名稱	對繖花烴
英文名稱	Para-cymene
精油來源	百里酚百里香、索馬利亞乳香、印度藏茴香、甜馬鬱蘭、夏季香薄荷、冬季香薄荷。
氣味描述	強勁、帶有潮溼的感覺。
芳療功效	紓解關節骨骼疼痛，促進血液循環，溫暖關節，風溼關節炎保養。
心靈功效	對抗人生的過渡期。
注意事項	會刺激皮膚，發熱發紅。

月桂烯

又稱香葉烯，是從松油萜轉變而來的過渡成分，也是香水工業常使用的原料，可再合成為花香調分子。

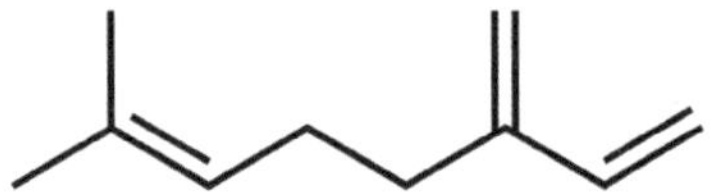

英文名稱	Myrcene
精油來源	芳樟、西印度月桂、杜松漿果、絲柏、檸檬香茅、歐洲冷杉、快樂鼠尾草。
氣味描述	很像油漆當中好聞的那個味道。
芳療功效	吸引力費洛蒙，可以增進性魅力、強化生殖受孕力。

樟烯

又稱莰烯，古代曾用來作油燈燃料，但缺點是易爆。樟烯也和樟腦、龍腦一樣，常溫下是白色結晶沙。可以從松油萜轉變而來，是一種過渡狀態，樹木類精油常見。

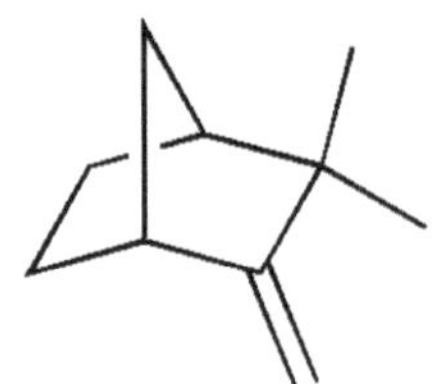

英文名稱	Camphene
精油來源	冷杉屬、雲杉屬、樟屬。
氣味描述	好聞、淡雅的樟腦味，無清涼感。
芳療功效	可減少呼吸道黏液的分泌，卻不會使黏膜過度乾燥。

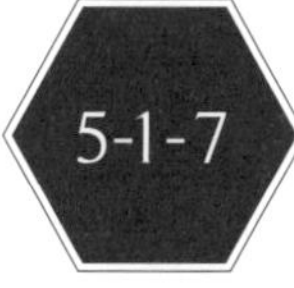

檜烯

又稱沙賓烯，因為是沙賓檜（*Juniperus sabina*）的主要成分。

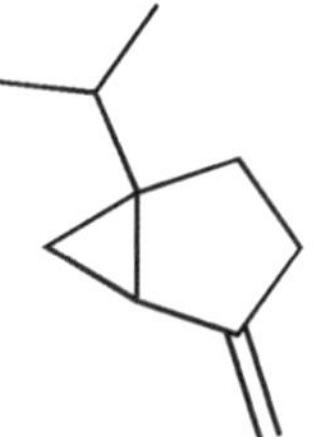

英文名稱	Sabinene	**芳療功效**	消炎，特別是慢性發炎。
精油來源	沙賓檜、粉紅蓮花、小蒼蘭、馬纓丹、西洋蓍草、杜松、胡蘿蔔籽。	**注意事項**	單獨此成分（單體）的劑量過高時，具有強烈細胞毒性；但在精油中因為與其他成分相互協同抗衡，使用精油反而較沒有危險性。
氣味描述	略帶潮溼的木質氣味，或如樹脂、泥土味。		

5-1-8

萜品烯

理論上依照雙鍵位置不同，應該有四種變化，但是大自然中只存在 α 型和 γ 型。

中文名稱
α－萜品烯

英文名稱
α-Terpinene

中文名稱
γ－萜品烯

英文名稱
γ-Terpinene

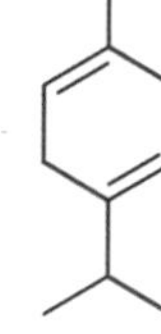

精油來源	左邊是 α 型、右邊是 γ 型，氣味很相似。因為有鮮嫩的氣味，被香水工業用來製作綠色調香水。白千層屬（茶樹）、牛至屬（馬鬱蘭）中含量高。
氣味描述	嫩葉，綠色前調，如孩童般的感覺。
芳療功效	促進神經傳導的活潑化，回復到青春鮮嫩的氣息。

羅勒烯

英文名稱
Ocimene

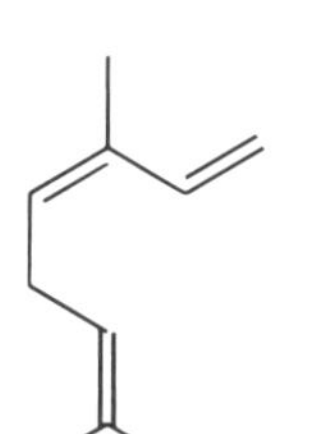

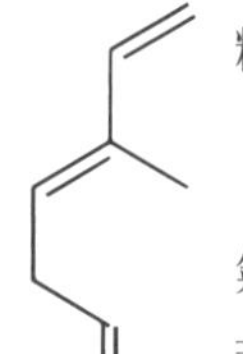

精油來源	左圖是順式（cis）、右圖是反式（trans），常在精油中同時出現。水果、羅勒屬中含量較高。
氣味描述	像龍眼乾的氣味。
芳療功效	警示費洛蒙，病菌入侵時會迅速發出警報給免疫系統。

δ 3- 蒈烯

英文名稱
Delta-3-Carene

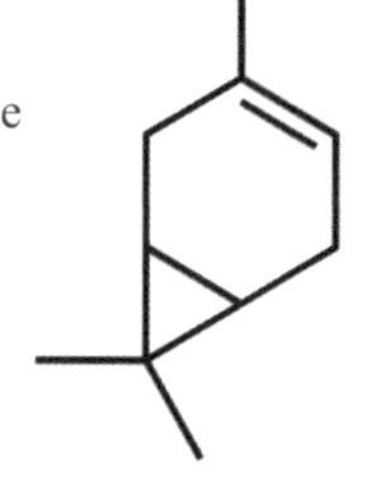

精油來源	矮松、歐洲赤松、黑胡椒、加拿大鐵杉。穩定性高的成分，樹木類精油中較多，可以延長精油的保存期限。
氣味描述	有點像松節油的甜味及刺鼻感。
芳療功效	止痛，特別是肌肉骨骼區。
注意事項	會刺激皮膚發紅、過敏。

5-2-1 丁香油烴 | 5-2-2 母菊天藍烴 | 5-2-3 金合歡烯 | 5-2-4 沒藥烯 | 5-2-5 大根老鸛草烯 | 5-2-6 香樹烯 | 5-2-7 蛇床烯 | 5-2-8 古芸烯

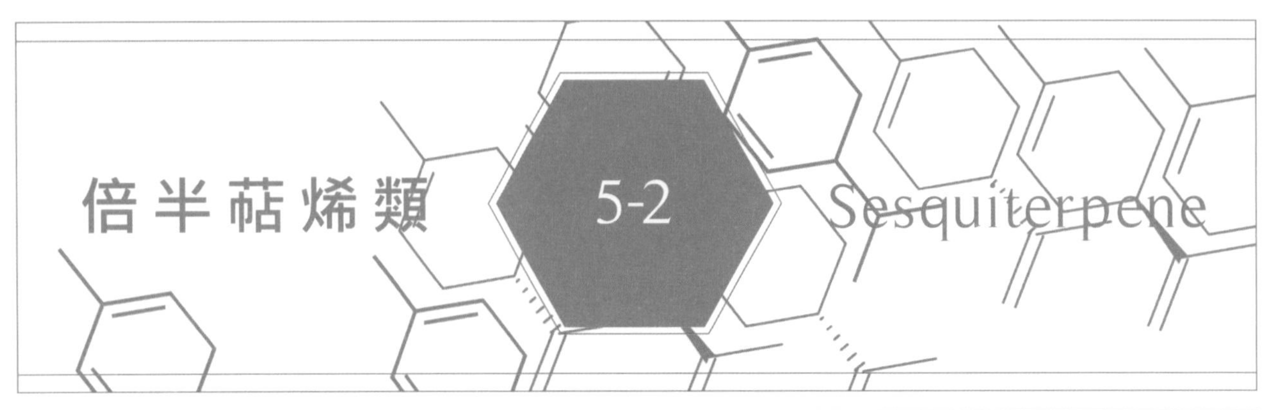

[Sesqui-]：一倍半 [terpe-]：萜類 [-ene]：烯類

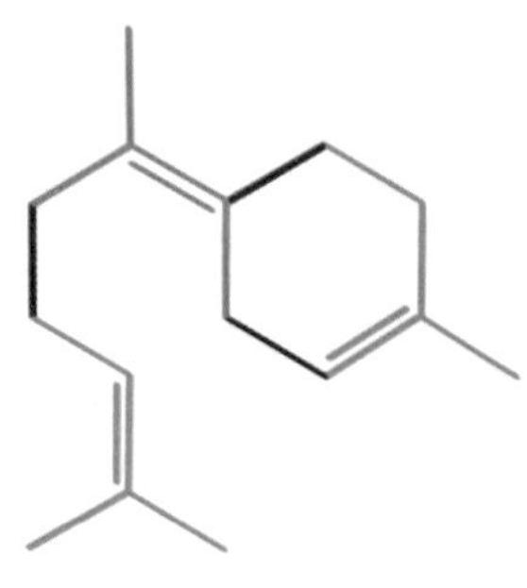

薑烯
Zingiberene

沒藥烯
γ-bisabdene

碳原子數目是單萜烯的 1.5 倍，即為倍半萜烯，也就是說它有三匹馬形狀的異戊二烯（Isoprene），可是它的速度並沒有比單萜烯來得快，效力也比較緩慢，你可以用寓言故事〈三個和尚沒水喝〉來聯想，就能理解，為什麼愈大的團體（分子團），功效往往不如預期的快。

倍半萜烯這種 15 個碳原子的組合，可以有非常多種變化，穩定、安全，適合長期使用，能引發人們深切自省思維能力。常見於樹脂、根部類的精油中。以下為幾種常見的倍半萜烯。

特性

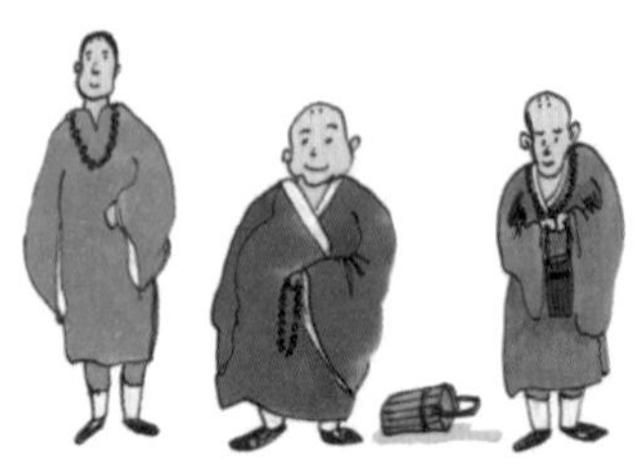

1. 分子大，溶解力低，稀釋後的按摩油中也可能出現顆粒狀態。
2. 部分的顏色深，容易染色。
3. 放置久了，氧化後，會形成樹脂狀的深色黏稠液體。
4. 消炎、止痛、抗組織胺、抗過敏。
5. 清除細胞受體上的無用訊息。

丁香油烴

一般提到的丁香油烴其實是 β 型的。α 與 β 型兩者的長相不同，氣味差異更大，不過兩種丁香油烴都具鎮定、止痛、消炎的功效。α 型分子比較穩重，屬於向內心找尋，化學結構就像手中握一顆紅心，有「心手相連」的意象；而 β 型比較活潑外向，可以幫助人不再壓抑自我，化學結構有如一顆長得像「釘子」的丁香花苞。

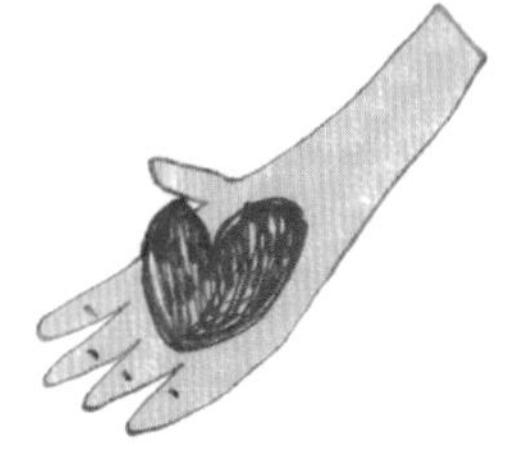

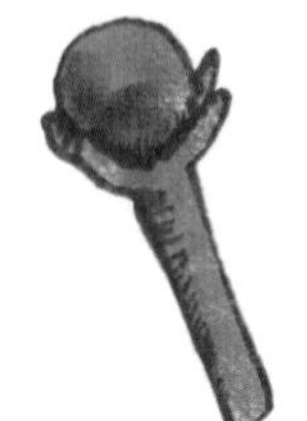

中文名稱	α－丁香油烴，又稱蛇麻烯、葎草烯	β-丁香油烴，又稱石竹烯、丁香烯
英文名稱	α-Caryophyllene 、 α-humulane	β-Caryophyllene
化學結構	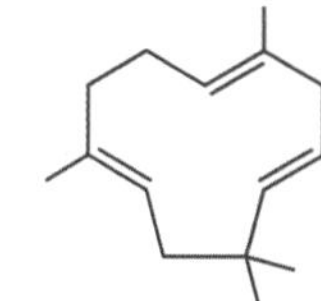	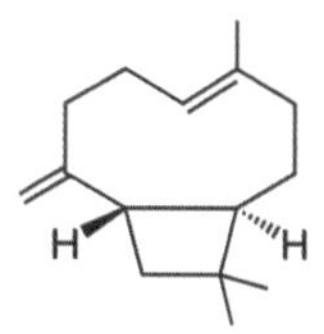
精油來源	蛇麻草。	黑胡椒、丁香、多香果、白千層。
氣味描述	沉穩、類似根部的氣味，很鮮明。	活潑、跳躍的丁香氣味。
芳療功效	鎮定神經系統，處理消化問題。	消炎、止痛、提供熱力，對胃炎最有幫助。
心靈功效	心手相連，讓行動與思考同步。	變成一顆向外的釘子，不再忍氣吞聲、刺痛自己的胃。

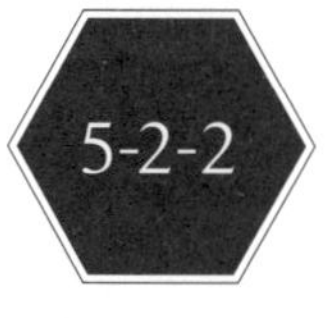

母菊天藍烴

天藍烴（azulene）是經過蒸餾過程才轉變的藍色物質；而母菊天藍烴則是由天藍烴轉變而來，多數出現在菊科精油中。藍色又消炎的天藍烴，化學結構就像一對母子臉碰臉相依偎，母親表情慈愛。而除了母菊天藍烴之外，還有以下幾種，功效近似，但氣味不同：1. **雙氫母菊天藍烴**（dihydrochamazulene）：母菊天藍烴變化而來，有點潮溼陳舊的氣味；2. **岩蘭草天藍烴**（Vetivazulene）：土味，多在岩蘭草中，新鮮岩蘭草精油是綠色，擺放後才變成褐色；3. **癒創天藍烴**（Guaiazulene）：甜美的木頭味，多在澳洲藍絲柏中。

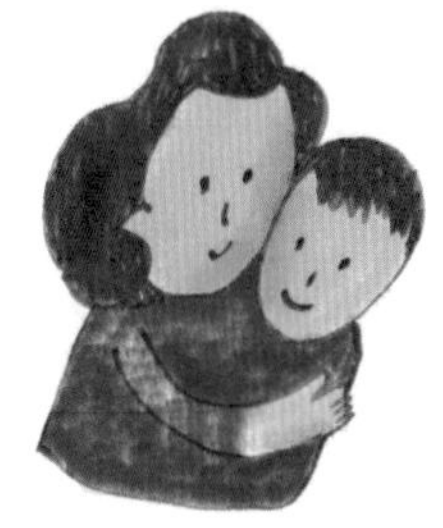

中文名稱	母菊天藍烴
英文名稱	Chamazulene

精油來源 德國洋甘菊、西洋蓍草、摩洛哥藍艾菊、南木蒿。

氣味描述 潮溼的抹布氣味。

化學結構

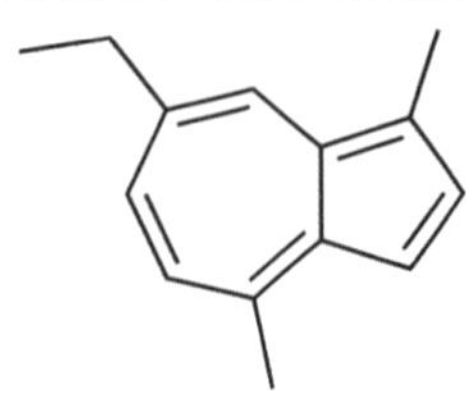

芳療功效

1. 有效抑制發炎，從根本上抑制白三烯（過敏、發炎前驅物質），中斷過敏反應。
2. 活性強大，但也易氧化。
3. 修護肌膚、促進癒合，治療潰瘍的效果。

心靈功效 像是母親與孩子的結構，能處理親子關係，打開心房。

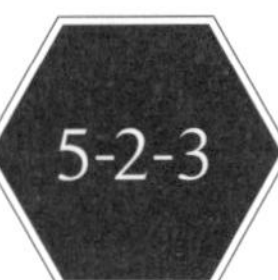

5-2-3 金合歡烯

α、β 兩種金合歡烯氣味差異大，但是功效雷同，「合歡」聽起來就很歡樂，結構看起來就像是三名跳舞的男女，所以這是很男歡女愛、和樂融融的成分，即所謂的費洛蒙效應與兩性吸引力。

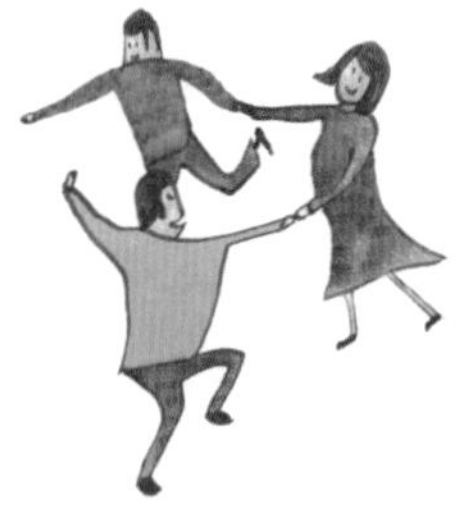

中文名稱	α－金合歡烯	β－金合歡烯
英文名稱	α - Farnesene	β - Farnesene
化學結構	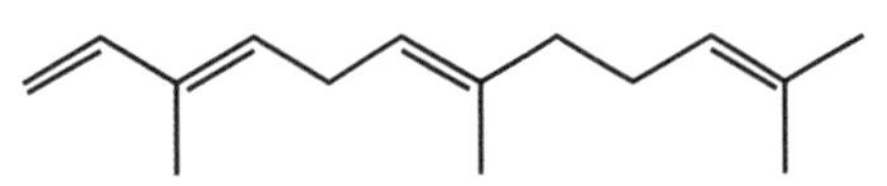	
精油來源	玫瑰、依蘭、橙花等花朵精油。	德國洋甘菊、廣藿香、杜松。
氣味描述	新鮮花瓣氣味，淡淡蘋果香。	膠水、塑膠味。

芳療功效 有生命的氣息，當植物死亡後此成分會迅速下降。具有歡愉的費洛蒙效應，可促進人際、溝通、兩性、親子關係。

心靈功效 維護能量場，增強對生命的熱情、歡愉。

5-2-4 沒藥烯

又稱甜沒藥烯、紅沒藥烯，有 α、β、γ 三種，以 β 較為常見，三種的結構模型是一樣的，差別在雙鍵位置而已，氣味也相似，下圖的化學結構模型是 β - bisabolene。結構模式很相近的還有：1. **薑烯**（zingiberene）：存在薑、薑黃、

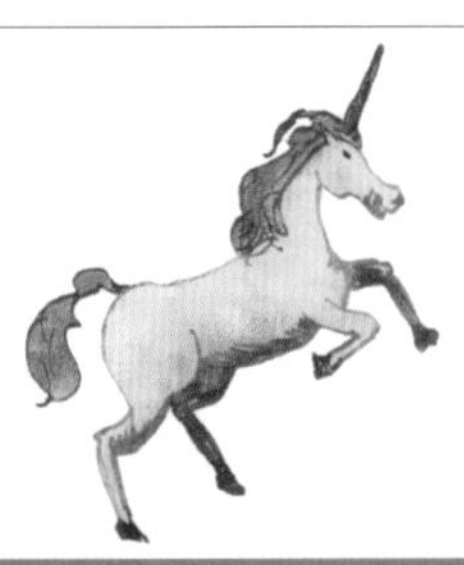

鬱金中，氣味辛辣溫暖，有獨特清香，但是並不刺激皮膚，主要功能有驅風散寒、增進食欲、防嘔止吐；2. **薑黃烯**（curcumene）：存在薑黃、鬱金當中，氣味辛香溫暖、帶點生薑氣味，能排毒養肝，解鬱行氣，消炎抗氧化，並可促使神經傳導流暢正常，預防癌症。

中文名稱	沒藥烯
英文名稱	Bisabolene
化學結構	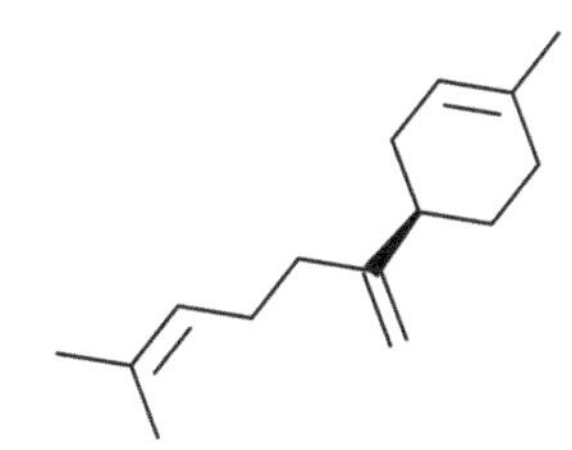
精油來源	紅沒藥、沒藥、野馬鬱蘭、薑、薑黃。
氣味描述	具有一種辛甜溫暖的皮革氣息。
芳療功效	消炎、抗敏，能高度安撫、鎮定肌膚，消除細胞上不必要雜訊，是神經系統補藥，還可處理內分泌、皮膚等問題。
心靈功效	像獨角獸的結構，呼應它具有一種聖潔的氣息，洗去心靈上的防禦、過敏，運用在情緒不佳所引發的皮膚問題時，退紅腫的效果比天藍烴還強。

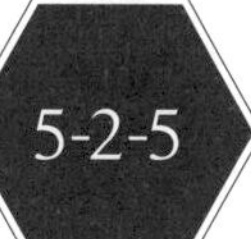

大根老鸛草烯

又稱大根香葉烯，從松油萜轉變而來，又可再轉化成花香分子，故香水工業常使用。由於雙鍵位置的關係而有A至E五種類型，精油中出現的是A、B、D。但是五種的基本架構都是相似的，猶如一對接吻的男女。

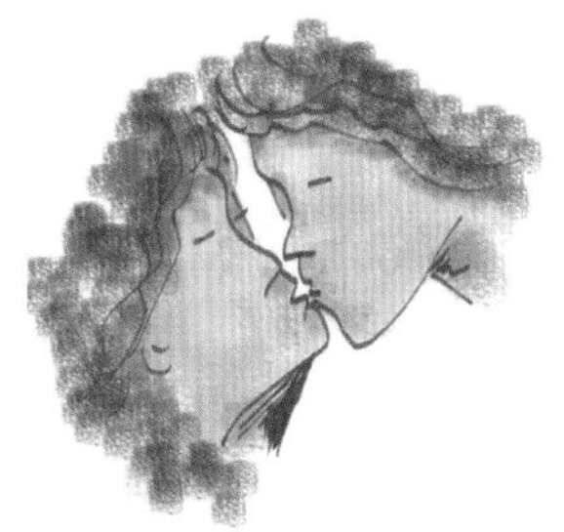

中文名稱	大根老鸛草烯
英文名稱	Germacrene
化學結構	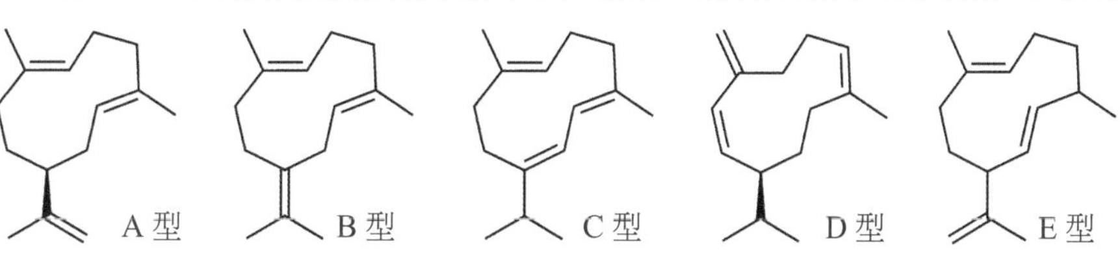
精油來源	一枝黃花、完全依蘭（特級則無）、胡椒薄荷、檸檬薄荷、日本柚、檸檬馬鞭草。
氣味描述	有種甘草＋花茶＋菸草的氣味。
芳療功效	費洛蒙效應、催情、驅蟲。
心靈功效	給人歡欣鼓舞的熱戀感覺，讓思念化為行動，主動出擊。

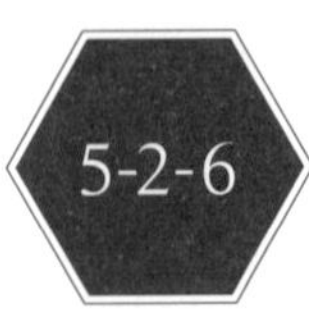

香樹烯

英文名稱 Aromadendrene

又稱香橙烯、香木蘭烯，是屬於開在樹上的花香，氣味清雅，具有平靜心靈的功效，帶有少女、青春的悸動感。精油來源為白玉蘭、桂花、藍膠尤加利。

蛇床烯

英文名稱 Selinene

又稱芹子烯，是莎草（*Cyperus scariosus*）的主要成分，具有泥土或根部精油的氣味，放愈久愈香，具安定中樞神經、抗痙攣、止痛的功效，並帶來強大的根系生存力量。精油來源為芹菜籽、莎草、雲木香、台灣紅檜、台灣扁柏。

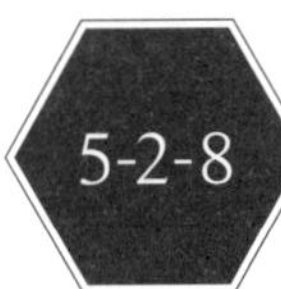

古芸烯

英文名稱 Gurjunene

是古芸香脂的主要成分，煙薰的寺廟氣息，有禪意定心的感覺。精油來源為古芸香脂、穗甘松、大根老鸛草、中國天竺葵。

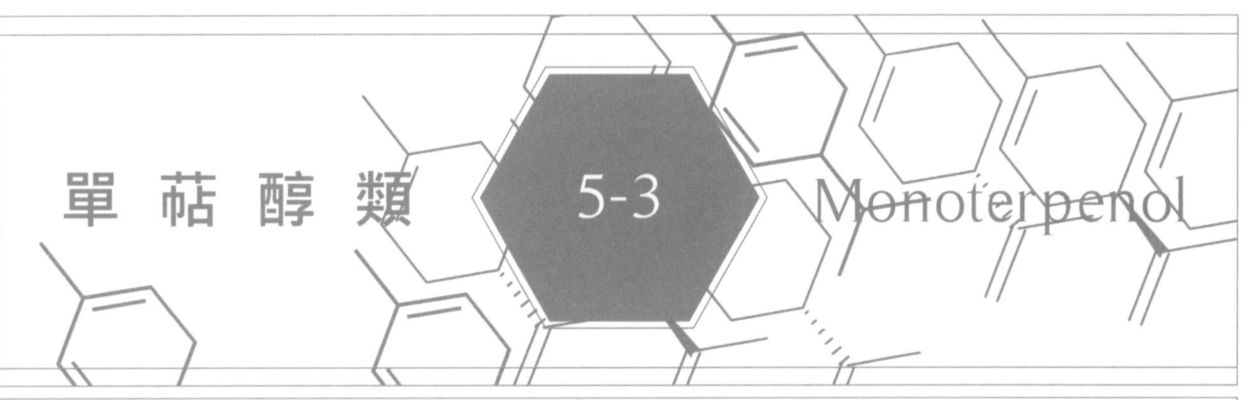

單萜醇類 5-3 Monoterpenol

[mono-]：一個　[terpe-]：萜類　[-ol]：醇類

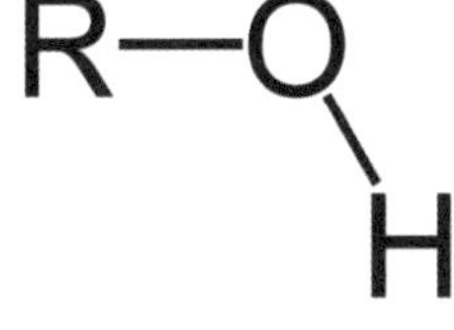

醇的官能基是羥基（R-OH）。也就是說，所有醇類的化學結構，都具有共通的一個單位（-OH）；R 代表原子團，單萜醇的 R 是具有 10 個碳原子的結構。

講到醇類就不能不提到水，水分子的長相跟「水」這個字很相像，就是中間一個氧（O），左右各牽一個氫（H）。水分子（H_2O）在溶液狀況下，很容易變成離子 H+ 與 OH−。

在某些條件下，這個 H+ 會先和單萜烯作用，解開萜烯的雙鍵之後，OH− 再跟萜烯完成反應，就變成單萜醇。因此單萜醇是更具有「水」感的分子，氣味也更宜人，帶給人溫暖親切的氣息，有如泡在溫泉中，可以長效並溫和地治療慢性病、內分泌失調、兒童常見疾病。

單萜醇類多半出現在藥草類、花朵類精油中。情境圖是臨摹法國布爾布勒（La Bourboule）兒童哮喘溫泉療養中心的海報，與單萜醇類具有如水般溫厚親和的調養特質非常相似，是親子可用的精油分子。以下為幾種常見的單萜醇。

特性

1. 親水性高，可以少量放入浴缸中泡澡。
2. 親膚性高，針對細菌感染（如痘痘）、黴菌感染（癬），可以直擊病源，破壞它們的結構。
3. 有些醇類放置久了，氧化後會轉變成刺激性高的醛類。
4. 代謝快、對身體無負擔，老幼弱病皆可使用。
5. 調節免疫系統，太高的就調低，太低的就調高，是相當好用的平衡成分。
6. 激勵肝膽，溫和補身。

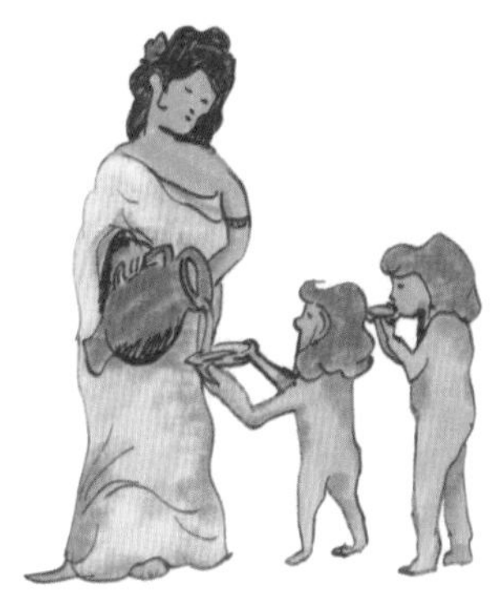

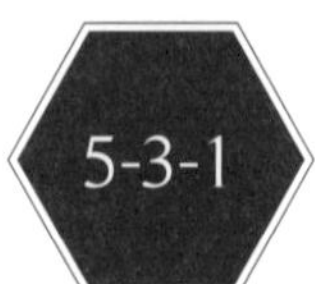

沉香醇

又稱作枷羅木醇，是相當常見的芳香分子，可以合成各種花香調，所以被香水工業大量使用。它有左旋和右旋兩種結構，氣味不太一樣，一般常見的是左旋分子。兩種沉香醇的結構都猶如爬行中的嬰兒，實際上它們皆是非常適合嬰兒使用的溫和成分，有著淡淡香氣，不慍不火，無刺激性，可以長期使用，能溫和抗菌，提升免疫力。

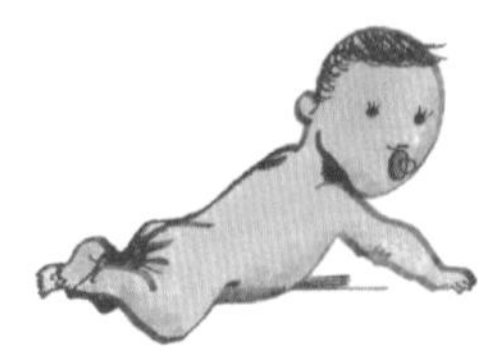

中文名稱	右旋沉香醇，又稱芫荽醇	左旋沉香醇，又稱芳樟醇
英文名稱	(S)(+)-Linalool	(R)(-)-Linalool
化學結構	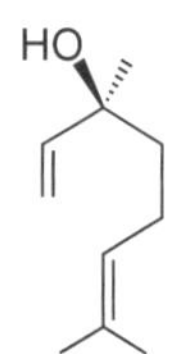	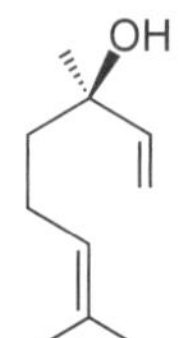
精油來源	芫荽籽、甜橙、肉豆蔻等。	芳樟、花梨木、佛手柑、薰衣草、苦橙葉等。
氣味描述	上揚的清香。	穩重的甜香。
芳療功效	1. 整體性的激勵、提升免疫力。 2. 解除因為壓力引起的消化不良、脹氣、腸燥。	1. 整體性的抗菌、抗感染（特別是呼吸道、消化道、泌尿道）。 2. 鎮定神經、舒眠。
心靈功效	單純的相信、溫和的陪伴，使人如孩童般地開心。	

5-3-2

萜品烯 -4- 醇

有分右旋、左旋兩種，常見的是右旋萜品烯 -4- 醇，不過兩者功效雷同、氣味相近，分子結構的形狀像個設計新穎的兩用馬桶刷，殺菌除臭效果非常好，常被用於居家清潔、抗肌膚感染等。

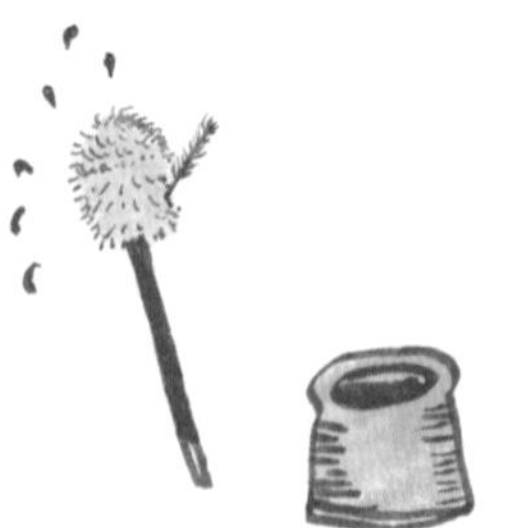

中文名稱	右旋萜品烯 -4- 醇	左旋萜品烯 -4- 醇
英文名稱	(S)(+)-Terpinen-4-ol	(R)(-)-Terpinen-4-ol
化學結構	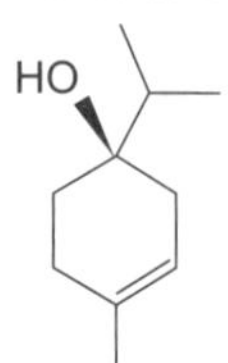	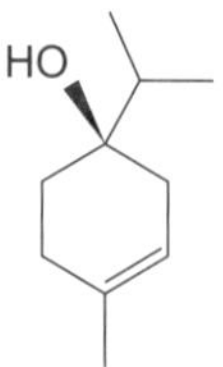
精油來源	茶樹、馬鬱蘭、澳洲尤加利。	薄荷尤加利。

氣味描述	辛香、溫和的土壤氣味。
芳療功效	抗疾病感染效果中等，能激勵白血球抵抗外侮，不刺激皮膚，能讓皮膚表面的菌種平衡而達到互相牽制的作用，因此常被使用在皮膚的感染（如大膿疱）。
心靈功效	給予勇氣，刷去心靈中的傲慢、懶散，增加對世界的抵抗力。
注意事項	放置太久的萜品烯 -4- 醇，會逐漸變成香荊芥酚，而變得氣味衝、有强烈的肌膚刺激性。

牻牛兒醇 & 橙花醇

這兩個其實是順式與反式的關係，兩者的結構如同「紅玫瑰與白玫瑰」般婀娜多姿，氣味相當不同，是香水工業仿造高級花香的重要原料。

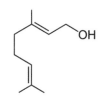

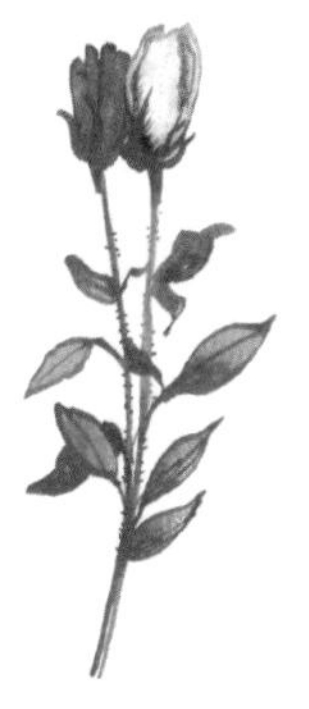

中文名稱	牻牛兒醇，又稱香葉醇、天竺葵醇	橙花醇，又稱順式牻牛兒醇
英文名稱	Geraniol	Nerol 或 cis-Geraniol
化學結構		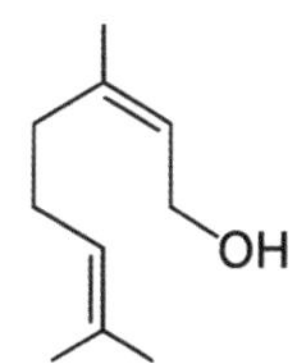
精油來源	蜂香薄荷、天竺葵、大馬士革玫瑰、玫瑰草、爪哇香茅。	橙花、香蜂草、苦橙葉、大馬士革玫瑰、爪哇香茅。
氣味描述	近似玫瑰的香甜濃烈，是香水中重要的增甜劑，也是仿造玫瑰氣味的重要原料。	清淡風雅的香氣，有點蜂蜜氣味卻不濃厚，可以仿造白玫瑰香氣。
芳療功效	抗黴菌力是單萜醇之冠，對於皰疹病毒有特殊壓制作用。	安撫神經衰弱、沮喪、憂鬱症、暴飲暴食、失眠。
心靈功效	讓人成為嬌豔、有衝勁，甚至微帶潑辣的女王，敢像紅玫瑰一樣勇於追求自己想要的愛情。	協助面對家族壓力、代代累積的憤怒、不自覺的癮頭，讓人使用後如同平靜的白玫瑰。

薄荷腦

自然界存在的是左旋薄荷腦，右旋是人工合成的。兩者氣味差異大，左旋是很常聞到的清涼氣味，右旋聞起來則像松節油，因此市面上一般產品的薄荷腦氣味會濁濁不夠清爽的原因，乃是使用了人工合成的消旋 * 薄荷腦。在室溫下，薄荷腦是呈現白色針狀結晶固體。知名的外傷藥膏「曼秀雷敦」（品牌名字首為 Menthol），就是以薄荷腦為主成分。薄荷腦的瞬間清涼感，常

* 消旋，是指沒有旋光性，當右旋與左旋的數量相同時，就會變成消旋，人工合成物通常是消旋。

被用在暈車、暈船或夏季炎熱的時候，可以讓人瞬間跳脫悶熱感，但這只是暫時的神經反應，治標不治本。

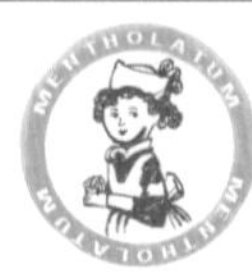

中文名稱	薄荷腦，又稱薄荷醇	精油來源	唇形科薄荷屬的植物。
英文名稱	(-)-Menthol	氣味描述	清涼、冷冽。
化學結構	OH	芳療功效	止痛、止癢、抗發炎、收縮血管，最常用於抑制皮膚發癢反應上。
		心靈功效	使人冷靜下來，讓思緒清晰、理性思考，跳脫煩悶的情緒。
		注意事項	刺激皮膚上的「溫感」受體，因此會帶來過涼或是過熱的感覺，不建議長期使用。

龍腦

龍腦可以說是樟腦、樟烯的相關物質，因為它會氧化變成樟腦，也能還原變回樟烯，所以又稱作樟醇。常溫下為透明結晶體，天然的龍腦被中醫稱作「冰片」，可想像那種清爽醒腦的冰涼氣味。

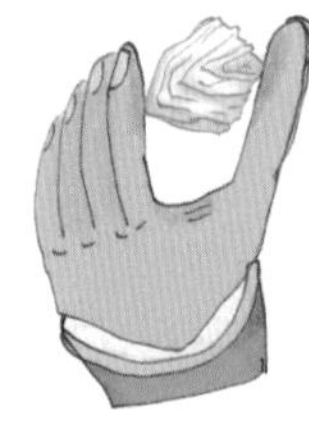

中文名稱	龍腦	精油來源	龍腦百里香、松科植物、阿密茴。
英文名稱	Borneol	氣味描述	清涼微甜。
化學結構	H OH	芳療功效	驅蟲、解熱、祛痰、解胸悶、改善心血管疾病、充血（特別對生殖器）、增加性能量。
		心靈功效	安撫，讓受創的心靈恢復平靜，重新再起。

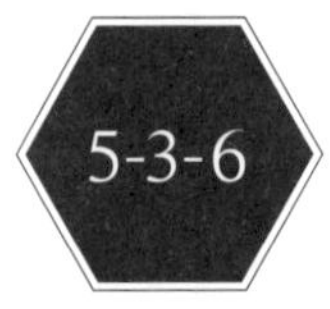

α-萜品醇

英文名稱 | α-Terpineol

又稱松油醇，可以從 α-松油萜、萜品烯變化而來。氣味相當高貴優雅，可以製作紫丁香調香水，也是心輪用油，對於纖細敏感、容易受損的心靈特別有幫助。精油來源為澳洲尤加利、白千層、綠花白千層、佛手柑、天竺葵、松科精油。

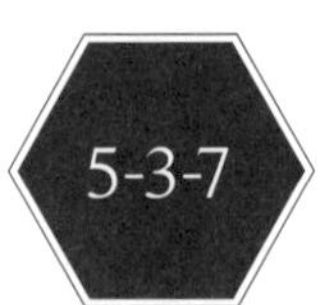

香茅醇

英文名稱 | Citronellol

具有抗菌、驅蟲等作用，香氣佳，可用來調香，常見於香茅、天竺葵、大馬士革玫瑰等精油中。香茅醇可以衍生成香茅醛或是玫瑰氧化物。

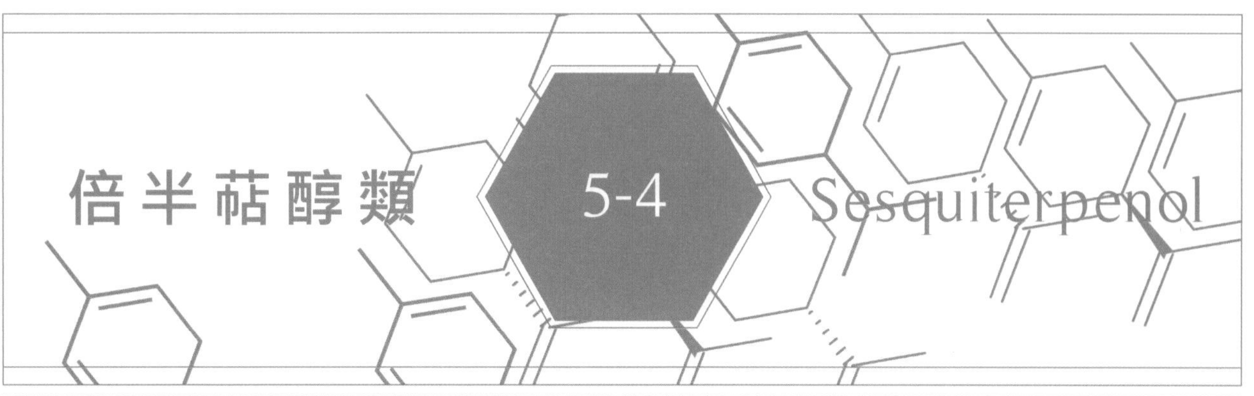

倍半萜醇類 5-4 Sesquiterpenol

[Sesqui-]：一倍半　[terpe-]：萜類　[-ol]：醇類

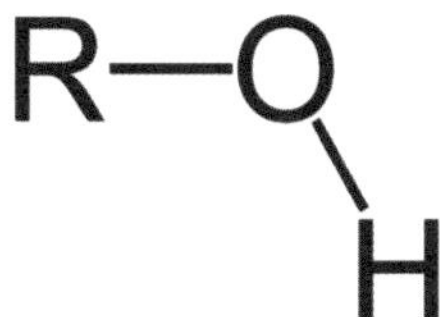

一如前述，醇的官能基是羥基（R-OH），亦即所有醇類的化學結構，都具有共通的一個單位（-OH），然後 R 代表原子團，而倍半萜醇的 R 是具有 15 個碳原子的結構。倍半的定義請參考「倍半萜烯」。

延續上一小節「單萜醇」的通論來看倍半萜醇，它一樣有水的特性，不過質地、香氣、格調都更豐富，具有奢華感，這些倍半萜醇常成為高級香水的原料。以下為幾種常見的倍半萜醇。

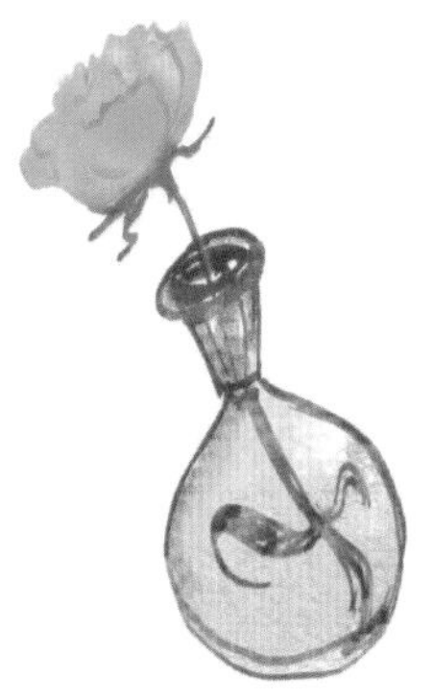

特性

1. 療效的速度較慢，但可以長期使用，調節免疫力。
2. 自體免疫系統疾病可以使用。
3. 溫和促進細胞再生、滋補護膚，慢性皮膚炎或者過敏老化肌膚皆可以使用。
4. 平衡自主神經系統，強化心靈，恢復情緒平靜、抗壓。
5. 作用在下視丘，影響荷爾蒙系統，讓內分泌平衡。

5-4-1 金合歡醇

金合歡醇與後方介紹的橙花叔醇是結構異構物，從圖示可以看出橙花叔醇與金合歡醇之間的轉換模式。自然界中，金合歡醇有四種幾何異構物，但多半混合出現。這是具有費洛蒙特色的物質，有引誘作用。

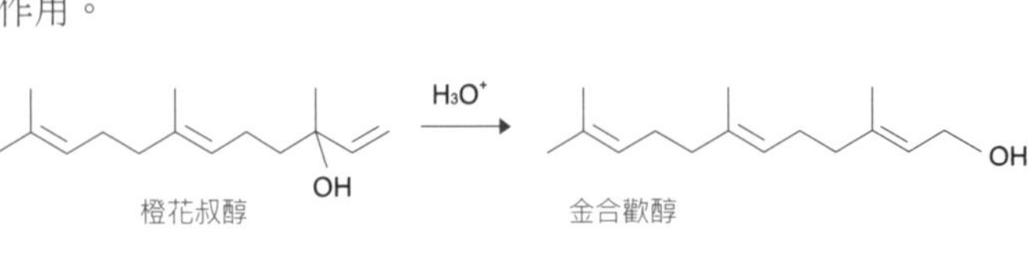

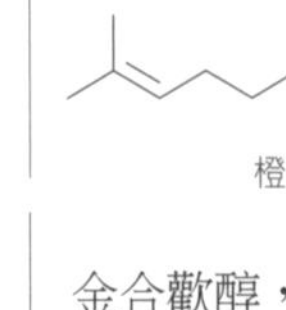

橙花叔醇　金合歡醇

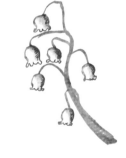

中文名稱	金合歡醇，又叫法尼醇
英文名稱	Farnesol
化學結構	OH
精油來源	大馬士革玫瑰、依蘭、羅馬洋甘菊。
氣味描述	如同夜晚盛開的鈴蘭花香，帶有神祕嫵媚的感覺。
芳療功效	强效保溼、美白、去疤痕、溫和殺菌、去除體味、平衡肌膚酸鹼值。
心靈功效	讓人嬌媚如夜晚怒放的花朵，帶著純淨露珠卻又散發成熟氣息。不在乎外界眼光或評論，恣意地追求夢想。綻放美麗，讓悲傷引沒在黑夜中。

5-4-2 橙花叔醇

英文名稱 | Nerolidol

介於玫瑰與蘋果間的清香，帶有一點點木質調，由於可以轉變成高貴花香（金合歡醇），也常被當作鈴蘭香的主調。主要精油來源是香脂果豆木、橙花叔醇綠花白千層、祕魯香脂。最新研究發現它具有强大的抗癌作用，可以提供正常凋亡訊息讓癌細胞自己死亡，可抑制腫瘤發展。在情緒療效上，淡淡的花香帶給人安心穩定的感覺。

5-4-3 岩蘭草醇

有四種不同的異構物，但都混合出現在岩蘭草精油中，因此一起被稱作岩蘭草醇。它的氣味和原植物會讓人聯想到原始能量、異域民族，有著別於現代科技的古老智慧。

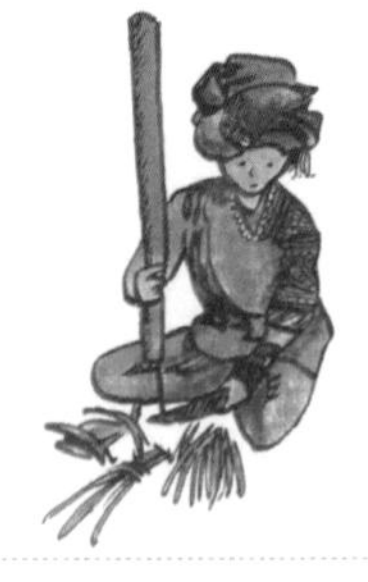

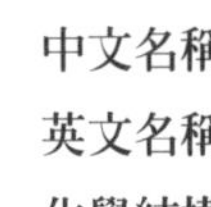

中文名稱	岩蘭草醇
英文名稱	Vetiverol
化學結構	

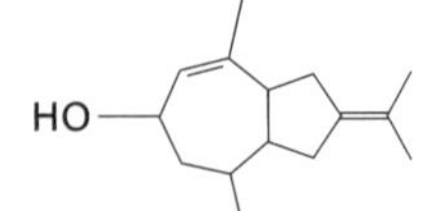

精油來源	岩蘭草。
氣味描述	帶有潮溼的泥土味與甜味。
芳療功效	增强紅血球的帶氧能力，使氣色紅潤；補强靜脈，可預防與治療痔瘡、靜脈曲張。
心靈功效	親近大地之母的能量，穩固自身氣場，不被外在干擾。

廣藿香醇

廣藿香的獨特成分，帶給人溫柔的包覆力、如毛絨觸感般的呵護，即使嬰幼兒細膩肌膚都能使用，擅長處理肌膚感染。它也是嬰兒專用油的重要成分。

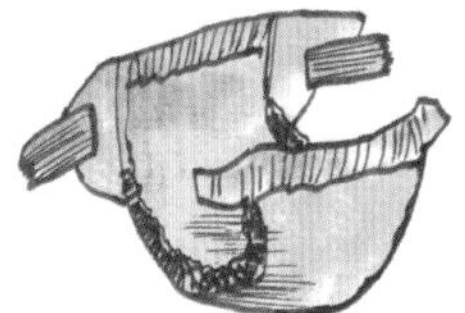

中文名稱	廣藿香醇、藿香醇、百秋李醇
英文名稱	Patchoulol
化學結構	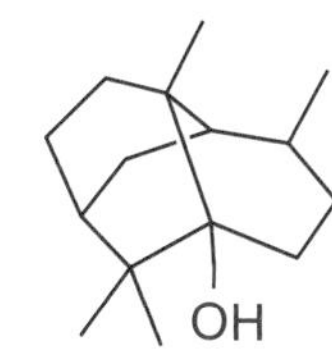
精油來源	廣藿香。
氣味描述	一種陳年老味，帶有沉穩、溫熱、辛香味。
芳療功效	1. 細緻修復肌膚創傷，譬如龜裂、化膿、潰爛。 2. 消除充血腫脹變形（痔瘡）。 3. 緩瀉（腸躁）、改善便秘。 4. 平衡肌膚油脂，改善脂漏性皮膚炎、頭皮屑症狀。 5. 抗黴菌、抗念珠菌，改善尿布疹。
心靈功效	沉靜、去除焦慮，帶來平和快樂的感受。

檀香醇

是檀香精油的最重要成分，有 α 和 β 兩種，同時存在於檀香中，但因為比例的不同造就各種不同檀香風味。α 是新生檀香的主要成分，超過二十年以上樹齡的檀香，α 會慢慢轉成 β，讓老檀香的底韻愈來愈豐富，也更具有神聖的氣味，兩者的結構像是敦煌飛天。

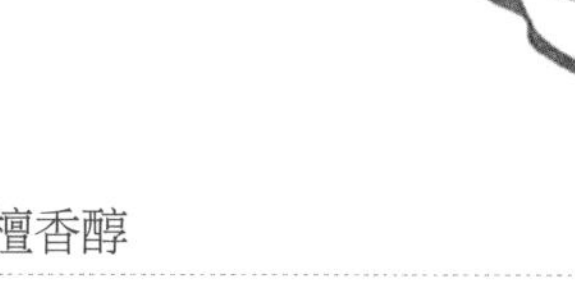

中文名稱	α－檀香醇	β－檀香醇
英文名稱	α-Santalol	β-Santalol

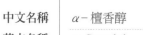

化學結構		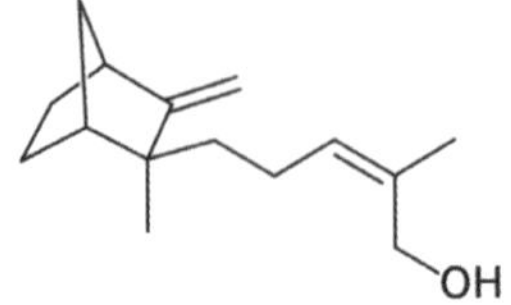
精油來源	澳洲白檀、太平洋檀香。	印度檀香。
氣味描述	有點像絲柏的淡淡木頭味。	有點濃厚、沉穩的臊味。
芳療功效	殺菌（泌尿系統）、定香、促進傷口癒合（紅血絲）、調理乾燥或老化肌膚。	消除靜脈曲張、痔瘡、安撫神經、利尿、催情。
心靈功效	穩定心情。	回歸自我，定心凝神，讓神聖的光保護著。

桉葉醇

自然界中有 α、β、γ 三型的桉葉醇，但這裡僅以最常見到的兩種來討論。由於它最早是在胡椒尤加利的葉片中被發現的，所以有「桉葉」這個名稱，也有人稱之為尤加利醇或桉醇，但其實此物質在尤加利中含量很少，反而多出現在高貴木材中。它與後面將提到的 1,8- 桉油醇是完全不同的成分。

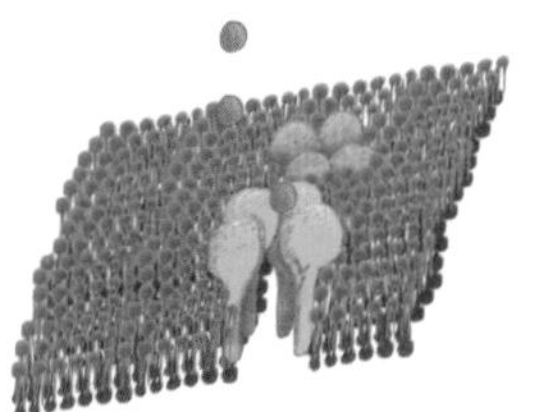

中文名稱	α－桉葉醇	β－桉葉醇
英文名稱	α-Eudesmol	β-Eudesmol
化學結構		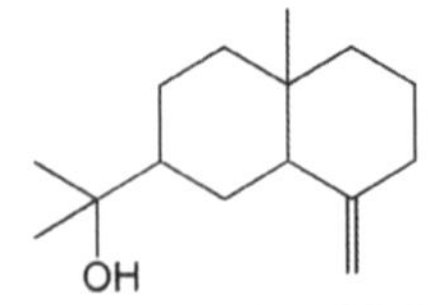
精油來源	紅檜、日本杉、扁柏、澳洲藍絲柏、阿米香樹。	史密斯尤加利、扁柏、日本杉、穗甘松、阿米香樹。
氣味描述	有點刺激的燃燒薪柴氣味。	
芳療功效	阻斷腦神經元的鈣離子通道（見圖示），抑制過度活躍的神經，運用在腦部受創後的輔助治療。	減輕神經痙攣，降低腦部的不正常放電狀態（癲癇）。
心靈功效	如同夜半鐘聲、江楓漁火，帶來寧靜又溫暖的感受。	

雙萜醇

英文名稱 | Diterpenol

雙萜醇因為分子大，在精油中極為罕見，但只要微量就足以左右此精油的整體功效，是性格非常鮮明的成分。由於化學結構與類固醇激素（多用於生殖系統）非常相似，因此有類激素效應。代表成分有：

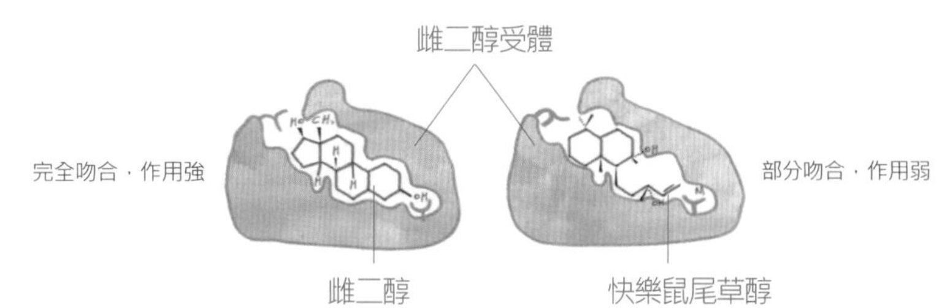

- **快樂鼠尾草醇 Sclareol**

在快樂鼠尾草、鼠尾草中有微量，能讓人有一種暈眩與深層放鬆的感覺，緩和副交感神經而產生迷醉感。因為形狀能與雌激素受體結合（見圖示），而有弱效的雌激素效應。

- **因香醇 Incensol**

產自東非（如衣索比亞、索馬利亞）的乳香會有微量的因香醇，它可以調節各種不同的荷爾蒙，使之趨於平衡，給人平靜的感受。

- **冷杉醇 sempervirol**

此成分原本萃取自歐洲冷杉，但是成分含量較多的精油卻是「絲柏」，命名來自絲柏的種名，因此又稱絲柏醇。

- **淚杉醇 manool**

主要來自絲柏精油，可以調節雌激素。由於同時和冷杉醇出現在絲柏中，因此歐洲科學家認為它們是絲柏能有效緩解更年期徵狀（臉潮紅、心跳過快）的兩大功臣。

- **植醇 Phytol**

又稱葉綠醇，精油中只有茉莉（溶劑或二氧化碳萃取）會見到此成分，比例高達 15 ～ 45%，這也是茉莉能如此牽動女性內分泌的原因。

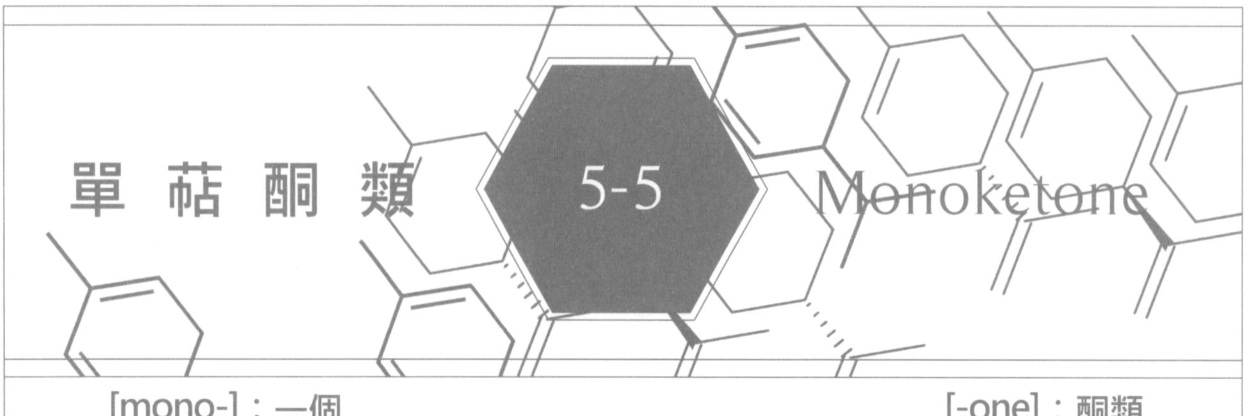

單萜酮類 5-5 Monoketone

[mono-]：一個 [-one]：酮類

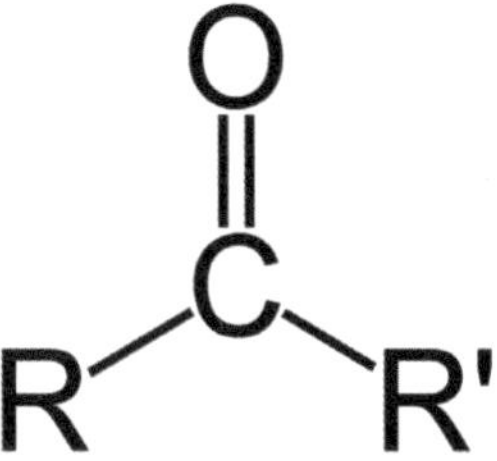

酮的官能基是羰基，且 CO 的兩端都接原子團。也就是說，所有酮類的化學結構，都具有共通的一個單位（C=O）；R 與 R' 代表原子團，單萜酮的（R+R'）是具有 10 個碳原子的結構。

酮，發音「銅」，是一種很穩定、氣味感受如金屬般冰冷透腦的分子。它就像雙面刃，效果強、速度快，卻也具有神經毒性，在使用劑量上需要特別留心，通常是以不超過 5% 為原則。在芳香療法領域，酮類之中，以單萜酮和倍半萜酮最為常見。以下先從幾種常見的單萜酮開始說明。

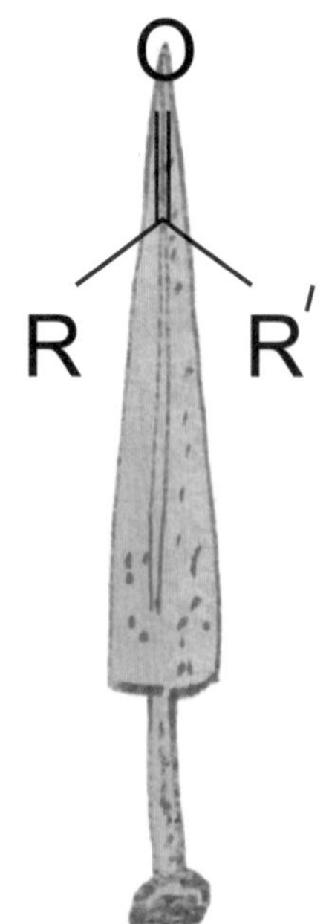

特性

1. 效果強大、快速，急用時很棒，但不建議長期使用。
2. 穩定、不容易氧化變質，可形成天然抗菌防腐劑。
3. 促進皮膚與黏膜細胞再生，傷口癒合快，可以淡化黑色素。
4. 抗菌力強大（真菌、病毒），無肌膚刺激性。
5. 化解和消除黏液、痰。
6. 具有神經毒性（孕婦、嬰幼兒禁用）。
7. 少量使用時可利腦、滋補神經。
8. 具有陰性能量，使人冷靜。
9. 通經、補腎水。

側柏酮

側柏酮一直以來都是苦艾酒的重要成分，少量能使意識進入到奇幻國度，產生朦朧快感，激發出創造潛能。研究報告指出，側柏酮會抑制人體製造神經傳導物質 GABA（gamma-amino butyric acid）。GABA 可以抑制或阻斷神經細胞過度興奮，讓人的身心狀態寧靜、平和及放鬆下來。如果缺少 GABA，會造成失眠、精神緊張、歇斯底里等精神異常狀況。這也就是誤用高劑量側柏酮後的中毒徵狀。自然界中有 α 和 β 兩種異構體，形狀是不是都長得很像苦艾酒專用湯匙啊！

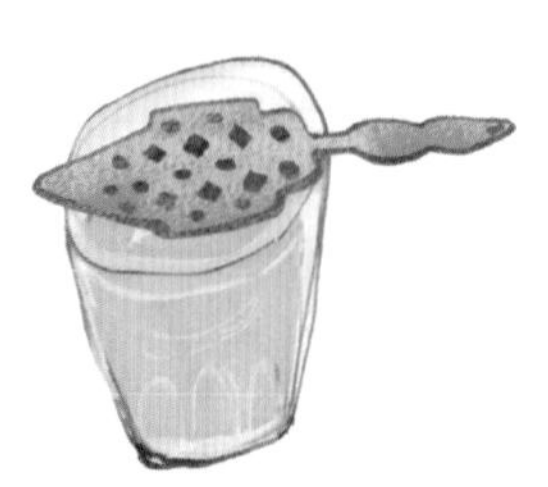

中文名稱	α－側柏酮	β－側柏酮
英文名稱	α-Thujone	β-Thujone
化學結構	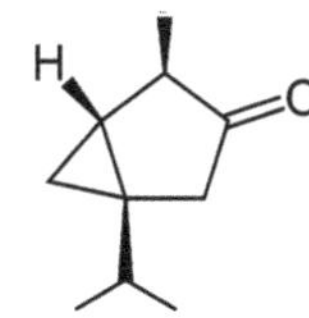	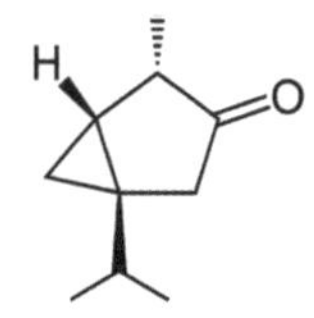
精油來源	側柏、鼠尾草、艾草。	南木蒿。
氣味描述	清新甜美。	清澈、苦味、帶有沙塵感。
芳療功效	興奮中樞神經系統、通經、促進細胞再生。	與 α 型相同，但是效果減弱許多，因此神經毒性相對較弱。
心靈功效	在狂亂與平靜中找尋平衡。	內心無限寬廣。
注意事項	1. 高濃度口服可能導致精神異常、迷亂、幻覺、過度興奮。 2. 孕婦禁用，通經效果强可能導致流產。 3. 癲癇症禁用，神經刺激可能導致抽搐、痙攣。	

樟腦

又稱莰酮、龍腦酮（Borneon），是從龍腦氧化後所獲得的產物。情境圖是樟木球，天然樟腦是右旋光性，若化學合成則是消旋品，所以下列介紹是以右旋樟腦為主。

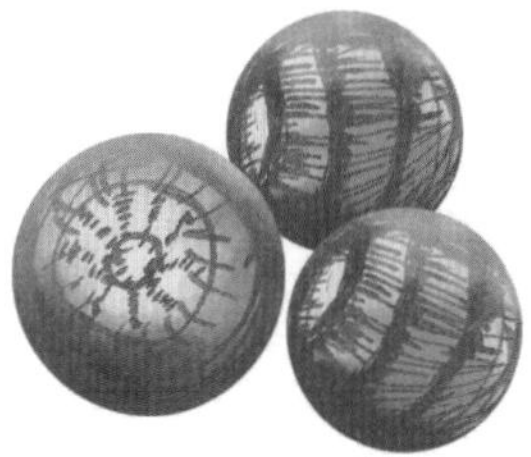

中文名稱	右旋樟腦
英文名稱	(+)-Camphor
化學結構	OH → O 龍腦 Borneol　樟腦 Camphor

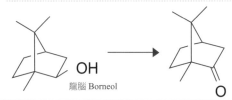

精油來源	樟樹（本樟）、頭狀薰衣草、西洋蓍草、樟腦迷迭香。
氣味描述	強烈又刺激的甜味，有點汽油味。
芳療功效	1. 局部抗發炎、止癢、局部麻醉止痛，應用在各種發癢型皮膚病，能迅速解除患部不適。 2. 強心活血，應用在肌肉關節疼痛、退化性關節炎等筋骨問題。 3. 用於居家環境，可強力驅蟲（蟑螂）、防蛀（白蟻）、防腐（黴菌）。
心靈功效	阻止歲月的蛀蟲啃食自己的心靈，預防因循苟且、食古不化。
注意事項	1. 高濃度塗抹皮膚會造成接觸性皮膚炎；高濃度口服會造成噁心、嘔吐、頭暈、神經抽搐、痙攣。癲癇、蠶豆症患者禁用。 2. 孕婦禁用，樟腦物質會穿透胎盤，影響胎兒神經發展，甚至造成流產。 3. 嬰幼兒禁用，其口服致死量為 1g/Kg，高濃度外塗可能造成呼吸困難、昏迷。

松樟酮

它是牛膝草的主要成分，異松樟酮是同分異構物，雖然兩者結構長相不太一樣，但是作用與特徵很類似，都具有高神經毒性，更勝過側柏酮。若是口服高濃度松樟酮，會引發神經抽搐、癲癇、心跳不規律、呼吸急促不規律、昏厥。因此在使用上要更加小心。

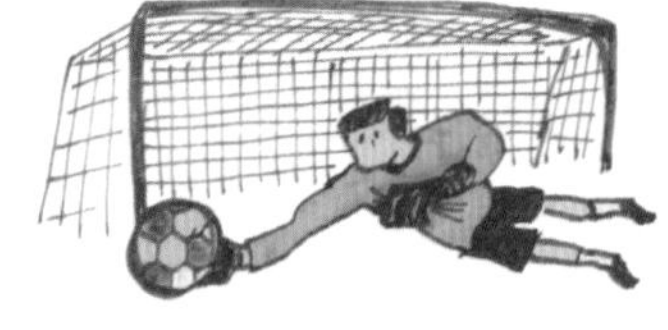

中文名稱	松樟酮，或叫松莰酮	異松樟酮，或叫異松莰酮
英文名稱	Pinocamphone	iso-Pinocamphone
化學結構	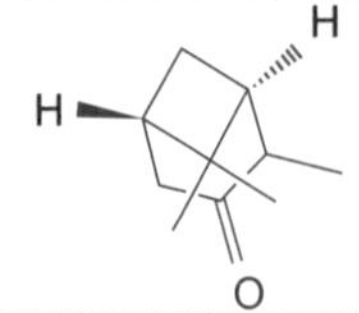	H H O
精油來源	牛膝草	牛膝草
氣味描述	帶有一點樟腦以及針葉樹的香氣。	
芳療功效	1. 強力抗病毒（流感、HIV）、細菌（肺炎鏈球菌、金黃葡萄球菌），就像是細胞「守門員」一樣，把病原阻擋在門外。 2. 抗黏膜發炎、消解黏液，改善氣管阻塞和久咳不癒。	
心靈功效	強大的淨化能量，將身心的垃圾一掃而空。	
注意事項	孕婦、嬰幼兒、癲癇患者禁用。	

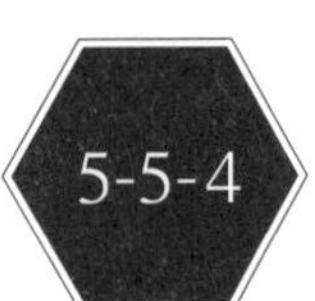

香芹酮

又稱藏茴香酮，一開始是在藏茴香中發現這個成分的，後來更發現它有左旋、右旋兩種異構物，長相幾乎一樣，但是氣味卻差異很大。就像雙胞胎看起來幾乎同個模樣，卻有不同內涵與性格，兩者都是糖果、糕餅業所喜愛的香料。是較安全的分子，無刺激性、肝毒性低，不過它的單萜酮特性還是會對神經系統有影響，所以孕婦、嬰幼兒不建議使用。

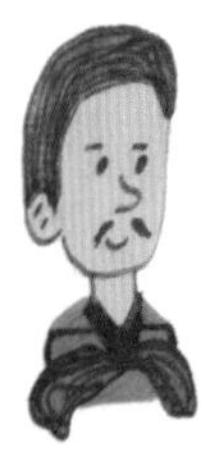

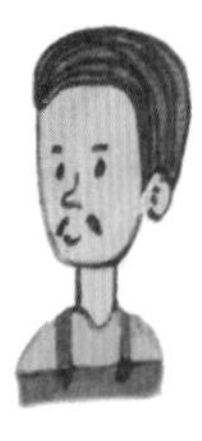

中文名稱	右旋香芹酮	左旋香芹酮
英文名稱	(S)(+)-Carvone	(R)(-)-Carvone
化學結構	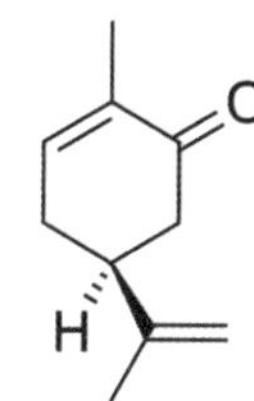	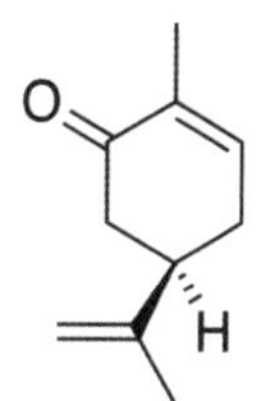
精油來源	藏茴香、蒔蘿籽。	綠薄荷。
氣味描述	香料的氣味、較沉些。	像是薄荷口香糖的香氣，卻沒有涼味。
芳療功效	增加食欲、促進消化（膽汁分泌）、消脹氣。	消除異味、保持口氣清新、促進消化（膽汁分泌）、提神醒腦。
心靈功效	增强自我控制力。	增强理性能力。
注意事項	孕婦、嬰幼兒禁用。	

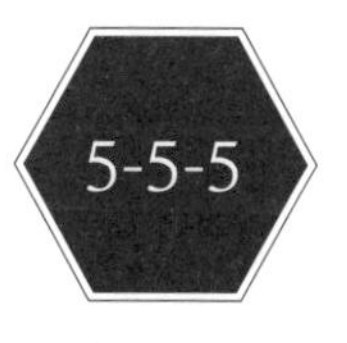

馬鞭草酮

精油中極重要的養肝排毒分子，非常安全，很少刺激性或毒性。在很多花朵類精油中也能看到少量的馬鞭草酮，這就是為什麼花朵類精油（如玫瑰）也具有養肝功效。其化學結構長得像狡兔奔跳草原上，具有清新能量。

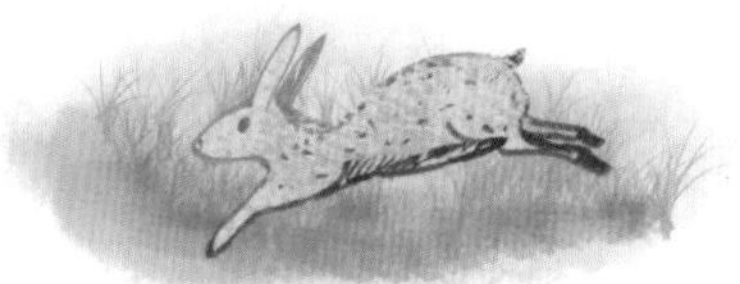

中文名稱	馬鞭草酮、馬鞭草烯酮
英文名稱	Verbenone
化學結構	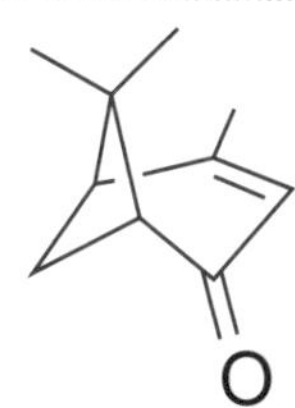
精油來源	馬鞭草酮迷迭香、樟腦迷迭香。
氣味描述	綠色清新的青草香，有乾淨的氣息。
芳療功效	幫助肝臟解毒、去除凝聚堆積在血液中的渣滓，養肝利膽，幫助（肝臟、皮膚）細胞再生，活化老舊肌膚細胞。
心靈功效	化解陳舊、固著的思想模式，讓心靈動如脫兔。

5-5-1 側柏酮 | 5-5-2 樟腦 | 5-5-3 松樟酮 | 5-5-4 香芹酮 | 5-5-5 馬鞭草酮 | 5-5-6 薄荷酮 | 5-5-7 胡薄荷酮

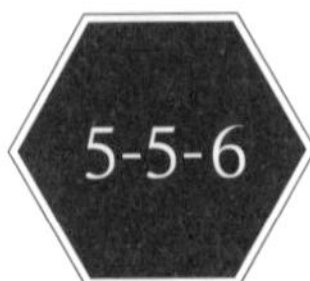

5-5-6 薄荷酮

薄荷醇可經過氧化反應變為薄荷酮，所以在薄荷精油（主成分為薄荷醇）當中，或多或少都會有薄荷酮這樣的成分，其中又以綠薄荷的含量最高。薄荷酮的毒性主要作用在小腦，高劑量時會造成中毒現象，抽搐、運動失調、無法平衡、左右不協調、神經麻痺。不過在一般情況下，因為缺乏氧化劑，所以薄荷腦是不會自己變成薄荷酮的，可以放心。從右方圖示可以看薄荷酮「還原」成薄荷醇，以及薄荷系列分子的漸進演變關係。薄荷酮和異薄荷酮的功效、氣味非常相似，因此合併在一起敘述，都是相當清涼、適合夏天的芳香分子。

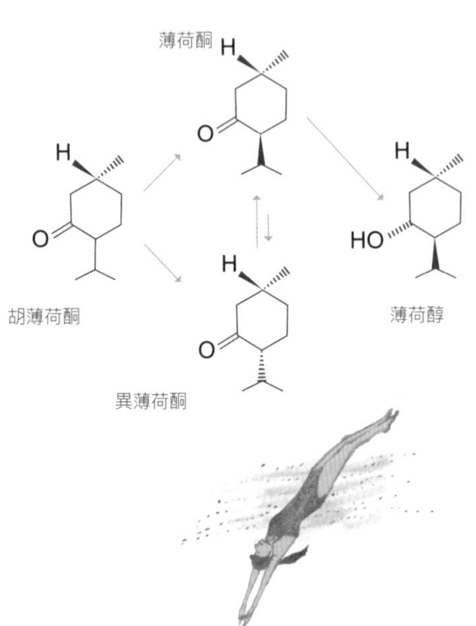

	薄荷酮	異薄荷酮
中文名稱	薄荷酮，又稱反式薄荷酮	異薄荷酮，又稱順式薄荷酮
英文名稱	Menthone	Iso-Menthone
化學結構	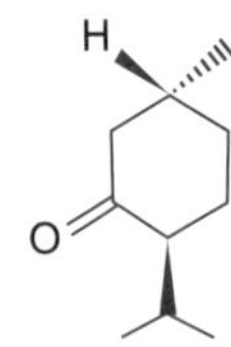	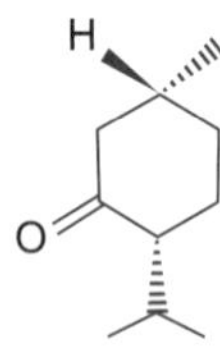
精油來源	胡椒薄荷、綠薄荷、天竺葵。	
氣味描述	清涼香甜，但比薄荷腦弱些，沒有那麼刺激嗅覺和苦味。	有薄荷混合了胡椒的藥草苦味。
芳療功效	1. 提神醒腦（利腦）。 2. 强效鎮痛（特別是頭痛、喉嚨痛）。 3. 解除肌膚組織充血狀態、抑制凝血。	4. 促進新皮再生。 5. 防暈止吐。 6. 排痰。
心靈功效	協助度過各種難堪處境，追求自身的成長。	
注意事項	孕婦、嬰幼兒禁用，若特殊情況也需極低劑量使用（1% 以下）。	

5-5-7 胡薄荷酮

英文名稱 | Pulegone

右旋胡薄荷酮，主要精油來源是胡薄荷、布枯，左旋胡薄荷酮則主要來自荊芥。從上述薄荷酮的轉化圖中可以看出，放置了一段時日的胡薄荷精油，裡面的胡薄荷酮成分會逐漸變成毒性低的薄荷酮，而漸漸降低毒性。高溫也可以加速這個反應，所以煮熟的胡薄荷葉比較沒有毒性。

胡薄荷酮有催經、流產的作用。它最為人所害怕的是「肝毒性」，大量消耗肝臟酵素，導致身體毒素攻擊器官組織，可能造成嚴重後果（腦部病變、肝功能異常等），毒性相當高。

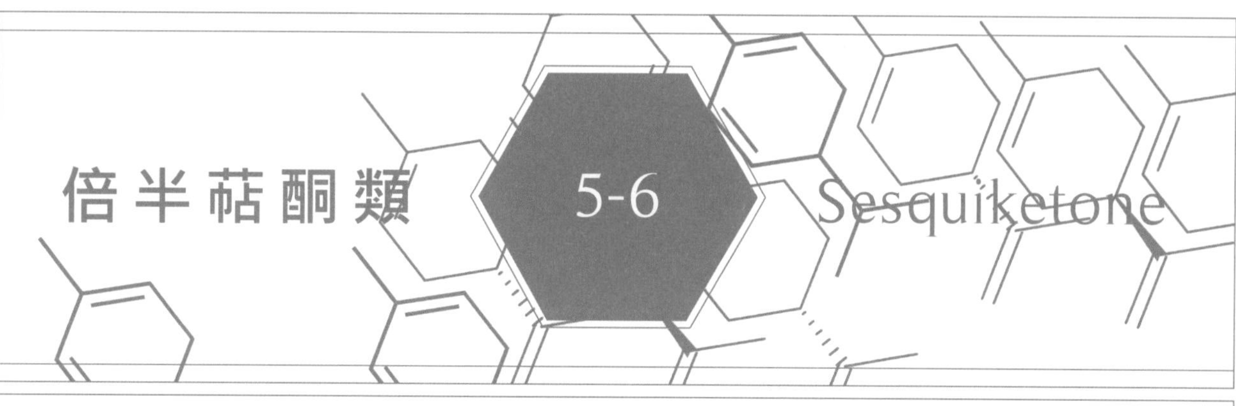

[Sesqui-]：一倍半　　[-one]：酮類

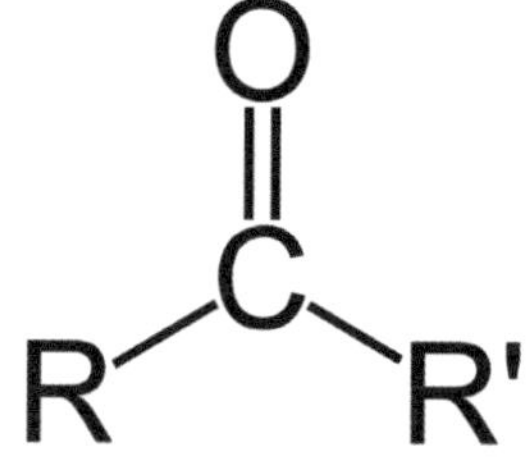

一如前述，酮的官能基是羰基，且 CO 的兩端都接原子團，亦即所有酮類的化學結構都具有共通的一個單位（C=O），然後 R 與 R' 代表原子團，而倍半萜酮的（R+R'）通常是有 15 個碳原子的結構。至於超過 10 個但不足 15 個碳原子的結構，也因特性比較接近，會被歸類在倍半萜酮類。

上一單元提到的單萜酮，有如青銅劍般的鋒利、療效快速、也具有毒性，而本單元要講的大分子倍半萜酮，同樣具有金屬般的特性，卻沒有單萜酮的高毒性，而且分子愈大愈珍貴，所以倍半萜酮比較像銀飾，具有柔軟性、無毒、活性穩定、滋補神經（電位）傳導，以及溫和促進（皮膚）細胞再生等療效。以下為幾種常見的倍半萜酮。

特性

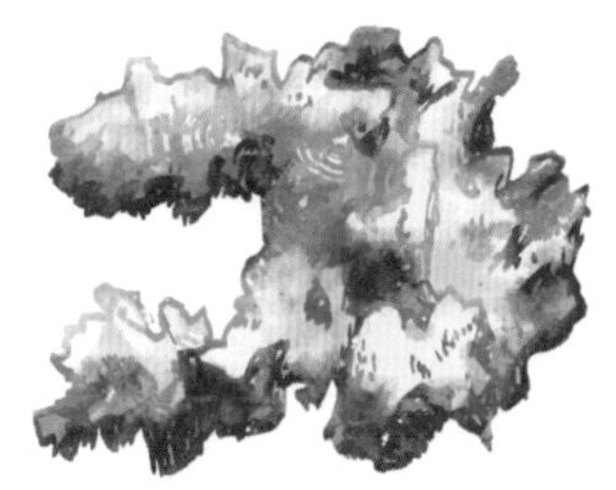

1. 溫和、穩定、低毒性。
2. 特殊且優雅好聞的氣味，非常具有獨特性。
3. 溫和促進皮膚與黏膜細胞再生，可以長期當作護膚用品。
4. 抗菌力溫和、無肌膚刺激性。
5. 化解和消除黏液、痰。
6. 具有心靈消融特性，對於一些縈繞不去的糾葛情緒、思想硬塊，具有化除的能力。
7. 溶解、抑制腫瘤繼續擴大。
8. 陰性能量，使人穩定沉靜。
9. 促進淋巴流動。

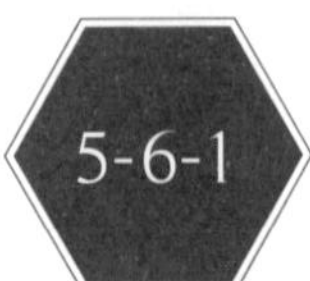

素馨酮

又稱茉莉酮，在阿拉伯茉莉（也叫中國茉莉）花中有很高含量。素馨酮有順式、反式兩種異構物，但是自然界中只存在順式，反式僅能人工合成。素馨酮是相當安全的成分，使用起來會有華麗感，就像耳環飾品的意象圖示，此分子具有增加魅力的功效。

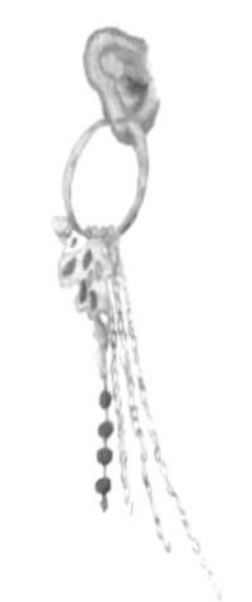

中文名稱	順式素馨酮
英文名稱	Cis-Jasmone
化學結構	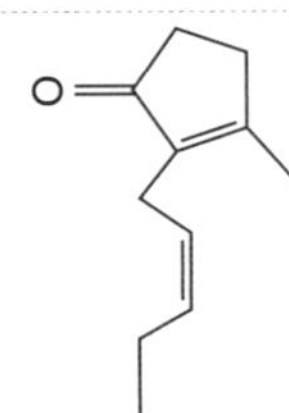
精油來源	阿拉伯茉莉、摩洛哥茉莉、橙花。
氣味描述	清幽高遠、細緻的氣味。
芳療功效	1. 有強大的鎮定力、抗痙攣、抗焦慮、抗沮喪。 2. 控油脂，特別是油性痘痘肌膚。
心靈功效	雲淡風輕，懂得放下，不再緊抓。

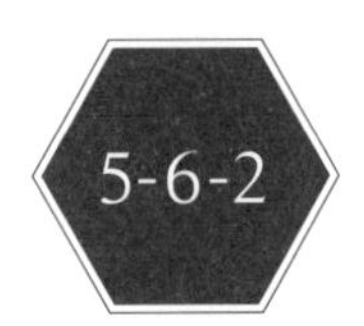

大馬士革酮

又被稱作玫瑰酮、突厥烯酮，它是從玫瑰花中的類胡蘿蔔素降解而得，多半是 β 形式。是大馬士革玫瑰最重要、最無法取代的成分，正是玫瑰迷人香氣的獨特來源。它在玫瑰中的含量非常低，卻左右了天然玫瑰精油花中之后的地位。手鍊飾品的意象圖示，象徵此分子具有華貴、溫暖的特質。

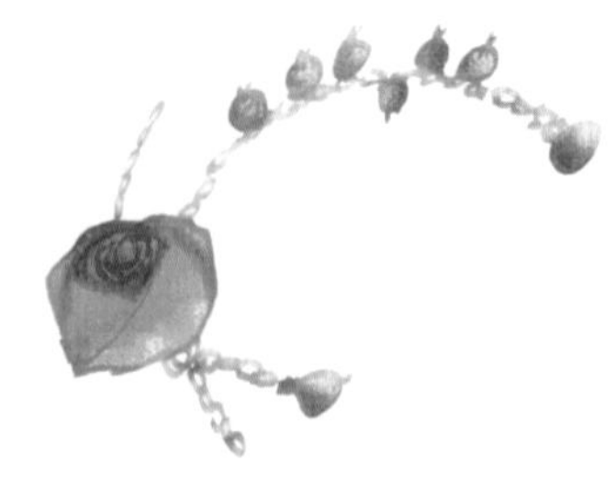

中文名稱	大馬士革酮
英文名稱	β-Damascenone
化學結構	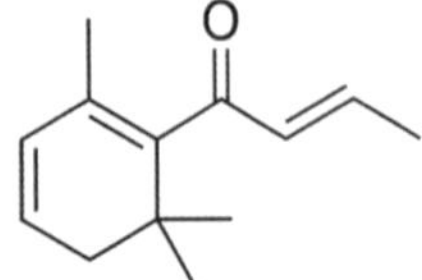
精油來源	玫瑰，其中以大馬士革玫瑰含量較高。
氣味描述	尊貴奢華的花香，非常甜膩持久。
芳療功效	愛的化學分子，似費洛蒙效果，能提振生殖系統，具有動情、誘發魅力、讓感官更敏銳、充滿性感與感性的作用。
心靈功效	啓動濃烈的情感，豐潤乾涸的心靈。

紫羅蘭酮

又稱香堇酮，屬於玫瑰酮類化合物家族的一分子，也是從類胡蘿蔔素降解而得。有 α、β、γ 三種異構物，但只有 α、β 才是天然的，多半同時存在於紫羅蘭、桂花、鳶尾草精油中，γ 為人工合成物質。紫羅蘭酮是單獨聞並不特別香的成分，但是只要和其他芳香分子混和後，優雅的紫羅蘭花香就會迸發出來。

中文名稱	α－紫羅蘭酮	β－紫羅蘭酮	鳶尾草酮，又稱甲基－紫羅蘭酮
英文名稱	α-Ionone	β-Ionone	Irone
化學結構			
精油來源	桂花（β 為主）、鳶尾草、紫羅蘭、紅花緬梔、穗甘松、雲木香。		
氣味描述	甜膩莓果香，近似覆盆子果醬，有很強大的氣味衝擊性。	有點像桂花、雪松那樣幽微、隱喻的氣味。	紫羅蘭、鳶尾花的乾燥花氣味，帶有一點甜。
芳療功效	1. 穿透性強，可以遊走在免疫細胞附近，直接抑制癌細胞擴散、抗癌效果強大但機制不明，以 β－紫羅蘭酮為翹楚。 2. 溫和的化痰、去除壅塞感，適合年幼體虛者在呼吸不順、感冒時使用。		
心靈功效	強大的保護與修護力，讓人有安全感地化解心中毒素。		

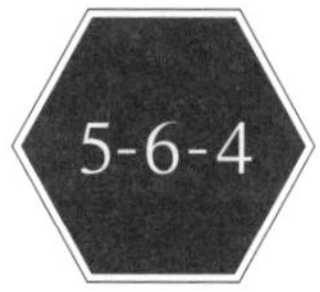

印蒿酮

有順式、反式兩種，皆為四氫呋喃衍生物。有五角形的呋喃環的芳香分子都具有相當強勁的藥草氣息。抗菌效果也非常卓越（特別是黴菌、癬），類似腳鍊飾品的意象圖示，象徵此分子具有濃厚的大地特質。

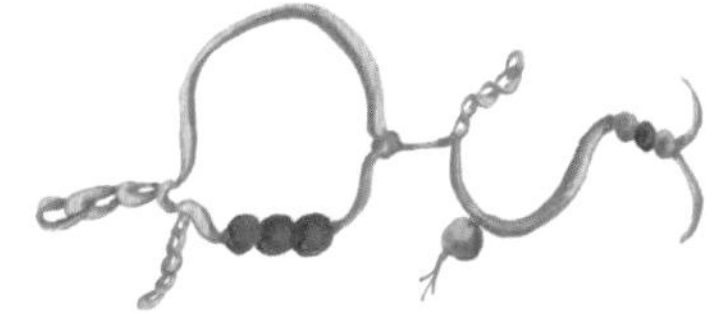

中文名稱	印蒿酮
英文名稱	Davanone
化學結構	
精油來源	印蒿、馬纓丹。
氣味描述	帶有水果的濃烈甜味。
芳療功效	1. 具有返老回春的強大細胞再生能力，是絕佳的抗老化成分。 2. 清除各種黏液、痰液，適合體弱病癒後使用。
心靈功效	讓死寂的心靈再度活躍起來，如同倒吃甘蔗。

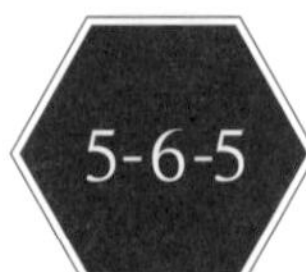

大西洋酮

有 α、β、γ 三種異構物，這個分子本來是在大西洋雪松中發現，後來在薑黃的抗腫瘤實驗中也發現此物質，薑黃在 α、β－大西洋酮同時作用的情況下，可誘發癌細胞（淋巴癌、白血病）快速自殺凋亡。開放式手環飾品的意象圖示，呼應此分子仍有著巨大硬挺的特質，效果往往是不加思索的，特別是用在心靈上的時候。

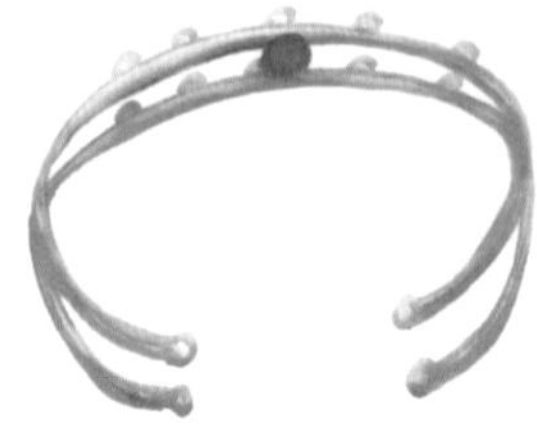

中文名稱	大西洋酮
英文名稱	Atlantone
化學結構	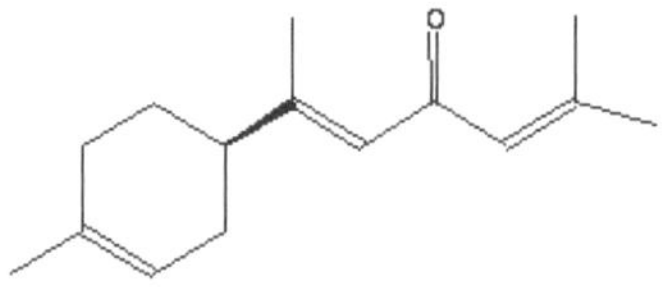
精油來源	大西洋雪松、喜馬拉雅雪松、薑黃、鬱金。
氣味描述	平淡如水的木頭香。
芳療功效	1. 抗腫瘤，刺激細胞凋亡反應。 2. 影響神經系統，送出適當的神經傳導物質。 3. 具有引夢功效。 4. 改善浮肉水腫、消脂減肥。 5. 抗支氣管炎、結核病、皮膚病。
心靈功效	化解累積已久的負面情緒所造成的身心淤塞。

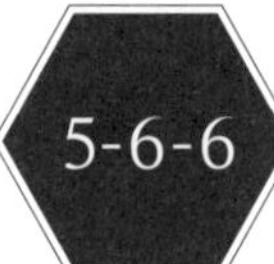

纈草酮

英文名稱 | Valeranone

纈草、穗甘松的主要成分，帶有沉重甚至霉味感。實驗室中，纈草酮能阻斷鈉離子通道，抗痙攣。近年研究發現纈草酮能有效消除心律失常症狀，以及衍生的心慌、失眠，且沒有任何毒性或副作用。它也能夠理氣止痛，醒脾健胃，消除胃痛、胸腹脹滿、頭痛等症狀。是銀髮族每日保養的重要成分。

雙酮 & 三酮

酮類分子愈大就愈珍貴，消融的效果也愈朝向內心層面。雙酮 (Diketone) 與三酮 (Triketone)，就像「金飾」的特質，有最柔軟、最強的延展性、最流暢的能量傳遞。以下為幾種常見的雙酮或三酮化學分子。

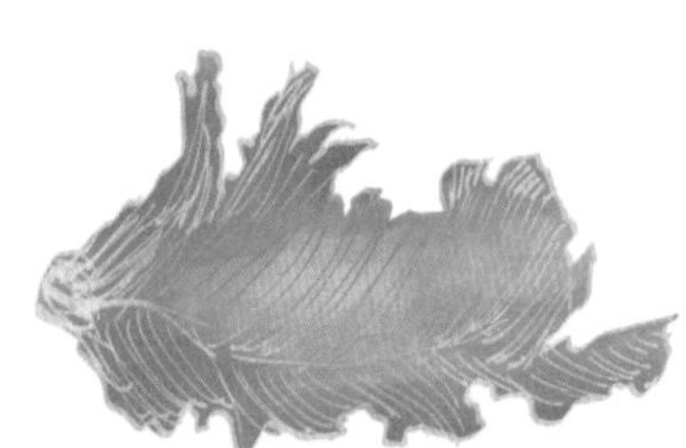

義大利酮 Italidione

屬雙酮結構。具有蜂蜜與水果乾混和的極淡氣味，是義大利永久花中微量卻最重要的成分，在生理上可以散瘀血、擴張及疏通血管（消血腫）、除氣結、細胞再生與組織修復（陳年傷疤）。新的研究發現，義大利酮可以抑制酪氨酸酶的活性，避免黑色素形成，因此有美白功效。在心靈療效方面，義大利酮有助於散開長久淤積的情緒，促進生命的能量流動。

其他雙酮結構一樣有化瘀效果，但是沒有義大利酮來得强，在其他永久花家族中可見到。

松紅梅中的三酮結構 Triketone

化血腫、抗發炎，平衡神經系統，強大的細胞再生與修復能力。研究發現，三酮對於皰疹病毒也具有强大抑制力。在心靈療效方面，能幫助人面對自己內在的黑暗面，以及不想回首的過往記憶，可提供强大的心靈支持，讓人處理塵封已久的心理黴菌。

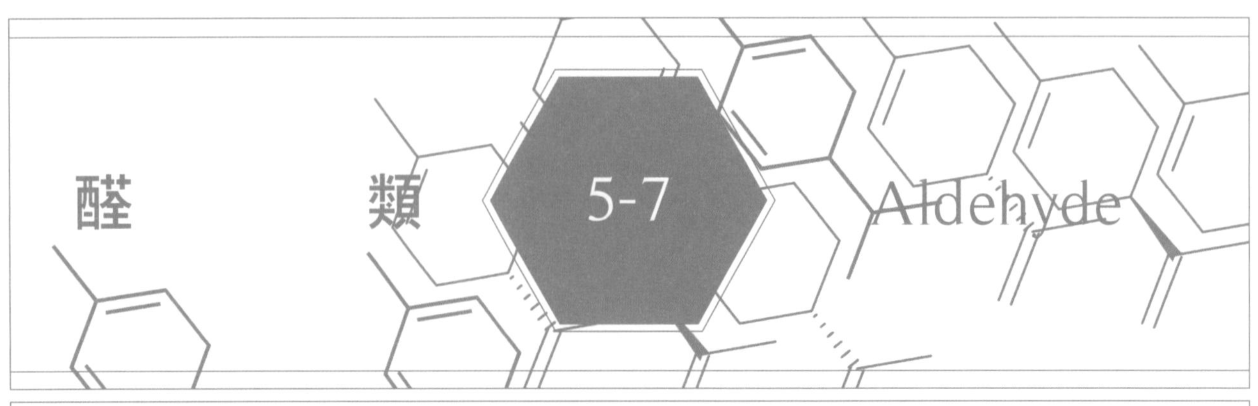

醛類 5-7 Aldehyde

[-al]：醛類

醛類的結構，與酮類非常相像，官能基也是羰基，差別是醛類只有一邊接碳原子團結構，另外一邊則是氫。酮類是兩端都接碳原子團結構。

和酮類兩邊平衡的安定性不同，醛類是一種很容易變化的分子，它常是醇類變成酸類的中間過渡物質（醇→醛→酸），因此在醇類精油中也常發現少許的醛類。這種一邊大、一邊小的分子，彷彿是彈弓的形狀，相當具有活性、表現性、獨特的氣味，以及少許刺激性。

醛類的種類非常多，依照結構可以再細分為**脂肪族醛**、**芳香醛**、**萜烯醛**（又分**單萜烯醛**、**倍半萜烯醛**）三種。其中，脂肪族醛是精油當中數一數二的「香」氣分子，也能抑制色素細胞活動。

而芳香醛，分子多半有甜美或是特殊的濃烈氣味，心理功效卓越，而所謂的「芳香」是代表結構當中具有苯環。不過，肌膚刺激性是醛類中最強的，對於肝臟的負擔也比較大，使用時需稀釋濃度。

至於單萜烯醛則可以激勵並活化緊繃的神經，有效紓解壓力，還可以調節多帕胺，提高創造力。有特殊的香氣和容易轉化的特性，與脂肪族醛一樣是香水工業的愛用原料；倍半萜烯醛分子大、功效溫和，以微量出現在精油中，但是氣味卻又非常强烈。以下為幾種常見的醛類。

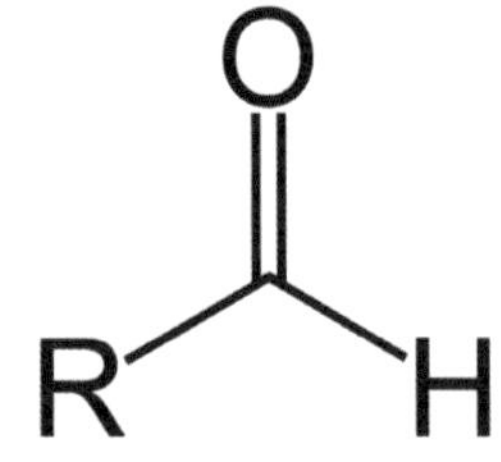

特性

1. 穿透性强，氣味明顯。
2. 常有兩面性作用，既能安撫也能激勵神經（關鍵在於劑量）。
3. 活性高、易氧化，生物分解快。
4. 部分有皮膚刺激性，尤其是芳香醛。
5. 抗菌力强，特別是黴菌。
6. 調解免疫系統，降低 IgE。
7. 擴張血管，有降血壓功效。
8. 促進消化液的分泌，消除脹氣。
9. 增加肌腱、韌帶、關節的彈性。
10. 跳脱心靈上的壓力、緊張。

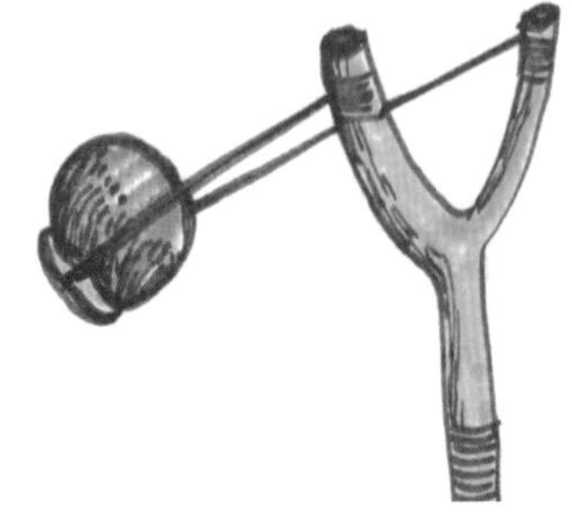

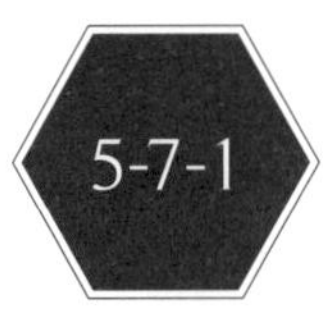

脂肪族醛

脂肪族醛，是一種如珍珠鍊般的結構，多半以微量出現在精油中，分子相當小、穿透力强，氣味明顯（類似果香或花香），常用來當作高級香水的原料，是精油當中數一數二的「香」氣分子。除了香氣動人之外，這些脂肪族醛也能抑制色素細胞活動，可以美白、抗老化。以下是幾種常見的脂肪族醛。

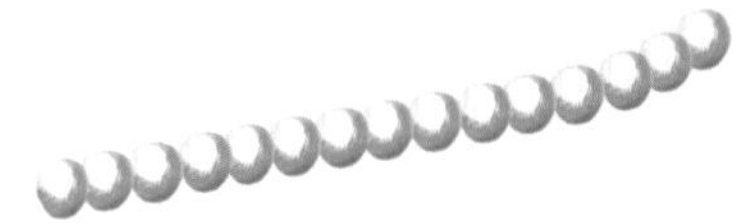

中文名稱	己醛	辛醛	壬醛	癸醛
英文名稱	$C_6H_{12}O$、n-Hexanal	$C_8H_{16}O$、n-Octanal	$C_9H_{18}O$、n-Nonanal	$C_{10}H_{20}O$、n-Decanal
化學結構	O	O	O	O
精油來源	薰衣草、香桃木、快樂鼠尾草、甜馬鬱蘭。	玫瑰、橙花、檸檬。	葡萄柚、紅桔、萊姆、紫羅蘭、玫瑰、橙花、錫蘭肉桂。	芫荽、檸檬香茅、佛手柑、苦橙葉、橙花、鳶尾草、紫羅蘭。
芳療功效	抑制色素細胞活動，可以美白、抗老化。			

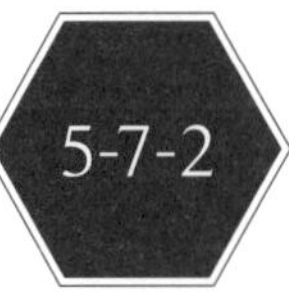

洋茴香醛

屬於芳香醛，是被國際認可的食用香料，常被用在糕點、糖果中，也是花香調香水的甜味來源。不過東方人對此氣味的接受度，沒有西方人來得高。

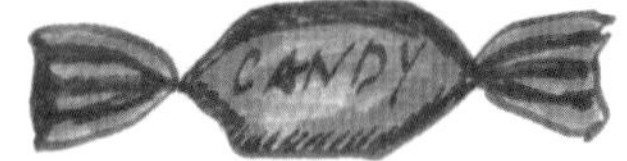

中文名稱	洋茴香醛、大茴香醛、對甲氧基苯甲醛
英文名稱	p-Anisic aldehyde、 p-methoxybenzaldehyde
化學結構	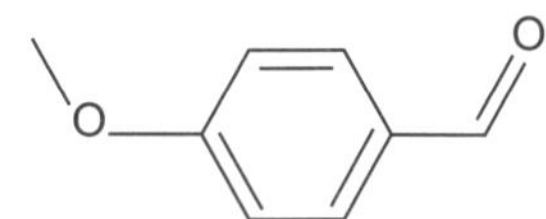
精油來源	茴香、小茴香、洋茴香、蒔蘿、金合歡、香草。
氣味描述	山楂、梔子花的甜香，很適合做糖果香味來源，也是梔子、鈴蘭香水的重要原料。
芳療功效	1. 催情、放鬆身心。 2. 幫助消化、激勵免疫系統，抗菌力强。 3. 溫暖，能促進血液循環。
心靈功效	富饒豐沛的氣味，軟化攻擊性、緩和情緒。
注意事項	約 1% 的氣味最好聞、不刺激肌膚。超過此濃度後，氣味會轉變為人類的體味，刺激度提高。

5-7-3 肉桂醛

屬於芳香醛，如爆竹般具有強大刺激性與殺菌力，若純油使用，肌膚會有如被火花燙到的感覺，很快就會產生小紅點或是過敏。即使如此，肉桂醛的多方位療效，仍然讓它站上精油界的抗菌一哥地位。

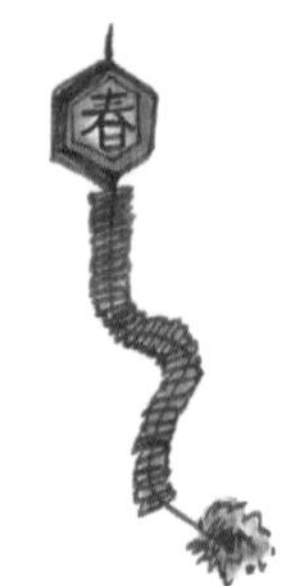

中文名稱 肉桂醛、β－苯丙烯醛

英文名稱 Cinnamaldehyde

化學結構

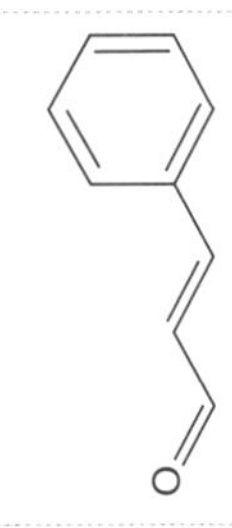

精油來源 肉桂的皮。

氣味描述 帶有異國香料、甜點氣味。

芳療功效

1. 強大的抗病毒能力，製作成清潔用品，殺菌效果可達 90%。
2. 降低發炎反應，抑制前列腺素 PGE2。
3. 提升免疫，能增加白血球與免疫球蛋白。
4. 促進血液循環，迅速增加體表溫度，讓肌膚發紅發熱。
5. 驅風、驅寒、驅脹氣、利消化。
6. 控制血糖，對於後天糖尿病，可增加受體對胰島素反應力。

心靈功效 熱血奔騰、興高采烈、增加感官知覺。

注意事項 有高度肌膚刺激性，在 0.1% 濃度使用下比較不會引發過敏反應。關於肉桂醛的傷肝副作用，必須透過口服大量精油才會造成，以肉桂醛火辣灼口的刺激性，是很難大量喝下的，所以傷肝一說可不用太過在意。

5-7-4 苯甲醛

屬於芳香醛，帶有杏仁氣味，常被用來製作杏仁香精。也是一種食用香料，布丁、果凍常使用到，在水解後會變成苦杏仁苷，醫學上有許多用來抗癌、殺死癌細胞的研究報告。在實際應用上，苯甲醛對於呼吸道也有很大助益，久咳的慢性病患，可以長期使用。

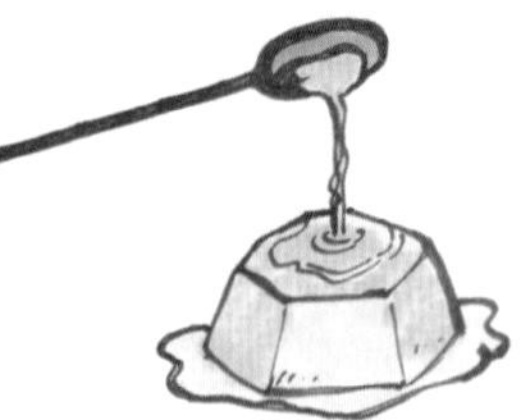

中文名稱 苯甲醛、安息香醛

英文名稱 Phenylaldehyde、Benzaldehyde

化學結構

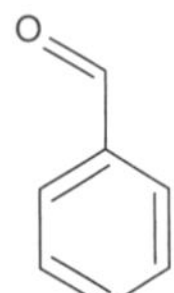

精油來源	水仙、鳶尾草、安息香、苦杏仁。
氣味描述	芳香的杏仁茶氣味。
芳療功效	1. 鎮痛、鎮咳、平喘。 2. 抗腫瘤、抗突變，特別是長期服用藥物引起的細胞突變。 3. 驅蟲、殺菌。
心靈功效	催情、放鬆、消除恐懼，讓人回憶起小時候的甜蜜。

5-7-5

小茴香醛

屬於芳香醛，濃厚香料氣味讓人聯想到孜然烤羊腿。孜然是小茴香的另一俗名，這種香料搭配牛肉、羊肉似乎特別對味，是一種食用香料。

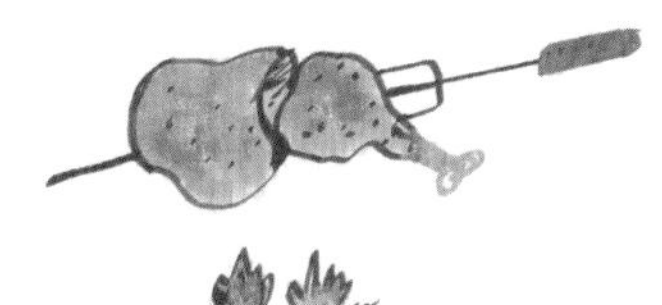

中文名稱	小茴香醛、枯茗醛、蒔蘿醛、對異丙基苯甲醛
英文名稱	Cuminal、Cuminaldehyde
化學結構	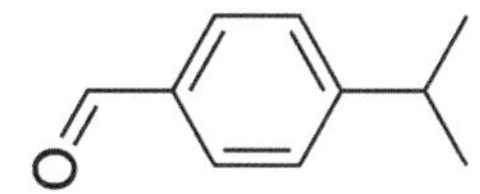
精油來源	小茴香、茴香、丁香、百里香、肉桂、尤加利。
氣味描述	強烈、辛辣、濃厚的草味。
芳療功效	1. 抗菌、防腐，去腥解膩。 2. 驅風健胃，改善水土不服、腸胃混亂。 3. 安神助眠（低劑量時），止痛（腸、胃、心絞痛）。 4. 類似費洛蒙成分，催情助性，增進人際關係。 5. 促進血液循環，强化氣血與體質。
心靈功效	具有秋煞感的氣味，能斬斷過往煩躁、混亂、糾纏的陰暗情緒。
注意事項	肌膚刺激性低，但使用上仍須注意濃度。

5-7-6

香草醛

屬於芳香醛，是香草豆莢最重要的香氣來源，常混合在可可裡製成巧克力、冰淇淋，是甜點中不可或缺的成分。小嬰兒身上也有微微的香草素氣味，讓媽媽擁抱孩子的時候就想特別疼惜他，是一種象徵孩童、純真、萌發的氣味。

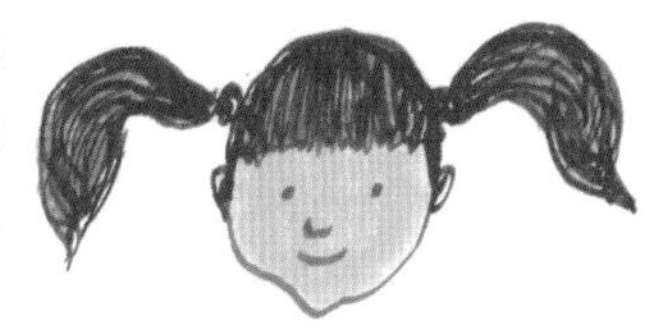

中文名稱	香草醛、香草素、香蘭素
英文名稱	Vanillin

化學結構

精油來源 香草、安息香、祕魯香脂。

氣味描述 香甜可口，氣味輕盈。

芳療功效
1. 抗黴菌、助消化、消除焦慮、安撫神經。
2. 抗癲癇，能消除腦部不正常放電。
3. 軟化血管、強心、抗氧化、抗癌。
4. 催情，能消除對兩性關係的負面陰影。

心靈功效 氣味如孩童般純真，讓人回到孩童的眼神體驗世界。

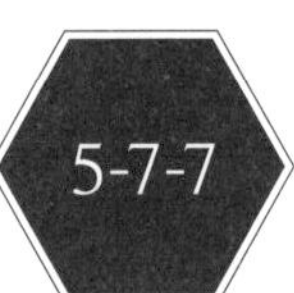

檸檬醛

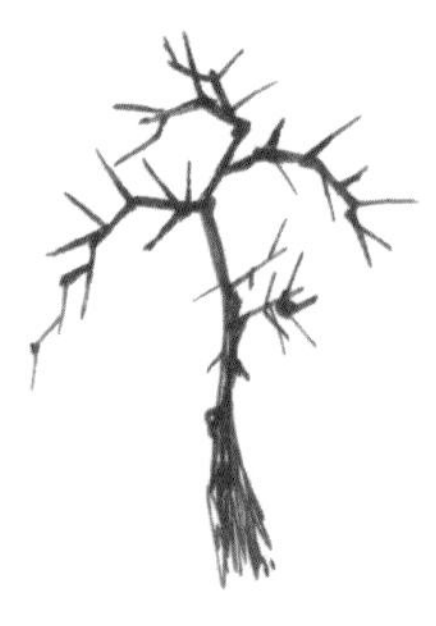

屬於單萜烯醛，是香水工業用來製造香草素、紫羅蘭酮的合成原料，也是讓檸檬與檸檬香茅有著共同氣味的分子。這個被稱作是檸檬香的物質，其實有個美麗的誤會，原來檸檬醛有順式與反式的異構物，分別又叫橙花醛、牻牛兒醛，兩者往往同時出現在同一精油中，因而被誤會是單一物質，但其實檸檬醛＝橙花醛＋牻牛兒醛。

化學結構有如荊棘，也象徵這是一個不太穩定的分子，作用在皮膚、黏膜上的反應强烈，不當使用很容易造成過敏發紅的刺激。

中文名稱	橙花醛、順式檸檬醛	牻牛兒醛、反式檸檬醛
英文名稱	Neral、cis-Citral	Geranial、trans-Citral
化學結構	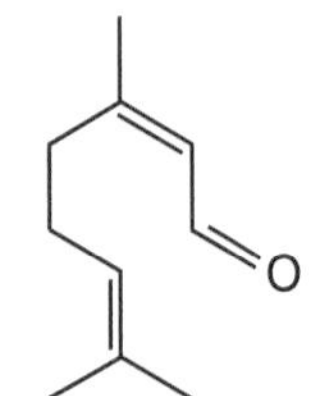	
精油來源	檸檬香茅、檸檬、山雞椒、香蜂草、檸檬香桃木。	檸檬香茅、山雞椒、香蜂草、檸檬香桃木。
氣味描述	淡淡檸檬清香、略甜。	濃厚檸檬香。

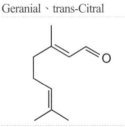

芳療功效
1. 影響前列腺素，遏止發炎疼痛。
2. 抗菌力强大（特別是黴菌、病毒），同時能提升免疫力，使用在 HIV 病患身上能有效降低併發症的傷害。
3. 調節自律神經系統，劑量低能興奮副交感神經；劑量高則興奮交感神經。
4. 保護心血管系統，抗凝血（防血栓）；劑量高能提高血壓；劑量低則能舒張血管、降低血壓。

心靈功效 低劑量使用，能為特別敏感、傲嬌的人帶來平靜、幽默，避免陷入鑽牛角尖、歇斯底里的情緒中。

注意事項 具有肌膚刺激性，對於乾燥、敏感、幼兒肌膚，可能誘發過敏反應，故建議稀釋在 1% 左右，或是與富含檸檬烯的精油合用，協同作用會降低致敏性。

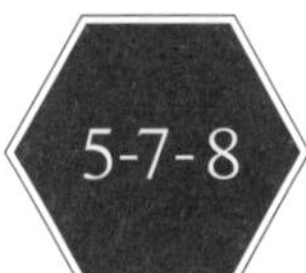

香茅醛

屬於單萜烯醛，又被稱作玫瑰醛，因為香茅醛可轉變成玫瑰氧化物，是玫瑰花香的點睛成分。香茅醛也是香水工業用來製作香茅醇、薄荷醇的原料。溫和的氣味，卻是身體相當有感覺的成分，可以恢復身體中各種彈力結構（如韌帶）的機能。

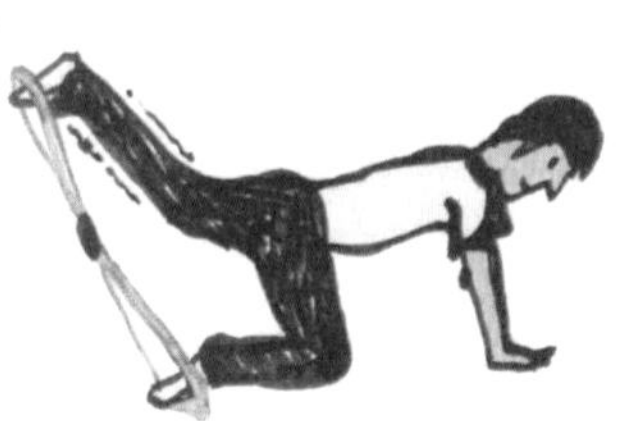

中文名稱	香茅醛、玫瑰醛
英文名稱	Citronellal
化學結構	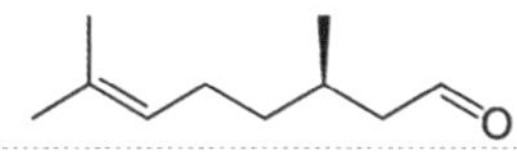
精油來源	錫蘭香茅、爪哇香茅、檸檬尤加利、檸檬細籽。
氣味描述	强烈具有香茅氣味，比檸檬醛更粗獷些。
芳療功效	1. 肌肉、韌帶消炎止痛。 2. 恢復韌帶彈性，如子宮脱垂、胃下垂等。 3. 驅蟲，特別是蚊子。
心靈功效	讓人充滿力量，將所有情緒或不滿一次宣泄出來。
注意事項	超過 1% 以上可能會造成肌膚刺激，但是比檸檬醛溫和。

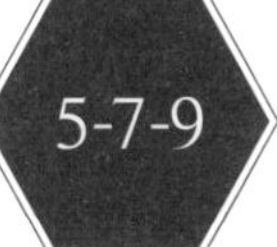

纈草醛

英文名稱 | Valerenal

屬於倍半萜烯醛，是一種中樞神經抑制劑。在低劑量的狀況下，可以減低神經的興奮度，而讓人達到深度睡眠狀態，但是高劑量時又會刺激神經興奮，反而睡不著覺。多出現在中國甘松、纈草中。

金合歡醛

英文名稱 | Farnesal

屬於倍半萜烯醛，與金合歡醇一樣，類似動物費洛蒙效應，具有活化卵巢、提高卵子的成熟率、增加女性魅力的成分。在檸檬香茅、馬鞭草中可以找到。

5-7-11

中國橘醛

英文名稱 | Sinensal

屬於倍半萜烯醛，有 α、β 兩種異構物，多半同時出現在壓榨的甜橙果皮精油中，微量成分約 0.03%，具有新鮮橙子香氣，能使人聞到就開心。這成分讓橘或橙類精油，與其他的柑橘屬（如柚子、檸檬）相比，有著十分不同的特色。

5-8-1 歐白芷酸異丁酯 | 5-8-2 乙酸沉香酯 | 5-8-3 乙酸龍腦酯 | 5-8-4 乙酸牻牛兒酯 | 5-8-5 乙酸橙花酯 | 5-8-6 乙酸萜品酯

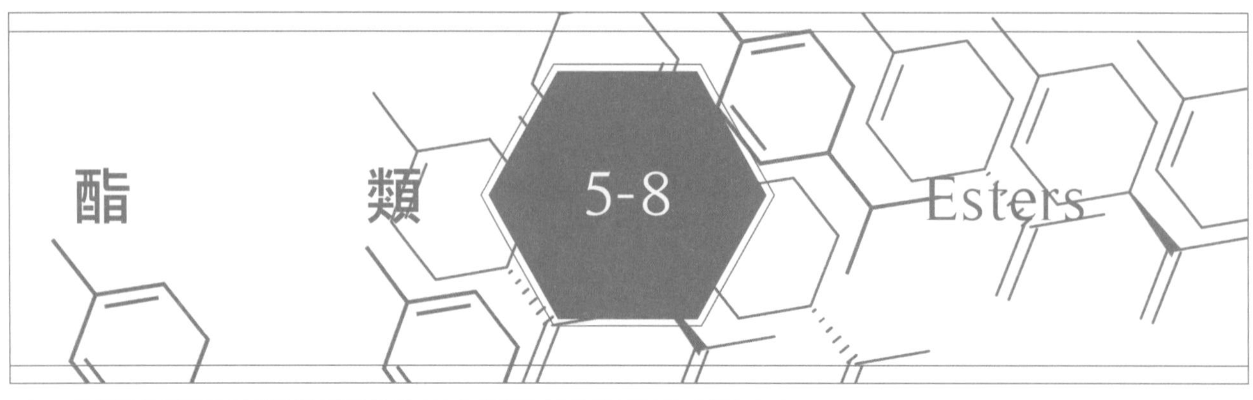

[-ate]：酯類

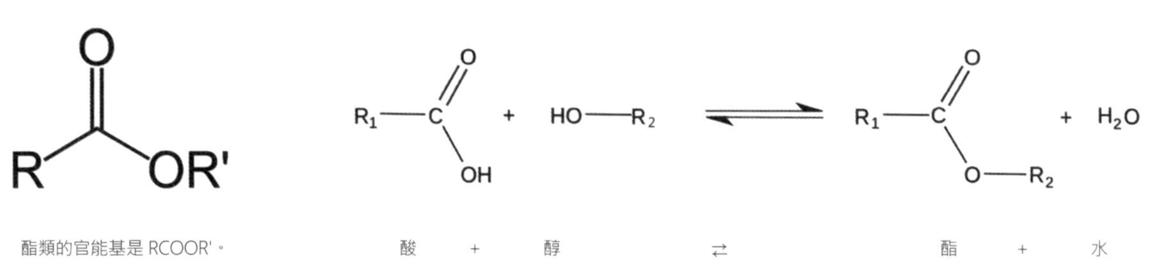

酯類的官能基是 RCOOR'。　酸 + 醇 ⇄ 酯 + 水

酯類是一種愛的結合，當酸和醇交往結合後，就會產生新的化學分子「酯」，所以酯類命名的時候仍會出現原本「爸媽」的部分名字，舉例來說：

乙酸乙酯，化學結構如下方圖示，其中的紅色部分（帶有雙鍵氧原子的一端）是來自媽媽「乙酸」，而綠色部分則來自爸爸「乙醇」。因此精油中若含有酯類，很有可能也會含有爸爸醇類或是媽媽酸類，不過酸類常見於純露中，因為較易溶於水。

乙酸乙酯
Ethyl ethanoate

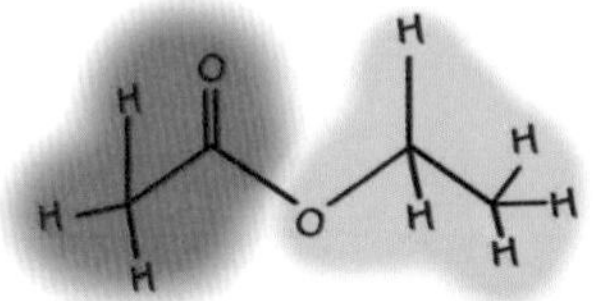

來自乙酸　來自乙醇

比較容易混淆的是中文和英文的命名順序，中文是酸在前、醇在後，再把醇字換成酯字。英文則是醇在前、酸在後，再把醇結尾 ol 改成 yl、酸結尾 acid 改成 ate 即可。

有人說戀愛的感覺總是甜美的，實際上這些酯類就像是一對男女互相牽手，散發出陣陣的香氣，每一種酯類都有特殊氣味，像花朵、果實、糖果等等令人愉悅的味道，是香水工業最常使用的單體成分。

根據相互結合男女之雙方家族的不同屬性，可以將酯大略分成四大類如下：

1. **脂肪酸酯**（Aliphatic esters）；
2. **萜烯醇酯**（Terpenoid esters）；
3. **苯基酯**（Benzene-based esters）；
4. **內酯**（lactone）。

脂肪酸酯是最罕見的酯類，氣味通常很像水果，譬如岬角甘菊有高達 24% 的多種異丁酯，因而有如水果糖般的多重氣味，本章節只舉一個脂肪酸酯的例子，歐白芷酸異丁酯。

萜烯醇酯則具有以下特性：

1. 無毒、無刺激性；
2. 容易被身體代謝，無負擔、可長期使用；
3. 安撫神經、調節副交感神經；
4. 止痛，特別是慢性疼痛；
5. 放鬆，提高血清素；
6. 氣味甜美；
7. 消除緊張，降低壓力荷爾蒙兒茶酚胺。

本章節提到的酯類多半是此類。

至於苯基酯和內酯因結構特殊，所需著墨篇幅較多，故於酯類之後單獨成章介紹。

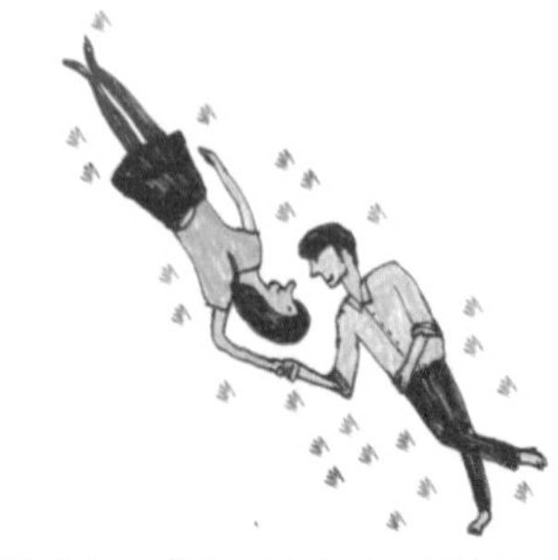

歐白芷酸異丁酯

「Isobutyl」表示來自異丁醇，「angelate」表示來自歐白芷酸，屬於酯類中罕見的脂肪酸酯類，是讓羅馬洋甘菊散發蘋果香的成分，但實際上它的氣味比較像是熟透的蘋果。在羅馬洋甘菊中高達70%～80%，具有絕佳的放鬆效果，安撫神經痙攣能力更勝萜烯醇酯類。

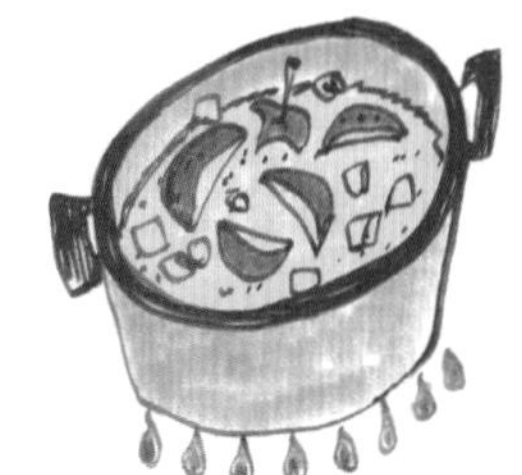

中文名稱	歐白芷酸異丁酯
英文名稱	Isobutyl angelate
化學結構	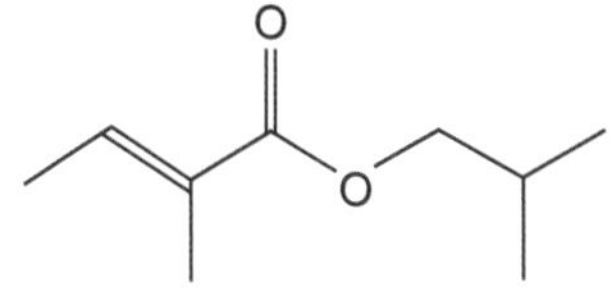
精油來源	羅馬洋甘菊、岬角甘菊。
氣味描述	熟透的蘋果氣味。
芳療功效	1. 强力抗神經痙攣、鎮靜、麻醉。 2. 舒壓、抗憂鬱。
心靈功效	消除驚恐、驚嚇，具有强大的母性呵護力。

乙酸沉香酯

「Linalyl」表示來自沉香醇，「acetate」表示來自乙酸。這是最廣為熟悉的酯類，因為它是決定薰衣草甜美度的主要氣味，也存在葡萄、水蜜桃等香甜的水果中，常用來製造各種人工香精，屬於萜烯醇酯類。

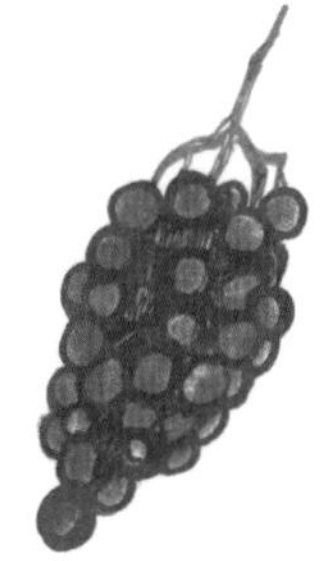

中文名稱	乙酸沉香酯、乙酸芳樟酯
英文名稱	Linalyl acetate
化學結構	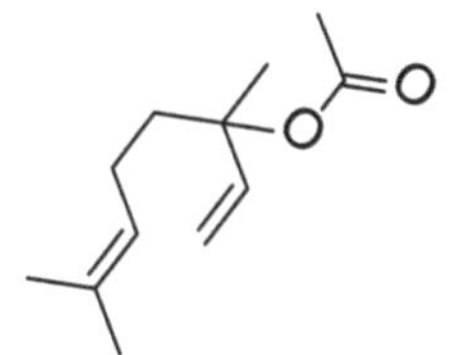
精油來源	快樂鼠尾草、苦橙葉、佛手柑、真正薰衣草、醒目薰衣草、檸檬薄荷。
氣味描述	清美優雅的果酸味。
芳療功效	助眠、安撫情緒、放鬆神經、抗痙攣。
心靈功效	使心情平靜、安詳，打開糾結、釋放被擠壓的情緒。
注意事項	直接使用會造成肌膚過度乾燥。

5-8-3 乙酸龍腦酯

木質類精油當中的甜美氣味來源，也就是所謂「好」木頭的氣味，常被用來製作森林浴香水、肥皂、沐浴清潔、空氣清新劑等。

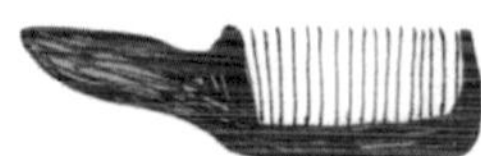

中文名稱	乙酸龍腦酯、乙酸冰片酯、莰醇基酸鹽
英文名稱	Bornyl acetate
化學結構	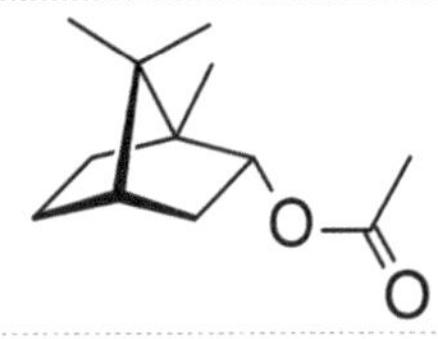
精油來源	松、杉、柏等木質精油中。
氣味描述	帶有一點陽剛的木質類甜香，或是森林浴的感覺。
芳療功效	祛痰作用強，質地溫和可長期使用，適合應用在心肺區，幫助呼吸深長。
心靈功效	同時有鎮靜效果，又能提供溫暖的支持。
注意事項	直接使用會造成肌膚過度乾燥。

5-8-4 乙酸牻牛兒酯

很重要的酯類，也是仿花香原料中很類似玫瑰氣味的分子，可以從牻牛兒醇變化而來，因此精油中若有高含量的牻牛兒醇，便有機會同時含有乙酸牻牛兒酯，譬如帶玫瑰香氣的玫瑰草。而這些具有乙酸牻牛兒酯的精油，也會展現出花朵的特性，特別是處理心臟、心循環、心情的效果特別卓越。

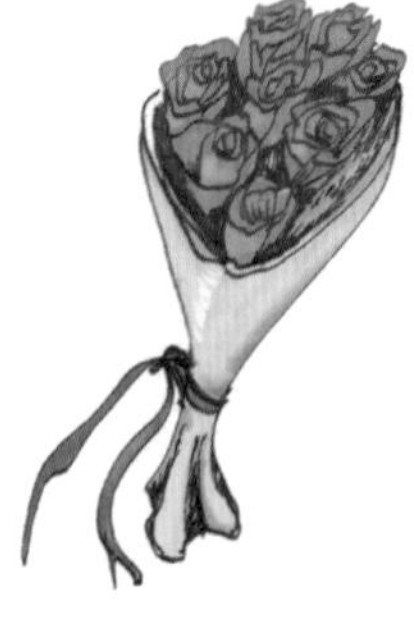

中文名稱	乙酸牻牛兒酯、乙酸香葉酯
英文名稱	Geranyl acetate
化學結構	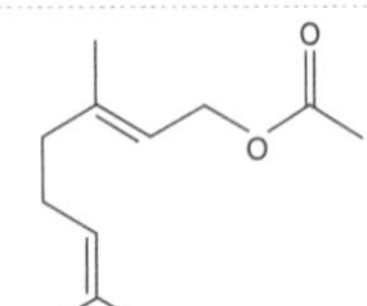
精油來源	玫瑰草、檸檬細籽、依蘭、橙花。
氣味描述	類似玫瑰花的香氣，是重要的仿玫瑰香精原料。
芳療功效	抗平滑肌痙攣，特別是針對氣管、腸胃。
心靈功效	助人穩定情緒，彷彿被溫柔而悉心地呵護著，而有心花開了的甜美感受。
注意事項	空氣接觸後容易變質，而成為其他怪異雜味，可能降低效果，但是並不會造成肌膚刺激。

乙酸橙花酯

是仿橙花香氣的重要原料，氣味極清淡優雅，無毒性，是一種食用香料，某些廠商會添加在香片茶中，也被用在化妝品工業。永久花精油含有大量的乙酸橙花酯，因此氣味也具有雲淡風輕的優雅特性。

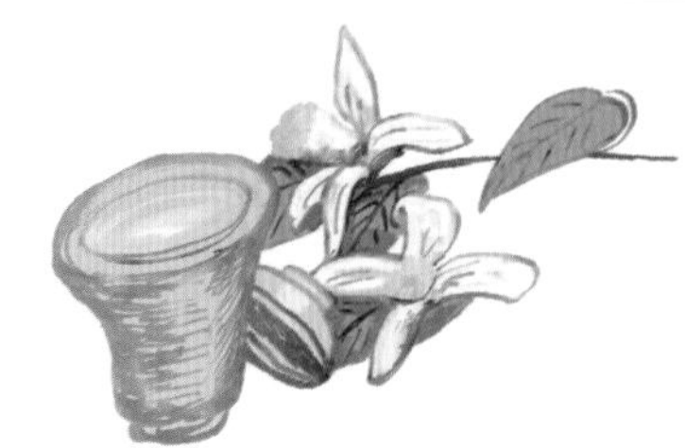

中文名稱 乙酸橙花酯

英文名稱 Neryl acetate

化學結構

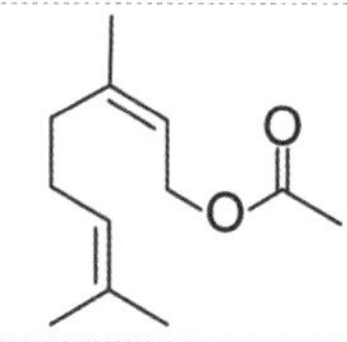

精油來源 橙花、永久花。

氣味描述 極為清淡雅致的花朵氣味，像是春茶的茶香。

芳療功效
1. 抗自由基，促進肌膚循環。
2. 抗心血管痙攣、心悸、心跳不穩。
3. 溫和的鎮靜作用，緩解慢性腹瀉，以及長期壓力或恐慌所引起的身體不適症。

心靈功效 改善受到驚嚇、歇斯底里、焦慮、沮喪等情緒，也可以改善長期嚴重的失眠。

乙酸萜品酯

和它的前身萜品醇一樣有異構物的存在，目前已知有 α、β、γ 三種，但是以 α 形式最為常見，無毒性，是一種食用香精原料，常被使用在醃漬品當作辛香氣味的來源。

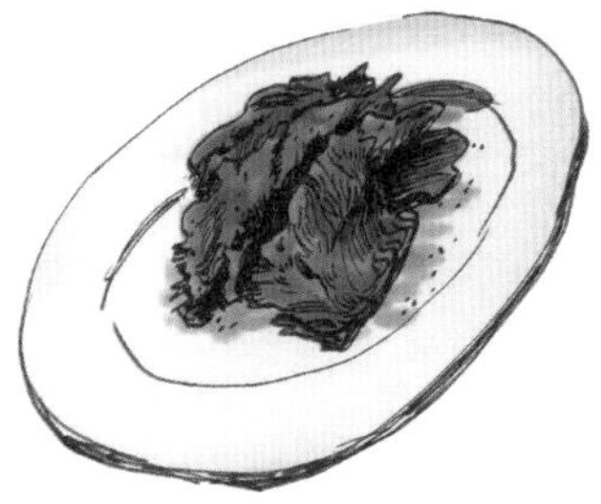

中文名稱 乙酸萜品酯、乙酸松油酯

英文名稱 Terpinyl acetate

化學結構

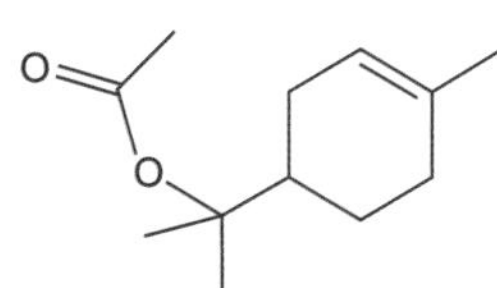

精油來源 豆蔻、月桂、絲柏、白千層、綠花白千層。

氣味描述 微甜香氣，非常清新。

芳療功效
1. 抗痙攣，特別是針對大腸、直腸，對於腸絞痛、腸躁症的緩和效果佳。
2. 增加呼吸道的順暢。

心靈功效 獨特的氣味，能增加自我意志，提升內在自我，不受他人影響。

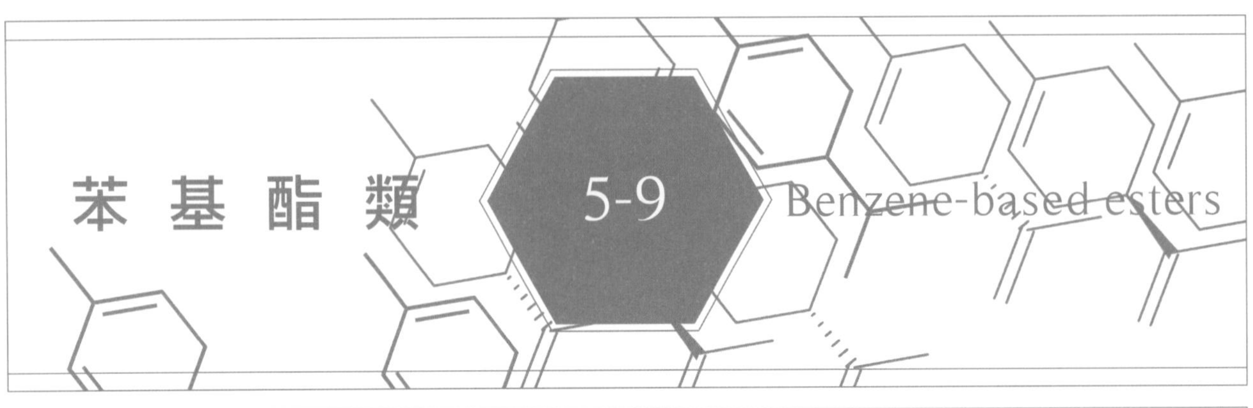

苯基酯類 5-9 Benzene-based esters

[-ate]：酯類

在芳香療法中含有苯環的酯類，就被稱為苯基酯。依照苯基所接的位置不同，又可以再分為酸端含有苯基或醇端含有苯基，性質會不太一樣。首先來認識一下「苯基」，這是芳香化合物的一種，有著特殊的香氣。

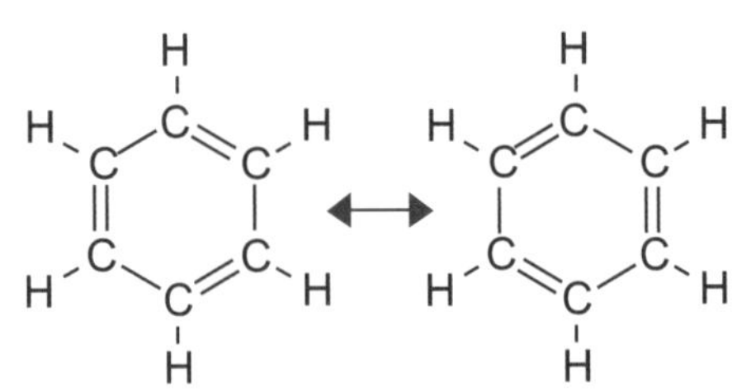

苯環的化學結構

這種結構的發現是化學史上的一大突破。化學家凱庫勒（Friedrich August Kekulé, 1829-1896），在做夢的時候夢見「自吞蛇」（Ouroboros，或譯為銜尾環蛇），這個圖形來自早期的鍊金術重要文獻《克麗奧佩托拉的鍊金術》（*The Chrysopoeia of Cleopatra*），自吞蛇圈起來的文字意思是「全即一」，凱庫勒醒來後恍然大悟就找出了苯環的電子結構。

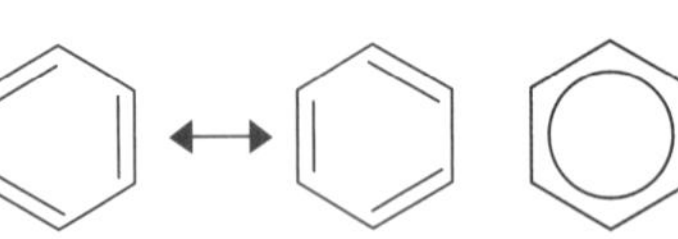

苯環的畫法，可以是三個雙鍵彼此間隔，也可以是中間呈現一個圓圈。原因是苯環的特性，中間的雙鍵其實並不是固定在一處（非定域化），也就是它的電子是處於共振狀態，平均分布在每個鍵結當中，使得這個環狀結構非常穩定，不會隨意被破壞。同理可知，由這個結構所衍生出來的化合物，能在身體中停留較久的時間，不會被身體輕易代謝出去。在氣味上它的留香度也持久，屬於中低音調的香氣。

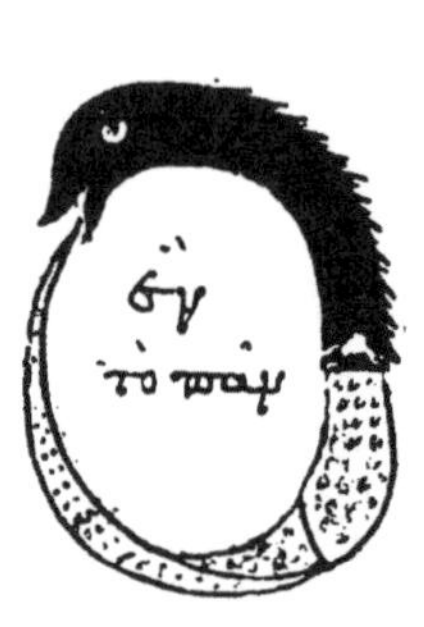

特 性

1. 抗痙攣能力强（相較於萜烯醇酯類）
2. 抗菌力强（相較於萜烯醇酯類）
3. 神經系統放鬆效果强（相較於萜烯醇酯類）
4. 肝臟不易分解（某幾種有肝毒性）
5. 刺激性强（某幾種有强烈的肌膚刺激性）
6. 具有强烈香氣

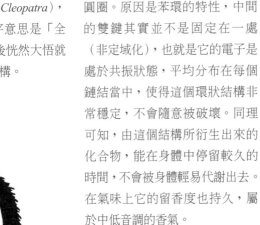

苯甲酸苄酯

苄酯又稱作苯甲酯，意思是苯基接上一個碳原子，稱作苯甲基或是苄基。在香水工業中是一種相當好的溶劑，特別是固體的芳香分子（如黃葵內酯），也是優質定香劑。強力的催情效果，如同極具戲劇張力的峇里島 Legong 舞，能給予歡愉的能量和華麗又豐富的感官刺激。

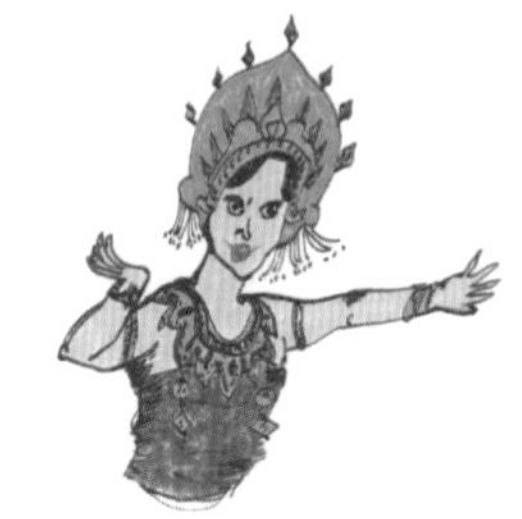

中文名稱 苯甲酸苯甲酯、安息香酸苄酸酯

英文名稱 Benzyl Benzoate

化學結構

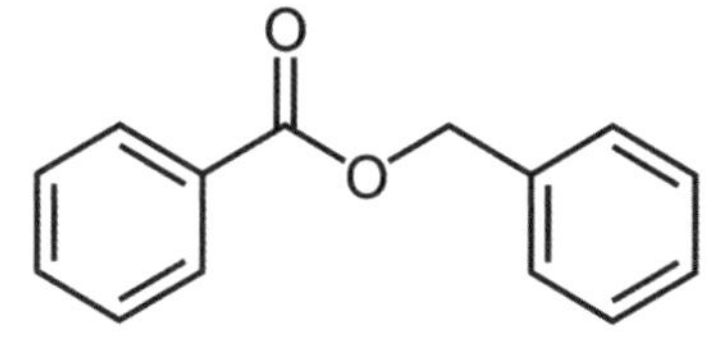

精油來源 依蘭、吐魯香脂、祕魯香脂、水仙、摩洛哥茉莉。

氣味描述 如廁所清潔劑香氣（杏仁口味）。

芳療功效 抗痙攣（止咳、止痛）、抗發炎、抗菌、定香、驅蟲。

心靈功效 安撫、催情、鼓舞情緒。

肉桂酸甲酯

肉桂當中的甜香來源，也是食品加工業的重要香料，具有淡淡的草莓香氣。

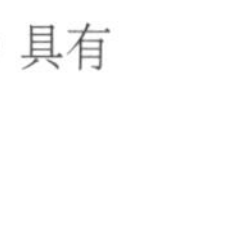

中文名稱 肉桂酸甲酯

英文名稱 Methyl Cinnamate

化學結構

精油來源 蘇剛達、肉桂葉、羅勒、水仙、大高良薑。

氣味描述 淡淡的草莓氣味。

芳療功效 超強抗菌、強心。

心靈功效 安撫、充實空虛感。

水楊酸甲酯

水楊酸又叫柳酸，名稱源於此物質來自楊柳樹皮，當水楊酸和甲醇作用後形成水楊酸甲酯，是芳香白珠（又稱冬青樹）的主要成分，芳香白珠精油中水楊酸甲酯的含量高達 95% 以上，因此又叫做冬青油。知名廠牌「綠油精」便是使用水楊酸甲酯作為止痛主要原料。

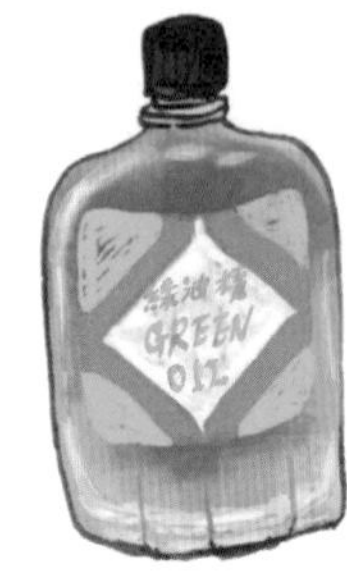

中文名稱	水楊酸甲酯、2- 羥基苯甲酸甲酯、冬青油
英文名稱	Methyl salicylate、Methyl 2-hydroxybenzoate、wintergreen oil
化學結構	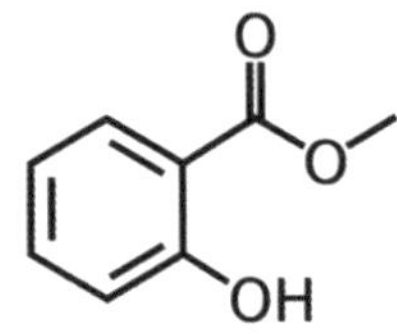
精油來源	芳香白珠、黃樺。
氣味描述	肌肉痠痛藥布的氣味。
芳療功效	強效止痛、抗凝血、消血腫、消炎、退燒、抑制前列腺素合成。
心靈功效	幫助人度過身心上的痛苦時期。
注意事項	1. LD50 (mg/kg)：887，也就是 50 公斤的成年人必須吃到 44 公克，也就是半瓶養樂多的分量，才有可能致死，口服毒性算是相當低。 2. 超過 6% 以上的濃度會有肌膚刺激性。 3. 因為有抑制凝血效果，若與抗血栓藥物合併使用可能會加強療效，導致內出血無法被抑止。

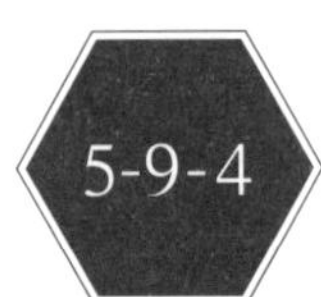

鄰氨基苯甲酸甲酯

多了氨基，也就是多了氮原子在結構當中。氮在大自然中是以氮氣 N_2 形式出現，而地球上有 78% 是氮氣，由於是三鍵結構，因此分子相當穩定，不容易被生物所利用。人類無法直接從空氣中取得氮來源，必須攝取動植物來取得胺基酸、蛋白質、核酸等氮原料，而植物體實際上也必須透過從土壤中吸收銨、亞硝酸鹽、硝酸鹽之後再轉換成其他氮形式。

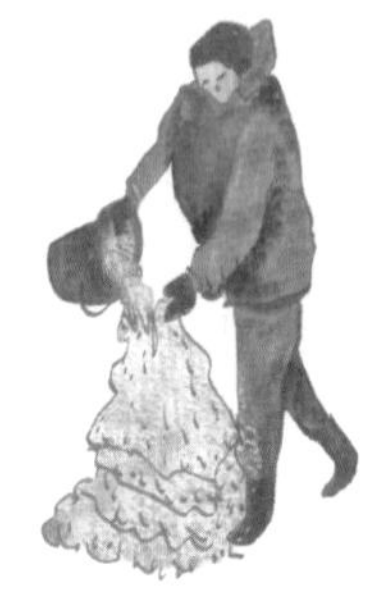

大自然的固氮模式有二：

1. **閃電固氮**：閃電的時候會產生氮氧化物，接著被雨水帶入土壤之中。總氮化合物的生成比例是 10%。
2. **酵素固氮**：靠豆科植物（如大豆）與根瘤菌，將氮氣轉變成植物可利用的氮形式。總氮化合物生成比例是 65%，可以說是最主要的固氮來源。

需要藉由強大能量才能被利用的氮，給予芳香分子一種特殊的動態感，因此含氮化合物的氣味，多半帶有動物性或肉味的感覺，在心靈療效上則能補強生存力與生命力。

中文名稱 鄰氨基苯甲酸甲酯、人造橙花油

英文名稱 Methyl o-aminobenzoate、Methyl anthranilate

化學結構

精油來源 苦橙葉、橙花、阿拉伯茉莉、依蘭。

氣味描述 淡淡的橙葉香氣。

芳療功效
1. 吸收 UVA 並且釋放出螢光藍，有輕微的抗曬潤色功效。
2. 安定神經、强力抗痙攣、長效止痛。
3. 催情。

心靈功效 經農夫堆肥後，土地重新充滿活力與生命力，適合滋補身心。

注意事項 效果十分顯著，因此少量就有强大效果。

乙酸苄酯

是仿茉莉花香氣的重要原料，因為價格低廉，常被使用在清潔用品。

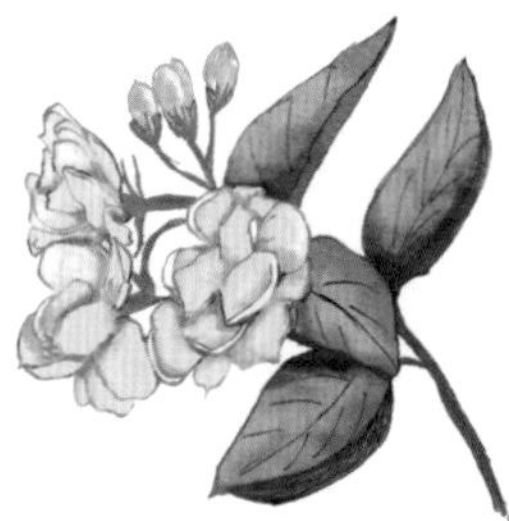

中文名稱 乙酸苄酯

英文名稱 Benzyl acetate

化學結構

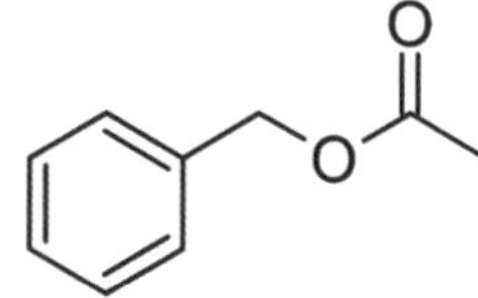

精油來源 茉莉、依蘭、梔子花、橙花。

氣味描述 具有茉莉花的香氣。

芳療功效 麻醉、催情、費洛蒙效應。

心靈功效 同時提升靈性與生殖力，讓大腦不再淤塞。

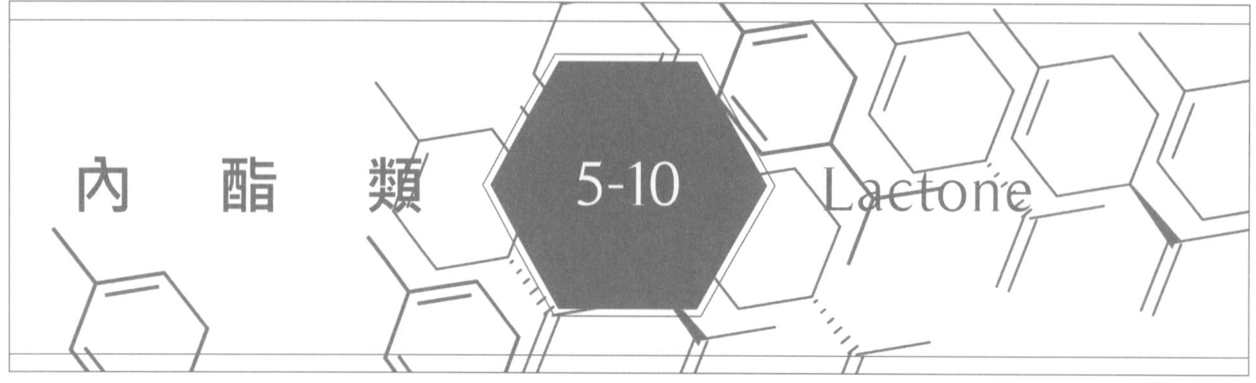

內酯類 5-10 Lactone

[-lactone]：內酯類

$$R-CH(OH)-CH_2CH_2CH_2-COOH \rightleftharpoons \delta\text{-lactone}$$

不同於一般酯類是由醇與酸經「分子間」脫水縮合而成，內酯是由同時具備羥基（-OH）與羧基（-COOH）的結構經「分子內」脫水縮合而成。

因為是分子內環合，因此必定伴隨環的生成。如果說，酯類是一對男女相愛而產出的下一代，那麼內酯就是自戀、自我結合而形成的新型態，如同希臘神話中的納西瑟斯的苦情，愛上自己的倒影最後溺水而亡。由於這種自我封閉性，和清新甜蜜的酯類相比，內酯類的氣味，是特殊的甜味中帶著一點內斂、微苦的複雜層次。無論是對人與對大多數的貓（七成五的比例），都能產生歡樂作用的貓薄荷內酯，或是曾被違法添加於紅茶的香豆素（Coumarin），都是屬於內酯類化合物。

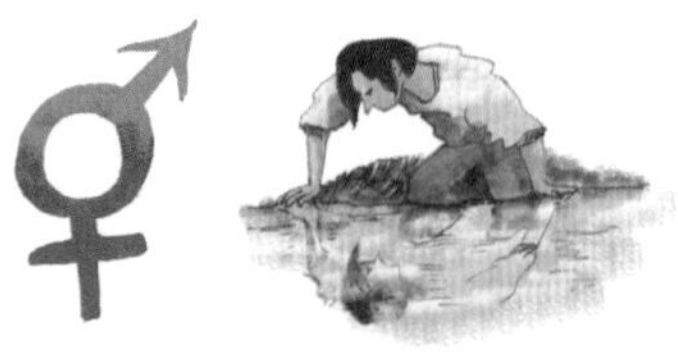

內酯依環合前羥基與羧基的相對位置，可分為 β、γ、δ、ε 等型態，其中以 γ（五圜）、δ（六圜）最為常見，這是因為環內的角張力最小最穩定。大型環（圖示的黃葵內酯是十七圜）需要經過複雜的生化機轉才能生成，在植物中並不普遍。簡單來比喻，一個鏈的兩端要結合成環，兩端距離不能太遠（就像是結婚時，兩人之間的家人意見不要太多），這樣在反應的過程中，才不容易其中一端跟別的分子結合了（就是跟別人跑了），結合之後，以五口或是六口之家最為穩定，當然大家族能結合往後也是不錯的，唯獨四口的穩定度就差一些。

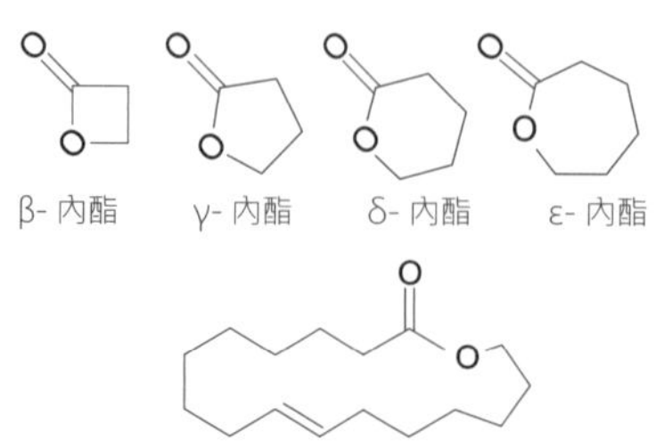

黃葵內酯

▶▶▶▶▶▶ 特 性

1. 獨特且強勁的氣味。
2. 濃度高可能引發過敏性皮炎。
3. 抗痙攣、鎮痛。
4. 抗腫瘤。
5. 化黏液、祛痰。
6. 口服會造成肝臟負擔。
7. 過敏肌膚使用會造成肌膚敏感、紅腫、水泡等現象。

內酯的化學結構特殊、變化繁多，依其主結構，可再大致區分為**倍半萜內酯、香豆素、呋喃香豆素、其他**。由於每個次分類也都有獨特的結構，因此接下來，會用獨立的篇幅個別介紹。

5-10-12 藁本內酯 | 5-10-13 貓薄荷內酯

倍半萜內酯類

倍半萜內酯屬於具15個碳的倍半萜骨架衍生物，除了香氣之外，許多倍半萜內酯亦具有強力的藥學活性，例如治療惡性瘧原蟲所引發瘧疾的特效藥黃花蒿素（青蒿素），就是屬於倍半萜內酯類化合物。

▶▶▶▶▶▶ 特 性

1. 無毒、無光敏性。
2. 強力抗痙攣。
3. 強力消炎。
4. 養肝利膽。

土木香內酯

除了土木香內酯外，還有異土木香內酯，兩者都具備強大的化解黏液、抗黏膜發炎的功效，對於慢性黏膜炎、呼吸道阻塞、氣喘，具有良好的舒緩作用。但少數個案使用在呼吸道上，可能產生好轉反應，會在症狀減緩後幾天突然惡化，之後又突然痊癒。

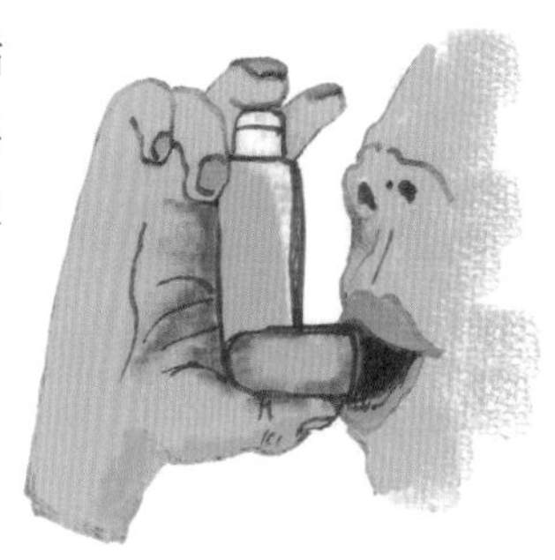

中文名稱	土木香內酯、土木香腦、阿蘭內酯
英文名稱	Alantolactone
化學結構	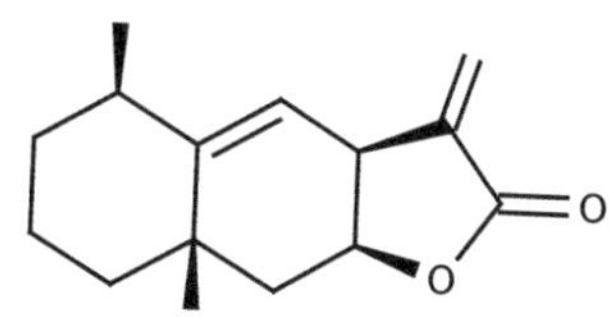
精油來源	土木香家族（大花、小花土木香）、藏木香、歐白芷。
氣味描述	如同土木香特有的苦味。
芳療功效	1. 強力抗痙攣，心臟、血管、子宮、血壓、呼吸等特別有用。 2. 強力化解黏液，強力舒緩支氣管阻塞、協助氣管擴張。 3. 改善鼻腔阻塞、鼻竇炎。
心靈功效	穩定、安撫緊繃情緒，帶給人平靜。
注意事項	可能有肌膚刺激性，必須稀釋後低量使用。

5-10-1 土木香內酯 | 5-10-2 堆心菊素 | 5-10-3 蓍草素 | 5-10-4 香豆素 | 5-10-5 繖形酮 | 5-10-6 莨菪素 | 5-10-7 七葉樹素 | 5-10-8 萊姆素 | 5-10-9 香柑油內酯 / 佛手柑內酯 | 5-10-10 佛手柑素 | 5-10-11 瑟丹內酯

5-10-2 堆心菊素

英文名稱 | Helenalin

屬於倍半萜內酯。此分子很少出現在精油中，它多半出現在山金車浸泡油、酊劑中。與異土木香內酯往往出現在同一植物中，同樣也具有抗發炎的功效。這是一種高毒性物質，口服會破壞肝臟酵素導致肝受損（肝毒性），刺激胃導致腸胃炎或胃出血。但其外用的抗菌價值高，特別能抑制金黃葡萄球菌的生長，具降低感染的獨特功效。此外，因為能選擇性抑制轉錄因子 NF-κB，進而達到調節免疫、抑制腫瘤的強大功能。

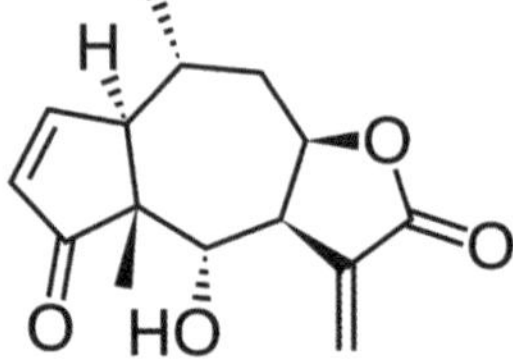

5-10-3 蓍草素

英文名稱 | Achillin

屬於倍半萜內酯。來自蓍草家族（西洋蓍草、利古里亞蓍草等），能強力消炎。

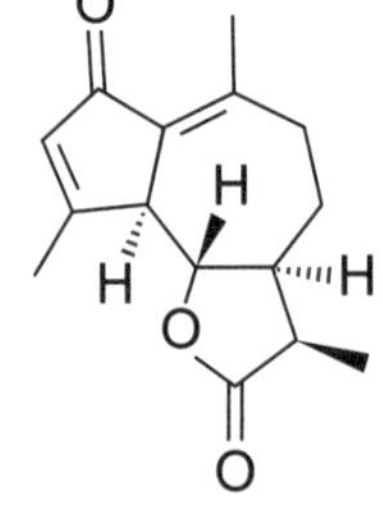

香豆素類

香豆素類的基本結構是內酯環與苯環，因此香豆素類的衍生物質多半有著怡人香氣。香豆素被發現於零陵香豆（*Dipteryx odorata*），具結晶性質，會在零陵香豆表面結上一層薄霜；在精油當中出現，會使精油變黏稠，或成為沉澱物質。香豆素類是一種很廣泛的基型，有許多衍生物質，其中著名的抗凝血劑 Coumadin®，便是一例，因此曾有許多芳療書籍寫著香豆素類具有抗凝血功效。然而，實際上來比較一下兩者的外形：

所謂的抗凝血香豆素類藥物，是屬於「雙香豆素」類的衍生物質，在大小形狀上與香豆素類相差甚大。所以香豆素類並無抗凝血效果，只是會促進血液循環。

另外，許多書上說香豆素類因為與維生素 K 結構類似，因此阻礙了維生素 K 在肝臟形成凝血因子，實際上這裡所指的仍是雙香豆素類。從下圖中可以知道，維生素 K 的結構很龐大，香豆素類與它的相似度極低，所以香豆素類不會破壞抗凝血因子的形成或是造成體內出血喔。

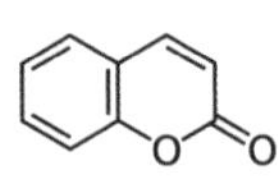

香豆素類

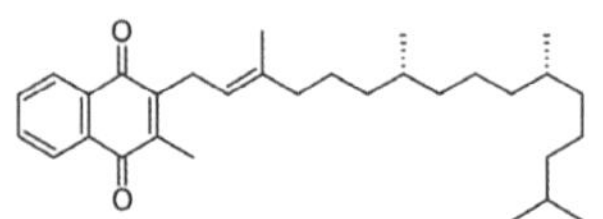

抗凝血藥物

維生素 K

特性

1. 強力抗痙攣（平滑肌、骨骼肌），特別是能擴張氣管和冠狀動脈。
2. 利尿、消水腫。
3. 促進血液循環，强心。
4. 鎮定、助眠、降低神經興奮。
5. 降血壓。
6. 具有清涼感，幫助退燒。
7. 無光敏性。

5-10-4 香豆素

香豆素是1820年在零陵香豆中被發現的，英文名稱源自加勒比海附近的「coumarou」，意思就是通卡樹（Tonka Tree）上的黑色豆子（俗稱零陵香豆）。它有著極為類似香草的氣味，卻又多了些杏仁的甜味，因此成為糖果業者的愛用香料。

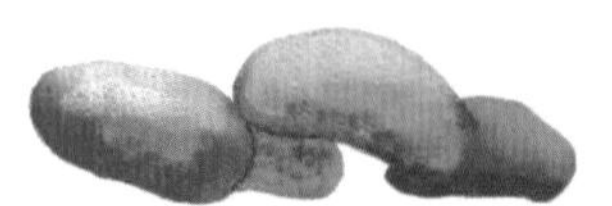

中文名稱 香豆素、香豆素內酯

英文名稱 Coumarin

化學結構

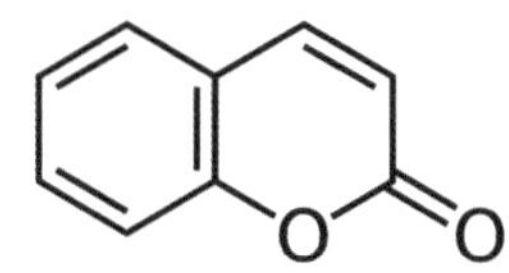

精油來源 零陵香豆。

氣味描述 滿屋的餅乾、水果蛋糕、糖果的豐富氣味。

芳療功效
1. 止痛，特別是腰腹部的疼痛；抗痙攣、抗發炎。
2. 促進血液循環、加快心跳、促進淋巴流動。
3. 助眠、放鬆。

心靈功效 彷彿是繽紛的軟糖，可以溫和舒緩焦慮，給人安全穩定與幸福歡愉。

注意事項
1. 無光敏性，請勿和呋喃香豆素混為一談。
2. 氣味非常可口，但是口服過量會造成肝臟負擔。

繖形酮

繖形酮幾乎都出現在繖形科植物當中，它對於幾個特定波長的紫外光有良好的吸收作用，因此被當作防曬霜成分之一。

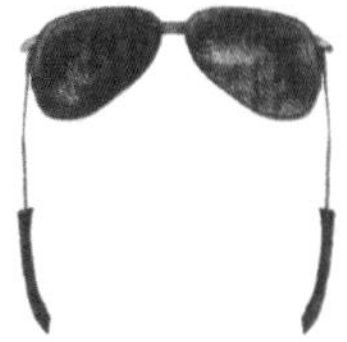

中文名稱 繖形酮、繖形花內酯

英文名稱 Umbelliferone

化學結構

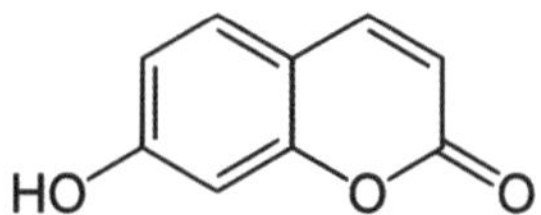

精油來源 阿魏、洋茴香、胡蘿蔔籽、芫荽、茴香、蒔蘿。

氣味描述 繖形科的特殊香料氣味。

芳療功效 有防曬、抗菌、降壓、抗癌作用。

莨菪素

英文名稱 | Scopoletin

主要來自洋茴香、龍艾、羅馬洋甘菊、莨菪根，顛茄根。具有抗氧化、改善記憶障礙、祛風、抗炎、止痛、祛痰等功效，在斷除咖啡成癮症的蒲公英茶中也能看到此物質。

5-10-7 七葉樹素

英文名稱 | Aesculetin

又稱七葉樹內酯，主要來自檸檬葉、胡椒薄荷、顛茄、曼陀羅、地黃等植物。具有顯著的抗炎作用和一定的抑菌活性，同時具備紫外線過濾特性，因此常運用在防曬產品中。

萊姆素

英文名稱 | Limettin

又稱檸檬油素，來自壓榨的檸檬、萊姆果皮精油（蒸餾的精油則無）。有抗組織胺、抗過敏及降血壓、抗腫瘤作用。

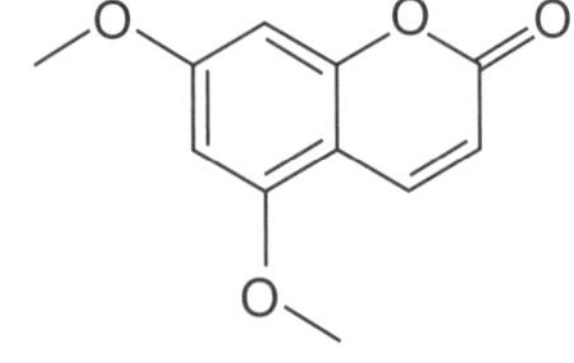

呋喃香豆素類

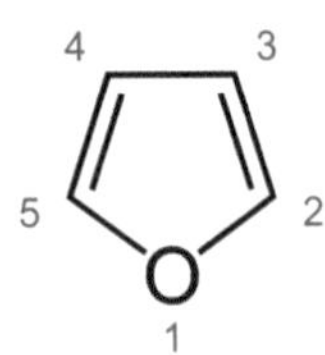

γ - 內酯

「呋喃」（furan）是含一個氧的五元芳香雜環化合物，沸點接近室溫，雖長得與環狀醚相似，但化學性質其實比較接近苯。具有呋喃結構的化合物吸收紫外線後，會呈現激活狀態，接著參與氧化反應，產生自由基與過氧化物，進而造成細胞損傷，也就是具有光敏性，讓肌膚不只曬黑，還會曬傷。

γ－內酯在結構上為含有類似呋喃環（指由一個氧及四個碳組成的五圜）的內酯，但因性質屬於內酯而不似呋喃，故歸類為簡單內酯作介紹。然而部分教材中為方便分類而統稱為呋喃內酯，但須知其為五環內酯故並不具呋喃性質（請見節末的瑟丹內酯、藁本內酯）。此外，以呋喃為衍生物（Furanoid）的芳香分子還有：

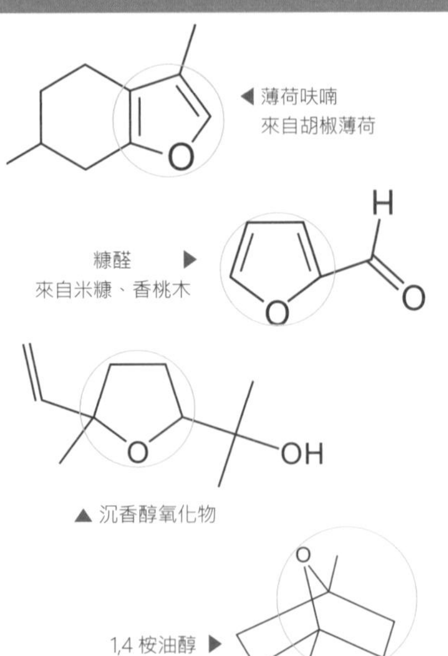

5-10-12	5-10-13
藁本內酯	貓薄荷內酯

衍生後其呋喃環不再具備芳香性，因此無需擔心光敏性。

簡單介紹完呋喃、呋喃內酯、呋喃衍生物，接下來才是本章節的主角。在自然界中，香豆素駢合（fused）呋喃環後形成的一大類衍生物，就稱之為呋喃香豆素類，是有光敏性。從右圖可以看出，簡易的呋喃香豆素具有三個環，分別是香豆素部分的兩個環和呋喃部分的一個環。呋喃香豆素類會抑制腸組織內的 P_{450} 類型細胞色素，特別是稱作 CYP3A4 的酵素，會造成西藥的藥效加重，因此服用西藥時須避免食用含呋喃香豆素的食物，例如當歸（*Angelica sinensis*）及白芷（*Angelica dahurica*）。

香豆素部分　呋喃部分

這個化學結構又叫「補骨脂素」（Psoralen），是呋喃香豆素的最基本型態。補骨脂素可被西醫用來進行光化學治療（PUVA），感光物質搭配紫外線光，來處理牛皮癬等皮膚疾病。

特　性

1 具有光敏性。

2 抗腫瘤、抗細胞增生。

3 抗抑鬱。

香柑油內酯 / 佛手柑內酯

是補骨脂素的衍生物。香柑油內酯是一種常出現在柑橘類果皮中的精油成分，也具有光敏性，所以有些廠商會將之去除，例如標示 Bergaptene-Free 的佛手柑精油即是。不過這成分有其特殊療效，彷佛將陽光能量注入人的身與心。

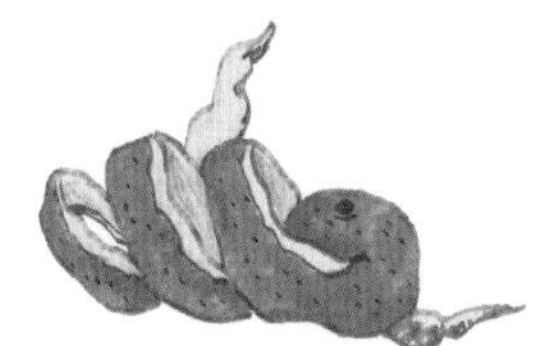

中文名稱	香柑油內酯、佛手柑內酯
英文名稱	Bergaptene
化學結構	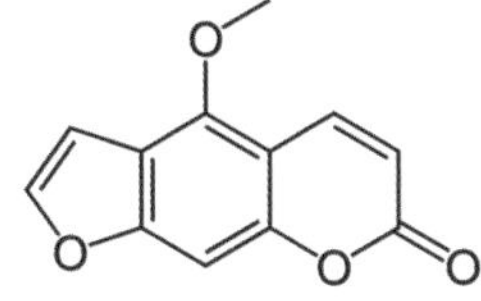
精油來源	柑橘類果皮壓榨精油（蒸餾的無），以佛手柑含量最高。
氣味描述	橘皮苦味。
芳療功效	1. 抗凝血作用。 2. 抗微生物活性。 3. 臨床上用於治療牛皮癬（强化紫外線對肌膚的刺激）。
心靈功效	抗沮喪、消除陰暗憂鬱的情緒、提振精神。
注意事項	具有光敏性，塗抹之後曝曬太陽會使得皮膚過敏、曬傷。

5-10-10

佛手柑素

英文名稱 Bergamottin

屬於呋喃香豆素，為佛手柑內酯的衍生物，又稱柑皮油素、香檸檬素，多半出現在果汁當中，同樣具有光敏性。值得一提的是，此成分「口服」之後會影響藥物代謝，造成藥物在身體中的濃度變高。

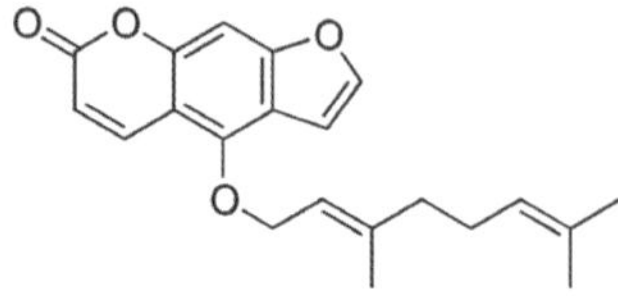

其他

5-10-11

瑟丹內酯

英文名稱 Sedanolide

主要來自於芹菜籽，是呋喃衍生物，但不具光敏性，可以作為良好的消炎藥（風溼、痛風）原料。具有鎮靜功能，以及提升肝臟解毒酵素的功效。

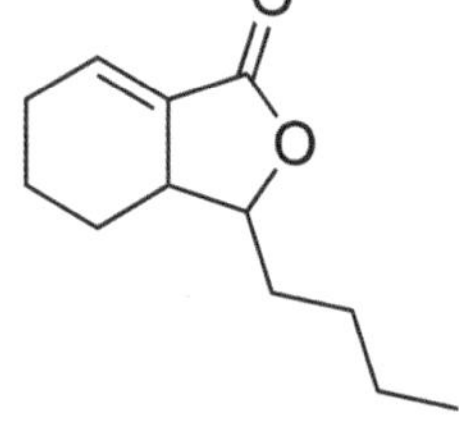

5-10-12

藁本內酯

英文名稱 Ligustilide

又稱東當歸酞內酯，主要來自蒔蘿、藏茴香、當歸、川芎，是呋喃衍生物，但不具光敏性，具有明顯的抗平滑肌痙攣（平喘）、中樞神經系統抑制（退燒、鎮靜）作用。

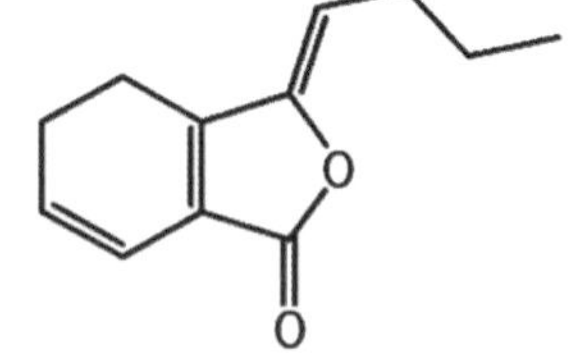

5-10-13

貓薄荷內酯

英文名稱 Nepetalactone

來自檸檬貓薄荷精油，能讓高達七成五的貓產生愉悅心情的貓薄荷內酯，其實對部分人類也有用。在低濃度狀態下，能使人產生安穩、鎮靜、歡愉的感受，但是高濃度則使人感到噁心嘔吐。同時能有效驅除蟑螂、蚊子。

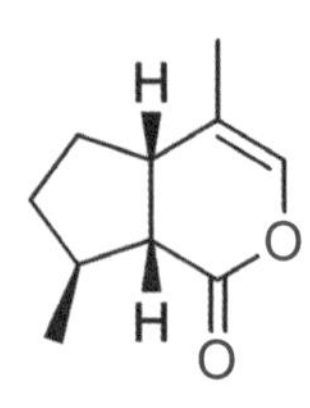

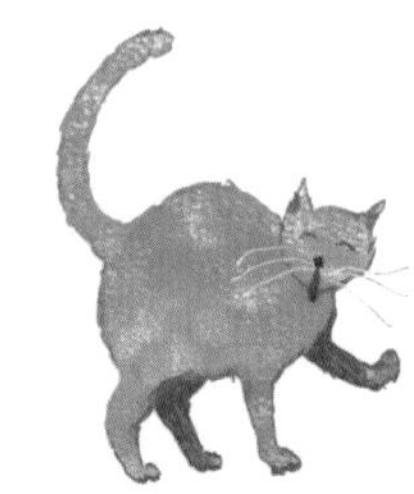

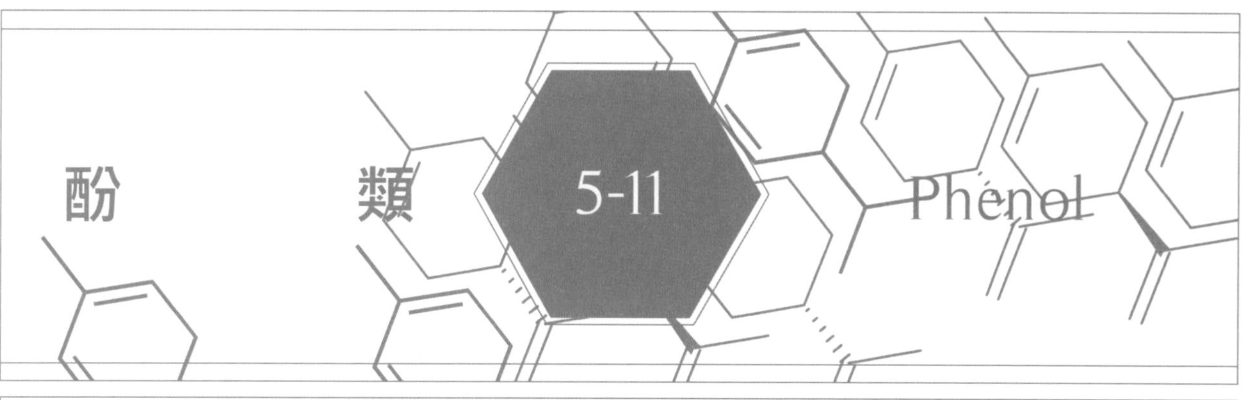

酚類 5-11 Phenol

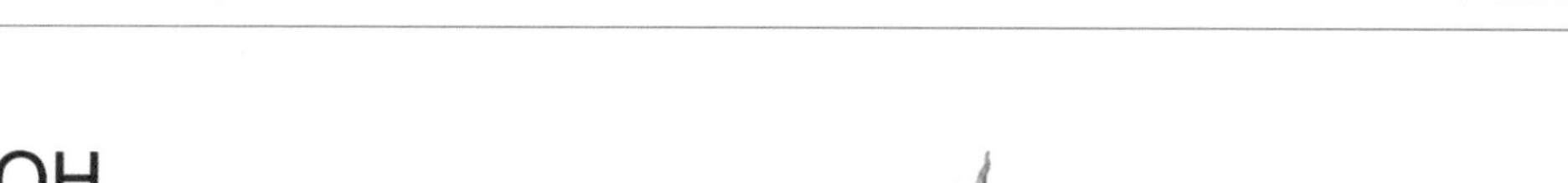

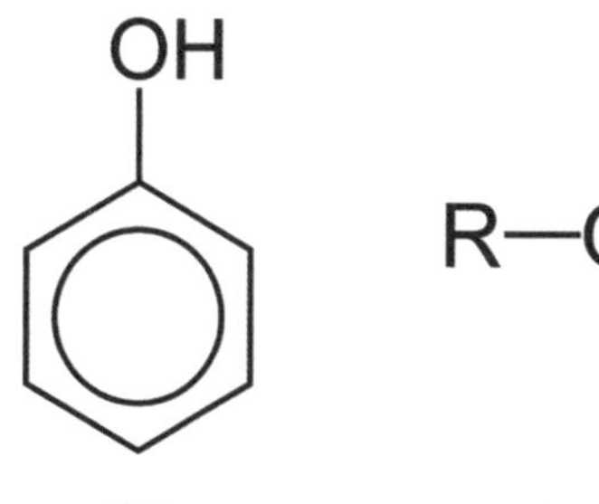

酚類　醇類

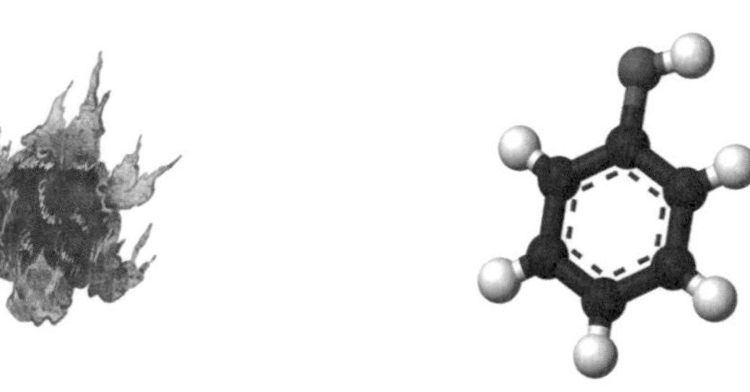

先前介紹過苯環與苯基酯，說明醛類時也介紹過芳香醛，相信大家對於苯環類的芳香化合物已有基礎的認識。而現在介紹的酚類，是羥基連接在苯環上的一類化合物，與同樣具有羥基的醇類有許多相似之處，例如較高的沸點、能形成氫鍵、較佳的水溶性。不同的是，醇類的羥基是中性的，羥基上的氫不會與鹼作用，但酚類因有苯環可形成共振，所以羥基可與鹼作用，而略呈酸性。另外，酚類因屬於芳香族，故多具有顯著的氣味，但也對組織有著很强的刺激性，其本身亦因容易氧化，可作為抗氧化劑。整體而言，酚類的活性是遠較醇類為高的。

酚類的結構如圖示，說酚類就像是一團火環一點都不為過，它對於肌膚有刺激性，接觸到的第一時間就如同被火焰灼燙。酚類的字尾「-ol」雖然與醇類相同，但是酚類的性質與之不同（醇具有水感），因此不放在醇類說明，而另外拉出來講解。

酚類對於心靈的共通特性，也如同火焰一般，能迅速燃燒熱情，使人勇往直前，集中所有能量於一役，爆發力十足，因此適合短期使用，長期使用會過於刺激。接下來就介紹幾種常見的酚類。

特 性

1. 在水中帶有微酸特性。
2. 肌膚刺激性高。
3. 殺細菌、病毒能力極佳，防腐。
4. 能提升免疫系統（調節 γ 免疫球蛋白），但過量反而有害。
5. 消炎、鎮痛、局部麻醉。
6. 少量就能主導整個配方的氣味。
7. 提升血壓。
8. 促進血液循環，暖身活血。
9. 長期口服（4週以上）會有肝毒性。

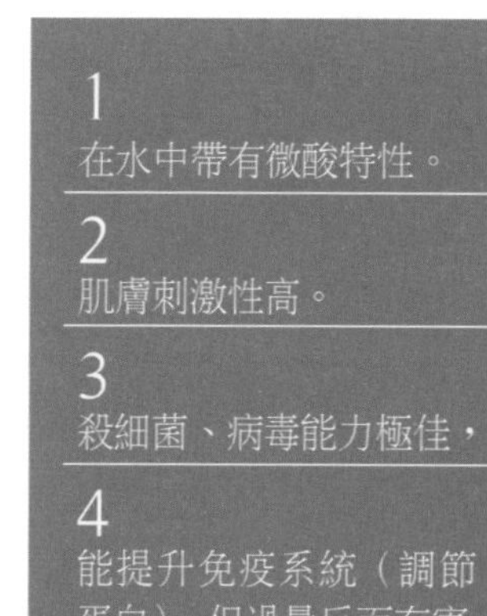

5-11-1 百里酚 | 5-11-2 香荊芥酚 | 5-11-3 丁香酚

5-11-1 百里酚

百里酚的殺菌力可說是精油中非常強的，略次於肉桂醛，在研究中發現百里酚抑制微生物增生的功效，即使濃度 0.1% 都有效果，比一般的消毒水還強大。雖說百里酚長期口服會有肝毒性，但是它入口就有強烈灼燒感的特性，反而不容易誤食或長期服用。另外，百里酚有結晶化傾向，具有百里酚成分的精油使用久了之後會變得黏稠。

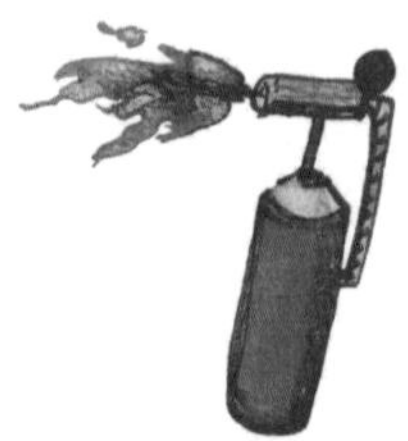

中文名稱 百里酚、麝香草酚、異丙基間甲酚

英文名稱 Thymol

化學結構

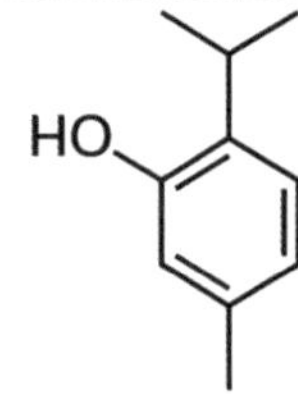

精油來源 百里香（特別是百里酚百里香）、印度藏茴香。

氣味描述 強烈的消毒劑氣味。

芳療功效

1. 抗細菌、抗病毒、抗黴菌、防腐，激勵免疫系統。
2. 止痛、麻醉、消炎。
3. 滋補神經系統，提振精神。
4. 促進血液循環，溫暖活化。
5. 與自由基結合，抗氧化力強。

心靈功效 有如噴火槍，可推動停滯不前的心，強化意志力。

注意事項

1. 超過 1% 就有肌膚刺激性，可能造成發紅、過敏。
2. 長期口服（4 週以上）有肝毒性。

香荊芥酚

香荊芥酚和百里酚的化學結構很相似，差別只有在羥基接的位置不同，因此兩者氣味很相似，功效也雷同。

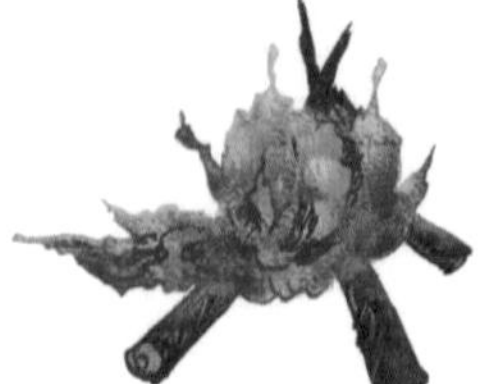

中文名稱 香荊芥酚、香芹酚、異丙基甲苯酚

英文名稱 Carvacrol

化學結構

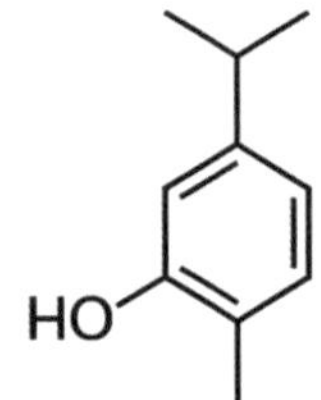

精油來源 野馬鬱蘭、冬季香薄荷、印度藏茴香。

氣味描述 與百里酚氣味相似。

芳療功效
1. 略同百里酚。
2. 抗癌能力優異。*
3. 筋骨關節止痛。
4. 壯陽。

心靈功效 補充陽性能量，如同黑夜中的「營火」，帶來光明與溫暖。

注意事項
1. 超過 1% 就有肌膚刺激性，可能造成發紅、過敏。
2. 長期口服（4 週以上）有肝毒性。

丁香酚

最早在丁香中發現的酚類，被取名為丁香酚，而後又發現的異構物則被稱作「異丁香酚」，兩者雖然結構十分相像，但由於異丁香酚的共軛雙鍵（以 C=C-C=C 為基本單位，具有共軛雙鍵的化合物易起加成、聚合反應），導致刺激性高於丁香酚。丁香酚的氣味很特別，總令人想到牙醫診所，原因是早期牙醫多半使用丁香作為麻醉之用，因此那刺熱又帶點金屬的氣味，便常和丁香酚產生連結，彷彿鐵工廠裡在焊接金屬時所產生的火花。

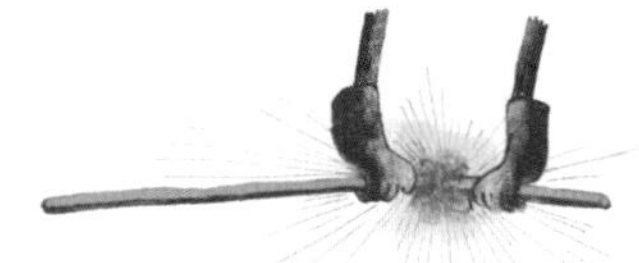

中文名稱	丁香酚	異丁香酚
英文名稱	Eugenol	Isoeugenol
化學結構	OH, O	OH, O

精油來源 丁香花苞、多香果、神聖羅勒。

氣味描述 如消毒劑帶有一些刺辣與金屬氣味。

芳療功效
1. 止痛、麻醉、收攏。
2. 暖身、促進循環、提升血壓、催情。
3. 抗菌力強、抗感染。

心靈功效 使人精力充沛、綻放光彩。

注意事項 雖然丁香酚比前幾種酚類溫和一些，有時稍可以較高劑量接觸皮膚、黏膜，但是長時間使用還是會有肌膚刺痛、發紅等反應，建議敏感肌膚稀釋使用。

* 殷清華、莊英幟。2011。香芹酚對肝細胞癌 HEPG2 細胞凋亡的誘導作用及其分子機制。**世界華人消化雜誌**，**19**(15): 1555-1560。http://www.wjgnet.com/1009-3079/19/1555.ASP

醚類 5-12 Ether

[-ether]：醚類

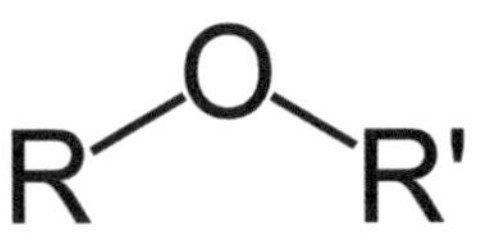

單一醚基結構

醚類是醇或酚的羥基（-OH）上的氫被烴基所取代的一種化合物。由於羥基的消失，醚類不再具有醇類高水溶性與低揮發的特性，轉而偏向脂溶性與高揮發性，醚類的揮發性實際上與相同碳數的烴類相差無幾。

丁醇 $C_4H_{10}O$，沸點 117.5°C

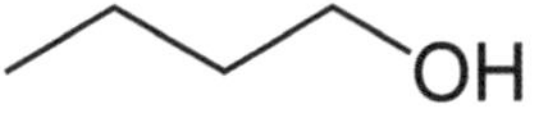

二乙醚 $C_4H_{10}O$，沸點 34.5°C

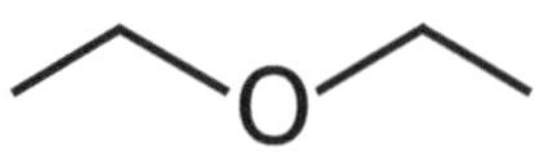

戊烷 C_5H_{12}，沸點 36.1°C

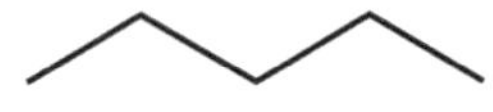

醚類的結構，簡單來說，就是一個男人（氧原子）左右各接了不同的女人（碳鏈），因此醚類的精油分子多半具有相當迷濛、飄然、忘卻煩惱、忘卻痛楚的效果。使用高劑量的時候可能會刺激感官，浮現各種美好夢幻的想像。

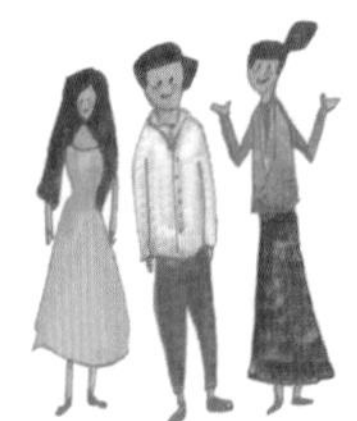

醚類依其來源可概分為醇醚與酚醚兩大類，結構上則可分為直鏈醚與環狀醚兩種型態（如右上圖示）。另外還有一種特殊的結構叫做「冠醚」，由於不出現在精油中，因此不多介紹。

醚類的種類雖多，但較常出現在精油中的是以**苯酚醚類**與**萜烯環醚類（氧化物類）**為大宗，因此在這裡會將焦點放在這兩種醚類上。另外，雖然前文介紹醚類的字尾是「-ether」，但是之後你會發現，精油中出現的醚類大多是以「-ol」、「-cin」結尾，這是因為化學俗名的混淆，所以比較難從常用英文名稱中辨識出醚類。

這個醚基是醇類演變而成的，屬於醇醚。

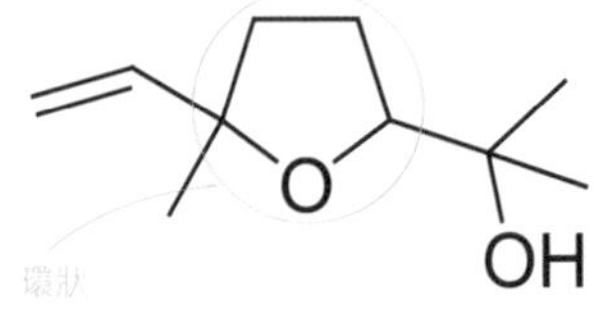

這個醚基是酚類演變而成的，屬於酚醚。

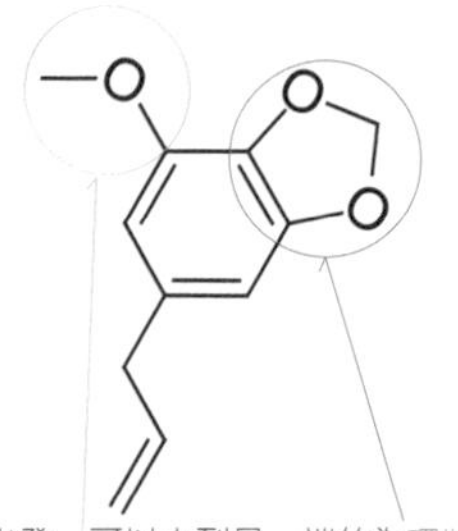

醚從一端出發，可以走到另一端的為環狀，不能走到的為鏈狀。

特 性

1. 強力抗痙攣、止痛，特別是針對平滑肌的止痛功效卓越。
2. 低濃度（3% 以下）使用能安撫神經，有迷醉催眠效果，鎮定精神官能症狀。
3. 高濃度（10% 以上）使用會激勵神經，產生快感、迷幻，提高創意、想像力。
4. 部分醚類具有神經毒性，譬如小分子醚類。
5. 部分醚類具有致癌性，譬如黃樟素。

苯酚醚類

苯酚醚類是由苯酚類衍生而來，由於酚本身屬於芳香族，因此苯酚醚類一般都具有顯著的氣味。精油中苯酚醚類多為甲基（Methyl）取代或相鄰兩羥基的亞甲基（Methylene）取代。

下面四種常見的苯酚醚類可以看出他們結構上的相似處，看起來都是相當歡樂的分子，而功效上，他們都對於過度歡樂導致的肌肉痙攣（包括隨意肌與不隨意肌）有強大的放鬆效果。

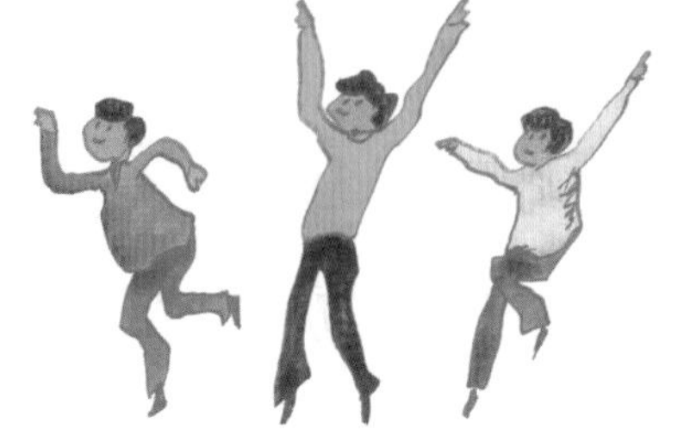

欖香脂醚

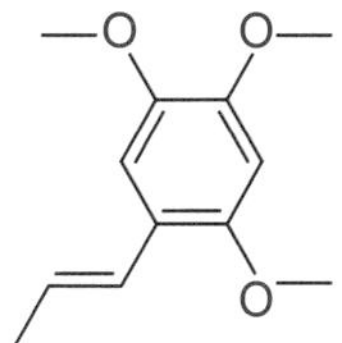

細辛醚

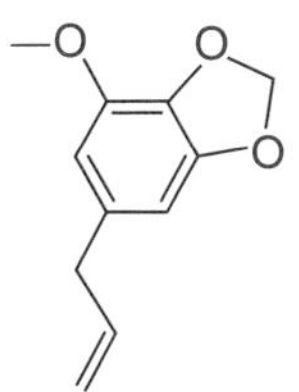

肉豆蔻醚

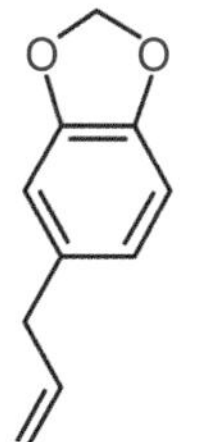

黃樟素

5-12-1 欖香脂醚

英文名稱 | Elemicin

來自欖香脂精油，可抗癌，神經毒性不高。

細辛醚

英文名稱 | Asarone

欖香脂醚的異構物，菖蒲精油的主成分，在大鼠實驗中會誘發十二指腸癌，並且有很強的神經毒性。但是這個以細辛醚為主成分的菖蒲精油，在聖經中製作成聖靈油使用了幾千年（《出埃及記》30:22-25），看來對於它的危險度似乎應重新評價思考，也許精油在低濃度使用時具有對抗陰暗、淨化的聖潔力量。

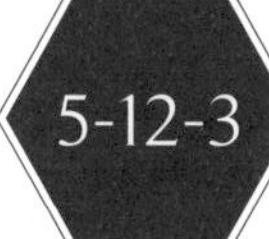

黃樟素

英文名稱 | Safrole

來自樟樹（本樟、牛樟）精油，在動物實驗中確定會有致癌的風險、穿透胎盤導致畸胎的結果，也是製造 MDMA（搖頭丸）的主要原料。屬於毒性相當高的化學分子。

5-12-4 肉豆蔻醚

從結構上可以看到三個醚基。肉豆蔻醚從肉豆蔻中單獨抽取出來後，是一種強大的迷幻劑、興奮劑，能讓人的意識進入另個空間，因此在各地的原住民部落中，肉豆蔻也是一種能提煉出讓巫師進入「異」空間的魔藥成分之一。但在精油中，肉豆蔻醚在歐芹與肉豆蔻精油所占的比例都低於4%，單純使用精油幾乎不會造成任何迷幻效果，但若不稀釋使用還是可能造成反胃噁心等症狀。

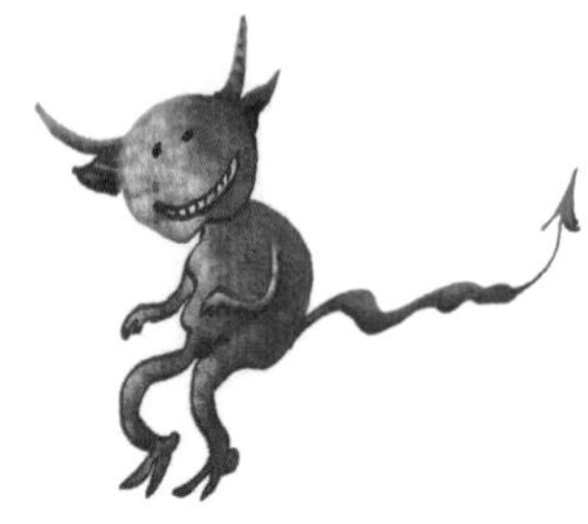

中文名稱	肉豆蔻醚
英文名稱	Myristicin
化學結構	
精油來源	歐芹、肉豆蔻。
氣味描述	肉豆蔻的氣味。
芳療功效	1. 對人類大腦有興奮作用、致幻作用（迷幻催情）。 2. 强大的單胺氧化酶抑制劑，麻醉止痛效果强。 3. 清除自由基和活性氧而抑制肝中脂質過氧化（降低脂肪肝）。 4. 少量能促進胃液分泌及腸蠕動，大量則呈抑制作用。
心靈功效	追求物質享樂，擺脫一成不變。
注意事項	高量使用可能造成噁心、嘔吐、眩暈及昏睡等中毒症狀。

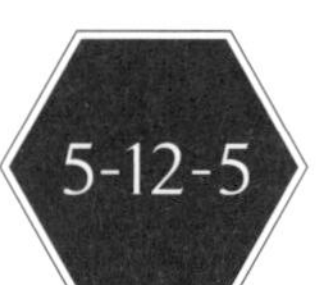

5-12-5 芹菜醚

這是個有四個醚基的分子，與其他醚類都不同。在動物實驗中，它展現出比前面介紹的「肉豆蔻醚」更强烈的神經侵略性，也就是更强的神經毒性。具蜘蛛形象的情境圖，除了類似化學結構的形狀之外，也是提醒讀者小心其神經毒性。

但是在歐芹精油中只占1～2%，因此歐芹精油在低量使用下是安全的，可以有效鎮定安撫、助眠、止痛，並且激勵卵巢正常運作。

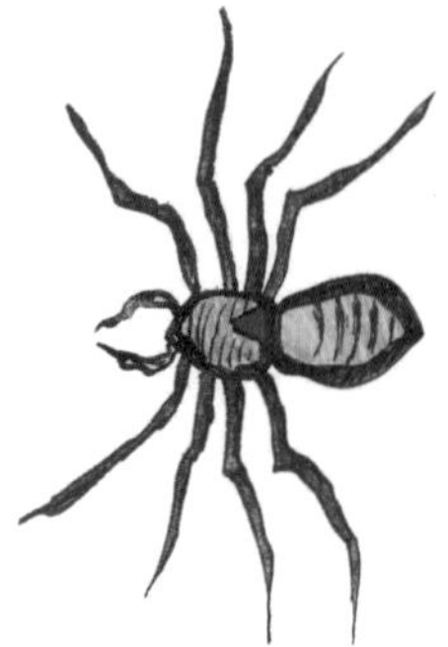

中文名稱	芹菜腦、芹菜醚
英文名稱	Apiole
化學結構	

精油來源	歐芹、芫荽種籽。
氣味描述	芹菜氣味。
芳療功效	助眠、肌肉鬆弛、放鬆 麻醉、強效止痛（特別是月經疼痛）
心靈功效	讓過激的外在安靜下來，但內部依然保持跳動
注意事項	絕對避免高劑量使用，有肝腎毒性、神經毒性、孕婦使用可能導致流產

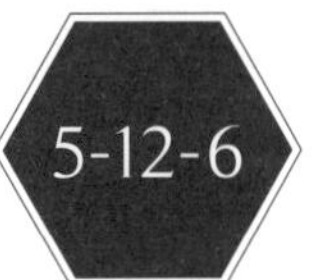

洋茴香腦

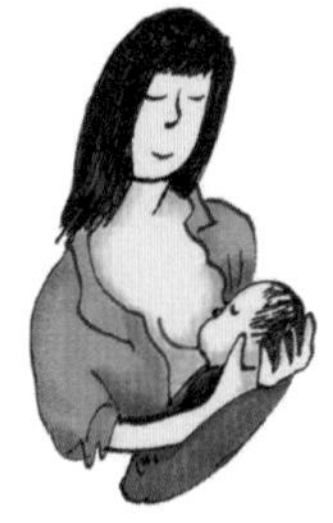

具有類雌激素效應的成分，原因是形狀與雌激素很相似，能與雌激素受體結合。從右下圖示可以看出：這兩個洋茴香腦的前驅物叫做p-Anol，是一種酚類。洋茴香腦會以極少比例轉換回p-Anol，而兩個p-Anol會相互加乘變成類似人造雌激素的形狀，因此能夠騙過人體的雌激素受體，而達到類似雌激素效應。但由於這個加乘反應的量很少，並不像人造雌激素那樣強效控制人體內分泌，因此不用過於擔心洋茴香腦是否會引發子宮肌瘤、內膜異位等依賴雌激素的問題。

雌激素　　人造雌激素　　p-Anol

中文名稱	反式洋茴香腦、洋茴香醚	順式洋茴香腦
英文名稱	trans-Anethole、Anethole	Cis-Anethole
化學結構	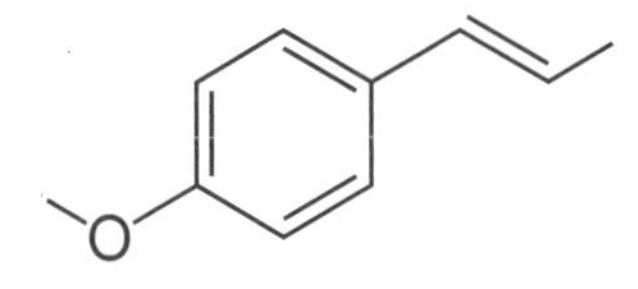	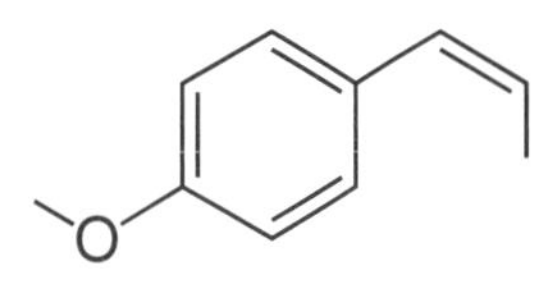
精油來源	洋茴香。	茴香。
氣味描述	茴香的氣味。	
芳療功效	抗痙攣（子宮卵巢）、類雌激素、促進泌乳（豐胸）、促副交感神經鎮靜、驅風消脹氣。	類雌激素效應、促進泌乳（豐胸）、神經系統鎮靜。
心靈功效	發揮強大母性特質，消除過高的陽性攻擊力。	
注意事項	神經毒性、肝毒性較高。需稀釋使用。	被身體代謝後比反式洋茴香腦的毒性低一些，但還是需要稀釋使用。

5-12-7 甲基醚蔞葉酚

又稱龍艾腦，是龍艾精油的主成分。這個分子與後方介紹的「洋茴香腦」是同分異構物，其差別只在苯丙基的雙鍵位置不同，因此功效上有相似處，但是氣味上卻截然不同。根據植物屬種的差異，兩者會以相當懸殊的比例出現在同一支精油中。對台灣民眾來說，這是好吃鹹酥雞上的特殊辛香。

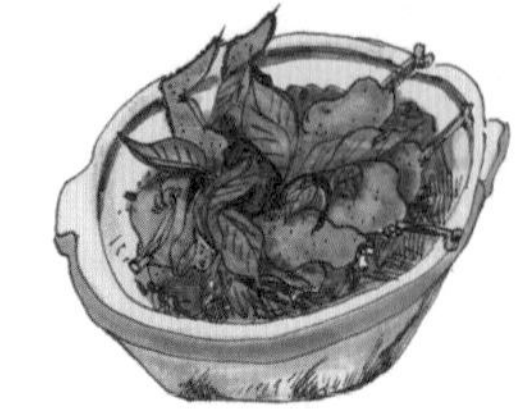

中文名稱	甲基醚蔞葉酚、龍艾腦
英文名稱	Methyl chavicol、Estragole
化學結構	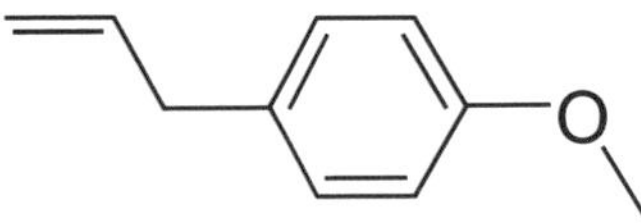
精油來源	龍艾、羅勒（特別是熱帶羅勒）、八角。
氣味描述	熱帶羅勒（九層塔）的氣味。
芳療功效	1. 抗腸胃痙攣和抽筋、消炎止痛（同時作用在隨意肌與不隨意肌），時效長。 2. 止經痛、止頭痛、消除脹氣、解充血。 3. 掃除受體上的無用訊息，恢復嗅覺神經靈敏度。
心靈功效	釋放被壓抑的憤怒、驚嚇。

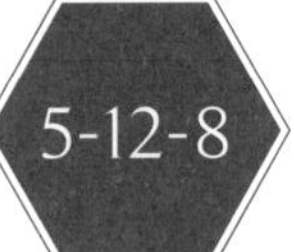

5-12-8 甲基醚丁香酚

英文名稱 | Methyl Eugenol

有丁香酚的香氣，但比較弱，主要存在丁香、多香果中。這是一種天然的食物香精，常被使用在軟糖、口香糖中，少量使用能增添甜食的誘人氣味。也具有抗感染、抗痙攣的能力，但近年來有些研究發現有致癌性。

萜烯環醚類（氧化物類）

萜烯環醚類是萜烯經氧化後，在分子內形成環狀醚的結構，萜烯環醚類通常由萜烯醇而來，性質有別於一般環狀醚。萜烯環醚類的立體組態其實相當複雜，因分子內至少有兩個以上的對掌中心（chiral center），對掌中心的排列組合差異，足以改變人類對氣味的認知。有趣的是，能引起貓及貓科動物興奮的木天蓼醚（matatabiether）及新木天蓼醇（neomatatabiol），亦是屬於此類化合物。

而芳香療法中所謂的「氧化物類」（Oxide），其實就是指萜烯環醚類，因此氧化物類的正確說法應該是「氧化物醚類」。

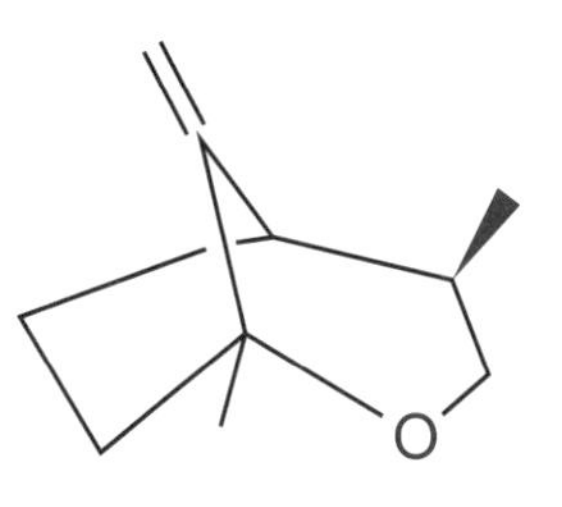
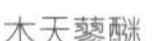
木天蓼醚

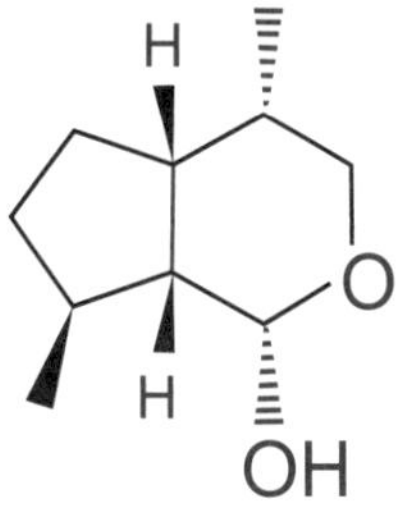

新木天蓼醇

特性

1. 高揮發、乾化特性，會使得皮膚、黏膜變乾。
2. 促進循環。
3. 提振精神、利腦。
4. 抗骨骼肌痙攣、止痛。
5. 祛痰、除溼、疏通呼吸道。
6. 抗菌。

桉油醇

桉油醇根本不是醇類，而是氧化物類，但長久以來的以訛傳訛，這名稱已經是種約定俗成。桉油醇根據氧原子搭建的橋的兩端位置不同，又分成 1,4- 桉油醇和 1,8- 桉油醇。

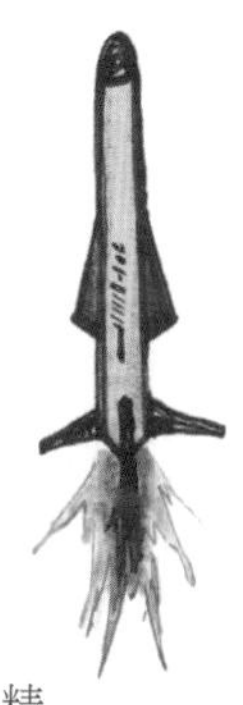

中文名稱	1,4- 桉油醇、1,4- 桉油精	1,8- 桉油醇、1,8- 桉油精
英文名稱	1,4-Cineole	1,8-Cineole
化學結構	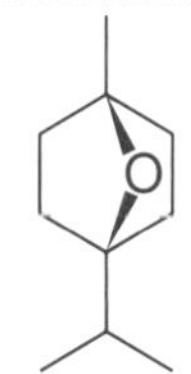 氧搭建的橋的兩端分別是 1 號碳（1-C）與 4 號碳（4-C）。	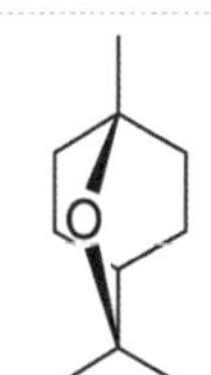 氧搭建的橋的兩端分別是 1 號碳（1-C）與 8 號碳（8-C）。
精油來源	尤加利、白千層、茶樹、月桂等。	
氣味描述	清爽銳利的葉片氣味。	
芳療功效	1. 抗菌，主要針對革蘭氏陽性菌。 2. 抗癌，能殺死癌細胞。 3. 祛痰，能促進氣管內部纖毛活動排出黏液，咳出黏液。 4. 乾化黏膜，譬如收乾鼻涕或陰部過多的分泌物。	

5. 促進血液循環，增加組織帶氧量。
6. 激勵單核白血球生成，提高免疫反應，對抗各種病原。
7. 穿透肌膚能力強，可與其他精油併用加速吸收。
8. 激勵唾液、胃液分泌。

心靈功效 如同飛彈一般地迅速、確實命中目標。

注意事項 輕微肝毒性，避免長期大量使用就沒有問題。

沉香醇氧化物

非常溫和沒有刺激性。圖示為沉香醇變成沉香醇氧化物的過程：

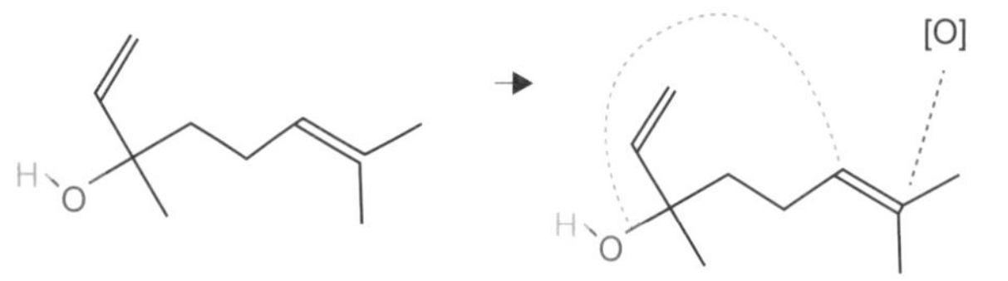

沉香醇

紅色虛線：雙鍵先被氧化
藍色虛線：再環合

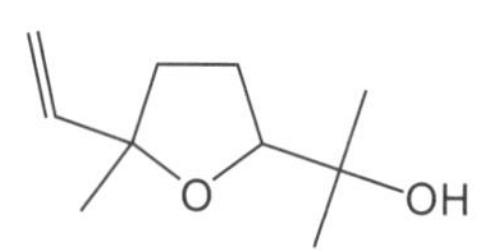

沉香醇氧化物

中文名稱 沉香醇氧化物

英文名稱 Linalool oxide

化學結構

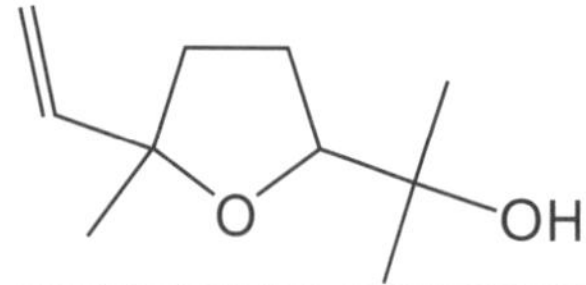

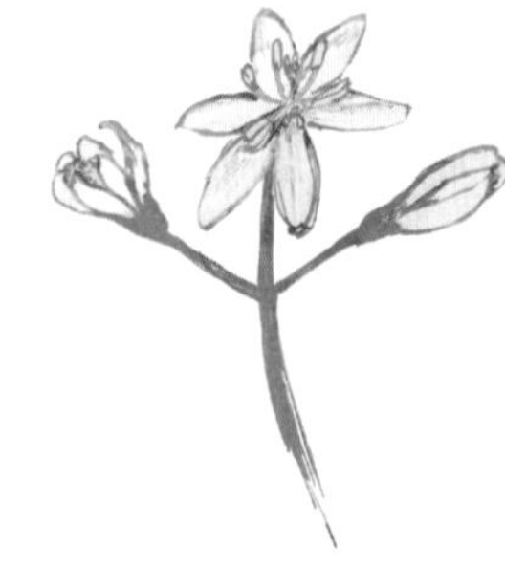

精油來源 芳樟、樟樹、芫荽、沉香醇百里香、高地牛膝草、穗花薰衣草。

氣味描述 強烈的清香、芳樟花氣味。

芳療功效
1. 抗菌、抗黴菌。
2. 清除呼吸道黏液。

心靈功效 溫柔的呵護、進入可愛夢幻的世界。

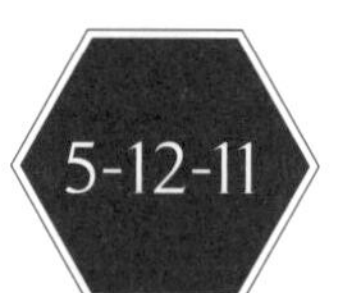

玫瑰氧化物

又被稱作玫瑰醚，由香茅醇衍生而出，是玫瑰花香的點睛成分。溫和的氣味，卻是相當有「身體感」的成分，可以恢復身體中各種彈力結構（如韌帶）的機能。而香茅醇可以同時衍生成順式玫瑰氧化物＋反式玫瑰氧化物，在玫瑰中以順式玫瑰氧化物為主要成分。

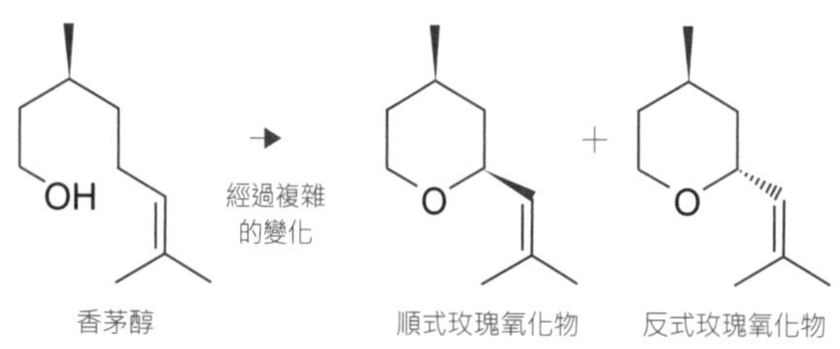

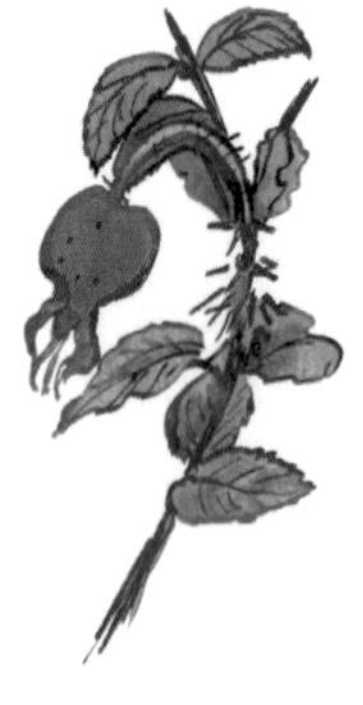

中文名稱	順式玫瑰氧化物、玫瑰醚	反式玫瑰氧化物、玫瑰醚
英文名稱	cis-Rose oxide	trans-Rose oxide
化學結構	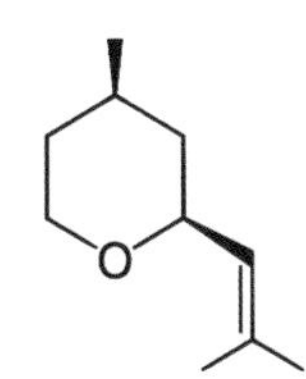	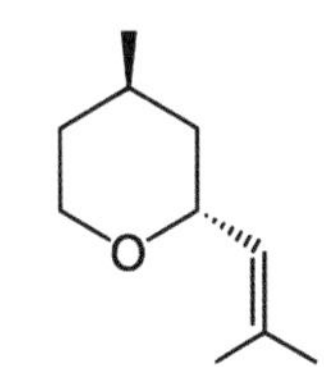
精油來源	玫瑰、玫瑰天竺葵。	
氣味描述	細膩偏甜的玫瑰香，帶有清新荔枝香。	輕快幼嫩的玫瑰香。
芳療功效	1. 安撫神經系統。 2. 止頭痛、抗沮喪。	
心靈功效	讓老去的心靈跳躍起來。	

參考資料

1. Essential oil Safety, by Robert Tisserand and Tony Balacs, Churchill Livingstone
2. The Chemistry of Essential oils, by David G. Williams, Micelle Press
3. 有機化學 易光輝 等合譯 學富文化出版
4. 許怡蘭 Gina 老師 芳香分子與療癒課程
5. 植物化學 顏焜熒著 中國醫藥研究所出版
6. 實用香料化學 賴耿陽編著 復漢出版社

以上書目依照字母及比劃順序排列。

COLUMN 1

脈輪

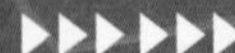

脈輪（Chakra），又叫氣卦，是印度傳統醫學阿輸吠陀（Ayurveda）對於人體能量的理論。Chakra 有輪子的意思，用來形容能量如旋轉般的流動氣場。人體有許多脈輪，最重要的是下列七個，各脈輪可以反映該部位的身心狀態。

其中，第一與第二脈輪因為有部分重疊，所以掌管的身心狀態有些會重複。同樣的，第六與第七脈輪也是，例如代表色的藍與紫，松果體對這兩脈輪都有影響，也常與智慧有關聯，不過第七脈輪更強調整體合一，也就是每脈輪同時要平衡與整合，因此有人認為白色也是第七脈輪的代表色。

脈輪	名稱	代表色	部位	生理狀態	心理與能量狀態
一	基底輪、海底輪	紅色	會陰、脊椎底部	骨盆、臀部、腿部、骨骼關節、排泄功能	生存的基本需求、安全感、恐懼感、金錢或物質關係
二	性輪、生殖輪	橙色	生殖器官、下腹部	生殖泌尿功能、前列腺、卵巢、內分泌功能	親密關係、生育力、創造力、性悅、罪惡感
三	本我輪、太陽神經叢	黃色	肚臍附近的腹部	消化功能、腸胃、肝、膽、胰	自我意志的中心、自我評價、控制慾
四	心輪	綠色	胸部	心肺功能、循環、免疫	愛、與世界的交流、付出與接受
五	喉輪	藍色	喉、頸	呼吸功能、甲狀腺、發聲部位、新陳代謝	表達、溝通、共鳴、創造力的實現
六	眉心輪、第三隻眼	靛色、藍紫色	雙眉之間	腦下腺、眼、臉、頭部	洞見、直覺、夢想、覺知
七	頂輪	紫色、白色	頭頂之上	松果體、大腦、神經傳導物質	靈性連結、自我實現、合一

Part I

Chapter 6

精油在人體的旅程

6-1 精油在人體內的路徑

前面說過，芳香療法是利用從植物萃取出來的精油或純露，藉由吸聞、塗抹等方式進入人體，進而改善人的身心狀態。然而，精油在人體內的傳導路徑到底為何？又是怎麼作用的呢？從下方圖示可以清楚看出，精油能透過口服、塞劑、按摩和吸聞四種方式進入人體，並藉由不同管道起不同的作用。

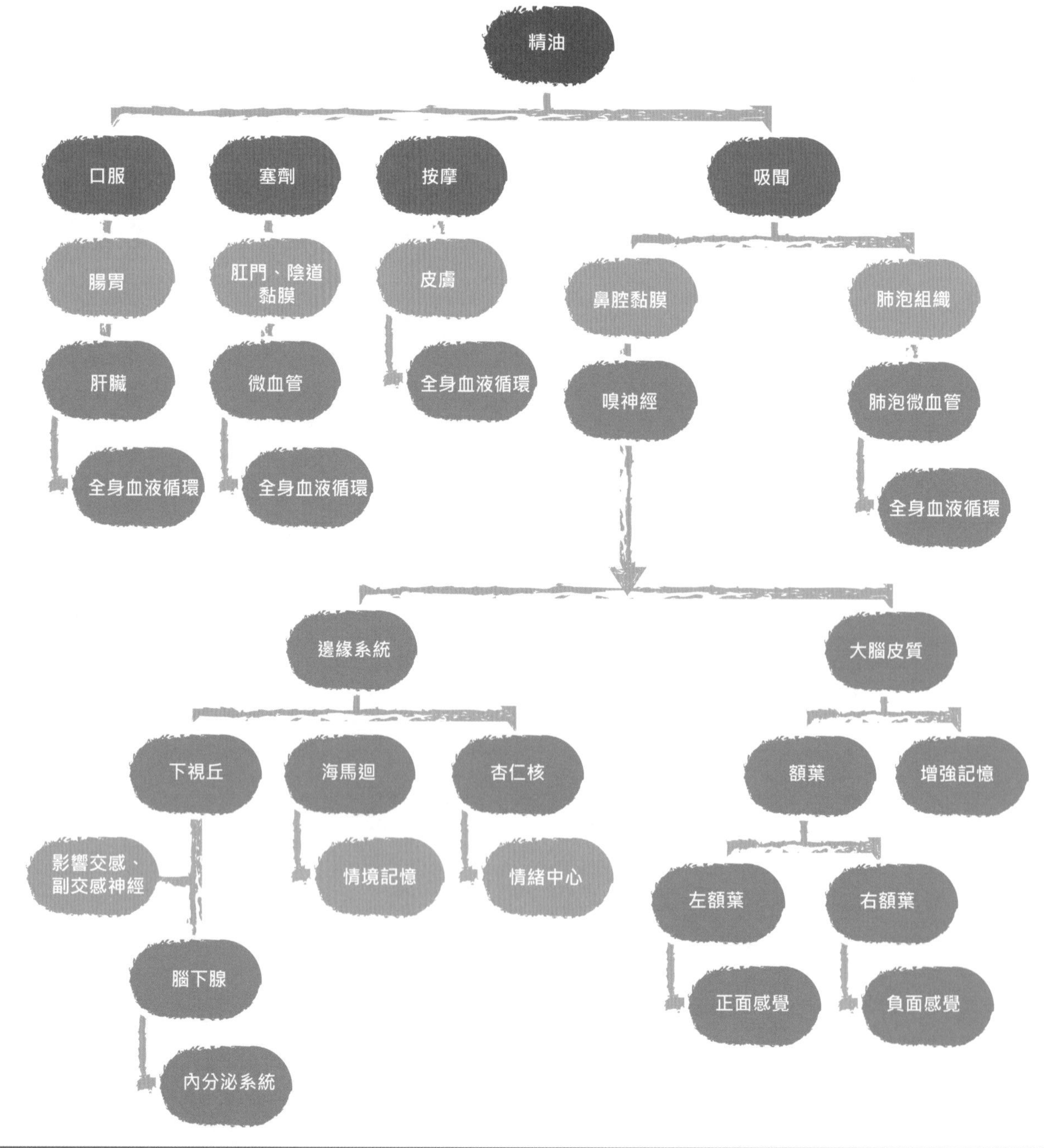

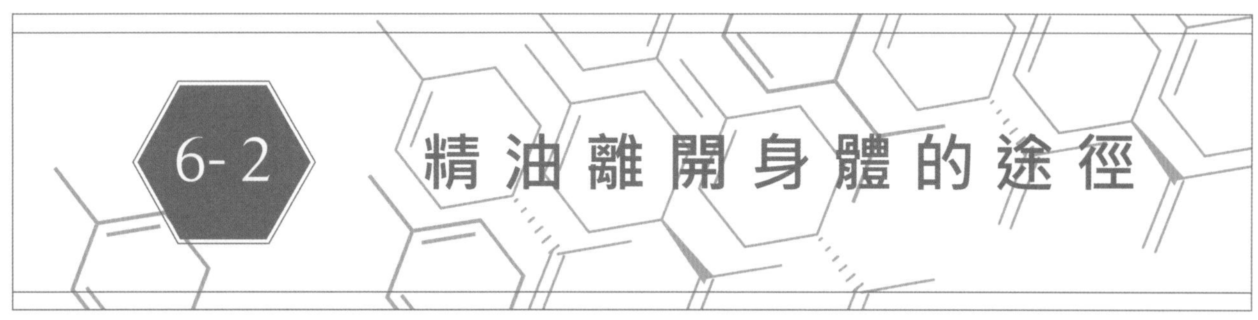

精油按摩後經過全身血液循環，約 15 分鐘後，就能從尿液中聞到氣味；二個小時後，大部分精油就能藉由下圖所示器官離開人體了。因此只要在正常濃度下使用，並不會造成身體龐大的負擔。但是肝臟、腎臟已經有嚴重損傷者（到達住院等級），在精油的選擇上就必須特別小心，並且調低濃度，才不會增加肝腎的負荷。

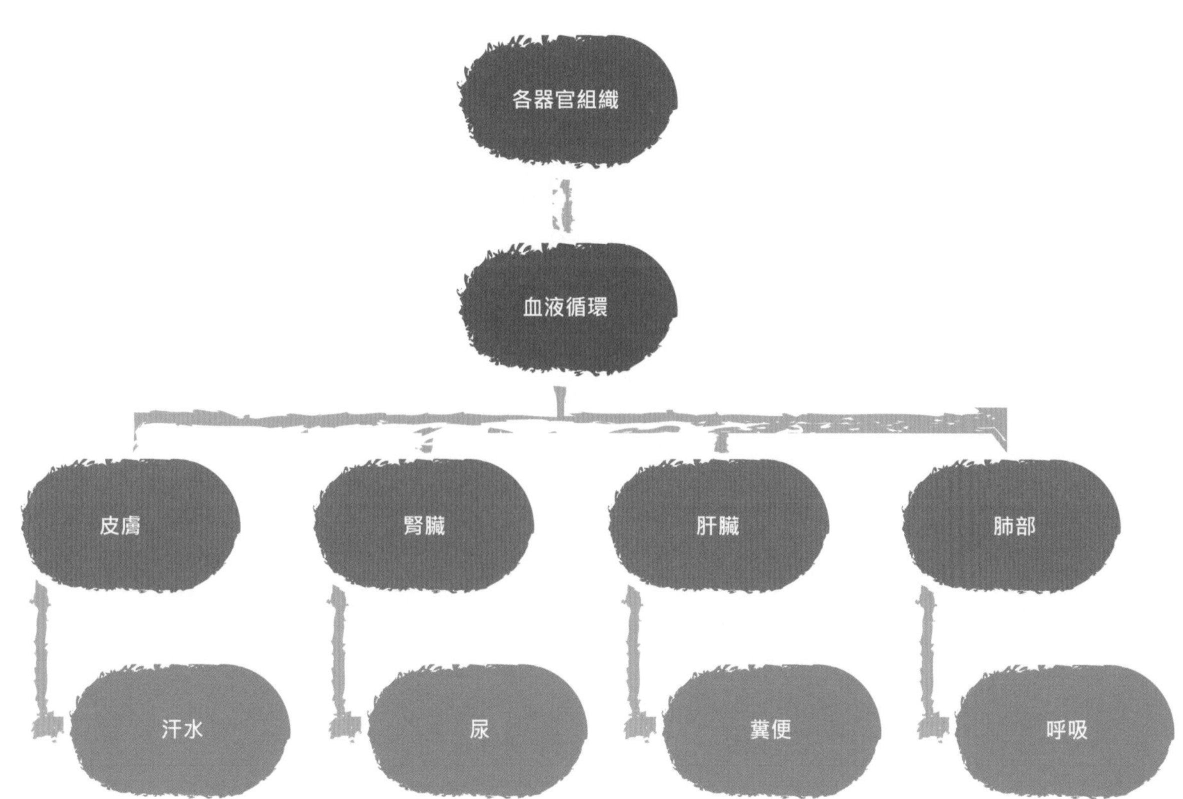

COLUMN 2

香氣的世界&調香原則

▶▶▶▶▶▶

因為人類的嗅覺不像視覺或聽覺有那麼多元的開發與表現，導致一般人對於香氣的文字描述比較貧乏，所以調香師通常會將香氣的擴散速度快慢，比喻成合唱團的不同音部，或是金字塔的不同高度，來建立對於香氣的描述以及調香的模型。

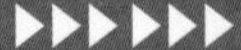

高音調（前調）

氣味擴散速度最快，人常最先聞到此類氣味，相對的也消失得最快。前調的氣味通常具有清新特質，例如：檸檬、佛手柑、柑橘、檸檬香茅、薄荷尤加利。

中音調（中調）

氣味擴散速度適中，不會很快飄散、也不過於沉重，是前調與後調的橋梁，也常是調香中的主角。因此中調的氣味通常具有明星特質，宜人、好聞或耐聞。例如玫瑰、茉莉、天竺葵、薰衣草、羅勒。

低音調（後調）

氣味擴散速度最慢，是人最晚才聞到的氣味，相對的也是停留最久，甚至兩三天後還可聞到後調氣味。它通常具有穩重特質或往下扎根，因此常是根部、木頭或樹脂類的精油，含有較多的大分子，例如：歐白芷根、胡蘿蔔籽、檀香。

【調香原則】

高、中、低音調的精油，在調香時的比例多寡，彷彿是倒立的金字塔。也就是說，高、中、低音調的比例應該是多、中、少的量。因為低音調氣味最持久，加的量要最少，不然會讓整體氣味太沉重；而前調氣味很快飄散，所以加的量要最多，也才能讓整體氣味更立體。

香氣類型

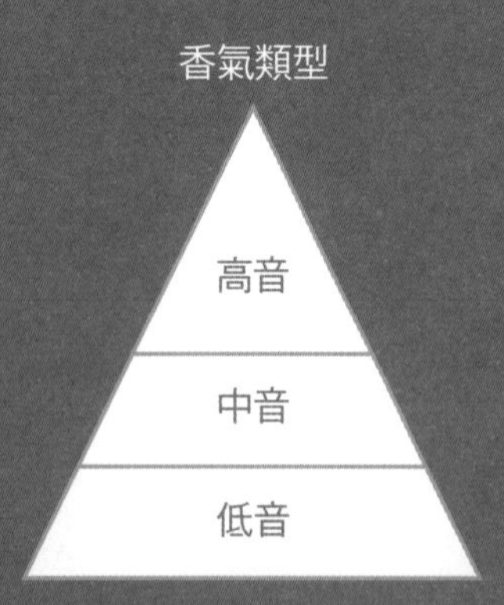

加入的量

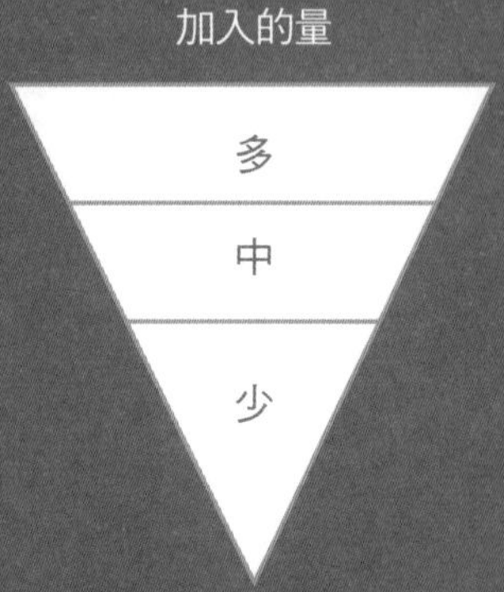

Part I

Chapter 7

精油的藥學屬性

7-1 止痛

「痛」本身是一種很個人感官的形容詞，精油在止痛方面確實有效果，但若感受不到疼痛解除，可能和個人對痛的定義以及敏銳度不同所造成的。精油止痛分為以下幾類：

1 麻醉

精油不比麻醉藥能做到全身麻醉，不過特定幾種精油卻有局部麻醉效果，可以暫時將神經系統的某種傳導物質不被受體接收，所以痛覺訊息無法傳遞。這樣的精油通常有時效性，不建議長期使用。一般適用於神經痛，如牙痛、頭痛、手術後麻醉痛等。

鎮痛

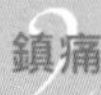

通常是透過消炎（抑制白三烯或前列腺素）與促進循環來達到鎮痛的目的，是處理疼痛的根本原因。適用在因為發炎導致的疼痛，如肌肉痠痛、傷口疼痛。這類精油往往也能退燒。

3 抗痙攣

痙攣是肌肉細胞不正常放電，導致一整束肌肉不由自主地劇烈收縮，常會引發難以忍受的絞痛。所謂抽筋，其實就是骨骼肌痙攣；又例如經痛、胃痛、腸絞痛，就是該部位的平滑肌痙攣，而呼吸道的平滑肌痙攣就是咳嗽，因此這類精油除了能緩解上述疼痛，也能有效止咳。

7-2 消炎、退燒

發燒是身體發炎的一個表徵，所以能消炎的精油通常也能退燒，但是能退燒的精油有可能只是降低體表溫度而不一定能消炎。發炎是因為細胞受損而分泌發炎因子，警告全身系統開始備戰，而精油消炎是關閉這個警報器，也就是抑制發炎因子（白三烯或前列腺素）的合成，當發炎因子減少，發炎症狀就會停止。由於這樣做治標不治本，所以還必須找出發炎的原因，再針對原因去調配精油處方，以免身體繼續發炎。

7-3 抗菌

精油在抗菌上的應用，也屬於西醫中「生藥學」的一部分，所以有許多相關的實驗數據、科學期刊的論文發表以及人體試驗，是精油療效中最多科學佐證的。由於精油的芳香分子複雜，加上萃取自農產品之故，每年每批植物所含成分的排列組合有些不同，導致病原很難對精油產生抗藥性，因此成為最新生物科技所重視的藥物原料。在使用這類精油的時候，一個完整的療程是 14 天，建議不間斷使用，一天使用 3 次以上，才能達到最好的抗菌效益。

1 抗菌

阻礙細菌的複製或防止細菌順利生長，部分精油還具有破壞細菌外膜的功效，再透過淋巴球、白血球這些免疫大軍去吞噬細菌。與抗生素不同的地方是，精油能同時摧毀細菌的生態環境，並提高患者的免疫力。

2 抗真菌、黴菌

抑制黴菌、酵母菌的生長，殺死真菌及孢子，再透過人體免疫消除菌根。

3 抗病毒

病毒雖然很難被精油真正「殺」死，但精油會與病毒競爭人體細胞膜上的受體，或是直接附著在病毒表面，讓它沒有機會進入細胞複製更多病毒，而拖延病毒的繁衍速度，為人體免疫系統爭取更多時間去製造抗體，找出病毒，並且消滅它。

7-4 抗凝血

血小板會在傷口處產生凝血反應，加速傷口癒合，但是中風、高血壓等血管已經硬化、有破裂危機的病患，一點點血液中的凝血（血栓）都可能造成更嚴重的阻塞。而抗凝血精油可以延緩凝血反應，避免血栓或撞傷時的瘀青。但是正在流血或正服用抗凝血、高血壓藥物的人，不建議使用，以免凝血功能失調而失血過多。

7-5 去瘀、消血腫

富含雙酮、三酮成分的精油，可以讓身體快速代謝血腫、血塊、紅血球廢棄物，因此在塗抹後可發現原本瘀青的地方恢復成淡黃色。

7-6 促進傷口癒合

這類精油與前兩類精油的作用剛好相反，可以促進凝血，並且加速傷口的細胞組織再生，多半也帶有消除疤痕、預防蟹足腫的功效。

7-7 養肝

肝臟是人體的化學工廠，具有天然的解毒機制。全身血液會循環到此地，過濾出髒汙毒素丟給肝臟處理，因此生活習慣差、毒素累積多、肝功能不佳的人，肝臟多半會有過度勞累的充血現象。而養肝類精油具有以下幾種功效：

1 防止肝臟充血

特別是肝炎患者，肝臟容易充血腫脹，一有不慎會造成內出血，是相當危險的狀況。

2 促進穀胱甘肽生成並阻止它被分解

穀胱甘肽是肝臟用來解毒的重要物質。研究顯示，當人體遭受毒素入侵時，穀胱甘肽的濃度就會顯著下降。

3 抑制細胞色素 P_{450} 活性

P_{450} 是肝臟分解毒素的重要酵素，但是卻會產生大量自由基攻擊肝臟，因此適時地抑制 P_{450} 活性是有必要的（如喝酒之後）。

利尿

激勵腎臟，加速血液中水分的代謝，促進尿液生成。針對腎臟病患，請稀釋後使用。

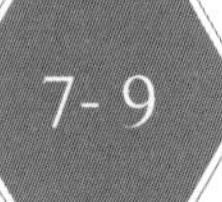

消除黏液

呼吸道受到感染，往往會造成分泌物黏性改變，讓細菌、病毒更容易附著，產生更多黏液。由於精油經鼻吸收效果十分迅速，因此這類耳鼻喉的問題，多半可以利用精油改善。依照作用的方式不同，可以分成以下幾種：

1 抑制黏液形成

當呼吸道有異物入侵或是慢性發炎的情況下，黏膜細胞會大量生產黏液，導致呼吸受到影響，這類精油能抑制黏膜細胞持續產生黏液，恢復呼吸順暢。

2 化解黏液

這類精油可以讓原本濃稠的黏液（如老痰），變得稀薄而容易排出體外。

3 排除痰液

藉由刺激支氣管黏膜加速纖毛蠕動，用咳嗽方式把痰液强力排出體外。所以已經無法自行咳嗽的病患，不建議使用此類精油。

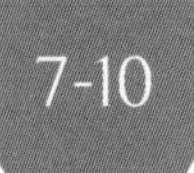

抗腫瘤

有別於一般西醫的看法，芳香療法認為腫瘤是全身性疾病的部分表現，通常代表情緒意志的某種不流暢，而好發的位置則明顯與特定的情志有關，例如思慮過多容易導致胃癌、情感鬱結容易導致乳癌。而精油可以從生理、心理上來著手，疏導這些變異細胞，撥亂反正。以下是精油可以幫助抗腫瘤的幾種效用：

1 誘導細胞凋亡

讓不正常的腫瘤細胞提早自毀。

2 細胞毒性

精油的細胞毒性與腫瘤細胞結合後，毀滅腫瘤細胞。

3 調節細胞訊號傳導

正確的指令，才能讓身體各部門運作正常，在第一時間有效發現叛亂細胞。

4 抑制腫瘤細胞增殖

幫助身體的免疫系統爭取更多時間消滅腫瘤細胞。

5 抗氧化

減少自由基，就能減少正常細胞被攻擊的機率。

6 提高免疫力

紓解各種抑鬱的情緒。

7-11 心臟血管養護

精油雖沒有直接養心的功效，但是可以調節血壓，恢復血管壁彈性。實際作用上可分成以下幾種功效：

1 降低血壓

藉由擴張血管來達到降低血壓功效，通常此類精油也有助眠效果。

2 升高血壓

藉由收縮血管來提升血壓，這類精油多半也能提神。

3 增強血管壁彈性

植物油對於此作用的功效卓越，遠遠勝過精油。

4 調節心跳節奏

精油通常是透過鎮靜安撫自律神經系統來調節。

7-12 鎮靜、助眠

鎮靜和助眠幾乎可以劃上等號了。因為人類最容易入睡的狀態，正是副交感神經活躍的時候，也就是情緒平穩、心跳降低、體溫降低的狀況下。這類精油具有以下作用：1. 刺激副交感神經；2. 穩定情緒，提升血清素；3. 讓呼吸變深長；4. 讓思考變緩慢。

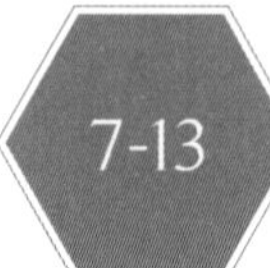

興奮提神

這類精油能刺激交感神經，增加腎上腺素與多巴胺的分泌，並讓思考敏捷。

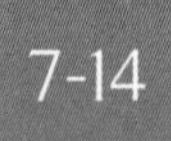

促進消化

精油在幫助消化系統上，礙於多數人不敢直接口服，而受到局限，但是純露和植物油因為口服很安全，所以對於消化系統的幫助較為直接。促進消化的精油通常透過下列三種方式進行：

吸聞

影響神經，促進胃液、膽汁分泌，讓消化更順暢。

口服

直接影響腸胃，有效地消炎、止痛、抑制胃酸分泌，透過膠囊口服更能保證精油的完整性。

3

肛門塞劑

這種作法對於腸道系統的作用比較顯著。由於肛門黏膜處血液流量多，所以能迅速作用於腸道，消除腸絞痛、腸炎或感染問題。此種吸收方式無須先經過肝臟，因此劑量可以比口服濃度高，也可以應用在肝功能差的人身上。

去脹氣

醚類精油能放鬆腸胃系統的平滑肌，讓脹氣排出，它們往往也能緩解腸胃痙攣疼痛。

7-16 調節內分泌

透過吸聞可以讓精油分子直接影響腦下腺，讓這個內分泌總管重新分配身體各部門的荷爾蒙分泌，過高的可以調低，過低的可以調高。另有部分精油具有誘導大腦單獨調節腎上腺、胰島腺、性腺的功效。

7-17 催情

利用精油催情有兩種方式，目的是刺激欲望和維持生殖系統的流暢：

1 費洛蒙效應

花香類精油特別有此作用。由於花朵本身就是植物的生殖器官，此處精油散發出的氣味，經過人類鼻腔的犁鼻器後，容易引動情欲，有情人眼裡出西施的感動，故也可視為招桃花效應。

2 生殖系統充血

這類精油，會直接使男女雙方的生殖器官充血。作用在女性身上會促使陰道、外陰部更加敏感溼潤，更能達到歡愉的享受；作用在男性身上則是使海綿體充血，陰莖更敏感硬挺。無論對男女的影響，都是為了使有性生殖過程順利無阻礙。

7-18 節育

精油不只能催情，同時也能節育，通常可以透過以下兩種方式達到：

1 抑制性欲

此類精油可以透過薰香讓人的欲望降低，自古常被放在修行者身旁。

2 殺精蟲

此類精油也多半有驅蟲功效。用的時候必須塗抹在女性生殖道、外陰處，才會有比較好的效果。其中最不刺激、成效較好的是印度楝樹油。

Part I

Chapter 8

精油的安全性

自從 2005 年歐盟公布危險性精油的清單後，普羅大眾似乎對於使用精油感到戰戰兢兢，更不用說近年來發生的薰衣草女乳症 *、茶樹灼傷臉部 ** 這些負面新聞，到底精油的安全性如何？

前面章節曾提到，精油必須稀釋後使用，才能避免肌膚刺激性。愈是所謂具「毒性」的芳香分子，在愈低的濃度下使用，反而能減弱毒性成為一種傑出治療成分，這就有點類似感冒疫苗其實是經過「減毒」的病毒一樣。所以精油安全與否，端看芳療師如何使用。

因此，在使用精油前，得先了解精油可能存在的毒性或危險性，以免在不正確的使用方式下造成遺憾。

* 新聞曾報導一名長期使用薰衣草沐浴乳的男童出現女性特徵，然而因為民眾無法理解加在沐浴乳中的化學香精並非精油，而汙名化了薰衣草精油，大大打擊芳香療法。

** 一名女子用茶樹精油大面積敷臉，導致皮膚潰爛，又是一個不當使用高濃度精油的例子。

8-1

口服毒性

大部分的精油，是不被允許口服的，一是易對口腔黏膜造成刺激、腐蝕；二是這些物質幾乎都透過肝臟代謝，會增加肝的負擔；三則是「口服毒性」。以下精油，經過動物實驗證實，在大量口服下會有致死性。致死原因多半是所含成分會嚴重傷害肝、腎，導致衰竭，少數則是影響腦部神經。要謹慎小心！然而無須恐慌，大量口服致死是有明確參考數據的，下表便是根據各精油的 LD50* 所列舉的警告名單。

* LD50 是指「能殺死一半試驗總體之有害物質、有毒物質或游離輻射的劑量」。用動物（通常是白老鼠）做實驗，令其口服精油，測試多少劑量會讓其中一半死亡。這個實驗有其爭議性，多半只記錄急性死亡而沒有記錄到後續影響；另外某些毒性對老鼠有影響卻對人類完全無害，或也有相反的。

危險等級 A

絕對不可口服！

LD50 在 1g/Kg 以下**

精油	危險成分
波多葉 *Peumus boldus*	驅蛔素 Ascaridole
蛔蒿 *Seriphidium cinum*	驅蛔素 Ascaridole
芥子 *Brassica nigra*	異硫氰酸烯丙酯 Allyl isothiocyanate
艾屬 *Artemisia* spp.	側柏酮
胡薄荷 *Mentha pulegium*	胡薄荷酮
艾菊 *Tanacetum vulgare*	側柏酮
側柏 *Thuja orientalis*	側柏酮
菖蒲 *Acorus calamus*	細辛醚 Asarone
苦杏仁 *Prunus dulcis* var. amara	氫氰酸 Hydrogen cyanide
南木蒿 *Artemisia arborescens*	異側柏酮
橢圓葉布枯 *Buchu crenulata*	胡薄荷酮
辣根 *Armoracia rusticana*	異硫氰酸烯丙酯
阿法蒿 *Artemisia afra*	側柏酮
苦艾 *Artemisia abrotanum*	側柏酮
北美喬柏 *Thuja plicata*	側柏酮

** g/Kg 這個劑量單位，代表測試者每公斤體重所要達到克數。例如某精油 LD50 是 0.04g/Kg，一位 60 公斤的成年人則要 0.04 乘以 60，即服用 2.4 公克才會到達半數致死量。

危險等級 B

多半有肌膚刺激性，不建議口服！

LD50 在 1~2g/Kg

精油	
芳香白珠 *Gaultheria fragrantissima*	樺木 *Betula* spp.
美洲野薄荷 *Mentha arvensis*	布枯 *Barosma buchulina*
冬季香薄荷 *Satureja montana*	香葉多香果 *Pimenta racemosa*
丁香葉 *Eugenia caryophyllata*	多香果 *Pimenta dioica*
神聖羅勒 *Ocimum sanctum*	野馬鬱蘭 *Origanum vulgare*
牛膝草 *Hyssopus officinalis*	綠薄荷 *Mentha spicata*
黃樟 *Sassafras albidum*	

另外還有一些雖然危險等級不到 B 級以上，但仍具口服危險性的精油：

1. 鼠尾草；2. 尤加利；3. 肉豆蔻；4. 肉桂；5. 樟樹（本樟）。

8-2 肝毒性

肝臟負責體內化學物質的轉換與代謝，也是重要的內分泌器官，全身的血液都必須經過肝臟過濾解毒，否則將造成身體重大傷害。而某些精油會導致肝臟過度負擔，破壞人體解毒機制，不過這是在長期、大量且口服的狀況下才會發生，一般按摩或吸聞並不會產生肝毒性。以下列舉會造成肝毒性的精油：

精油	危險成分	造成的影響
肉桂皮、葉	肉桂醛	降低穀胱甘肽*濃度。
丁香、多香果	丁香酚	抑制穀胱甘肽生成，造成肝細胞死亡。
洋茴香、茴香、八角	反式洋茴香腦	代謝過程中大量消耗穀胱甘肽。
胡薄荷、橢圓葉布枯	胡薄荷酮	破壞重要的細胞色素 P_{450}**。
胡薄荷、胡椒薄荷	薄荷呋喃	破壞重要的細胞色素 P_{450}。
檜柏、黃樟、樟樹、金葉茶樹（*Melaleuca bracteata*）	苯基衍生物（甲基醚丁香酚、甲基醚胡椒酚、黃樟素）	導致肝細胞突變（癌化）。
零陵香豆	香豆素	肝臟不容易分解，有很大的負擔。
山金車、土木香	土木香素	降低肝臟解毒酵素濃度，使得毒物無法分解。
菖蒲	細辛醚	干擾細胞的 DNA 複製，使得製造 P_{450} 的細胞運作不正常，因而降低 P_{450} 濃度。

* 穀胱甘肽 Glutathione，是肝臟中重要的解毒酵素，目的在掃蕩自由基，防止 DNA、蛋白質被自由基破壞，若此酵素暫時性消失，在恢復原有濃度之前，自由基會肆意攻擊肝臟細胞、紅血球，最嚴重的狀況是，若此時服用阿斯匹林（退燒藥），將可能導致肝臟衰竭或是溶血性貧血。

** P_{450} 為許多藥物、環境汙染物或致癌物在肝臟代謝的最主要酵素，大部分可以在肝細胞的粒線體和微粒體中找到，若此酵素被大量破壞，會造成嚴重肝損傷。

8-3

神經毒性

神經系統的訊息傳遞所倚靠的就是電位與微量化學分子，因此神經訊息很容易受到外在的化學物質影響，人體為了保護大腦，避免過度干擾，遂有一層「血腦屏障」用來隔絕外界化學物質。然而精油脂溶性、分子小、穿透強的特質，恰好能夠突破血腦屏障，這大幅增強了精油對於神經系統的益處，但也同時增強了某些精油對於神經系統的毒性。引發痙攣，是其中最容易看到的中毒表徵。以下為高劑量使用下會有神經毒性的精油：

精油	危險成分
牛膝草	松樟酮、異松樟酮
鼠尾草	側柏酮
樟樹（本樟）	樟腦
茵陳蒿 *Artemisia caerulescens*	樟腦、α－ 側柏酮
胡薄荷	胡薄荷酮
綠薄荷	薄荷酮
薰衣草棉	蒿酮
肉豆蔻	肉豆蔻醚、欖香脂醚，這兩個物質在身體代謝的過程中會轉化成 TMA、MMDA（類似安非他命的成分）。
大麻（植株蒸餾）	四氫大麻酚
洋茴香	反式洋茴香腦
黃樟	黃樟素，可作為 MDMA（搖頭丸）的前身，但人體成功合成 MDMA 的機率極低，且必須大量使用。

危險劑量	造成的影響	類似精油
0.13g/Kg （此實驗採用注射）	引發痙攣、神經抽搐、癲癇、心律不整、呼吸急促不規律、昏厥。	
0.5g/Kg （此實驗採用口服）	精神異常、迷亂、幻覺、過度興奮。由於鼠尾草精油中的側柏酮濃度僅約 50%，除非大量口服，否則難以引發神經毒性。	側柏、艾菊、茵蒿
3.73g/Kg	引發噁心、嘔吐、頭暈、神經抽搐、痙攣、癲癇。 樟腦其實不算很毒的物質，但是對於癲癇患者特別致命。	
3g/Kg	引發癲癇。	艾蒿、南木蒿
0.025 g/Kg	引發癲癇，穿越血腦屏障造成腦部病變。	橢圓葉布枯
0.2 g/Kg	主要影響小腦，造成抽搐、運動失調、無法平衡、左右不協調、神經麻痺。	
非常大量的口服	劑量大會頭暈想吐，但是薰衣草棉的蒿酮比例最多才 45%，所以並不是很危險。	
非常大量的口服	造成中樞神經興奮，引發幻覺、改變感官，導致狂喜、狂悲等情緒起伏。	肉豆蔻籽油 (Nutmeg)、肉豆蔻種皮油 (Mace)
大量口服	高劑量可直接作用於腦部，左右感知，產生幸福感、疲勞感、空虛感等幻覺。精油中含量僅有 1 ～ 2%，除非大量口服才會過量。*	大麻籽植物油完全不具備四氫大麻酚。
0.3g/Kg	高劑量造成反應遲緩、全身興奮、昏厥、呼吸困難。**	茴香
口服	黃樟精油富含 80% 黃樟素，作用於中樞神經，引發幻覺。其危險性高，請參照「肝毒性」「致癌性」。	

* 低劑量可以麻醉、減少噁心感、刺激食欲，還能減緩阿茲海默症、帕金森氏症、多發性硬化症的症狀。
** 低劑量可以提高神經敏銳度，具有類雌激素效應。

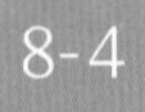

8-4 致癌性

自從新聞播報出吃九層塔（熱帶羅勒）可能致癌的消息，有一陣子台灣民眾看到九層塔心中就有疑慮，更不用說濃度比植物體活性高數百倍的精油，不過最後證實熱帶羅勒致癌的新聞是謠傳，因為必須每天吃下十盤的熱帶羅勒才會達到致癌性。一般人恐怕一天內都很難吃下十盤的蔬菜了，何況是熱帶羅勒。然而，到底所謂致癌性是如何作用於人體的呢？

- **導致突變**：直接進入細胞染色體中改變 DNA，讓好細胞變成壞細胞（癌細胞）。
- **DNA 毒性**：干擾 DNA 的複製與結構，導致細胞功能異常，最後就變成癌細胞。

那麼，是不是一接觸到這些物質，就立刻得到癌症呢？或是細胞立刻產生變異呢？當然不是！癌細胞沒有那麼容易形成，必須在致癌物質一直不停地刺激（Dose dependence）下才會產生。本來人體內就有抗癌組織（或基因）去修復壞的細胞，因此只有在長期刺激下，大規模細胞突變後才會產生無法挽回的局面。所以在肌膚外用上，不必太過擔心此類精油導致癌變或癌症轉移。但是懷孕婦女請避免！特別是黃樟素類精油會通過胎盤造成胎兒畸形。

精油	危險成分	造成的影響	類似精油
黃樟	黃樟素	迅速進入細胞與 DNA 和 RNA 等結合，無法解除，造成細胞永久性變化，形成附加物，若懷孕時期使用可能產生畸形兒。	胡椒、肉豆蔻、八角茴香、熱帶羅勒，不過上述精油所含危險成分極低，很安全，且香料類植物多少都有黃樟素，但經過蒸餾後多半都揮發了。
熱帶羅勒	甲基醚蔞葉酚	高劑量有 DNA 毒性，但是在低劑量使用下，又有抗癌的能力。	甜羅勒、神聖羅勒、龍艾、洋茴香羅文莎葉、茴香
丁香	甲基醚丁香酚	在動物實驗下，具有誘導細胞突變的能力，但是人體實驗則無。	金葉茶樹、龍艾、西印度月桂
菖蒲	細辛醚	導致肝癌，請參照「肝毒性」。	
肉豆蔻	欖香素	導致肝癌，因為有代謝物，請參照「神經毒性」，會造成肝臟負擔。	

8-5

肌膚刺激性

肌膚刺激性分為三大類：

刺激

由於每個人的生活環境、飲食習慣、肌膚狀態都不同，很難完整列出所有刺激性的精油。當肌膚產生刺激後，有可能發紅、長痘、灼傷、脫皮、接觸性皮膚炎等，而最常發生的原因是精油沒有適當稀釋就塗抹在皮膚上。因此建議，在使用稀釋油前先做肌膚測試：

將你覺得稀釋夠了的按摩油，塗在膚質較敏感的部位（例如手腕內側、耳後），過幾分鐘後觀察肌膚的反應，就能知道這個濃度是否會對你的肌膚造成刺激。

下方則是幾種易有刺激性的精油：

精油	危險成分
百里酚百里香、野馬鬱蘭、丁香	百里酚、香荊芥酚、丁香酚
中國肉桂、錫蘭肉桂	肉桂醛
檸檬香茅、檸檬香桃木	檸檬醛
黃樺、白珠樹	水楊酸甲酯
安息香、祕魯香脂	安息香酸
摩洛哥玫瑰、茉莉、黃玉蘭、零陵香豆	溶劑萃取法的溶劑殘留太多（品質差的花香類精油）

敏感膚質者使用以上這些刺激性高的精油，建議稀釋到 1% 以下使用。稀釋精油的規則如下：

基礎油分量	精油量	濃度
10 ml	10 滴	5%
10 ml	20 滴	10%
10 ml	2 滴	1%

如果想要調出濃度 0.1% 的按摩油怎麼做呢？先調好 10ml、濃度 1% 的按摩油，倒入 100ml 空罐中，再注滿植物油，濃度就變成 0.1% 了。此濃度特別適合依蘭這類香氣濃郁的精油，或是危險性高的精油。

過敏

由於每個人的體質不同，過敏原差異太大，無法實際列出什麼才是會使人過敏的精油。此外，人體免疫系統可能會對單一成分過敏，第一次使用完全不會有問題，之後每一次使用的過敏强度會加倍，最嚴重的情況可能導致呼吸困難、休克。所以要記住自己的過敏物質，往後盡量不接觸相關過敏原。以下舉幾個精油過敏的個案作為參考：

精油	致敏可能原因
德國洋甘菊	曾經使用品質差的、連枝帶葉一起蒸餾的德國洋甘菊精油，由於德國洋甘菊的枝葉較容易導致過敏反應，一旦人體免疫系統記憶後，即使往後使用高品質的德國洋甘菊精油，仍可能會造成過敏反應。
玫瑰	多半是化工等級玫瑰香料所引起的過敏。由於玫瑰香精被濫用在各種洗劑用品上，成分可能相當低劣，若第一次對此香精過敏，則往後使用到真正的玫瑰精油也易造成過敏。
薰衣草	原因同上。
瓊崖海棠植物油	成分中的香豆素是比較大的分子，少數人會有過敏反應，繼而對香豆素類的精油可能都會有過敏反應。
佛手柑、檸檬	肌膚感光度增加後，造成紫外線破壞肌膚底層，導致過敏反應，會有黑斑沉澱、久久不退，或是皮膚角化等現象。

自我過敏測試，是在嘗試未知精油前的一個好方法：

把預定使用的精油劑量，先調成兩倍的濃度，也就是原本想使用濃度 5% 的按摩油，先調成濃度 10% 作測試。塗抹在手臂內側，再用 OK 繃牢牢貼住，靜候 48 小時。然後再重複一次同樣的流程，第二次若出現紅、腫、癢、痛，就表示你對此精油成分有過敏反應。

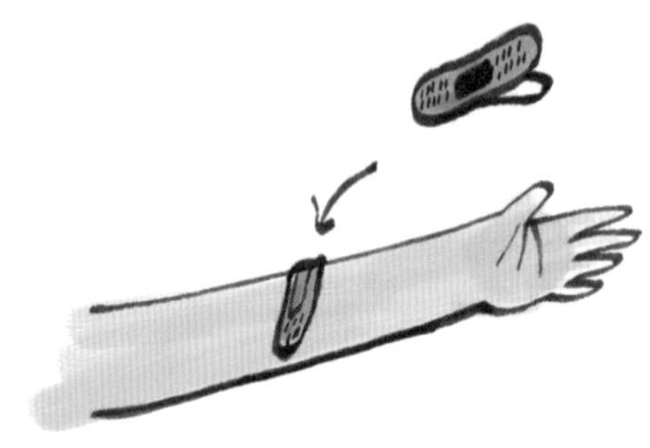

光敏性

所謂光敏性或光毒性，就是讓肌膚感光的能力增强，這樣不僅容易曬黑，也容易曬傷。精油中若含有佛手柑內酯（bergapten）等呋喃香豆素成分，這些感光物質在吸收紫外線後會變得活躍，於是參與了氧化反應，產生自由基與過氧化物，進而造成細胞損傷。從成分上大概可以想見，會造成光敏性的精油不外乎就是柑橘類精油、繖形科精油。其中，柑橘類的榜首是「佛手柑」；繖形科的榜首則是「圓葉當歸」。然而，使用時只要盡量避開白天，就不用擔心光敏性反應。精油停留在肌膚數小時之後會被吸收分解，所以睡一晚也就沒有光敏性了。

8-6 特殊時期或病症

懷孕

一般芳療師會建議在懷孕四個月內，不要使用精油，這是為了避免早期流產，因為 16 週之內的胚胎都太脆弱，還沒有穩固在子宮內。實際上，精油的香氣透過吸聞方式，並不會傷害孕婦及胎兒。若孕婦有任何不舒服的反應，往往來自於孕吐以及懷孕期對於氣味的敏感反應。

孕婦可以調配精油幫自己按摩，讓孕期更舒適，並增加胎兒的安全感，也能幫助親子互動，增強胎兒的神經敏銳度，但是請勿使用以下幾款精油：

精油	造成的影響
黃樟	毒性太高，會穿透胚胎。
樟樹	具有穿透胚胎能力。
黃樺、白珠樹	穿透性太強。
鼠尾草	通經效果可能導致早期（三個月內）流產，但實際上無實驗證據。
花香類精油	可能增強孕吐反應、子宮收縮導致些微出血。
被列為具口服毒性、神經毒性或肝毒性的精油	對胎兒有毒性，懷孕全程禁用。

至於類似雌激素、通經的油能否使用？答案是看你有沒有需求。由於懷孕時期的激素濃度相當強勢（特別是四個月之後），是沒有任何精油能動搖的，所以即使使用也不會有顯著功效。

哺乳期

雖然精油經過按摩吸收後，會出現在媽媽體內血液中，但通常 1 ～ 2 小時就會代謝掉了，所以不用太擔心會混在乳汁中讓嬰兒吃下，也就是哺乳期仍可使用精油來按摩。如果還是很擔心，那麼按摩時先避開胸部（免得嬰兒吸吮到苦辣滋味），並選在前後次哺乳的中間來進行（通常精油代謝會比哺乳間隔還快）。

不過有一點要切記，別選擇氣味太重的精油，以免嬰兒聞不到媽媽原本的氣味，可能會沒有安全感或拒絕喝奶。那麼，有沒有發奶的精油呢？實際上是純露的發奶效果遠比精油好，請參考茴香純露；而想退奶的，不妨試試綠薄荷純露。

嬰幼兒

嬰幼兒的身體體積遠比成人小，所以外用精油的濃度必須更低。

年齡	建議劑量
6 個月以內	1%
6 ～ 12 個月	2%
1 ～ 3 歲	3%
3 ～ 7 歲	4%
7 ～ 12 歲	5%
12 歲以上	與成年人同

※ 上述建議劑量，是指要改善身體症狀的時候，如果用於平日保養，則需再降低劑量。而且不論用於何目的，都要排除嬰幼兒禁用的精油。

蠶豆症

請避開含有樟腦的精油，如樟腦迷迭香、樟樹、廉價的薰衣草（通常有很多樟腦）等，詳情請參照後面章節各種精油的介紹。

癲癇

請避開含有酮類與神經毒性的精油。

Part I

Chapter 9

精油的基本應用

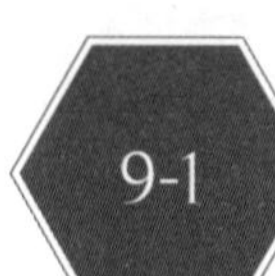

經皮膚吸收

精油分子很小，所以很輕易就能透過毛孔、汗腺等管道，進入皮膚底層，滲透到微血管中，再經過血液循環到達全身。經皮膚吸收的應用方式有以下幾種：

按摩

按摩會運用到一些手法，讓血液循環更迅速，精油效果更好。好的按摩手法是非常舒壓、能消除疲勞的。基本上，會使用植物油來稀釋精油，避免肌膚直接接觸造成刺激。稀釋方法很簡單，只需要準備一個 10ml 空瓶、植物油、精油，先把精油滴入空瓶中，分量如下表所列，再把植物油倒滿，就是一罐順手好用的按摩油了。

濃度	精油量	適用時機
1%	2 滴	嬰幼兒；稀釋具肌膚刺激性或高毒性的精油。
3%	6 滴	花香類精油最好聞的濃度；長期按摩使用。
5%	10 滴	成年人的一般按摩。
10%	20 滴	患病期間，如正在感冒中。
20%	40 滴	患病期間，希望快速達到功效。
100%	不用稀釋	最好不要這樣使用，因為精油多數會刺激肌膚。僅適合特殊緊急狀況、需立刻獲得療效時，且只用於局部，例如冒出的痘痘希望隔天可消，但是不建議連續兩天以上如此使用。

精油敷包

多半會使用在受傷的肌肉骨骼關節處，也有中耳炎敷包，或是促進排毒的肝敷包。以肝敷包為例，作法如下：

1. 受作者先清潔沐浴。
2. 取濃度 10% 的按摩油，按摩於肝臟對應區域，油量可多一點。
3. 局部敷上乾燥紗布，多放幾層好隔熱。
4. 再將溼熱的毛巾或熱水袋，或是將鹽炒熱放入布包中，再放在紗布上，以不燙傷肌膚為原則。
5. 熱敷 20 ～ 30 分鐘即完成。

塗抹

塗抹是簡易的按摩，沒有特定手法，通常是小面積、短時間，適合使用濃度高一點（5 ～ 10%）的精油處方。

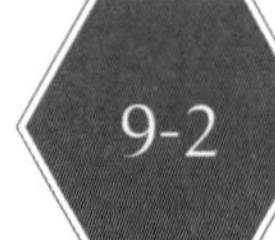

經黏膜吸收

精油透過黏膜吸收（例如吸聞是透過鼻腔黏膜，塞劑則是透過肛門或陰道黏膜），會迅速進入微血管，再透過血液循環到全身。此方式能使有效成分先到達需要的部位，最後才到達肝臟，對於肝臟的負擔最小。有以下幾種應用形式：

擴香吸聞

一如前述，吸聞是精油在人體的作用路徑中，唯一能進入大腦，使精油的效用不只改善身體機能，更能調和心靈的運用方式。

最簡單的方法就是利用香包、精油噴霧、精油項鍊等擴香小物，讓自己身心靈都得到療癒。然而隨著芳香療法的逐漸普及，目前坊間的擴香產品也跟著五花八門，光是加熱式的擴香方式就包括：傳統用蠟燭來加熱的、利用燈泡熱度加熱的或插電式的擴香石；另外還有冷擴香方式，例如：利用高速振盪噴出水霧狀精油的水氧機、振盪式擴香儀，甚至昂貴的芳香精油空氣清淨機等等。以下是各種擴香器具的特性：

蠟燭擴香台

點燃下方蠟燭，可提高上方碟內的水溫，讓精油香氣擴散。

優　方便攜帶，不需要電力，在野外也可以使用。

缺　水若燒乾，過高的溫度恐讓碟子乾裂，若精油流出導致閃燃、爆炸，有引發火災之慮。使用過程若不慎或踢倒，也容易燙傷。

◀ 蠟燭擴香台

插電式擴香石

利用內部的水泥電阻加熱到約 65°C恆溫。

優　避免過熱，精油用量省，易清理，只需用酒精擦拭，不會增加空氣溼度，是最建議芳療入門者人手一個的家用品。

缺　擴散空間小，適合小房間使用。

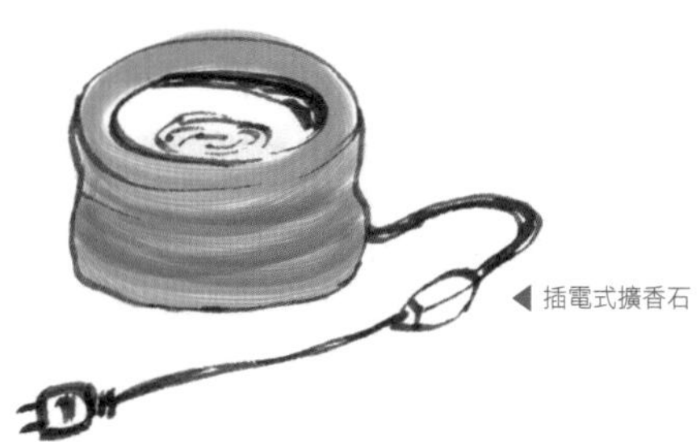
◀ 插電式擴香石

LED 擴香燈

優　改善了燈泡高熱的問題，LED 燈可以讓精油低溫緩慢揮發，也沒有易燃的危險。

缺　擴香範圍很小，推薦用於單人、小房間。

USB 擴香台

優　插上電腦就可以擴香、省油、體積小可以隨身（電腦）攜帶。

缺　擴散範圍小，占用 USB 插槽。

燈泡擴香台

利用燈泡的熱度，將精油氣味發散出來。

優　合併照明與芳香，不用的時候還能當作居家布置，美觀大方。

缺　溫度高，精油容易變質走味，油漬因為高溫黏在杯底不容易清理。密閉，燈泡容易燒毀。

車用擴香台

優　插上汽車點煙器就能使用，方便、省油、便宜。

缺　容易過熱損壞，而且每換一次精油就要換芯片，才不會讓各種氣味混淆。

水氧機

利用高速震盪讓水化成霧狀噴出，原本是醫療用增溼器，用在治療呼吸道過敏，後為芳香療法所用。

優　低溫、安全、不會破壞精油氣味。精油用量較省。

缺　讓空氣更潮溼，易滋生黴菌，建議搭配冷氣或是除溼機一起使用。精油容易腐蝕內杯，因此內杯需經常替換。不需要內杯的水氧機則是內部零件不易清理，容易被腐蝕故障。

擴香儀

藉由白努利流體力學的作用，將精油從毛細管往上吸，利用物理振盪原理，將精油分子擊散為小分子，均勻擴散至空氣中。原為治療呼吸道疾病的醫療儀器，後為芳香療法所用，具有負離子效應。

優　安全、不會發熱，氣味不容易變化，擴香範圍大、快速，適用於大坪數空間。

缺　精油得加到一定的量才能運作，非常消耗精油。且不可使用黏稠度高的精油，會堵塞玻璃毛細管，導致故障。

擴香風扇

內有棉片吸附精油，再透過風扇將氣味擴散出去。

優　結合了擴香石與電風扇的功能，夏天使用一舉兩得，擴香範圍會比擴香石來得大些。

缺　棉片很消耗精油，一次要使用 10 滴以上，每更換氣味就得更換棉片。

芳香精油空氣清淨機

新科技產品，尚有芳香除溼機、芳香空調之類的三 C 商品。

優　同時讓空氣清新又擴香，具時尚流行感。

缺　一次精油用量要多，才能擴散到全屋，用量少則感覺不出來。

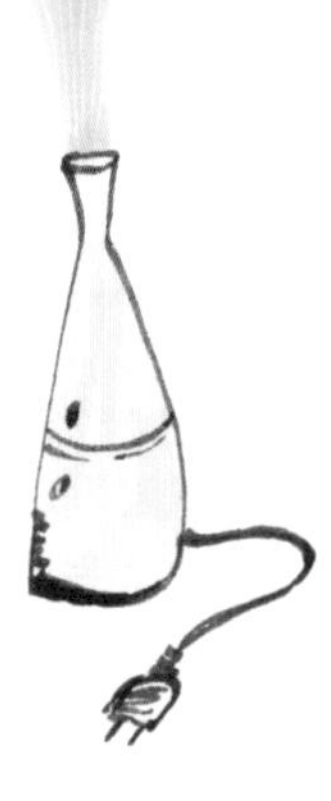
▲ 水氧機

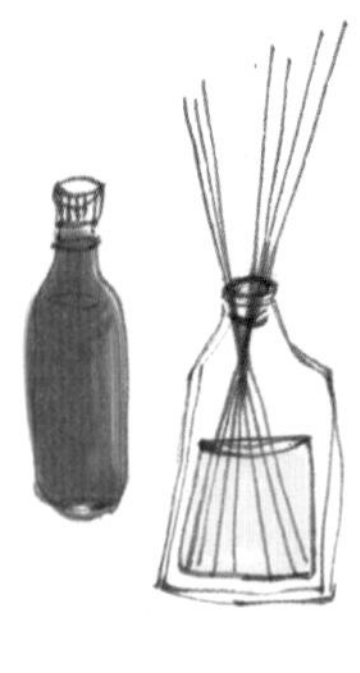
▲ 擴香竹

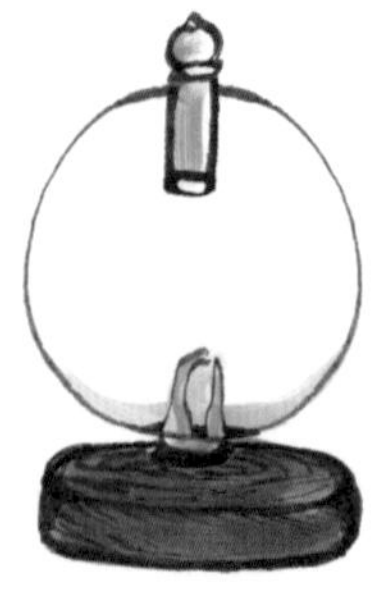
▲ 擴香儀

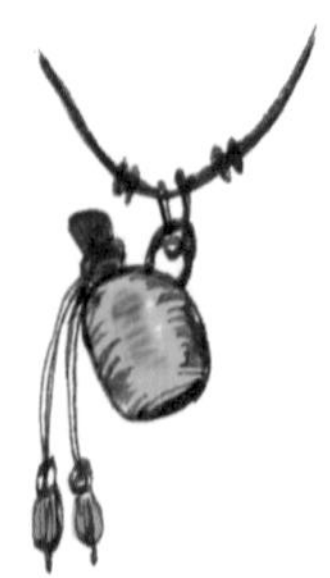
▲ 精油項鍊

擴香竹

優 便宜、方便。只要把竹枝插入精油瓶中就可以擴香。

缺 附帶的精油，有些是混摻的人工香精，或是低價的劣質品；若搭配的是天然純精油則價格較高，且精油耗損速度很快。

精油項鍊

有陶瓶、木瓶、金屬鏤空雕花的項鍊，使用方式是把精油滴入，蓋上蓋子，透過體溫自然擴香。

優 攜帶方便，兼具美觀時尚。氣味隨身可聞。

缺 瓶子不易清洗，前次使用的精油味道會殘留，影響之後的氣味，也導致擴香速度較慢。

精油枕頭

通常作成頸枕，也有一般枕頭形狀。內部多半填充紅豆、綠豆、大米殼、亞麻籽。使用前先把枕頭放入微波爐加熱 30 秒後再滴上精油。

優 對於肩頸痠痛的效果卓越，可以同時熱敷兼放鬆。

缺 植物種子放久容易生蟲、腐敗、發霉。熱度不容易控制，恐不小心燙到。

看了這麼多芳香擴散器具，其實直接將精油滴一滴在身上的擴散效果是最方便也最便宜的，推薦給大家參考。另外，再補充兩種簡易的擴香吸聞方式：「噴霧」與「蒸氣吸入法」。

噴霧的作法，是將精油與酒精混合，再加入適量的水，然後噴灑在空間中，能瞬間改變氣氛，也能進行能量淨化。通常是精油 5%、酒精 15%、水 80%，三者的比例可因應個人或針對的問題來調整。但因為精油不溶於水，所以噴霧中的酒精才是必要角色，而非水，也就是說，可只用精油與酒精，好處是氣味擴散快，但有些人對酒精過敏或不喜歡酒精的嗆味，那就降低酒精比例，提高水的比例。

蒸汽吸入法，則是取一盆熱水置於人的前方，滴入一兩滴精油，人再湊近吸聞，可以處理鼻塞、感冒等呼吸道問題。甚至人可披上毛巾，讓芳香蒸氣更集中而不會擴散到空間中。但要小心熱水，以及精油遇熱會迅速進入鼻腔，得小心不要被嗆到。

而在所有擴香器材中，唯獨沒有提到直接點火燃燒的薰香精油。這種被稱作「香薰油」的產品並非天然精油，而是一種含高濃度可燃液體異丙醇的室內芳香劑，與芳療無關，完全是人工合成的，且所使用的點火燃燒方式，非常容易爆炸起火，在台灣已經造成數次祝融悲劇，天然精油絕對不可以採用這種模式來應用。

全身浴

全身浴可以促進血液循環，改善虛寒體質，恢復元氣。如果沒有高血壓問題的人，水位可以淹過胸部，讓脊椎浸泡在水中。不過水溫不宜過高，且時間不要超過 20 分鐘。全身芳香浴的方式有二：

1. 精油加植物油調成按摩油，全身塗油後再泡澡。適合已患病，想要迅速發揮精油療效以改善病徵者。
2. 將精油溶解在分散劑（可幫助精油溶於水，如葡萄酒、威士忌）中，混合後倒入浴缸溫熱水裡，再進去泡澡。適合用來消除疲勞，改善氣血循環。

局部浸浴

先針對不舒服部位的症狀調製芳療配方，再透過局部浸泡的溫度變化，來促進代謝、增加精油的吸收。通常是溫水浴，因熱度讓精油更快更易進入人體；但若是燙傷、急性血腫的初期，則可施行局部的涼水浴。做法上除了全身浴的兩種方式外，也可以不加精油、分散劑，只使用純露倒入水中，但純露的量就要加多一些（例如 20ml 以上），不過它的好處是溫和不刺激黏膜，其弱酸性也有不錯的消炎鎮靜作用。

手浴、足浴，除了可緩解局部不適外，也適合手腳冰冷的人。又因為透過末稍神經可達到放鬆效果，對於神經緊繃或容易失眠的人，也挺適合睡前做足浴。坐浴（臀浴），則適合於生殖泌尿道感染、痔瘡患者使用，浴盆的水要能讓會陰、肛門都浸泡到。精油濃度不可過高，避免肌膚黏膜受到刺激，而且熱度加上密閉空間皆會加速精油的吸收，全身浴或臀浴通常不加超過 10 滴精油。

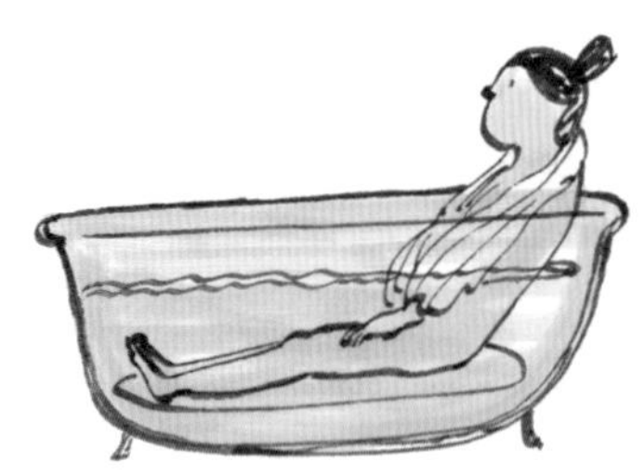

陰道塞劑

陰道感染時，將低流量棉條沾滿已稀釋的適用按摩油，放入陰道中，即可達到直接殺菌的護理效果。記得每三～四個小時更換一次棉條。

肛門塞劑

肛門塞劑可使用濃度 10 ～ 15% 的高劑量按摩油，有助於處理急性腸胃系統感染以及下呼吸道感染，對於痔瘡、便祕的效果特別直接。作法如下：

1. 將 10ml 椰子油加熱融化後，滴入 20 滴精油，充分攪拌（身處炎熱地區者，可先取適量蜂蠟加熱融化，好幫助塞劑凝固成形。）
2. 趁熱倒入子彈形的模型中（可用膠囊的外包裝軟殼取代），等待塞劑變硬即成形。
3. 變硬後取出，再密封包裝，放在冰箱裡，需要時再取用。

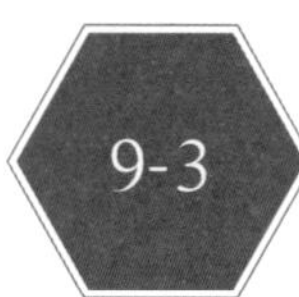

9-3 經腸胃吸收

利用口服的方式，讓精油到達小腸，透過絨毛吸收到血管循環全身。但是此方式會先經過肝臟，因此對肝臟的負擔最大，故需經過專業人員的諮詢與指導，切勿自行貿然進行。應用方式有下列幾種：

直接口服

精油需先加入植物油稀釋後，才能進行口服，通常是將 1 ～ 2 滴精油加入 1 茶匙植物油中。不喜歡植物油口感的人，也可以選擇類似「酊劑」的使用方式，但精油與水並不相溶，所以需先加上天然乳化劑 Fludol。將精油和 Fludol 以 1：4 的比例調合，調好的混合油才可滴在 1 杯飲用水中服用。不過酚類精油會腐蝕口腔壁、單萜酮類精油具有神經毒性，此兩者都不適合這樣使用。

膠囊口服

將精油加入空膠囊中口服，目的是被小腸吸收，故多半運用在消化系統類的精油。單萜酮類有毒性，不建議使用。

錠片口服

將精油滴在無味的錠片上，錠片到胃中就會崩解，因此適合胃部疾病使用。單萜酮類有毒性，不建議使用。

Part I

Chapter 10

純露概論

「純露」可說是芳香療法的明日之星！雖在很久以前就為人所知，但相關研究較少，常被歸類成精油生產時的副產品，僅運用在化妝品、保養品，殊不知這「神奇之水」對身心療癒的功力，完全被小看了！

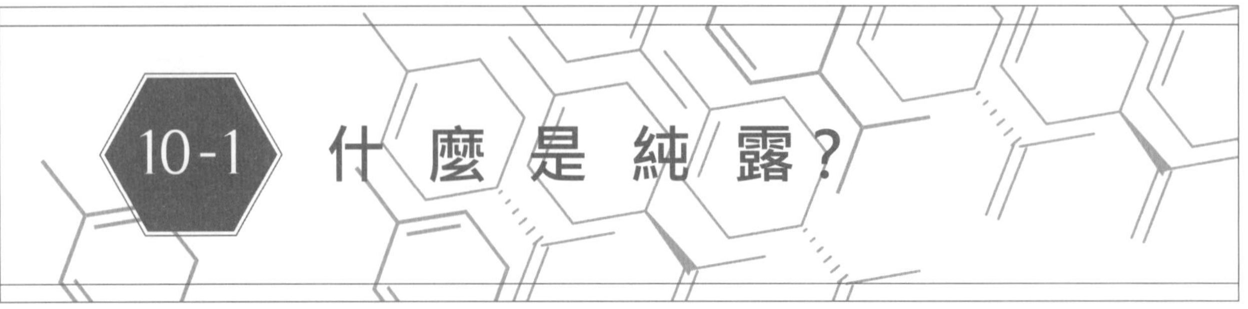

10-1 什麼是純露？

芳香植物蒸餾後，所含的親油成分會聚集在上層的油相，收集後則為一般所稱的精油。而植物經過水蒸氣的洗禮，所含的芳香分子會被活化，偏水溶性（例如：單萜醇與酸）以及較小的芳香分子會釋放到水蒸氣中，經過冷凝管的冷卻後，水蒸氣與這些芳香分子又凝結成水，微量精油也會一併被保留在下層的水相，也就是純露。

純露與精油可說是很好的夥伴，彼此能相輔相成，呈現出植物最完整的療癒特質。

真正的純露，一定要透過蒸餾的過程，且不能添加其他物質。有些廠商為了要維持純露的穩定性與延長保存期限，會添加酒精或者防腐劑，甚至有廠商直接將「水」加「精油」混合，

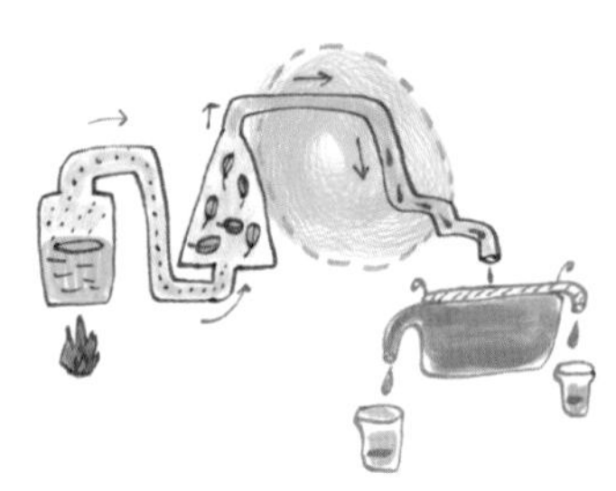

這些產品都不能稱作純露，頂多只能外用，而且療效有限。

純露的品質主要與植物和水質有關。一般而言，用來蒸餾純露的植物至少是要非化學肥料栽種的植栽，也有愈來愈多農場與廠商使用有機認證的植物來蒸餾。若是使用化學肥料栽種的植物，殘留的農藥也可能在蒸餾的過程中一併進入到純露裡，如此一來不但沒有達到療癒保健的功效，還有可能會傷害身體。

蒸餾主要是透過將水加熱，讓產生的水蒸氣活化植物中的芳香分子，可想而知「水」所扮演的角色與植物同等重要。水的來源代表著水的品質（口感、潔淨度），例如：山泉水＞自來水＞地下水，因此水源的選擇也是影響純露品質的關鍵。其他像是蒸餾設備與操作人員的經驗，也都會影響純露的品質。好的純露不一定會清澈如水，有些精油含量較高的純露會呈現微濁狀態，所以外觀並非評斷純露品質的基準。

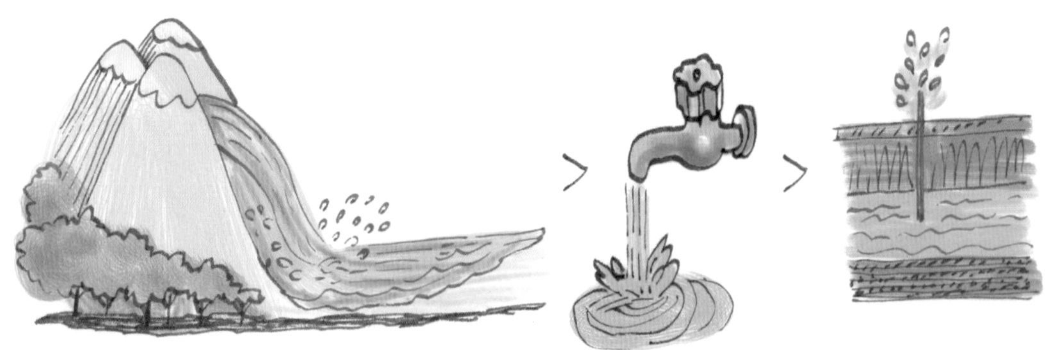

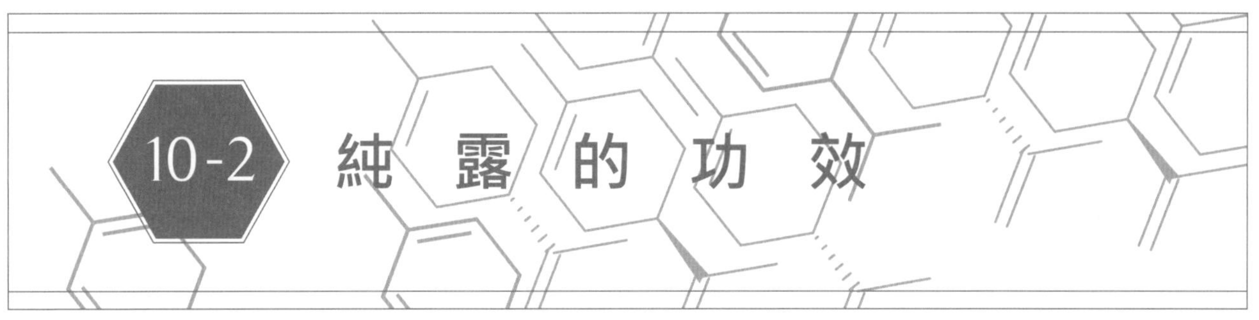

10-2 純露的功效

純露中的芳香分子含量遠少於精油，大約只佔千分之二到三，然而芳香療法的療效並非只來自這些芳香分子，也和其所攜帶的「訊息分子」有關。這些分子啓動了人體自癒系統，喚起身體自療的能力，而人體的組成有 70% 是水，更能與純露互動，產生微妙的回應，如同順勢療法一般，愈低的濃度，反而可以達到愈强大的效果。實際深入使用過純露的人，便不難體會這神奇的療效。也因為這種「既微量又强大」的特性，使用上幾乎沒有禁忌，且十分安全，能夠廣泛運用在老人、孕婦、嬰幼兒，甚至寵物身上。

純露的 pH 值約介於 2.9 ～ 6.5 之間，每款純露不太一樣，相同純露也可能因為保存時間的長短與保存方式的不同，而略有差異，但無論如何皆為酸性。這是因為芳香分子中的「芳香酸」是高水溶性的分子，很適合被保存在純露中，反而較難存在於精油裡。堪稱是消炎高手的「酸」，便成了純露中最有效的成分。

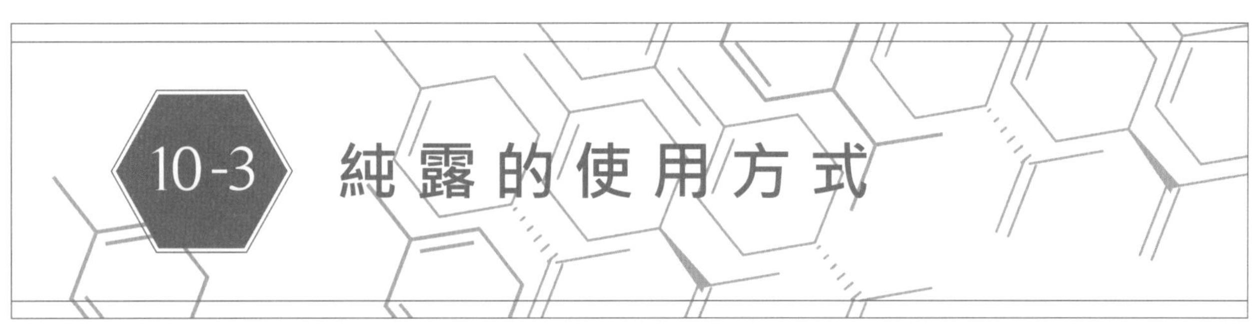

10-3 純露的使用方式

純露的使用方式十分多元，若希望達到治療或是保健功效，口服是最推薦的方法。平時保養時，一般建議可將 5 ～ 15ml 的純露，加入 1,000ml 的飲用水中，一天內喝完；若是想要治療某種疾病，或是改善某些症狀，則可將純露的量提高至 30ml，並且持續服用三週，不同的純露飲用量略有不同，在後面篇幅會詳加討論。

純露的外用方式有很多種，除了當作皮膚的調理液之外，其他像是漱口、陰道與腸道灌洗、眼藥水、泡浴、坐浴等，也很常見。純露還有一個很棒的使用方式，就是拿來淨化空間或能量氣場，純露清淡的氣味不至於影響他人，或是給人很强烈的存在感與侵略性，「既微量又强大」的特質也能發揮其作用，一掃空間或氣場的負面能量，恢復到純淨清爽的狀態，很適合身體或能量工作者、客服人員，或是每天需要頻繁接觸人群的人使用。

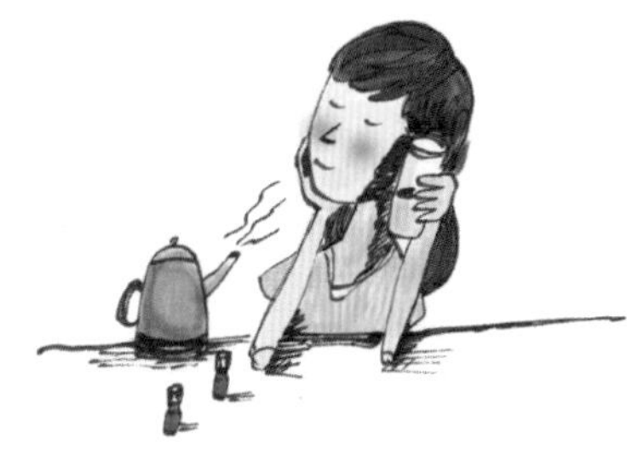

Part

I

Chapter

11

植物油概論

對於學習芳香療法的人而言，植物油幾乎是和精油密不可分的，它不單只是引領精油進入身體循環的大使，更多時候扮演著身心問題的治療大師。四大文明古國，中國、埃及、印度與希臘，都有將植物油運用在治療疾病與護膚美容的古老智慧：《中國藥植圖鑑》記載了塗抹椰子油可以治療神經性皮膚炎；埃及豔后以橄欖油塗抹全身，維持皮膚的柔嫩與髮絲的光亮；印度傳統醫學阿輸吠陀（Ayurveda）將芝麻油視為平衡身心的一帖良藥，用溫熱的芝麻油來按摩與敷體，為身體與情緒排毒；古希臘人會用吸滿太陽能量的聖約翰草浸泡油來治療輕度憂鬱。從先人的經驗談中，仔細探究植物油的功效，不禁讓人讚歎它的神奇力量！

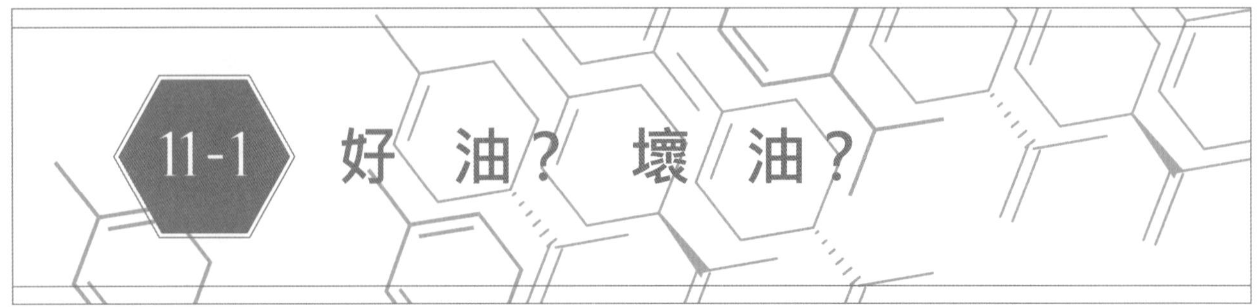

11-1 好油？壞油？

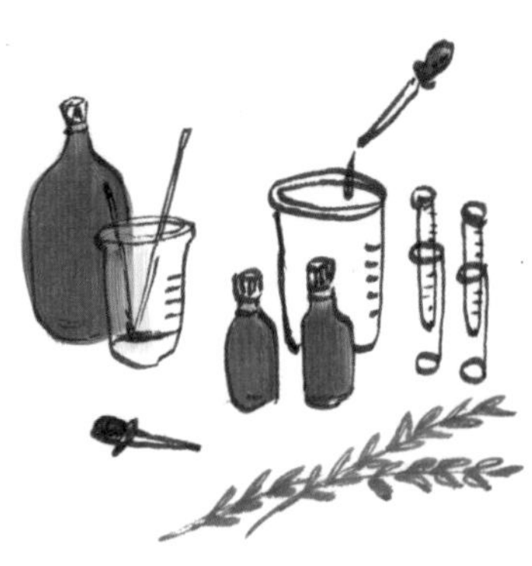

首先要替天然植物油平反一下，它的好處常被「油」的刻板印象所掩蓋，這樣的誤解對人體來說可是一大損失！「油」的形象總是難脫離膽固醇、肥胖與心血管疾病，「少油」幾乎已成了現代人飲食習慣的標準之一；也因為其油膩的性質，許多保養品牌競相推出「無油保養」系列，認為這樣就能避免粉刺、痤瘡的生成。但是這些對油的控訴並不全然正確，好油或壞油的區別要從其製作方式來判斷。

一般令人「避之唯恐不及」（但有人卻是「愛不釋手」）的，多是動物油或帶有反式脂肪酸的高溫精煉油，例如：牛油、豬油、精製食用油等，人們對油的刻板印象也是來自於此。動物性油脂富含飽和脂肪酸與膽固醇，容易堆積在人體內，但只要適量攝取便不致於造成太大的影響。可是，精製的植物性食用油，經過化學與高溫的萃取過程，使得好的脂肪酸轉變成反式脂肪酸與自由基，油炸食物或是高溫烹調的植物油也是一樣的道理，食用這樣的油品才是導致肥胖與心血管疾病的主因。反觀透過冷壓果仁、種子取得的植物油，則有跟上述完全不同的性質，食用這類植物油，不但可以帶走血液中不好的脂肪酸，還可以用於皮膚保養，清除粉刺、替肌膚保水與形成一層天然的保護膜，好處多多。

什麼樣的油可被稱做好油呢？我們可以從製作過程來判斷！天然萃取的植物油多是冷壓而來，也就是將富含油脂的果仁或種子放進機器中低溫（低於 60℃）壓榨；不經任何化學方式而取得的油液，在萃取過程中，不會破壞油的結構與性質，能留住更多的營養成分。因此，以冷壓萃取的天然植物油，不只適合作為日常的保健用油，通常也很適合用來保養肌膚、頭髮。

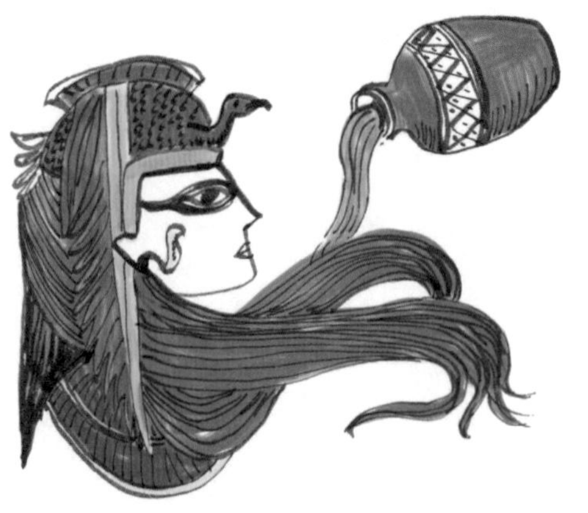

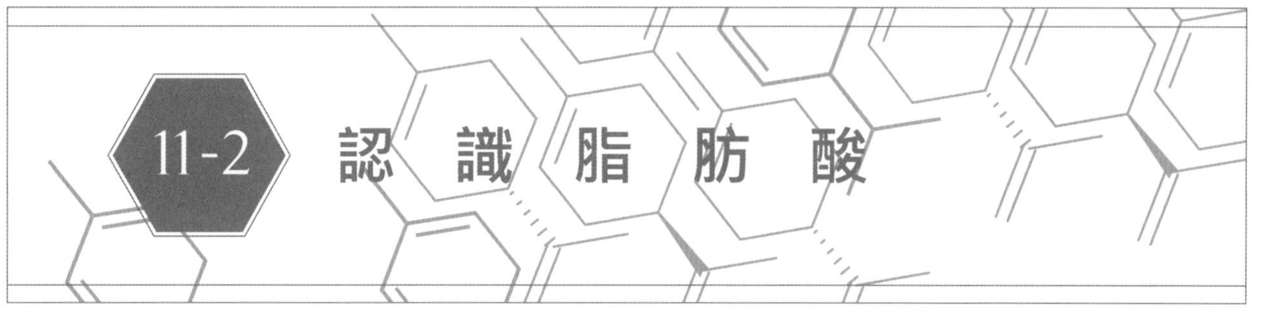

11-2 認識脂肪酸

脂肪酸分為飽和脂肪酸與不飽和脂肪酸，這樣的區別主要以化學式的「雙鍵數」而定，不具有雙鍵者稱作飽和脂肪酸，具有雙鍵者稱作不飽和脂肪酸。雙鍵的數量也會決定脂肪酸的特性，具有一個雙鍵者叫單元不飽和脂肪酸，有兩個以上雙鍵者叫多元不飽和脂肪酸。又依據第一個雙鍵的位置，可再細分成Ω3、Ω6與Ω9，其數字乃代表首先出現的雙鍵是在碳鏈第幾位置上，並非指雙鍵的數量。另外，雙鍵數量愈多，愈不飽和，通常活性愈大，但在環境中也更容易氧化變質。

飽和脂肪酸

飽和脂肪酸的性質較穩定，低溫時容易凝固，如：牛油、豬油、可可脂、椰子油、雪亞脂。過量攝取飽和脂肪酸容易造成肥胖或心血管疾病，但它仍比人造加工油脂與反式脂肪來得健康，只要適量攝取就沒問題。若是外用於皮膚，則有不錯的保養效果。

不飽和脂肪酸

單元不飽和脂肪酸

Ω9（Omega-9），為非必需脂肪酸，人體可以自行合成，不需在食物中特別攝取，主要代表成分是：

油酸（Oleic Acid，有 18 個碳原子，1 個雙鍵結構）。常見於橄欖油、昆士蘭堅果油與芝麻油。油酸可以促進身體循環、激勵消化系統，並且能降低血液中的膽固醇，有助心血管的保養。外用時較有油感，具延展性，所以油酸含量高的植物油很適合用來按摩。

多元不飽和脂肪酸

多元不飽和脂肪酸為必需脂肪酸，人體無法自行製造，需由食物補充，它的好處非常多：促進荷爾蒙分泌、激勵消化系統（促進膽汁分泌與脂肪分解）、安撫神經系統、強化免疫功能、減輕發炎反應與修護肌膚。

Ω6（Omega-6），主要代表成分是：

亞麻油酸（Linoleic Acid，簡稱 LA，有 18 個碳原子，2 個雙鍵結構），常見於向日葵油、大麻籽油、黑種草油。亞麻油酸的性質十分接近人類皮膚的皮脂，容易被吸收，所以外用的感覺是清爽無負擔。它可以增強皮膚系統的免疫力與促進皮膚細胞更新。

花生四烯酸（Arachidonic Acid，簡稱 AA，有 20 個碳原子，4 個雙鍵結構），常見於肉類製品中。花生四烯酸為細胞膜重要的組成成分，會造成發炎反應作為身體的警訊，原本是良好的正常機制。但現代人的飲食經常過度攝取肉類，讓Ω6與Ω3的比值過高（正常建議Ω6：Ω3保持在 4：1 以下），這些進入人體的花生四烯酸會經由轉化變成前列腺素 E2（Prostaglandin E2 / PGE2），這是導致發炎的物質，又被稱為「壞」的前列腺素。因此現代人的失衡飲食常導致嚴重發炎問題。

γ-次亞麻油酸（Gamma-Linolenic Acid，簡稱 GLA，有 18 個碳原子，3 個雙鍵結構），常見於琉璃苣油、月見草油。它可經由轉化變成前列腺素 E1（Prostaglandin E1 / PGE1），是可降低發炎的物質，又被稱為「好」的前列腺素。所以補充 GLA 可緩解發炎，也能安撫情緒波動或因神經系統所導致的皮膚問題。

Ω3（Omega-3），它是構成細胞膜的主要成分，特別是腦神經細胞與視網膜細胞，也能預防心血管疾病的發生、降低身體的發炎反應與鎮定情緒。主要代表成分是：

α-次亞麻油酸（Alpha-Linolenic Acid，簡稱 ALA，有 18 個碳原子，3 個雙鍵結構），常見於亞麻籽油、南瓜籽油。

二十碳五烯酸（Eicosapentaenoic Acid，簡稱 EPA，有 20 個碳原子，5 個雙鍵結構）、**二十二碳六烯酸**（Docosahexaenoic Acid，簡稱 DHA，有 20 個碳原子，6 個雙鍵結構）。EPA 與 DHA 常見於海洋動物脂肪中，如深海魚油、海豹油，而多攝取含有α-次亞麻油酸的油脂，也有助於生成 EPA 與 DHA。

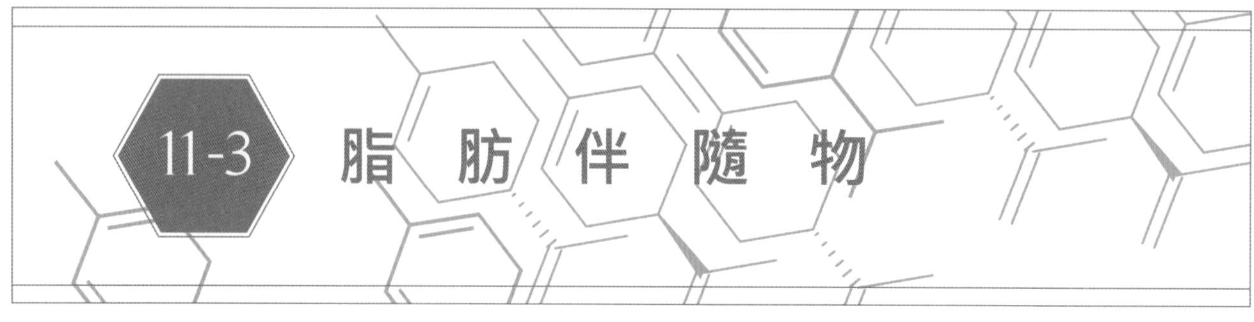

11-3 脂肪伴隨物

脂肪伴隨物是天然植物油中含有的微量成分，常見的脂肪伴隨物如：類黃酮素、胡蘿蔔素、維生素E、卵磷脂、礦物質等，雖然含量不高，卻能提升不飽和脂肪酸的功能，像是對抗自由基、預防慢性疾病、修護皮膚與黏膜、降低膽固醇、促進新陳代謝等，「小兵立大功」可說是脂肪伴隨物最好的注解！最重要的是，這些脂肪伴隨物只會出現在「純天然」的冷壓植物油中，經過精緻化的精煉植物油中是不存在的，這也是為什麼一再強調要選用天然植物油的主要原因！

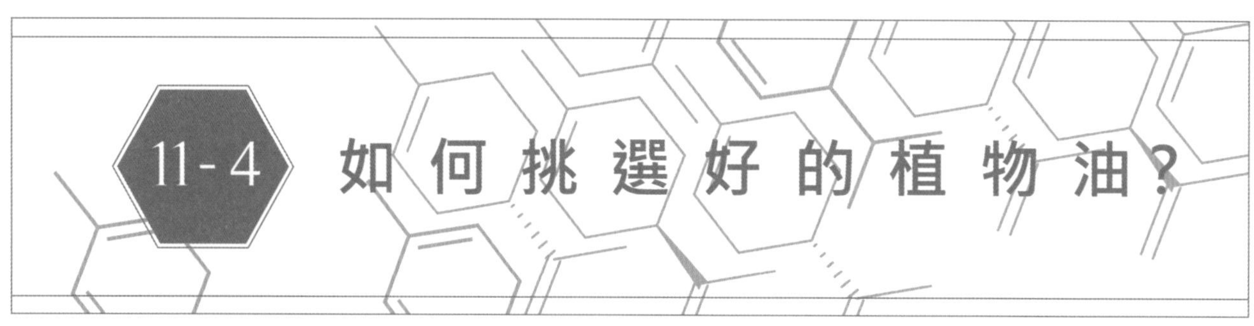

11-4 如何挑選好的植物油？

市面上的油品非常多，取得也非常容易，但在琳瑯滿目的商品中要如何找到好油？可以從「價格」與「色、香、味」來判斷。

價格

天然冷壓植物油的產量與精煉植物油相比是比較少的，而油液中所含的營養成分也相對較多，價格上自然不會太便宜。

色香味

好的植物油採低溫壓榨的方式製油，油液的性質並沒有被破壞，因此可以很好地保留植物本身的天然色澤、香氣與味道。

以橄欖油為例：在超市買到強調可以高溫烹調的普通橄欖油（其實多為調和油），由於經過精煉過程，外觀上呈淺色、清澈液狀，聞其氣味，沒有橄欖特有的香氣，價格也較便宜；而在芳療或有機商店購買的特級初榨橄欖油，價錢可能是普通橄欖油的2至3倍以上，油液呈現墨綠色，並帶有橄欖的果香，若直接品嘗，還可以感覺到橄欖多酚的苦味或是辣味。但也不是愈香就一定愈好，主要是看不同的冷壓植物油所應該呈現的天然色、香、味。例如市面上一般調味用的芝麻油是先炒過再高溫壓榨，以提高榨油率，其香氣濃烈且油色偏深，但是冷壓芝麻油的氣味就比較清淡，油色也較淺，但有保留比較多營養成分。

除了上述兩大辨別重點外，尋找有信譽的店家或品牌購買，也是比較有保障的方式。

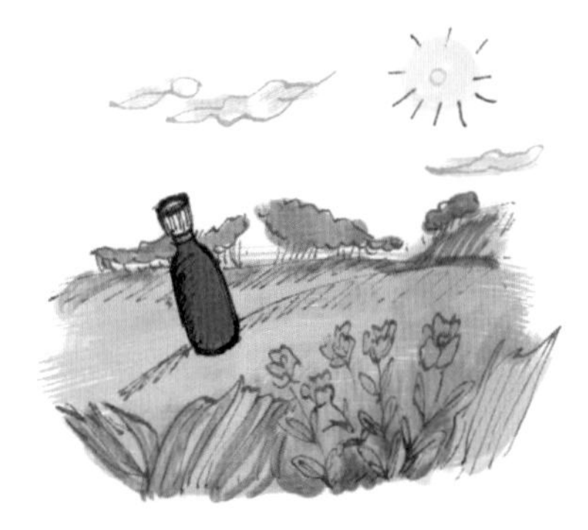

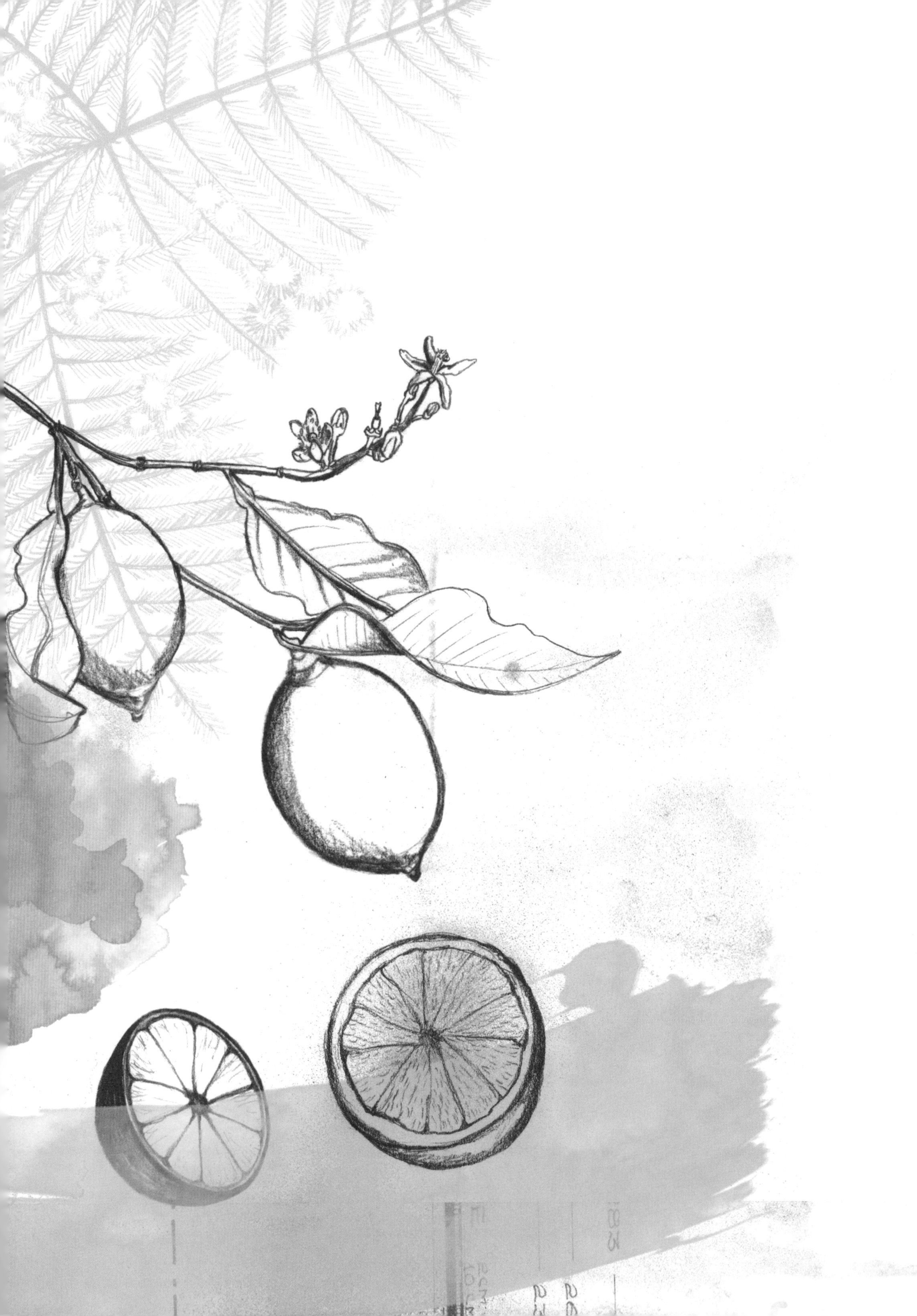

第 II 篇

精油・純露・植物油指南

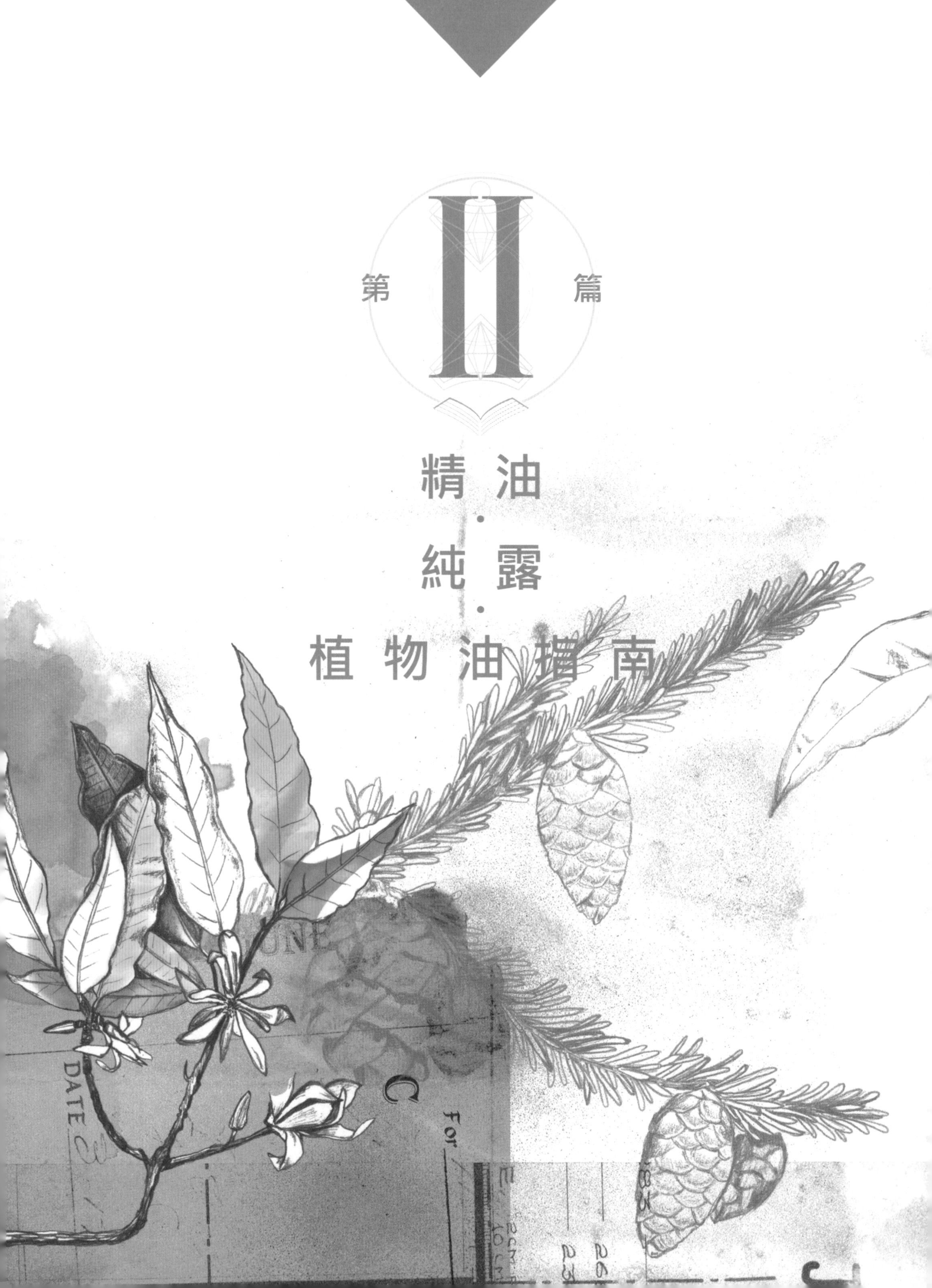

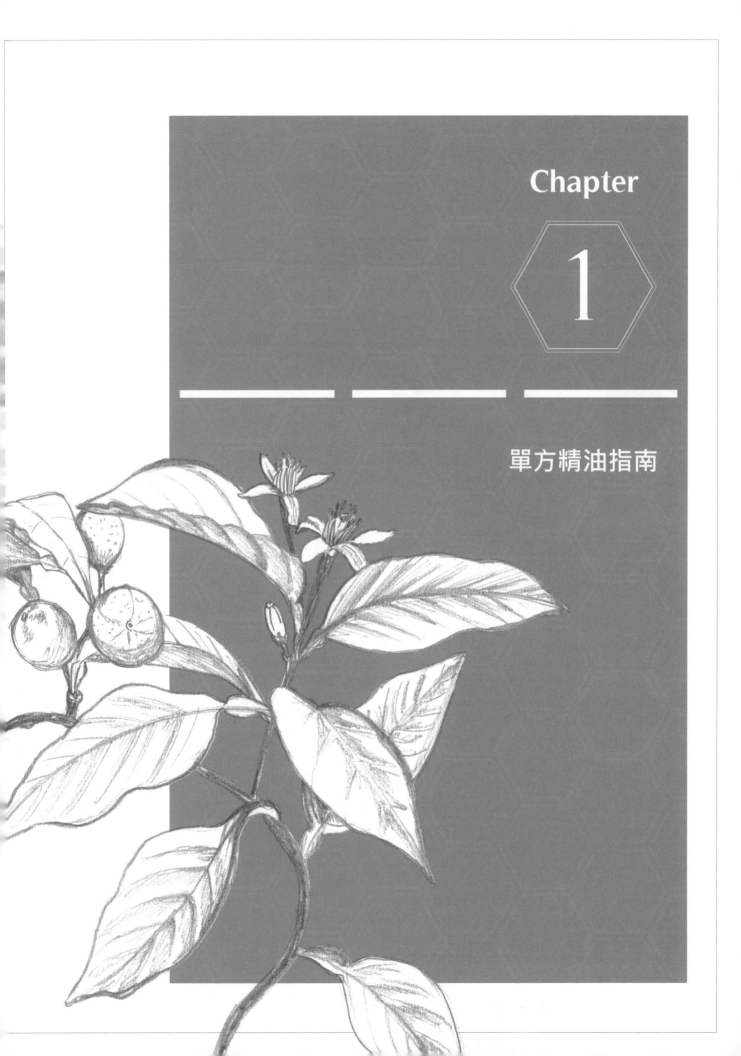

Chapter 1

單方精油指南

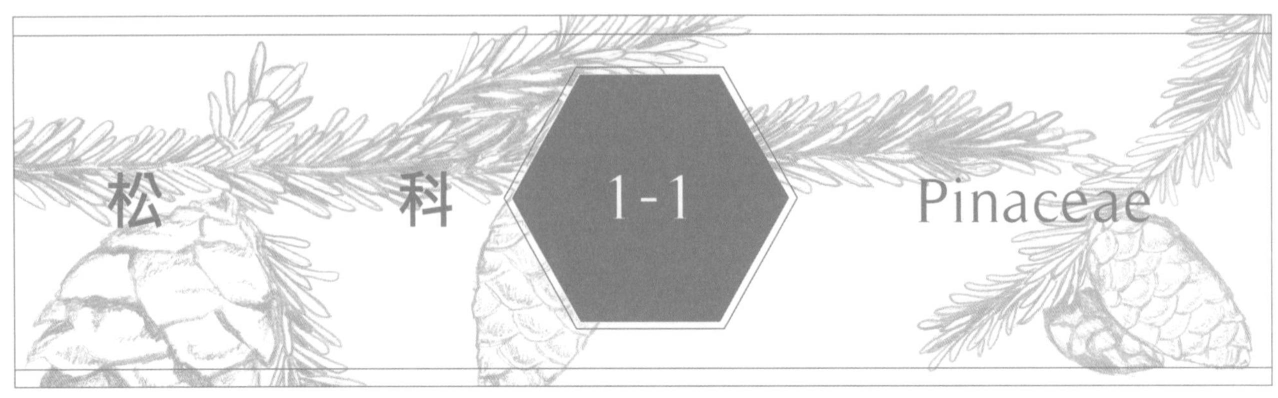

松科 1-1 Pinaceae

1-1-1 歐洲赤松

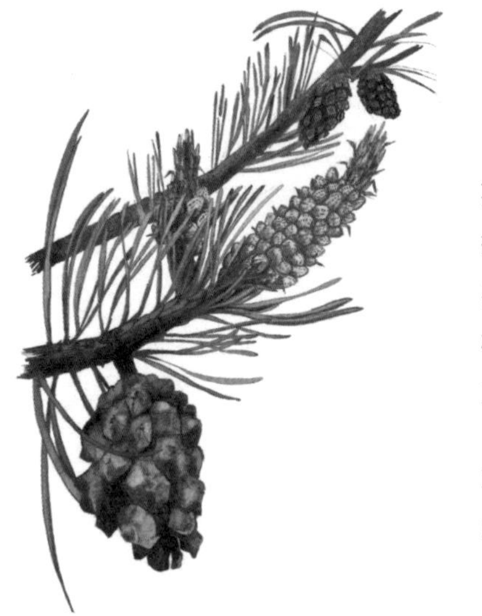

英文俗名	Scotch Pine
拉丁學名	*Pinus sylvestris*
其他俗名	里加松、蘇格蘭松、挪威松
植物科屬	松科松屬
主要產地	法國，埃及。原生地蘇格蘭與北歐國家也在大量砍伐後進行復育。
萃取部位	針葉／嫩枝
萃取方式	蒸餾

外觀特徵

藍綠色的松針成對生長，長度約 3 ～ 5 公分。樹幹能長到 36 公尺高，赤褐色的鱗狀樹皮是其主要特徵。開花季節時會製造出大量的黃色花粉，營造出黃色迷霧，加上耐寒的特性，因此能廣泛分布於歐美北部與西伯利亞等嚴寒又環境貧瘠之處。

精油特性

呼應其紅褐色的樹幹，歐洲赤松精油帶著淡淡的鐵鏽味，並略帶草藥氣味。北非與西亞原始信仰中，會焚燒歐洲赤松的枝葉，以崇拜太陽神、淨化能量。北美印第安人則以歐洲赤松的針葉，防止壞血病，並將針葉塞在床墊中驅除蝨子和跳蚤。

歐洲赤松是一種與環境及生態緊密結合的植物，其廣大林地不僅提供動物與昆蟲庇護，也提供苔蘚、真菌與地衣植物依附。透過與這些植物的共生，增加了歐洲赤松吸收土壤中微量元素與養分的能力。因此可以想見，歐洲赤松是一種善於利用環境資源，讓自己即使在艱困環境中也能長大茁壯的樹種，也難怪歐洲赤松的精油總能為飽受壓力困頓的心靈與身體，重新注入能量與勇氣。

選購重點

許多同屬不同種的松樹都能萃取精油，有些進口商一律都翻譯成松樹精油，但松樹精油通常指的是歐洲冷杉的精油，因此選購時要注意拉丁學名。

代表成分	單萜烯 70% 以上（α－松油萜、β－松油萜、檸檬烯）、酯類（乙酸龍腦酯）、單萜醇（龍腦）。
側重屬性	• **生理療效**：激勵腎上腺與性腺，具類似可體松的消炎屬性，緩解支氣管炎、過敏性鼻炎、風溼性關節炎。 • **心理療效**：提升自信，促進活力，增加承擔責任與抗壓的能力。
使用禁忌	開封後若保存不當，例如未拴緊瓶蓋，會造成精油中部分單萜烯成分氧化，而氧化後的歐洲赤松精油，對皮膚容易產生刺激性。建議盡量於開封後一年內使用完，若已造成氧化，仍可以薰香，或以較多植物油稀釋後用於角質較厚的肌膚。
代表配方	• **風溼性關節炎配方（6%）**：歐洲赤松 4 滴＋冬季香薄荷 2 滴＋薑 4 滴＋安息香 2 滴＋植物油 10ml。平日早晚塗抹於患部作日常保養，疼痛發作時可加入芳香白珠 5 滴，每兩個小時塗抹按摩一次。 • **強壯靈魂配方（5%）**：歐洲赤松 5 滴＋馬鬱蘭 2 滴＋檸檬薄荷 3 滴＋植物油 10ml。每日早晨將配方塗抹於脊椎兩側、腹部與後腰處。
相關精油	• **黑松** Black Pine 拉丁學名 *Pinus nigra*，主要生長在地中海一帶，常見於希臘、土耳其與科西嘉，統稱南歐黑松。生於科西嘉群島的黑松，又叫科西嘉松（Pinus nigra laricio），精油萃取自針葉，主要成分是單萜烯（α－松油萜、β－水茴香萜、檸檬烯），可以治療呼吸道疾病、止痛、抗發炎、抗痙攣，也能平衡壓力，淨化空氣。 • **白松** White Pine 拉丁學名 *Pinus strobus*，生長在北美洲。近年來有研究指出其樹皮可以萃取出品質很好的花青素，能夠抗氧化，防止身體的衰化。精油萃取自針葉，主要成分是單萜烯（α－松油萜、β－松油萜、月桂烯），能激勵腎臟，治療呼吸道疾病，緩解肌肉關節的慢性疼痛。

歐洲冷杉

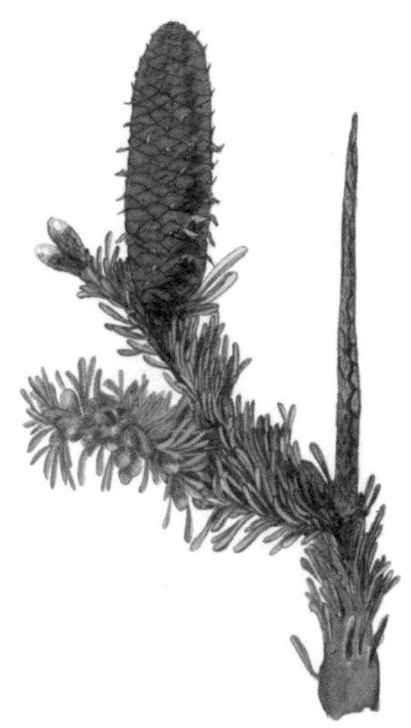

英文俗名	Silver Fir
拉丁學名	*Abies alba*
其他俗名	銀樅、銀冷杉、歐洲白冷杉
植物科屬	松科冷杉屬
主要產地	南歐山區與亞洲
萃取部位	針葉／嫩枝
萃取方式	蒸餾

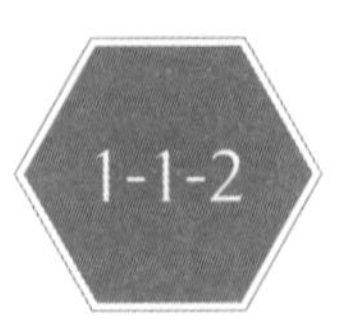

1-1-2 歐洲冷杉

外觀特徵

是歐洲最高大的原生樹種，可以長到 40 ～ 50 公尺，也是最早被當作聖誕樹的樹種。具有橙褐色的毬果以及油綠色的針葉，針葉背面有兩排白色的條紋。略灰白色的樹皮是其主要特徵，因此也被稱作銀冷杉。

精油特性

歐洲冷杉的木質部分色白柔軟，可作為紙張的原料。浸泡在水中的樹皮，是高級松節油的來源。珍貴的精油則是從針葉與嫩枝萃取出來，具有十分明顯的松香味，讓人有一種走入松樹森林散步的清新感受。若與歐洲赤松相比，氣味較甜美。

古希臘人將歐洲冷杉加入釀造好的新酒中，作為天然的防腐劑，並增加酒的風味。歐洲冷杉也因其藥用價值而在歐洲其他地區極為普遍，傳統上婦女會將歐洲冷杉的嫩枝放在水中熬煮製作成感冒糖漿，處理呼吸道感染與發燒的症狀，也常被外用治療肌肉及風溼疼痛。現今歐洲藥廠亦將歐洲冷杉作為咳嗽或感冒藥劑的原料之一。

比較歐洲冷杉與歐洲赤松，兩者同樣有助於呼吸道感染與關節發炎，但歐洲冷杉原生於較溫暖潮溼的南歐山區，與生活在北歐寒冷貧脊的歐洲赤松，性格上還是略有差異。歐洲冷杉的氣味不若歐洲赤松那樣艱苦卓絕，給人不屈不撓的感受；相較之下，歐洲赤松更適合身心都處於高壓狀態，很需要絕處逢生力量的人。

選購重點

因歐洲冷杉帶有濃郁的松香氣味，有些不肖精油製造廠商會以樹皮萃取出的次級松節油混摻，以降低成本提高利潤，建議選購時尋找專業的進口商以及具有生產品質認證的精油品牌。

從松樹針葉萃取得來的油都可能被稱為松針油（pine needle oil），選購時同樣要注意拉丁學名，是否為歐洲冷杉。

代表成分

單萜烯 90%（α－松油萜、檸檬烯、樟烯）、酯類（乙酸龍腦酯）。

側重屬性

- **生理療效**：抗黏膜發炎、抗菌、激勵免疫系統、改善急性與慢性支氣管炎。
- **心理療效**：享受孤獨，擺脫對俗世的眷戀，理性地探索自我內心世界。

使用禁忌

無。

代表配方

- **空間淨化噴霧配方（6%）**：穗花薰衣草 12 滴＋歐洲冷杉 12 滴＋杜松 6 滴＋絲柏 6 滴＋蒸餾水 25ml ＋藥用酒精 5ml。裝在玻璃噴瓶中，需要時即可適量噴灑 3 ～ 5 下。適合空氣混濁的辦公室、公共空間，也適合創意工作者寫作時使用。
- **關節養護按摩油配方（6%）**：歐洲冷杉 5 滴＋絲柏 5 滴＋薑 2 滴＋植物油 10ml。適合下雨天或季節轉換時，關節容易疼痛不適的人。將配方早中晚三次塗抹按摩於患處。

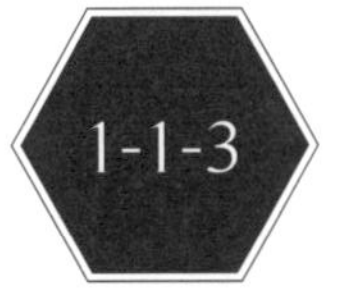

1-1-3

膠冷杉

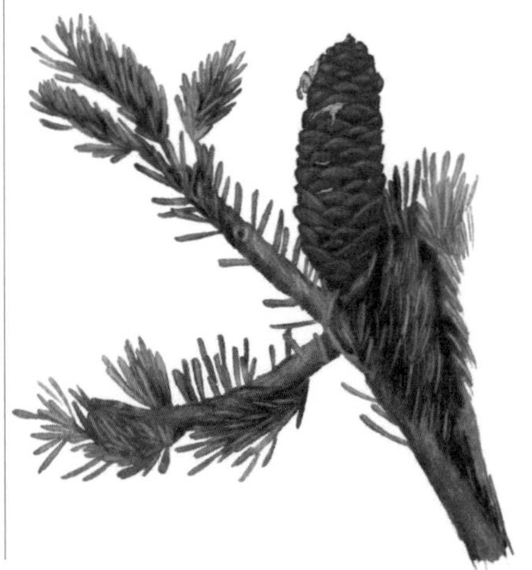

英文俗名	Balsam Fir
拉丁學名	*Abies balsamea*
其他俗名	香脂冷杉、加拿大香脂木
植物科屬	松科冷杉屬
主要產地	加拿大
萃取部位	針葉
萃取方式	蒸餾

外觀特徵

樹皮切割後會流出甜美的樹脂，可製成加拿大香油（松節油的一種）。針葉、枝幹與毬果也富有馨香的樹脂黏液，因此整棵樹都散發著芳香，毬果紫色，成熟變棕色。

精油特性

膠冷杉的針葉不僅可以萃取精油，也可用來製作香包或枕頭芯。溫暖的樹脂香味，使得膠冷杉少了些松科嚴肅剛強的特質，多了些輕柔的呵護。

樹皮流出的樹脂又被稱作麥加香脂或加拿大香脂，可製成漱口水，緩解呼吸道發炎感染的症狀。在室內用膠冷杉精油薰香，對於呼吸道過敏、感冒或喉嚨發炎，也有極佳的效果。

松科精油普遍有助於處理呼吸道感染，膠冷杉除此之外更擅長消解黏液、化痰止咳，因此若有痰卡在喉嚨，或乾咳不止，膠冷杉應為首選用油，而非具有乾化呼吸道作用的尤加利。

與其他松科冷杉屬植物精油相比，酯類含量較高的特質，也讓膠冷杉特別適合兒童，包括處理孩童呼吸道過敏與氣喘問題。歐洲冷杉是抵抗呼吸道感染的最佳用油，但若有乾咳或黏液阻塞在呼吸道時，與膠冷杉合併使用才能達到最好的治療效果。

選購重點

注意標示上的拉丁學名。

代表成分

單萜烯 75% 以上（α－松油萜、β－松油萜）、酯類（乙酸龍腦酯）、倍半萜酮。

側重屬性

- **生理療效**：消解黏液、化痰、止咳、緩解支氣管發炎和氣喘。
- **心理療效**：理解與平撫成長所帶來的傷痛。

使用禁忌

無。

代表配方

- **呼吸道能量平衡配方（5%）**：膠冷杉 5 滴＋高地牛膝草 3 滴＋白玉蘭 2 滴＋植物油 10ml。每日早晚將配方塗抹按摩於呼吸道區域，包括胸部、喉頸、鼻腔附近，並配合深呼吸 5 ～ 10 次，能處理呼吸道問題並保護能量。
- **加拿大香脂膏配方（3 ～ 5%）**：膠冷杉 10 滴＋蜂蠟 3g ＋植物油 10ml。蜂蠟隔水加熱至全部液化時，一邊持續加熱一邊慢慢倒入植物油，關火後滴入精油並持續攪拌均勻。趁香膏還是液態時，倒入保存用瓶器，冷卻凝固後即可使用。適合作為隨身香膏，塗抹在胸口及頸部兩側，減緩呼吸道發炎感染的症狀。

膠冷杉

相關精油

- **西伯利亞冷杉** Siberian Fir

拉丁學名 *Abies sibirica*，主要成分是單萜烯（樟烯），酯類含量較高，因此聞起來更甜，更適合情緒壓力引起的咳嗽與支氣管發炎。也適合與膠冷杉合併使用，處理兒童呼吸道過敏與氣喘的問題。但不具有膠冷杉的倍半萜酮，因此化痰能力較弱。

- **喜馬拉雅冷杉** Himalayan Fir

拉丁學名 *Abies spectabilis*，又稱西藏冷杉，生長在西藏與尼泊爾一帶，海拔 2,700 公尺至 3,900 公尺的高山。傳統用法上，會用其葉片汁液來消除脹氣，治療氣喘及支氣管炎，抗瘧疾，也會利用乾燥過後的針葉混合其他乾燥植物，製成香錐，燃燒有助消除瘴癘之氣，淨化氣場。精油萃取自針葉，主要成分是單萜烯（α－松油萜、β－松油萜、檸檬烯、β－水茴香萜），能激勵淋巴系統，促進循環，治療呼吸道疾病，有助於抗感染，並且對於關節痛、神經痛也有很好的止痛消炎效果。

- **巨冷杉** Giant Fir

拉丁學名 *Abies grandis*，又叫北美冷杉，是全世界最高的樹種之一，可長至 70～90 公尺高。松科冷杉屬，味道清新略帶果香，如同其高大樹形，讓人有置身於高處般的舒暢，印第安人會用其樹心與樹脂來治療感冒與發燒。精油由枝葉蒸餾而成，主要成分是單萜烯（β－松油萜、β－水茴香萜）和酯類（乙酸龍腦酯），對於呼吸系統有很大的幫助，特別是有黏液的情況，可幫助溶解黏液，又不會使呼吸道過於乾燥，也有助於平衡神經系統，激勵淋巴系統與提振免疫力，同時也可舒緩關節疼痛，由於氣味甜美，適合用來淨化空氣，也可安撫焦慮的情緒。

- **高貴冷杉** Noble Fir

拉丁學名 *Abies procera*，原生於西北太平洋一帶，是美洲地區熱門的聖誕樹品種。精油萃取自針葉，主要成分是單萜烯（檸檬烯、α－水茴香萜、β－水茴香萜、α－松油萜、β－松油萜），能夠抗感染，激勵淋巴系統與腎功能，有助於排水、消除水腫，也能夠治療呼吸道疾病。

- **落磯山冷杉** Alpine Fir

拉丁學名 *Abies lasiocarpa*，原生於西北美洲，也是熱門的聖誕樹品種之一。精油萃取自枝葉，主要成分是單萜烯（β－水茴香萜、α－松油萜、β－松油萜）和酯類（乙酸龍腦酯），能夠激勵腎臟，促進淋巴循環，治療呼吸道疾病，祛痰，幫助「深呼吸」。

黑雲杉

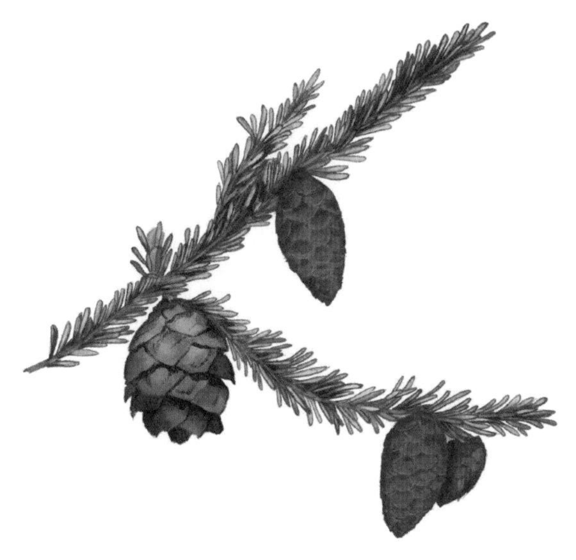

英文俗名	Black Spruce
拉丁學名	*Picea mariana*
其他俗名	沼澤雲杉
植物科屬	松科雲杉屬
主要產地	加拿大、美國北部
萃取部位	針葉
萃取方式	蒸餾

外觀特徵

不同於其他冷杉屬植物的葉端圓鈍，黑雲杉的葉端十分尖銳，葉片是綠中略帶灰藍色。樹形與其他冷杉屬植物同屬圓椎狀，但直徑較小，也就是樹形較瘦些。毬果是鮮豔的紅紫色，成熟變棕色。

精油特性

黑雲杉精油帶有果醋般的香甜，與土壤的潮溼氣味，非常適合與柑橘類的香氣調合，作為空間擴香與除臭用油。也因具有極佳的水溶性，使用在蒸汽浴與泡浴的歷史悠久。在生理上，已有許多研究顯示黑雲杉的精油能夠激勵腎上腺，並緩解風溼性關節炎造成的疼痛。又因為容易取得及價格較便宜，因此可取代歐洲赤松作為風溼性關節炎的首選用油。

由於黑雲杉小時候長得很慢，與同年紀的不同樹種相比，顯得矮小而不起眼，卻可以在森林中忍受陰暗與潮溼，在成年後迅速生長，發展出自己的態勢。這樣的特質讓黑雲杉精油特別適合大器晚成的人，或是在漫長的成長過程中感到卑微、無法展現自我的人。

黑雲杉的種子很小，卻有很大的翅膀，能夠被風傳播到很遠的地方，從永凍土、腐植土到沼澤溼地；從溫帶到亞熱帶，都能看見黑雲杉的蹤跡。可見黑雲杉精油是適應環境變化極佳的松科用油。若遇到生活或工作帶來的挫折感時，黑雲杉將是一劑讓人增加耐受力，使人能在夾縫中求生存的強心針。

選購重點

除了黑雲杉，市面上也可見到紅雲杉、白雲杉與藍雲杉的精油，生理功效相近，但氣味與心理療效有些差異。請因應個人的氣味喜好以及能量狀態來選擇。

代表成分

單萜烯（α－松油萜、樟烯）、酯類（乙酸龍腦酯）。

側重屬性

- **生理療效**：調節腦下腺－腎上腺，平衡過勞所引起的神經系統紊亂與面皰問題，抵抗病菌。
- **心理療效**：找到從失敗中重新站起來的力量，肯定自我。

使用禁忌

無。

1-1-4 黑雲杉

代表配方

- **太陽神經叢保護配方（5%）**：黑雲杉 5 滴＋玫瑰天竺葵 2 滴＋真正薰衣草 3 滴＋植物油 10ml。每日早晚將配方塗抹按摩於腹部，並配合深呼吸 5 ～ 10 次。除了保護自我能量，也能處理過勞引起的失眠與睡眠品質低落。
- **除臭噴霧配方（2%）**：黑雲杉 10 滴＋檸檬或紅桔 10 滴＋ 5ml 酒精＋ 45ml 蒸餾水，裝於玻璃噴瓶中。
- **免疫提升配方（3%）**：黑雲杉 3 滴＋龍腦百里香 2 滴＋月桂 1 滴＋ 10ml 植物油。於季節交替、溫度變化較大時，每日早晨塗抹按摩尾椎與胸口，連續使用三週。

相關精油

- **紅雲杉** Red Spruce

拉丁學名 *Picea rubens*，主要成分與黑雲杉相近，氣味甜美，質地較稠。紅雲杉針葉是北美印第安人製作雲杉啤酒的原料，飲用後神清氣爽，可以增强氣力。

- **白雲杉** White Spruce

拉丁學名 *Picea glauca*，主要成分與黑雲杉相近，雖然也有生產精油，但多拿去做植物生長激素的實驗，對植物有促進發育的效果。在日常應用上，白雲杉主要是用作櫃子及紙漿的材料。外觀上樹皮較軟，偏白，黑雲杉的樹皮則成鱗片狀。

- **藍雲杉** Blue Spruce

拉丁學名 *Picea pungens*，葉片呈藍綠色而得名，外形美麗，帶給人聖潔的感受。主要成分與療效也與黑雲杉相近。

1-1-5 大西洋雪松

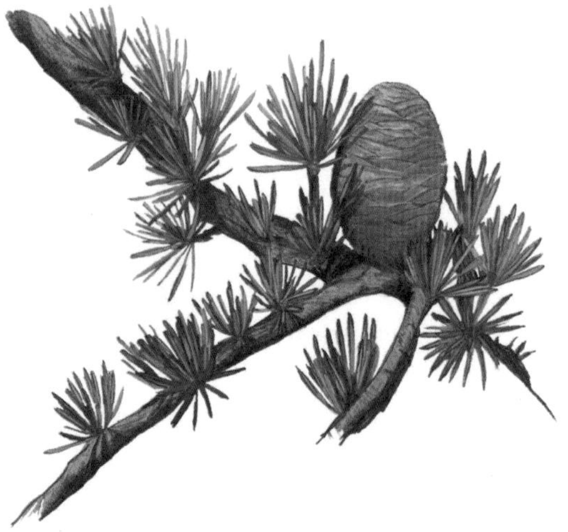

英文俗名	Atlas Cedar / Cedarwood
拉丁學名	*Cedrus atlantica*
其他俗名	亞特拉斯雪松、北非雪松、雪松木
植物科屬	松科雪松屬
主要產地	法國、摩洛哥
萃取部位	木質／針葉
萃取方式	蒸餾

外觀特徵

樹冠呈尖頂，樹枝以非對稱方式層層交疊生長，末端昂揚向上。具有桶狀的毬果，深綠至藍色的針葉密集輪生。

精油特性

大西洋雪松仍保有其祖先黎巴嫩雪松的樣貌與芬芳氣味，並生長在北非亞特拉斯山區與南歐庇里牛斯山區。黎巴嫩雪松自古即為神聖的芳香植物，木材用以建造巴比倫空中花園與所羅門神殿，樹脂用以薰香、美容保養以及防腐。埃及人也用它當建材，並萃取其精油作為法老王的陪葬品，香氣延續千年不滅，令人驚豔。但由於過量採伐，現今只剩下少量樹群。與其極為相近的亞種──大西洋雪松，則成為建材與芳香療法中的主流品種。

健康的大西洋雪松會有豐富的地衣（藻菌）共生，故樹皮與枝幹看起來總像是蒙上一層灰白的薄膜。地衣萃取的原精，具有極佳的定香與凝聚作用；而大西洋雪松精油也具有凝斂的氣味與鞏固膚髮的作用，能抑制頭髮與皮膚上細菌與寄生蟲的繁衍，成為保養油性肌膚與頭皮不可或缺的一員。

近年來有相關研究指出大西洋酮具有抗腫瘤與消水腫的特性，讓大西洋雪松精油成為抗癌與美體塑身的新明星。乍看之下這兩種問題似乎沒有關連，事實上都和身心固著以及缺乏流動的狀態有關。使用大西洋雪松精油，特別能化解糾結的情緒，推動遲滯的淋巴系統。與此呼應的是有些臨床個案在使用時，會產生與水相關的夢境，感受到被引導與流動。

即使沒有身心阻塞的問題，當我們面臨生命不同階段的轉換，必須適應新的環境或新的角色時，使用大西洋雪松精油也能協助我們建立新的習慣、承擔新的責任。因此也適合離鄉背景的求學謀職、轉換工作跑道，或待產的準媽媽使用。

選購重點

品質好的大西洋雪松精油，是從樹齡20年以上的老樹，取其心材削成木屑蒸餾萃取而成。精油的質地濃稠，略帶蜂蜜般淡褐色澤。使用一段時間後，精油瓶口也容易有褐色結晶。

如果購買到的大西洋雪松精油顏色清淡，聞起來氣味類似冷杉或松樹，可能是由針葉萃取的。**大西洋雪松針葉**精油，是以松油萜及乙酸龍腦酯為主要成分，療效也較類似松科冷杉屬精油。因此選購時請留意原廠瓶身註明萃取部位是木質（wood）或針葉（needle），使用方向會不同。

另外，有些芳療書說雪松精油含有側柏酮，可能導致流產。但事實上大西洋雪松所萃取出的精油並不含側柏酮，真正含有側柏酮的是側柏（*Thuja occidentalis*）或稱崖柏，由於側柏的英文泛稱也叫雪松（cedar）或白雪松，因此常常造成混淆。購買時，請注意精油瓶身上的拉丁學名。

代表成分

倍半萜烯（雪松烯）、倍半萜酮（大西洋酮）、倍半萜醇（大西洋醇）。

側重屬性

- **生理療效**：消解黏液、消解脂肪、促進淋巴流動排出、抗寄生蟲、緩解皮膚炎、抗落髮。
- **心理療效**：面對內心恐懼，安撫分離焦慮，放下舊有習慣。

使用禁忌

無。

代表配方

- **頭皮養護配方（2.5%）**：大西洋雪松3滴＋樟腦迷迭香1滴＋鼠尾草1滴＋10ml椰子油。

1-1-5

大西洋雪松

洗髮前，將此配方塗抹並按摩頭皮 5 分鐘後，再依一般程序洗髮，可深層清潔頭皮。洗髮後也可將上述精油適量加入護髮乳中，塗抹在髮絲，則有柔順與閃亮髮絲的作用。

- **窈窕配方（3.5%）**：大西洋雪松 8 滴＋絲柏 4 滴＋鼠尾草 2 滴＋ 20ml 植物油。每日早晚將配方塗抹並按摩下半身，能改善水腫與橘皮組織，並預防脂肪不正常堆積。
- **宛若新生配方（3%）**：大西洋雪松 3 滴＋馬鞭草酮迷迭香 2 滴＋廣藿香 1 滴＋ 10ml 荷荷芭油。適合作為油性與面皰肌膚的臉部精華油；若在面臨重大改變、覺得胸悶腹痛時，不妨將此配方塗抹在胸口與腹部，深呼吸 3 ～ 5 次，即可獲得改善。

相關精油

- **喜馬拉雅雪松** Himalayan Cedar

拉丁學名 *Cedrus deodara*，與大西洋雪松同為黎巴嫩雪松的亞種。喜歡生長在潮溼寒冷的高山，與主要生長在中低海拔以及乾燥土壤的大西洋雪松，在血緣上雖是近親，性格上卻不完全相同。喜馬拉雅雪松精油的大西洋酮含量高，單獨使用可處理水腫與浮肉的問題。與大西洋雪松合併使用，則更能溫和地疏通身體中鬱結已久的情緒，撫慰並療癒受創後久久無法釋懷的靈魂。

- **維吉尼雅雪松** Virginia Cedar

拉丁學名 *Juniperus verginia*，又被稱作維吉尼亞杜松或鉛筆柏，其實是柏科的植物，與松科的大西洋雪松並無血緣關係。維吉尼雅雪松的精油同樣含有雪松烯與雪松醇，也是肌膚與頭髮很好的收斂用油。但不含倍半萜酮，因此與前述兩種雪松精油相比，少了倍半萜酮特有的甜味與「水」的氣味。但含有較高的倍半萜醇，則更顯沉穩與靜謐。有助於補強靜脈，抗憂鬱沮喪，提升自覺，抵禦外來的壓迫與現實的束縛。

濱海松

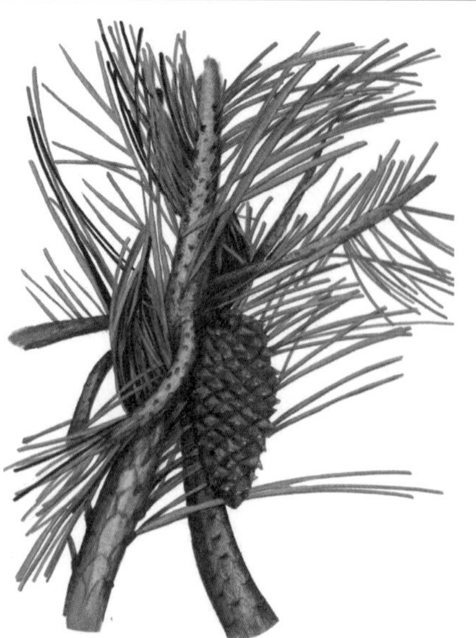

英文俗名	Maritime Pine / Sea Pine
拉丁學名	*Pinus pinaster*
其他俗名	法國海松
植物科屬	松科松屬
主要產地	南歐、摩洛哥
萃取部位	針葉
萃取方式	蒸餾

外觀特徵

分布於低海拔沿海區域，高約 20 ～ 30 公尺，樹皮呈紅棕色、有裂紋。

精油特性

生長於法國西南海岸邊的濱海松，近年來成為美容界的新興明星。市面上的抗老保養品常見添加了「濱海松萃取物」，這是由樹皮萃取，成分有類黃酮、兒茶素、聚合前花青素、酚酸類，以及已取得專利的多酚類（低聚松樹皮多酚，專利名為 Pycnogenol®），這項珍貴成分比葡萄籽更能對抗自由基。而濱海松精油是從針葉蒸餾，雖然少了多酚，但抗氧化力也強，精油成分是以單萜烯、倍半萜烯為主，能夠幫助增加肌膚更新的速度，溶解黏液，兼具消炎與輕微止痛的作用，是絕佳的回春精油。

濱海松生長在低海拔沿海區，每天都要飽受強烈海風吹襲，以及高鹽分腐蝕其根部，所以濱海松必須自己找到存活下去的方式，也就是體內這些特殊獨有成分，有助加速身體的新陳代謝，並提高抗氧化能力，增加換皮速度，以適應嚴峻的生長環境。往當地沿海看去，一長排的濱海松，彷彿洋溢著瀟灑又青春的氣息，絲毫沒有因環境嚴苛而產生老態龍鍾的模樣，這是體內細胞時時處於更新的結果。我們可藉由濱海松精油，回復青春的面貌與能量，讓身心重新注入活力泉源，並保持對新事物的高接受度。

選購重點

南歐產的濱海松精油是以單萜烯為主，約占 70%；而摩洛哥產的濱海松以倍半萜烯為主，約占 60%。成分因產地的不同而有變化，可針對自己的需求來選購。

代表成分

單萜烯（α－松油萜、β－松油萜、δ 3－蒈烯、月桂烯、檸檬烯）、倍半萜烯（β－丁香油烴）。

側重屬性

- **生理療效：**消炎止痛、提振免疫系統、皮膚再生。
- **心理療效：**帶來青春與活力。

使用禁忌

無。

代表配方

- **青春活力配方（2%）：**濱海松 2 滴＋檸檬 2 滴＋雷公根浸泡油 1ml ＋沙棘油 2ml ＋玫瑰籽油 2ml ＋甜杏仁油 5ml。按摩於臉部及背部脊椎兩側，持續一星期，將讓人意識到：不管外在環境多艱困，身心都能夠立即更新，永遠處於最佳狀態。

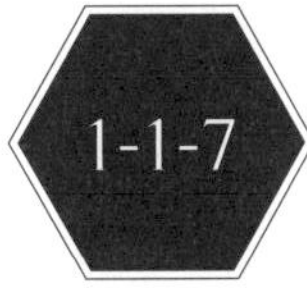

1-1-7 其他松科精油

- **道格拉斯杉** Douglas Fir

拉丁學名 *Pseudotsuga menziesii* 或 *Pseudotsuga douglasii*，松科黃杉屬（也叫偽鐵杉屬，意指與鐵杉的外形相近），又俗稱為北美黃杉、花旗松，原生於北美洲，是美國人喜歡用來做聖誕樹的樹種之一。北美印安人會用其樹脂處理燒燙傷及各種皮膚問題與傷口，也會運用枝葉製作成浸液，緩解風溼性關節炎引起的疼痛。精油萃取自針葉，主要成分以單萜烯（α－松油萜、β－松油萜、檜烯）為主，可治療呼吸道疾病，提振免疫力，緩解關節疼痛等慢性發炎引起的不適。由於味道較陽剛，可以給予堅毅的支持。

其他松科精油

- **落葉松** Larch

拉丁學名 *Larix europea* 或 *Larix decidua*，松科落葉松屬，原生於北歐、中歐與西伯利亞。精油有兩種：針葉萃取與樹脂萃取，萃取自針葉者，主要成分是單萜烯（α-松油萜、δ3-蒈烯）與酯類（乙酸龍腦酯），有助於治療呼吸道問題，特別是止咳平喘。而萃取自樹脂者，主要成分是單萜烯（α-松油萜、β-松油萜）、單萜醇（α-萜品醇）與酯類（乙酸龍腦酯），同樣有助於治療呼吸道疾病，平衡神經系統，提振免疫。如同其名，是松科中唯一會變色落葉的品種，此特性能讓人有跳脫傳統或慣性的眼光，以自我解嘲的能力面對挫折。

- **加拿大鐵杉** Hemlock Fir

拉丁學名 *Tsuga canadensis*，松科鐵杉屬，生長於北美洲，北美原住民認為其可以幫助戒除所有的癮頭，擁抱生命。精油萃取自針葉，主要成分是酯類（乙酸龍腦酯）與單萜烯（α-松油萜、樟烯），可以治療呼吸道疾病，特別是咳嗽、氣喘等因平滑肌收縮所引起的問題。

- **矽卡雲杉** Sitka Spruce

拉丁學名 *Picea sitchensis*，是松科雲杉屬中最大的樹種，也是世界上第五大的針葉樹。精油萃取自針葉，主要成分是單萜烯（β-松油萜、β-水茴香萜、α-松油萜）和酯類（乙酸龍腦酯），能治療呼吸道疾病，祛痰，激勵腎臟，幫助身體排除水分。

- **挪威雲杉** Excelsa Spruce

拉丁學名 *Picea abies*，或稱歐洲雲杉，是歐洲熱門的聖誕樹品種。精油萃取自針葉，主要成分是單萜烯（檸檬烯、α-松油萜、β-松油萜、檜烯）和酯類（乙酸龍腦酯），可以治療呼吸道疾病，止咳平喘，抗感染，緩解肌肉關節的疼痛與慢性發炎。

- **塞浦路斯松** Brutia Pine / Cyprus Pine / Turkish Pine

拉丁學名 *Pinus brutia*，松科松屬，原生於東地中海區，是重要的蜜源植物，而塞浦路斯松蜜在當地具有重要的藥用價值，可以抗自由基與提振免疫力。精油由針葉蒸餾而得，主要成分是單萜烯（α-松油萜、β-松油萜、δ3-蒈烯），可以止咳平喘，消解黏液，有益於呼吸系統的暢通，能促進身體循環，增强免疫力，還能平衡神經傳導物質，有助於釋放壓力，提振低迷的情緒。

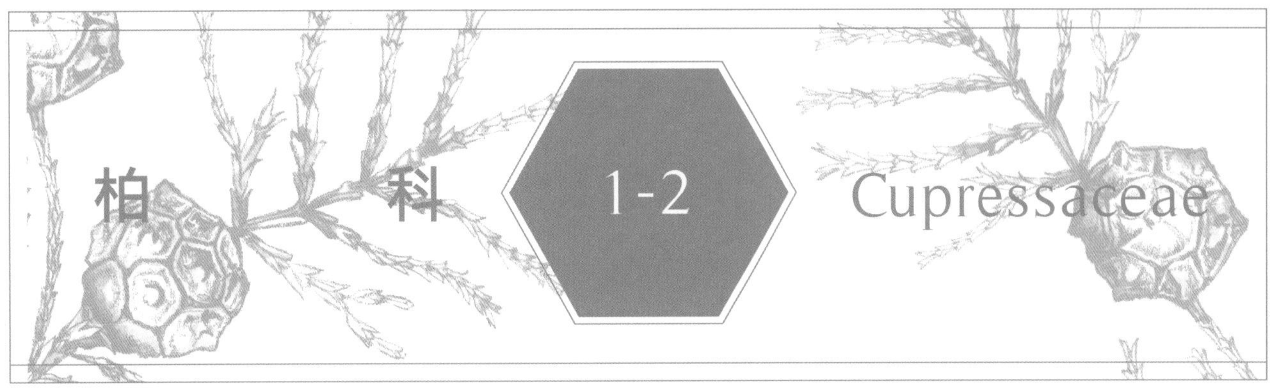

絲柏

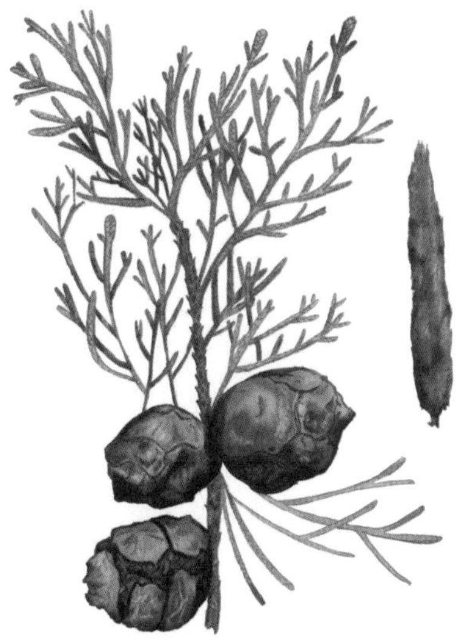

英文俗名	Cypress
拉丁學名	*Cupressus sempervirens*
其他俗名	西洋檜
植物科屬	柏科柏屬
主要產地	法國、德國、義大利（地中海一帶）
萃取部位	枝葉／毬果
萃取方式	蒸餾

外觀特徵

樹形多是圓錐狀或是圓柱狀，可以長到 30 公尺高，為常綠針葉樹。幼株葉片為針狀，成株葉片轉為鱗狀，十字對生，分枝旺盛且葉片濃密，毬果直徑約為 2.5 ～ 4 公分。

精油特性

絲柏精油的氣味是清淡中見滋味，如同其樹形：挺直、凝斂、不喧嘩，這也反映在精油的特質上，能夠給予支持、收斂體液與促進循環、集中注意力。絲柏從古至今皆與「死亡」與「重生」有關，其拉丁種名「sempervirens」正是「永生」的意思。傳言耶穌所背負的十字架，就是用絲柏木做成的。若是有機會到南法旅行，不難注意到墓園周圍種了許多直挺挺的絲柏樹，這正是對於先人的祝福與悼念；也由於其極佳的防腐效果，埃及人會用絲柏木製作棺木，伴先人長眠。

絲柏精油最擅長處理的是靜脈循環的問題，像是痔瘡、靜脈曲張、淋巴代謝功能差導致的水腫；而循環的問題常和生命中的愛與活力有關，當感受不到愛與支持時，很容易出現靜脈方面的問題，絲柏精油很適合用於這樣的生命情境。絲柏也可以處理像是慢性呼吸道疾病、女性經期與更年期症狀、情緒低落等問題。每當覺得人生失去方向或支持時，不妨想像在蜿蜒的南法小路旁，有一棵棵的絲柏樹，堅定的引領我們走過人生的磨難與不開心，改以沉靜凝斂的心境來看待世界！

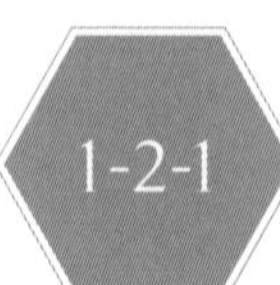

1-2-1 絲柏

選購重點 請注意拉丁學名。

代表成分 單萜烯（α－松油萜）、倍半萜烯、倍半萜醇、雙醇。

側重屬性

- **生理療效**：改善痔瘡、靜脈曲張、水腫等循環問題，收斂體液、消炎、緩解呼吸道過敏、改善風溼症。
- **心理療效**：給予支持、穩定心緒。

使用禁忌 乳房有纖維囊腫者應避免使用。

代表配方

- **輕盈排水配方（5%）**：絲柏 8 滴＋葡萄柚 4 滴＋薑 4 滴＋杜松漿果 4 滴＋植物油 20ml。洗澡後以向心方向按摩全身，若是局部腫脹則直接塗抹在想要加強的部位即可。
- **凝斂心神配方（3%）**：絲柏 3 滴＋岩蘭草 2 滴＋穗甘松 1 滴＋植物油 10ml。感覺浮躁時，可塗抹於胸口心輪處與後臀薦骨處，並配合 3 次深呼吸。

相關精油

- **澳洲藍絲柏** Blue Cypress

拉丁學名 *Callitris intratropica*，顧名思義是產於澳洲的絲柏，而名字中的「藍」，是因為其精油含有「癒創木天藍煙」這個成分，因此具有很好的消炎、抗敏功效。精油主成分有倍半萜醇（癒創木醇、布藜醇、桉葉醇）、倍半萜烯（蛇床烯）。澳洲藍絲柏具有軟化皮膚與保溼的效果，近年來也被大量運用在保養品中。

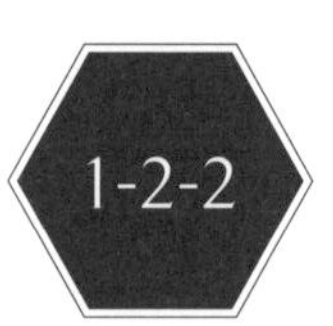

1-2-2 杜松漿果

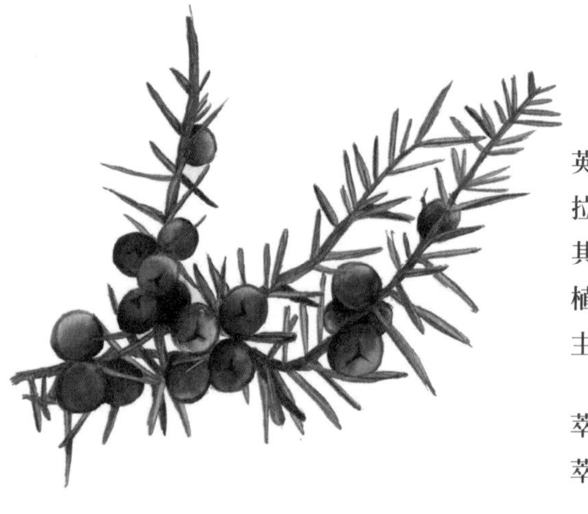

英文俗名	Juniper berry
拉丁學名	*Juniperus communis*
其他俗名	杜松莓、杜松子
植物科屬	柏科刺柏屬
主要產地	克羅埃西亞、法國、義大利等地中海沿岸
萃取部位	果實
萃取方式	蒸餾

外觀特徵

可長到 180 公分，為小型的常綠灌木，葉子為三葉輪生。大部分的柏科植物成熟後皆為鱗狀葉，但杜松仍為針葉且上頭有一條白色的紋路（氣孔帶），樹幹為棕紅色，圓形的果實在未成熟前是綠色的，需經 2～3 年才會變成藍黑色的成熟果實。

精油特性

有名的「琴酒」，又叫杜松子酒，因為裡面添加了杜松漿果作為主要香氣。在北歐，杜松漿果是非常重要的香料，常用於肉品的烹調，可幫助消化，促進身體循環，吃完之後身體就會感到溫暖。中醫也會用杜松漿果入藥，認為杜松漿果能夠入腎經，幫助祛風、除溼、發汗、治痛風與泌尿道感染；藏醫用杜松漿果來抗瘟疫；蒙醫則會用杜松枝葉入藥，幫助產婦縮短產程。

杜松漿果精油在國外的運用歷史悠久，在瘟疫、霍亂大流行時間，大量運用於薰香，達到抗菌、抗病毒的效果；而法國醫院也會藉由熏杜松漿果，來做院內的空氣與氣場淨化，減低院內感染的機率。除此之外，杜松漿果也是非常好的肝腎滋補劑，它能輕微地激勵肝臟，調整肝膽失調的問題；對於腎臟功能也有提振的效果，幫助身體排除多餘的體液與毒素。以中醫的觀點來看：肝主怒、腎主恐，當肝臟與腎臟的功能得到平衡，憤怒與恐懼的情緒自然能得到解脫，這也是杜松漿果所能調整的心靈療效。

選購重點

有些廠商的商品名稱並不會寫「杜松漿果」，而是寫「杜松」，但杜松有可能是由果實或是枝葉蒸餾而得，兩種不同部位萃取的精油，成分與功能有些差異，例如：杜松枝葉的檜烯和水茴香萜較高，處理消炎與利尿佳；而杜松漿果的月桂烯與檸檬烯較高，氣味好聞，通常是優先使用漿果萃取的精油。選購時請注意萃取部位的標示。

代表成分

單萜烯（α－松油萜）、倍半萜烯。

側重屬性

- **生理療效**：激勵腎臟功能（利尿、消水腫）、處理靜脈循環問題、緩解肌肉痠痛、消除橘皮組織、治療膀胱炎。
- **心理療效**：淨化心靈、排除負面能量。

使用禁忌

杜松的利尿效果強，嚴重的腎臟病患者可能要留意劑量，尤其是由「枝葉」萃取的杜松精油。

代表配方

- **心如明鏡配方（2.5%）**：杜松漿果 2 滴＋絲柏 1 滴＋永久花 1 滴＋佛手柑 1 滴＋植物油 10ml。每日早晚各一次，塗抹於胸口，有助於排除負面情緒。
- **痠痛掰掰配方（5%）**：杜松漿果 4 滴＋甜馬鬱蘭 2 滴＋完全依蘭 2 滴＋醒目薰衣草 2 滴＋植物油 10ml。塗抹於痠痛處，可搭配熱敷，有助於緩解肌肉的不適感。

相關精油

- **高地杜松** Mountain Juniper

生長在海拔 1,000 公尺以上的高處，氣味較甜，主要成分比杜松漿果含有較多的酯類與倍半萜醇，非常溫和，也適用於孩童身上，可以處理嬰兒夜啼的狀況。高地杜松的心理療效，適合處理童年陰影，可拔除深植體內多年的芒刺，也適合各種「第一次」經歷到的挫折，幫助內在小孩的療傷。

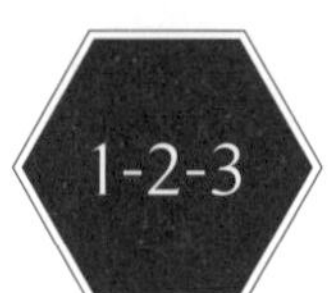

檜木

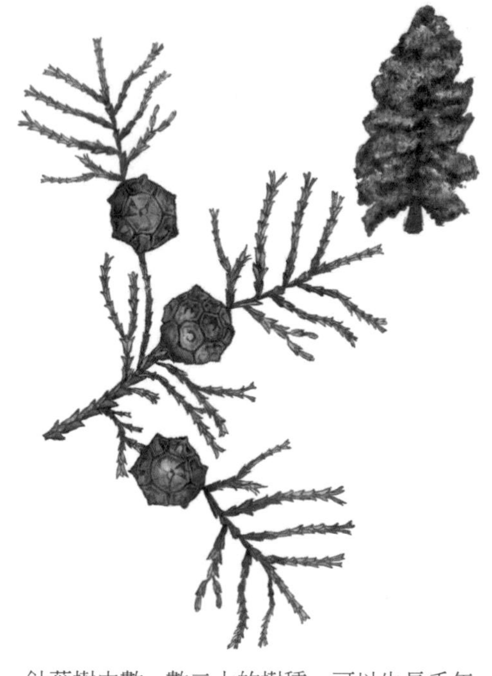

英文俗名	Hinoki
拉丁學名	*Chamaecyparis obtusa*
其他俗名	日本扁柏、火之樹
植物科屬	柏科扁柏屬
主要產地	台灣、日本
萃取部位	木質
萃取方式	蒸餾

外觀特徵

針葉樹中數一數二大的樹種，可以生長千年，樹圍可達 20 公尺，樹高可達 50 公尺。

精油特性

全世界共有七種檜木，是最佳木材的來源，非常珍貴，只分布在台灣、日本與北美洲，分別是台灣的扁柏與紅檜、日本扁柏與花柏，以及北美洲的美洲紅檜（美洲扁柏）、大西洋白檜與阿拉斯加黃檜。

檜木全株皆散發著芬芳氣味，站在其樹下或木材旁，便能感受到一股平靜祥和之氣。明顯的氣味主要是檜木本身含有高濃度的精油，也因為如此，檜木有助燃的特質，可用來鑽木取火，故日語稱作「Hinoki」，意思是火（hi）之（no）木（ki）。

近年盛行以檜木桶泡澡，在水蒸氣的薰蒸下，檜木桶散發出陣陣安定人心的清香，有助於安神與鎮定自律神經，並且能改善肌肉痠痛與皮膚問題，主要就是因為木材中的檜木醇被釋放出來，作用在身心的結果。檜木百年不受侵蝕的特性，也反映在其抗菌、抗病毒的功效上，若用於環境的薰香，可以淨化空間，緩解呼吸道的過敏與不適。檜木精油也能促進身體新陳代謝，改善慢性疲勞。心理療效方面，高聳穩健的樹形，彷彿提供了堅强的後盾，悠然穩定的氣味如同定心丸，能讓人以不變應萬變，站穩腳步不隨波逐流。

選購重點

植材來源有限，為避免購買到混摻杉木蒸餾而得的精油，請選購有信譽的品牌。

代表成分

檜木醇、倍半萜醇、倍半萜烯、單萜烯。

側重屬性

- **生理療效**：鎮定自律神經、促進循環、抗菌、抗病毒、治療呼吸道疾病、緩解肌肉痠痛、抗痙攣。
- **心理療效**：穩定心緒、給予支持。

使用禁忌

無。

代表配方

- **森呼吸配方(5%)**:檜木5滴+芳樟2滴+澳洲尤加利2滴+玫瑰草1滴+植物油10ml。呼吸道過敏或不舒服時,可每天3次塗抹於呼吸道區域,若是鼻腔乾燥腫脹,也可以直接塗抹鼻腔。
- **消除疲勞配方(5%)**:檜木4滴+綠花白千層2滴+檸檬香茅3滴+歐白芷根1滴+植物油10ml。全身塗抹後泡澡,或是沐浴過後進行全身按摩,請連續使用3至5天。

1-2-4 其他柏科精油

- **暹邏木/福建柏** Siam Wood

拉丁學名 *Fokienia hodginsii*,原生於中國南部、越南與寮國,而以福建的數量最多,故又稱福建柏,喜歡生長在溼潤溫暖的山上。傳統會用其心材煎煮服用,能行氣止血,止嘔。精油萃取自木質,主要成分為倍半萜醇(反式橙花叔醇、暹邏木醇、欖香脂醇),能激勵免疫系統,並影響荷爾蒙,用來按摩腹部對於提振男性的性功能有極佳效果。

- **刺柏/刺檜** Cade

拉丁學名 *Juniperus oxycedrus*,原生於地中海一帶,當地人會運用其漿果治療腎結石、痔瘡與感冒,也會燃燒木材驅蟲及驅除惡靈。精油可萃取自木質或針葉、漿果。木質精油的成分有比較多的倍半萜類,例如倍半萜烯(杜松烯、丁香油烴);漿果精油的主要成分是單萜烯(月桂烯、松油萜、檸檬烯)、倍半萜烯(大根老鸛草烯)。有極佳的殺菌、止癢與消炎的效果,常用來治療皮膚問題,例如:粉刺、牛皮癬、頭皮屑,可促進頭皮再生,也可疏通淋巴、靜脈甚至是能量的阻塞,給予輕盈的感受。

- **腓尼基柏** Phoenician Juniper

拉丁學名 *Juniperus phoenicea*,柏科刺柏屬,原生於地中海區及北非。精油可由針葉或漿果蒸餾而得,主要成分是單萜烯(α-松油萜、檸檬烯、δ3-蒈烯)、倍半萜烯(β-蛇床烯、蓽澄茄烯),可以促進消化道分泌消化液,幫助消脹氣,緩解胃痙攣,還能抗大腸桿菌,並且能消炎止痛,治療支氣管炎與關節炎,以及溫和提振免疫力,大人小孩都適合使用。

- **側柏** Thuya / White Cedar

拉丁學名 *Thuja occidentalis*,生長在加拿大、美國中北部與東北部,是北美印地安文化中重要的樹種之一,用途遍及日常生活。十九世紀時,側柏被廣泛運用在藥膏與酊劑,治療疣、癬與鵝口瘡。精油萃取自葉片,主要成分是單萜酮(α-側柏酮、β-側柏酮、小茴香酮),有助細胞再生、促進生髮、興奮中樞神經系統、通經、殺菌與驅蟲。因單萜酮具有神經毒性,建議低劑量使用,孕婦、嬰幼兒、老人與癲癇患者禁用。

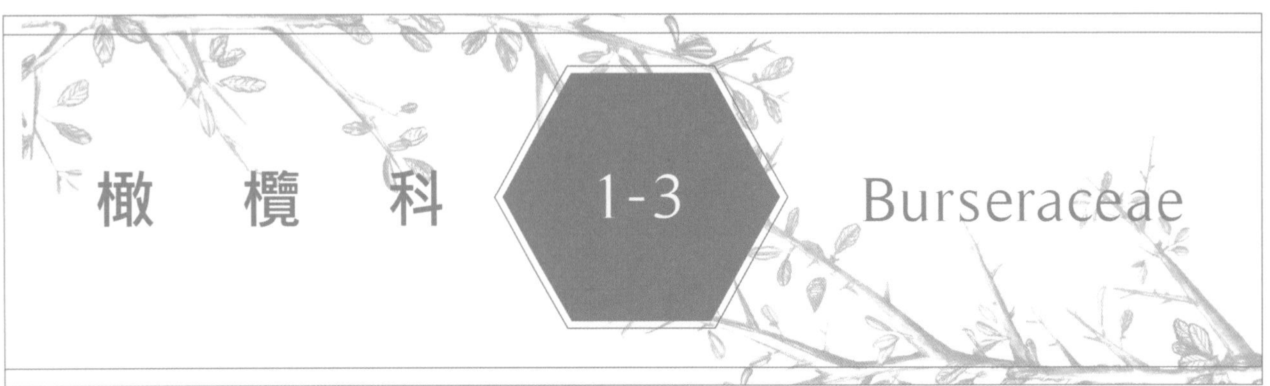

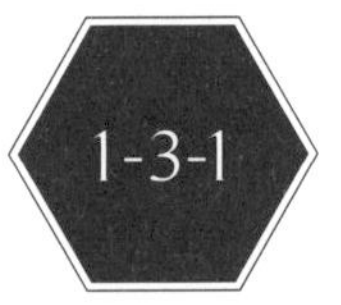

乳香

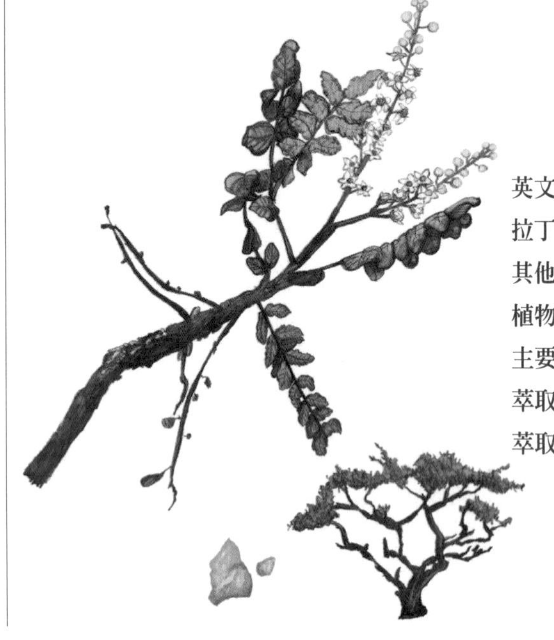

英文俗名	Frankincense
拉丁學名	*Boswellia sacra / Boswellia carterii*
其他俗名	阿拉伯乳香
植物科屬	橄欖科乳香屬
主要產地	衣索比亞、葉門
萃取部位	樹脂
萃取方式	蒸餾

外觀特徵

生長於乾旱貧瘠地區，樹幹粗壯，枝椏扭曲且多刺，切開樹皮會流出乳狀汁液，接觸空氣後汁液會逐漸變硬，成為黃褐色半透明的樹脂。

精油特性

考古學家在埃及法老王圖坦卡門的陵墓中，發現一個被密封的陶瓶，裡面裝著超過三千多年卻依然散發香氣的軟膏，經過分析辨認後，發現含有被埃及人稱為「神的汗液」的乳香。埃及人非常喜愛乳香，運用在日常保養、醫療、儀式、喪禮以及木乃伊的製作上，常與沒藥、白松香一同使用。乳香也是耶穌出生時東方三博士贈送的三樣禮物之一，另外兩樣是黃金與沒藥，由此更知乳香的珍貴地位。

最好的乳香品種是 *Boswellia sacra*，產於阿曼的朵法爾省（Dhofar），乳香不僅是阿曼的國寶，還堪稱當地人的民生必需品，除了焚香、入藥外，也習慣在口中咀嚼乳香，或浸泡在飲用水中，作為日常養生保健，難怪曾有位阿曼作家寫道：「許多人的希望寄託在乳香樹上，它是人們的命根子。」乳香在很久以前，便由駱駝商旅運送到聖地耶路撒冷、西方羅馬帝國、波斯、東方的印度，甚至中國，並成為著名的中藥方。這條著名的乳香之路，在西元2000年，被聯合國教科文組織列入世界遺產，現今的我們只能在斷垣殘壁中遙想當年這條飄散著乳香的貿易之路。

這古老珍貴的香氣，萃取出的精油是屬於多分子型（指成分的化學類屬有很多種），療效多元，尤能促進血液循環、幫助傷口癒合、止痛消炎，並能激勵免疫系統及對抗腫瘤，非常適合長期處於心情低落、免疫不振的人。對於呼吸系統及美容護膚，也有絕佳的療效。

樹脂類精油的氣味多半偏濃厚，但乳香精油卻相對較空靈。天主教儀式會在香爐中焚燒乳香，並加以搖晃，使香氣瀰漫於教堂之中；若想在家裡也感受這股神聖香氣，可用乳香精油薰香，藉由它向上飄升的空靈氛圍，讓人感受到與神聖合一的精神力量。

選購重點

因產地不同，所含成分也不盡相同。品質最好的阿曼乳香，因為國內需求很大，出口少，而相近者為鄰國產的葉門乳香（*Boswellia sacra = Boswellia frereana*），主成分是單萜烯，可消炎止痛、提振精神；也含有較多的倍半萜類，具有木質調氣味。

市面上較容易買到的乳香精油，是來自東非（即蘇丹、衣索比亞、索馬利亞）的乳香品種（*Boswellia carterii*），含有較高的乙酸正辛酯、雙醇，可幫助放鬆，調節荷爾蒙，氣味相對較甜美。選購時宜注意產地，建議選購有信譽保證的精油品牌。

代表成分

單萜烯（α－松油萜）、酯類、倍半萜烯（β－丁香油烴）。

側重屬性

- **生理療效**：促進傷口癒合、激勵免疫系統、抗腫瘤。
- **心理療效**：强化精神力量。

使用禁忌

無。

代表配方

- **清除壅塞配方（2%）**：乳香25滴＋玫瑰天竺葵5滴＋西伯利亞冷杉10滴＋聖約翰草浸泡油100ml。全身按摩，可加强身體的氣血循環，疏通壅塞，並能提升免疫力，讓人容光煥發、神采奕奕；另外也可用來加强臉部按摩，尤其從鼻翼兩側到眼睛周圍，可改善因長期鼻塞造成的黑眼圈，讓人告別熊貓眼。

相關精油

印度乳香 Indian Frankincense
拉丁學名 *Boswellia serrata*，主產於印度西部的沙漠地帶，單萜烯含量高，主要療效為止痛、抗痙攣，印度傳統阿輸吠陀療法常用來處理骨骼關節的腫脹僵硬。另外是近年被看重的成分「乳香酸」，對於全身各器官的慢性發炎具有絕佳療效，不過純露中的含量反而較高，可多利用。

1-3-2 沒藥

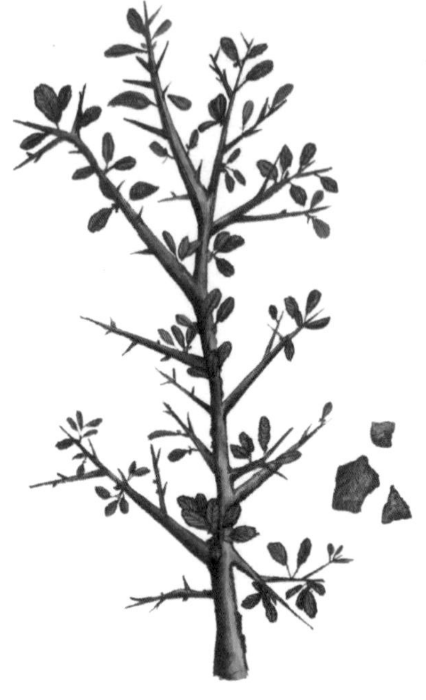

英文俗名	Myrrh
拉丁學名	*Commiphora molmol / Commiphora myrrha*
其他俗名	末藥
植物科屬	橄欖科沒藥屬
主要產地	索馬利亞
萃取部位	樹脂
萃取方式	蒸餾

外觀特徵

生長於乾燥險惡的沙漠地帶，可長到約 3 公尺高，樹幹粗壯，枝上多刺，會從樹幹滲出芳香樹脂。

精油特性

古埃及時代即已廣泛運用沒藥這略帶煙薰味的香脂，除了在神聖的太陽神儀式中焚燒沒藥樹脂；也在製作木乃伊時，運用沒藥的防腐特性，讓死者藉由這神聖香氣，盡快到達永恆的來世。

傳說沒藥如同「聖母瑪利亞的寶血」，具有再生的能量，並可淨化汙穢的身心，故古代在罪犯處決前會讓犯人飲用添有沒藥的酒，以減輕其精神與肉體的痛苦；而戰士們會攜帶沒藥上戰場，有助處理傷口；《舊約聖經》也記載婦女用沒藥來潔淨身體，呼應它對陰道搔癢、陰道黏膜的傷口有抗菌並促進癒合的療效。中國的《本草綱目》則記載沒藥多作為活血與消炎止痛的藥引，主要用於處理傷口以及調節婦女生理機能，與西方的古老用法不謀而合。

這神奇的香脂也是古代貴族保養品與香水中重要成分之一，可處理粉刺與面皰等問題肌膚，而且沒藥帶點微苦的煙薰香氣，有助將身體過多的火性能量冷靜下來，並降低身心過多的欲望，減少與人比較或惡性競爭，故適合用於社交場合，能隨時保持冷靜、自在又優雅。

沒藥精油也以擅長處理甲狀腺機能亢進而聞名，不輸甜馬鬱蘭精油的效果。臨床發現許多甲狀腺亢進患者，於發病前兩年左右，可能身體遭逢巨大傷痛，或身心處在分崩離析狀態，使得生命節奏突然錯亂，靈魂不知所歸。之後，身體藉由甲狀腺亢進的方式，加速代謝，彷佛這樣可以把傷痛快速代謝掉，可是反而造成身心更大的負擔。沒藥精油可把這種節奏錯亂不知所歸的靈魂凝斂住，癒合充滿悲傷與孤獨的傷口，重新找回屬於自己的生命韻律。

選購重點

精油色澤偏咖啡紅，且黏稠。
有些製造商為了增加產量，會在蒸餾時加入阿摩尼亞，但這作法將喪失精油最純粹的療效。

代表成分	倍半萜烯（蓬莪術烯、欖香脂烯、古巴烯）、單萜烯、倍半萜酮。
側重屬性	• **生理療效**：消炎止痛、促進傷口癒合、調節甲狀腺、抑制性欲。 • **心理療效**：幫助冷靜，癒合身心的創傷。
使用禁忌	無。
代表配方	• **面皰修護配方（5%）**：沒藥 5 滴＋苦橙葉 2 滴＋白松香 1 滴＋玫瑰天竺葵 2 滴＋荷荷芭油 10ml。可塗抹在發炎暗瘡、閉鎖粉刺上，這類型面皰通常很痛，藉此配方可消炎止痛，且盡快排出毒素，也不用擔心疤痕。
相關精油	• **紅沒藥** Opoponax 拉丁學名 *Commiphora erythraea* var. *glabrescens*，與沒藥同為橄欖科，但不同種。主產於東非，氣味較沒藥更為香甜，故又被稱為甜沒藥，是香水工業中調製東方調香氣的主要氣味來源。功效與沒藥差不多，但較無抑制性欲的功效，由於含有 α－沒藥醇（德國洋甘菊精油也有），故消炎效果更優於沒藥，適用於過敏、紅腫皮膚。

1-3-3 其他橄欖科精油

• **欖香脂** Elemi

拉丁學名 *Canarium luzonicum*，橄欖科橄欖屬，原產於菲律賓，樹脂的氣味略帶檸檬香，又有些煙薰味，類似乳香。由於功效也與乳香相似，故又稱作窮人的乳香，樹脂作為藥用已有數千年歷史，主要用在治療刀切傷。精油萃取自樹脂，主要成分是單萜烯（檸檬烯、β－水茴香萜）、倍半萜醇（欖香脂醇）和倍半萜烯（欖香脂烯），有助傷口癒合與消炎止血，可用於皮膚保養，有助緊實肌膚，撫平細紋，還能提振免疫力，激勵消化系統的運作，緩解支氣管炎與咳嗽，也能安撫神經系統、鎮定情緒，給予穩定的力量。

• **祕魯聖木** Palo Santo / Holy Wood

拉丁學名 *Bursera graveolens*，主要生長在中南美洲，俗名 Palo Santo 在西班牙文就是「神聖的樹木」的意思，當地的民俗用法會拿來治療胃痛與關節炎，而薩滿信仰會燃燒其木材，用來淨化人或空間的能量與氣場，時至今日，當地人仍保留用祕魯聖木薰香的習慣。精油蒸餾自木質，主要成分是單萜烯（檸檬烯）、單萜醇（α－萜品醇）與倍半萜烯（β－沒藥烯）、酮類（香芹酮），能夠抗菌、抗病毒，提振免疫力，消炎，治療皮膚問題。特別的是祕魯聖木在自然死亡後，還會持續發酵，時間愈久所得的單萜烯與單萜醇愈多，抗菌、抗病毒的效果更好，因此木材的取得多是在其自然死亡之後。

• **墨西哥沉香** Linaloe Berry

拉丁學名 *Bursera delpechiana*，原產於墨西哥，現在則以印度為主要產區。精油萃取自漿果，主要成分是單萜醇（沉香醇）、酯類（乙酸沉香酯、乙酸牻牛兒酯）和倍半萜烯（β－丁香油烴），能夠溫和提振免疫力，止痛消炎，抗痙攣，緩解肌肉疼痛，也可鎮定中樞神經，安撫焦躁不安情緒。由於成分相當溫和，大人小孩都可以使用。

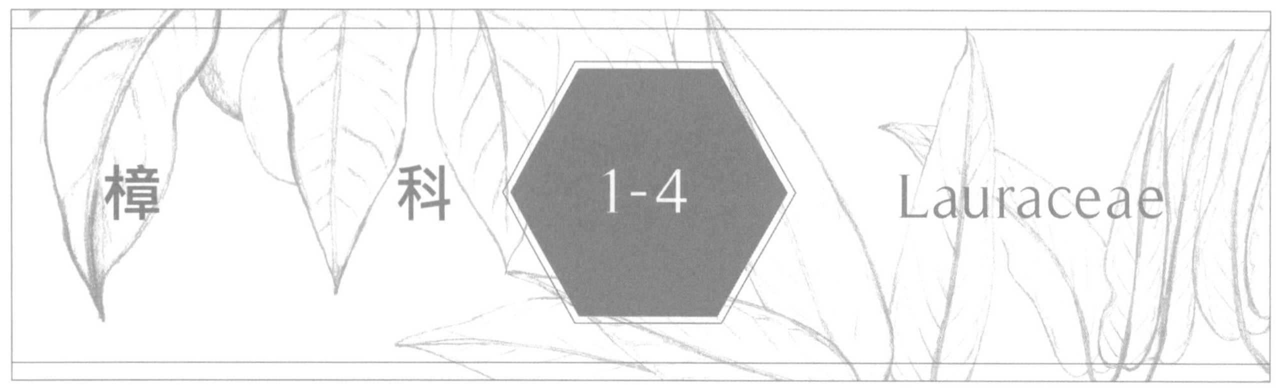

芳樟

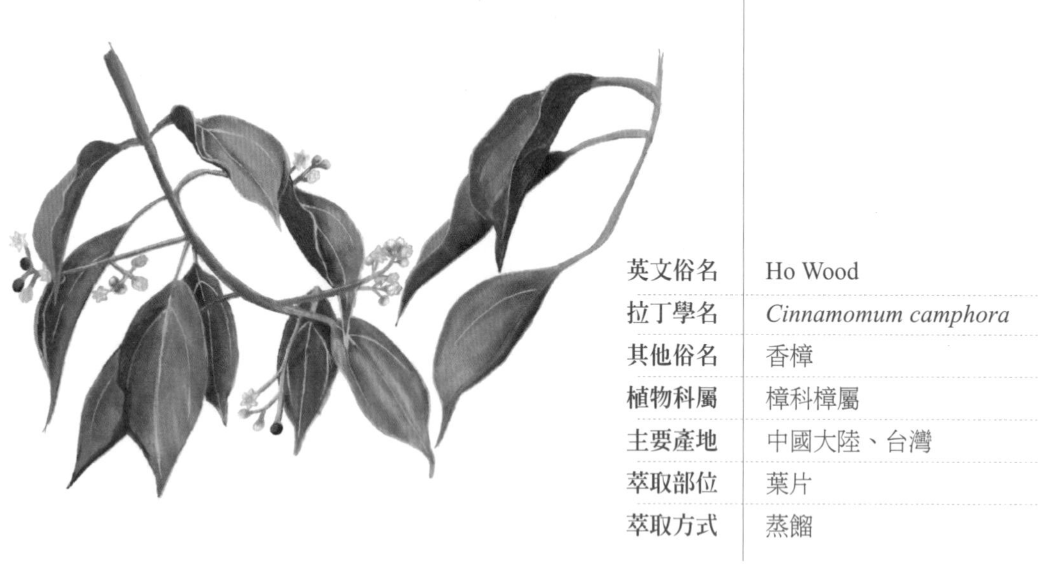

英文俗名	Ho Wood
拉丁學名	*Cinnamomum camphora*
其他俗名	香樟
植物科屬	樟科樟屬
主要產地	中國大陸、台灣
萃取部位	葉片
萃取方式	蒸餾

外觀特徵

大型常綠喬木，樹皮有深刻的裂紋，新葉呈嫩紅色，成熟後轉變成綠色革質葉片，葉形略呈波浪狀捲翹，揉碎即可聞到濃郁芳香。

精油特性

芳樟是台灣的原生樹種，性喜溫暖多雨的氣候，早期曾遍及台灣低到中海拔之間的林地，是最常見的林帶樹種之一。二次世界大戰之前曾大量輸出到世界各地，為台灣的經濟帶來重要貢獻。

樟科植物的特性之一，是全株都具有香氣，這樣的特色其實是建基在自我防禦的機制上。强烈的香氣能夠驅除蟲害，並且預防細菌感染。在所有樟科植物中，芳樟擁有高比例的沉香醇，反應在生理療效上，抗菌效果甚至比同類型的花梨木精油更清楚明確。臨床可處理所有的黏膜感染，包括呼吸道、消化道及生殖泌尿道；特別是對於心有怨懟（例如遇人不淑、所託非人），所造成的胸悶及呼吸不順等問題，有獨特且細膩的療效。

芳樟的主根根系强大，扎根很深，氣味則如溫暖的花香中帶著一種向上揚昇的飛翔感，這是芳樟獨特的植物能量。不少個案在聞到芳樟香氣的一剎那間，彷彿有樹根從腳底延伸，深入地心，在短暫的回神片刻後即發現自己又有力氣邁出步伐，先前縈繞於心的疲累與無力感居然像變魔術一樣就消失了！這就是芳樟的神奇力量，它讓人從自己的身體出發，涵養力氣，朝目標邁進。

選購重點

芳療等級的樟樹精油有數種 CT，拉丁學名雖相同，但氣味上有明顯差異，故常將主要成分的化學類屬，標示於拉丁學名之後。芳樟的主要分子為沉香醇（Linalool），氣味偏花香，消費者在購買時要特別注意萃取的部位及主要化學類屬。

代表成分

單萜醇（沉香醇、萜品醇）、氧化物類（沉香醇氧化物）、單萜酮（脂肪族酮）。

側重屬性

- **生理療效：**呼吸道、消化道、生殖泌尿道的感染問題。
- **心理療效：**讓心靈能有所依靠，堅持到底。

使用禁忌

無。

代表配方

- **疼惜自己配方（5%）：**芳樟 5 滴＋花梨木 5 滴＋聖約翰草浸泡油 10ml。芳樟適合承擔壓力已超過負荷，可能還夾雜著各種怨懟、無力感等情緒的個案。將此配方塗抹全身，旨在給予力量，並找出身體最需呵護處（可能會以疼痛的方式表述），以利後續調養。此配方於使用初期具有強烈安撫效果，一段時間後再視個案情況來調整配方。

相關精油

- **樟樹** Camphor

拉丁學名 *Cinnamomum camphora*，俗稱本樟，精油主成分為單萜酮的樟腦，主要產地為中國大陸、台灣、日本。一般說來高劑量使用時可能會產生神經毒性（因為黃樟素），但是台灣與中國南方所產的樟樹品質較好（黃樟素低），加上其他化學分子的協同作用，毒性更低，一般人在劑量 5% 以下時均可安心使用。但蠶豆症患者須避免直接使用本樟精油（塗抹或口服）。

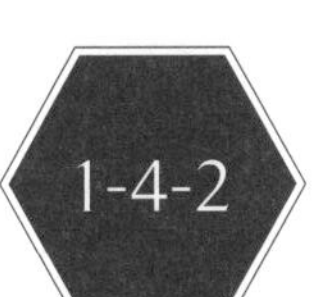

桉油樟／羅文莎葉

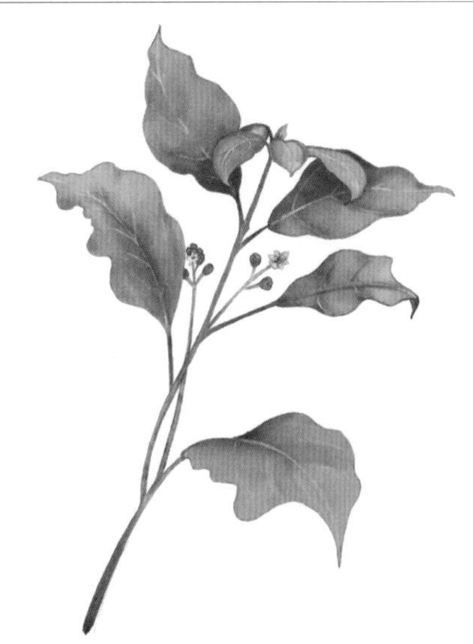

英文俗名	Ravintsara
拉丁學名	*Cinnamomum camphora* ct. *cineole*
其他俗名	羅文莎葉、馬達加斯加樟
植物科屬	樟科樟屬
主要產地	馬達加斯加
萃取部位	葉片
萃取方式	蒸餾

1-4-1 芳樟 | 1-4-2 桉油樟／羅文莎葉 | 1-4-3 錫蘭肉桂 | 1-4-4 月桂 | 1-4-5 花梨木 | 1-4-6 山雞椒 | 1-4-7 其他樟科精油

1-4-2 桉油樟／羅文莎葉

外觀特徵

大型常綠喬木，典型的樟科植物，新葉為紅色，葉片柔軟，氣味較類似尤加利。

精油特性

桉油樟，舊名叫羅文莎葉，唯一的生產區是馬達加斯加島。當地的土語名稱是 Ravintsara，有「美好的葉子」之含意，但長久以來被誤稱為另一種植物 Ravensara，直到 1998 年才正名為「桉油樟」，其葉片富含桉油醇。

桉油樟是歐美國家芳療界特別重視的精油之一，因為它具有強大的抗病毒功效，而且止咳效果極佳，無論是流感病毒、各式皰疹病毒、真菌感染，臨床發現其具有強大且立即的療效。不過它最珍貴的醫療價值，還是在於强化整體免疫力，以及導正混亂的訊息傳導，讓生理系統恢復應有的秩序。歐美有些醫院會在加護病房使用桉油樟，能降低病毒所引發的呼吸道感染的機率；因此在流感病毒肆虐期間，也可在家中擴香來預防感染，而且桉油樟非常溫和，很適合老人與小孩使用。

樟科精油能帶來强大的支持力量，桉油樟更是適合身處複雜環境、陷入剪不斷理還亂的人際關係的個案。例如家族成員較多又有糾葛情結，或易讓人窒息的辦公室文化，使用桉油樟後彷佛能隔出一個可容納自我的小小空間，讓人好好舒朗一口氣。

選購重點

芳療等級的樟樹精油有數種 CT。拉丁學名相同，但氣味上有明顯差異，通常會將主成分標示於拉丁學名之後，桉油樟的主要分子是 1,8- 桉油醇（cineole），消費者在購買時要特別注意拉丁學名及主成分。

代表成分

氧化物類（1,8- 桉油醇）、單萜烯（松油萜、檜烯）、單萜醇（α－萜品醇）。

側重屬性

- **生理療效：**强效抗病毒與抗感染、治療支氣管炎、抗皰疹病毒。
- **心理療效：**重整混亂無序的心理狀態、激勵提神、保持自信。

使用禁忌

無。

代表配方

- **如魚得水配方（5%）：**桉油樟 5 滴＋岩玫瑰 3 滴＋橙花 2 滴＋安息香 1 滴＋苦橙葉 4 滴＋羅馬洋甘菊 5 滴＋瓊崖海棠油 20ml。按摩胸口、腹部、脊椎兩側，可以提升免疫力、抗病毒。此配方也適合對環境適應不良的人，提供支持與關懷的力量。

相關精油

- **洋茴香羅文莎葉** Ravensara, anise

拉丁學名 *Ravensara anisata*，主成分是醚類（甲基醚蔞葉酚、甲基醚丁香酚）、單萜烯（檸檬烯）、單萜醇（沉香醇），氣味聞起來比較接近洋茴香或熱帶羅勒，主要的生理療效是抗痙攣與消解脹氣，但孕婦與嬰幼兒要注意劑量問題。

- **芳香羅文莎葉** Ravensara

拉丁學名 *Ravensara aromatica*，原生在馬達加斯加，對當地人而言是治百病的芳香植物。精油由葉片蒸餾而成，主要成分是單萜烯（檸檬烯、檜烯）、醚類（甲基醚蔞葉酚），有抗菌、抗病毒、抗微生物、抗感染與化解黏液的功效，非常適合治療呼吸系統的感染，還可以止痛、抗痙攣，緩解肌肉關節的疼痛。其味道十分輕快，也能夠用來提振憂鬱的情緒。

錫蘭肉桂

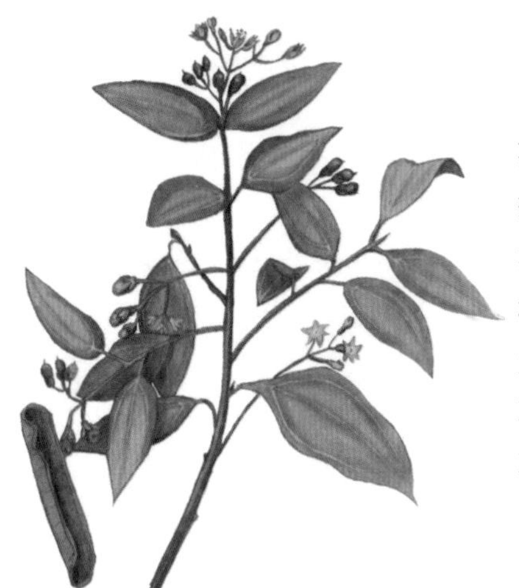

英文俗名	Cinnamon
拉丁學名	*Cinnamomum verum*
其他俗名	真肉桂
植物科屬	樟科樟屬
主要產地	斯里蘭卡、馬達加斯加
萃取部位	樹皮
萃取方式	蒸餾

外觀特徵

常綠灌木，新葉為鮮紅色，葉片有樟科典型三出脈，枝葉具有強烈但甜美的氣味，主根系入土極深，壽命可達數百年之久。

精油特性

錫蘭肉桂是多分子型精油，高比例的肉桂醛，抗菌力一流，一般而言具有激勵與補身的功效，能夠強化子宮收縮，亦有提振男性性功能障礙的療效。臨床上是處理心循環問題的重要用油之一。對於消化系統則同時具有激勵與安撫的功效，便祕與腹瀉皆適用。與火爆剛毅的中國肉桂相比，錫蘭肉桂的氣味較細膩婉轉，若個案屬於內心百轉千折、心因性因素引起生理疾病時，可優先考慮錫蘭肉桂。

航海家馬可波羅曾形容斯里蘭卡是最優雅的土地。除了肉桂之外還產出多種香料植物，例如黑胡椒、丁香及豆蔻等，是一片充滿情感與熱忱的土地。斯里蘭卡也是重要的南傳佛教聖地，即使在長期被殖民的摧折下，當地島民仍保持著樂觀勤勞的天性，燦爛質樸的笑容也依然充滿著天真與熱情，就像是錫蘭肉桂的能量特質，火紅熱力地守護著人們，帶來優雅又強大的生命力。

選購重點

由肉桂的不同部位所萃取的精油，在化學分子及療效上皆有不同，樹皮萃取的主要成分是芳香醛，樹葉萃取則是丁香酚，兩者氣味有極大差異，肉桂葉精油還比較接近丁香的氣味。

錫蘭肉桂

代表成分

芳香醛（肉桂醛）、酚類（丁香酚及其衍生物）、酯類（乙酸肉桂酯）。

側重屬性

- **生理療效**：強效抗菌（細菌、病毒、真菌）、促進循環、提振男性性機能。
- **心理療效**：溫暖身心，重新燃起對生命的熱忱。

使用禁忌

含高比例肉桂醛，未經稀釋會刺激皮膚，5 歲以下孩童使用可能會造成過敏。

高劑量使用時恐有肝毒性，一般建議的安全劑量是 1% 以下。

孕婦禁用。

代表配方

- **感染型腹瀉配方（4.5%）**：錫蘭肉桂皮 3 滴＋野馬鬱蘭 6 滴＋植物油 10ml。塗抹腹部，重度感染時每 2 小時塗抹一次，輕度感染則約 6 小時塗抹一次即可。
- **糖尿病調養配方（5%）**：錫蘭肉桂皮（或中國肉桂皮）2 滴＋馬鬱蘭 3 滴＋檸檬馬鞭草 5 滴＋植物油 10ml。塗抹全身，可持續 2 ～ 4 週。

相關精油

- **中國肉桂** Cassia

拉丁學名 *Cinnamomum cassia*，主產地是中國，萃取部位是樹皮、樹枝，含高達 75% 以上的芳香醛，比錫蘭肉桂的 65% 要高出許多，抗菌力居冠。研究顯示，肉桂可提升免疫系統，活化 T 細胞、B 細胞與巨噬細胞，並且有效處理大腸桿菌引起的消化系統症狀，例如上吐下瀉，且可通腸化氣等。具有粗壯火熱的性格，活血通經效果十足。臨床上也常用來調養糖尿病或有掌控欲性格的個案。中國肉桂的氣味比錫蘭肉桂更強烈直接，單分子型精油成分（指單一成分含量極高）在對治器官性病變及單一病症的效果，比較強大與直接，但刺激性也更高；相較下，多分子型的錫蘭肉桂較溫和些且更適合處理複雜症狀或情緒問題。

- **印度肉桂** Indian Cassia

拉丁學名 *Cinnamomum tamala*，原生於印度、尼泊爾一帶，不僅運用在料理中，也運用在醫療上，古印度醫學阿輪吠陀會利用印度肉桂來治療糖尿病。精油可由樹皮或葉片萃取，且產地也有成分差異。若由樹皮蒸餾，主成分是高含量的肉桂醛或酚類。若由葉片蒸餾則要區別產地，印度產區的葉片精油，主成分是沉香醇、肉桂醛；尼泊爾產區的葉片精油較溫和，主要成分是單萜醇（沉香醇、α－萜品醇）、氧化物（1,8- 桉油醇）與單萜烯（α－松油萜），可提振免疫力，抵抗流行性感冒，止瀉，調養糖尿病，對於生殖泌尿道感染也有很好的療效，也能平衡情緒，讓人擁有澄清的心智。

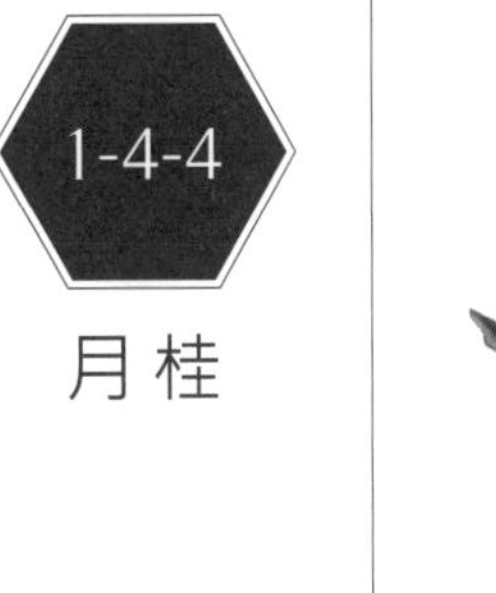

1-4-4 月桂

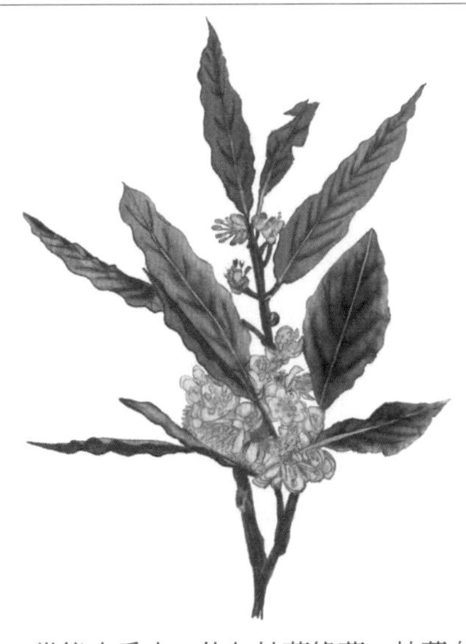

英文俗名	Bay Laurel
拉丁學名	*Laurus nobilis*
其他俗名	甜月桂、桂冠樹
植物科屬	樟科月桂屬
主要產地	克羅埃西亞
萃取部位	葉片
萃取方式	蒸餾

外觀特徵

常綠小喬木，終年披著綠蔭，枝葉向上伸展，卵形革質葉片，邊緣略呈波浪狀捲翹，開黃色小花，全株皆有香氣。

精油特性

月桂在歐美國家是很受人喜愛的植物，它象徵著勝利與榮耀。在希臘神話中，美女達芙妮為了躲避太陽神阿波羅的熱力追求，求河神把她變成一棵月桂樹，阿波羅為了懷念而將月桂葉戴在頭上。從此月桂與太陽神同享榮光，唯有各領域的傑出者才能配戴桂冠，月桂也受到永恆的祝福，具有回春的能量。

樟科主要生長在熱帶至亞熱帶地區，月桂卻是少數原生於歐洲的樟科植物。其精油的療癒力強，主要來自豐富多元的芳香分子所產生的協同作用，能激勵神經、平衡免疫；一些微量成分如丁香酚及其衍生物，則讓人常保好奇、精神奕奕。

臨床上，月桂精油多拿來處理淋巴阻塞與循環問題，長期使用能化解淋巴腫脹，對於自體免疫系統失調所造成的風溼及關節炎，也有很好的消炎止痛功效。月桂精油也很適合處理有如槁木的枯竭狀態，無論是身體機能上的退化，或是心靈上的早衰現象，甚至無法適應更年期的個案，長期使用月桂都能看到令人振奮的回春效果。

選購重點

另有不同產地不同科屬的植物亦被俗稱為月桂（例如：西印度月桂）的精油，消費者購買時請認清正確的拉丁學名，以免買到不同成分及療效的產品。

代表成分

氧化物類（1,8- 桉油醇）、單萜烯（松油萜）、酯類（乙酸萜品酯）。

側重屬性

- **生理療效**：平衡自主神經系統、改善淋巴阻塞、消炎、抗病毒。
- **心理療效**：更新能量，使人感覺自信又強壯。

使用禁忌

高劑量可能會刺激皮膚。

代表配方

- **身心煥新配方（6.5%）**：月桂 5 滴＋薑 5 滴＋檸檬香茅 3 滴＋山金車浸泡油 10ml。用來按摩全身，能加速新陳代謝，驅除陳腐老舊的能量，紓解遲緩沉重的肌肉痠痛。

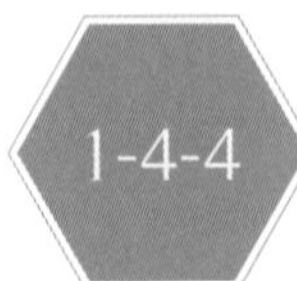

1-4-4 月桂

相關精油

- **西印度月桂** Bay St. Thomas / West Indian Bay Tree / Bay Rum

拉丁學名 *Pimenta racemosa*，又稱為香葉多香果。它跟多香果 *Pimenta dioica* 都是桃金孃科，但同屬不同種，主要產地在牙買加。西印度月桂的主成分是酚類，刺激性較强，當地傳統用於治療肌肉扭傷。此植物的CT很多，卻都叫做西印度月桂，有西印度丁香月桂（酚類為主）、西印度洋茴香月桂（醚類為主），以及西印度檸檬月桂（醛類為主），消費者可不要混淆了。

1-4-5 花梨木

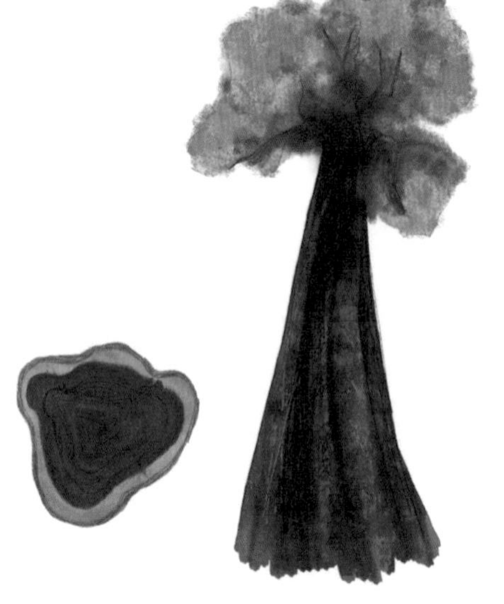

英文俗名	Rosewood
拉丁學名	*Aniba rosaeodora*
其他俗名	玫瑰木
植物科屬	樟科阿尼巴木屬
主要產地	巴西
萃取部位	木材
萃取方式	蒸餾

外觀特徵

樹幹挺拔，高達 30 ～ 50 公尺，樹皮與心材為紅褐色，具芳香。

精油特性

花梨木原生於南美洲熱帶雨林，精油中含有高比例的沉香醇，氣味宜人，故早期大量使用於香水工業中，在二次世界大戰之前，全球「沉香醇」市場的兩大輸出區是巴西的花梨木，以及台灣的芳樟。但這種非永續方式的砍伐，讓此樹面臨絕種危機，故巴西政府在 1932 年頒布了保育法令，只要生產 20 公斤的精油便要種植一棵花梨木樹苗，未滿 15 年的幼齡植株和樹幹直徑低於 12 公分皆不得砍伐等相關措施。

花梨木精油所含的沉香醇能溫和抗菌，適合較敏感的黏膜組織，例如生殖泌尿道的黏膜處。它也是提振免疫系統的重要滋補油，在易患感冒的季節，可在空間薰香或調油按摩脊椎兩側。法國芳療界常用於兒童的呼吸道感染、發燒，以及婦科疾病。

花梨木的氣味甜美又溫潤，很能撫慰人心，帶來支持感。由於淡淡花香隱藏在中性的木質香裡，是大眾（包括男士）普遍能夠接受的香氣，故一時之間不知道該給個案什麼精油，或症狀的成因還待抽絲剝繭時，不妨就先試試很能撫慰心輪的花梨木吧！

選購重點

花梨木的亞種很多，也可萃取出精油。祕魯生產的花梨木精油，雖然品種跟巴西產的一樣，但氣味較不細緻，除了沉香醇含量較低（約 82 ～ 85%），加上蒸餾時疑似混摻其他類似氣味的木材，造成品質不如巴西產的花梨木精油。

代表成分

單萜醇（沉香醇）、氧化物類（沉香醇氧化物）。

側重屬性

- **生理療效**：抗菌、激勵補身。
- **心理療效**：獲得溫暖支持，化解冰冷的內心。

使用禁忌

無。

代表配方

- **真情流露配方**：花梨木 2 滴＋檸檬 3 滴。於空間裡薰香，適合常隱藏情緒、長期壓抑的個案，也適合排斥複雜或陌生氣味的人使用。另可將此配方調入 10ml 甜杏仁油中，即劑量約 2.5%，順時針畫圈按摩胸口處，可溫暖長期抑鬱的內心，感受到被支持的力量，自然而然流露真情，所以也很適合較不知如何表達情緒的男性。

山雞椒

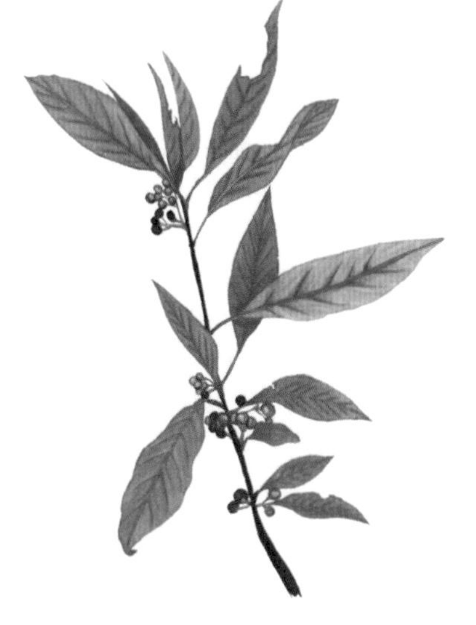

英文俗名	May Chang
拉丁學名	*Litsea cubeba*
其他俗名	山胡椒、山蒼子、馬告
植物科屬	樟科木薑子屬
主要產地	中國、印度
萃取部位	果實
萃取方式	蒸餾

外觀特徵

小型喬木，幼樹樹皮為黃綠色，成樹時轉為灰褐色；新芽與花朵披覆細細的絨毛；果實小而有裂痕，成熟時轉為黑色；全株（枝、葉、果）皆有清新芳香。

精油特性

山雞椒是中國常見的野生樟科植物，全株可入藥，主要用途為祛風、散寒、理氣、止痛等功效，常用於預防及治療感冒，果實入藥可治腸胃寒痛。山雞椒也是台灣原住民泰雅族經常食

1-4-6 山雞椒

用的香料，泰雅語稱為「Makao」(馬告)，有山胡椒之意，極適合用來調理湯品，使湯汁充滿清新爽口的香氣，亦可搭配肉類料理，能幫助消化、解油膩。

山雞椒是生長快速的植物，所萃取的精油價格實惠，因為檸檬醛含量極高，常被不肖商人拿去混摻香蜂草、檸檬馬鞭草等昂貴精油，或是合成紫羅蘭酮香精的原料。

山雞椒對於消化系統的作用很突出，能溫暖腸胃，適合寒冷時節塗抹在腰腹區，可預防空腹及寒冷所造成的疼痛感，亦可消解因為消化不良而引起的脹氣。它的抗感染效果頗佳，譬如幽門桿菌所引起的消化問題、十二指腸潰瘍、腸炎等皆具良好功效。

山雞椒可以激勵神經系統，卻不會影響睡眠。它能提振因情緒所導致的胃口低落。微量的酮類分子能帶領人們穿越凡塵俗事，從心靈的至高點來看待情緒議題，滌清各種負面能量，還原身心的澄澈。

選購重點

在不同的氣候與環境下所生長的植物，精油成分的比例會略有差異，請選購有信譽的品牌。

代表成分

醛類（檸檬醛）、單萜烯（檸檬烯）、單萜醇（香茅醇）、酯類（乙酸萜品酯）。

側重屬性

- **生理療效**：抗菌、止痛、十二指腸潰瘍、消化不良。
- **心理療效**：天高地遠的清新感，隨緣又自在。

使用禁忌

高劑量可能會刺激皮膚，建議敏感脆弱膚質或嬰幼兒肌膚，使用劑量約在 1% 以內。

代表配方

- **驅趕恐懼配方**：山雞椒 5 滴＋野洋甘菊 8 滴＋胡椒薄荷 5 滴＋橙花 6 滴。可將此複方純精油，滴在枕邊或是隨身香包中；也可將上述配方再加金盞菊浸泡油 50ml，調成劑量約 2.4% 的複方按摩油，於睡前按摩，可安撫恐懼的情緒，適合長期承受精神壓力的個案。

1-4-7 其他樟科精油

- **蘇剛達／灰葉樟** Sugandha Kokila

拉丁學名 *Cinnamomum glaucescens*，原生於印度、尼泊爾中西部喜馬拉雅山區一帶。精油由果實蒸餾而得，主要成分是氧化物（1,8- 桉油醇）、苯基酯（肉桂酸甲酯）、單萜烯（對繖花烴、α- 松油萜、β- 松油萜）、單萜醇（α- 萜品醇），有暖身的特性，有助於促進身體循環，緩解肌肉關節的發炎與疼痛，也能乾燥除溼，適合用在潮溼所引起的感染，唯獨要注意劑量宜低，以免引起皮膚過敏。蘇剛達也能調節中樞神經系統，安撫焦慮、煩躁的情緒。

- **莎羅白樟** Saro

拉丁學名 *Cinnamosma fragrans*，只生長於馬達加斯加，是非常古老的樹種，它不是樟科，是白樟科，不過精油療效接近。當地名稱 Mandravasarotra，有「遠離邪惡」之意，不只能用來驅除邪靈，也能驅除細菌、蚊蟲等。精油萃取自葉片，主要成分是氧化物（1,8- 桉油醇）、單萜烯（α- 松油萜，β- 松油萜、檸檬烯、檜烯）與單萜醇（α- 萜品醇），能夠抗菌、抗病毒，治療皮膚問題（痤瘡、老化肌膚）和呼吸道感染，緩解肌肉痠痛，對於泌尿道、陰道感染也有很好的療效，也有助於淨化氣場，帶給人神清氣爽的感受。

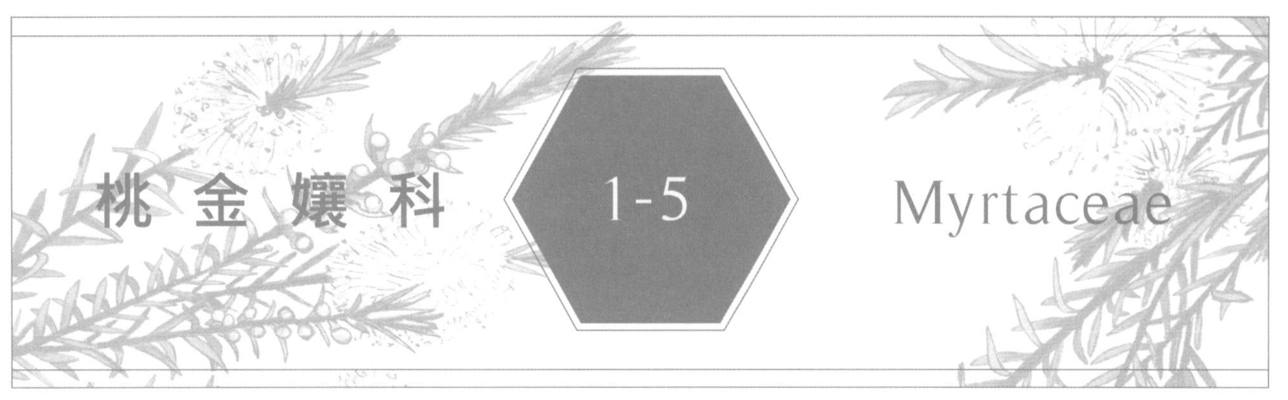

藍膠尤加利

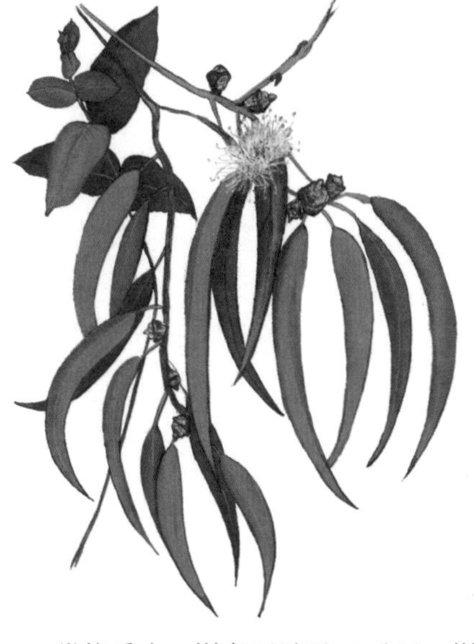

英文俗名	Blue Gum Eucalyptus
拉丁學名	*Eucalyptus globulus*
其他俗名	藍桉
植物科屬	桃金孃科尤加利屬
主要產地	中國、西班牙
萃取部位	葉片
萃取方式	蒸餾

外觀特徵

常綠喬木，樹身可長至 50 公尺，樹幹光滑，葉片灰藍，嫩葉為圓形，成年葉片則是修長的鐮刀狀。

精油特性

澳洲為尤加利樹的原生地，目前已知約有九百多個品種。有些品種的木質適合製造建材及紙漿，有些品種的葉片萃油率極高，再加上此家族樹種的成長速度很快，非常具有經濟價值。

對於生長條件的需求，尤加利需要極大的養分，同時為了供給葉片足夠的水分，尤加利的根部會從土地吸取大量的水，因此若將它種植於潮溼悶熱、蚊蟲密集的地區，將有非常好的調節與舒衡效果，能夠抑制瘧疾的傳染。

尤加利精油主要功效是抗菌，有研究資料顯示，將它製作成空氣噴霧劑，可以直接殺死空氣中 70% 的葡萄球菌；根據科學研究，尤加利精油中的某些成分在與空氣接觸之後會產生臭氧，讓細菌無法存活。難怪自 19 世紀後，瘟疫蔓延之際，尤加利樹便基於此目的，開始從澳洲散布到世界各地。

藍膠尤加利是多分子型精油，除了含有高量的 1,8- 桉油醇外，還有單萜酮與其他諸多成分，雖然比例不高，但所產生的協同作用具有一定的醫療價值，譬如處理鼻竇感染與排痰的效

1-5-1
藍膠尤加利

果，就比同類型的澳洲尤加利更佳。心靈療效方面，其樹形在陽光照耀下折射出獨特的藍光，彷彿是連結內在自我與外在世界的橋梁，讓人無須顧忌外界的過度反應，忠實的表達自己，暢所欲言。

選購重點

為了萃取出最多量的 1,8- 桉油醇，並降低一些具有刺激性的芳香分子，有些廠商會採取精餾的方式來萃取藍膠尤加利精油，但這樣將流失一些深具療效的化學分子，喪失了完整精油的獨特性，消費者購買時要特別注意其萃取方法，不要選用精餾或經過加工重組成分的精油。

代表成分

氧化物類（1,8- 桉油醇）、倍半萜烯（香樹烯）、單萜酮（松香芹酮）。

側重屬性

- **生理療效**：化解黏液、抗菌（葡萄球菌、念珠菌）、抗流行性感冒。
- **心理療效**：激勵士氣、提神醒腦、辯才無礙。

使用禁忌

過量會使皮膚及黏膜乾燥，建議使用劑量約 3 ～ 5%。

代表配方

- **流感保護配方**：藍膠尤加利 4 滴＋側柏醇百里香 2 滴＋歐洲冷杉 2 滴＋穗花薰衣草 1 滴。以薰蒸法來舒緩呼吸道感染的不適，有助排出黏液。亦可加至 10ml 的向日葵油中，即約 4.5% 的劑量，用來按摩胸口與脊椎兩側。*

相關精油

- **澳洲尤加利** Eucalyptus Radiata

拉丁學名 *Eucalyptus radiata*，樹幹摸起來粗粗的澳洲尤加利，是在所有尤加利家族中長得比較慢的樹種，卻也因此醞釀出厚實滋養的能量，在某些精油典藉中被認為抗菌、抗病毒效果更優於藍膠尤加利。

澳洲尤加利可稱作婦幼專用油，除了抗感染功效佳，還能激勵免疫；它所含的成分比較不會刺激黏膜，不具單萜酮成分，氣味也比較甜美，所以很適合小孩使用，是兒童治療耳鼻喉感染時的優先選擇。它對於女性的子宮也有很好的滋養及清潔效果，適用於子宮內膜異位、子宮脫垂、肌瘤等問題，它的機轉是強化子宮機能，化解組織沾黏，可搭配其他相關精油協同使用。

- **史密斯尤加利** Eucalyptus smithii

拉丁學名 *Eucalyptus smithii*，原產於澳洲。精油蒸餾自葉片，化學成分是氧化物（1,8-桉油醇）、單萜醇（α-萜品醇、牻牛兒醇）與單萜烯（α-松油萜），能抗菌、抗病毒，平衡油脂，治療痤瘡，提振免疫力，有助於暢通呼吸道，特別適用於支氣管炎與鼻竇炎，也能緩解肌肉關節疼痛。無論是氣味或是功效都非常溫和，且不影響睡眠，可以長期使用，也是最適合小朋友、老人或是體虛者使用的尤加利。

* 很早期就把芳香療法運用在醫療上的瓦涅醫師（Jean Valnet），曾有一個配方適用於流行感冒肆虐之際，因為原配方並未註明品種，所以筆者選擇對流感病毒有相當療效的精油來延用此配方。

• **史泰格尤加利** Eucalyptus staigeriana

拉丁學名 *Eucalyptus staigeriana*，原產於澳洲，但巴西與瓜地馬拉是史泰格尤加利精油的主要生產地區。精油蒸餾自葉片，略帶柑橘的氣味，化學成分是單萜烯（檸檬烯）、醛（橙花醛、牻牛兒醛）與酯（乙酸牻牛兒酯），可抗菌、抗病毒，提振免疫力，適合在流感季節使用，也能針對肌肉關節消炎止痛，還能平衡中樞神經系統，有助安撫緊繃的情緒，又能使人保持清醒，很適合在思緒混亂時使用。

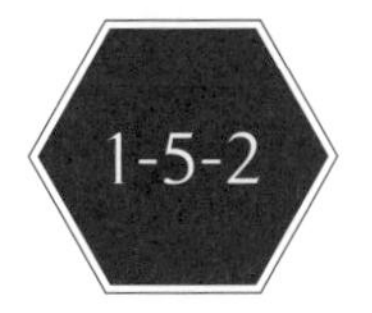

薄荷尤加利

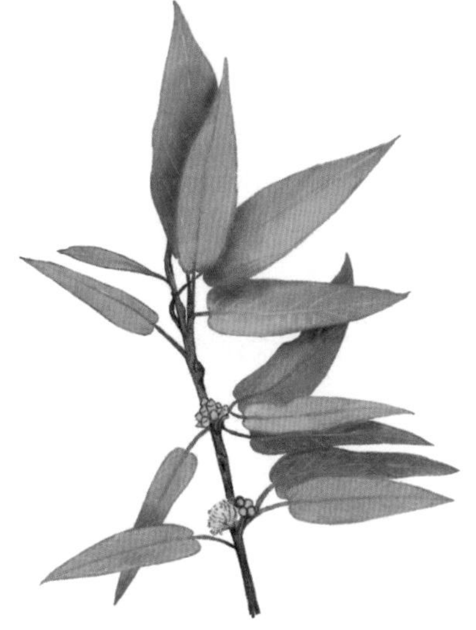

英文俗名	Peppermint Eucalyptus
拉丁學名	*Eucalyptus dives*
其他俗名	豐桉
植物科屬	桃金孃科尤加利屬
主要產地	澳洲、南非
萃取部位	葉片
萃取方式	蒸餾

外觀特徵

大型喬木，葉片銀灰色，呈窄長的心型，細嫩枝葉則顏色偏紅。

精油特性

尤加利的藥用價值由來已久，四萬年前的澳洲原住民，已懂得將尤加利葉搓在身上，用來治療疾病、修護傷口。尤加利樹的CT（化學類型）很多，最廣為人知的是1,8-桉油醇，但其他CT的尤加利精油也有不容小覷的藥學價值，薄荷尤加利即為一例，其主要成分是胡椒酮。

時間推回到西元1788年，首批歐洲移民剛遷居到澳洲這塊處女地，隨船的外科醫師約翰・懷特（John White），從雪梨港取得了一份由薄荷尤加利所萃取的樣本油，送回英國研究證實其醫療價值，薄荷尤加利便成為最早展開商業生產的尤加利樹種之一。

臨床上我們用薄荷尤加利來處理腎臟疾病，它可以促進腎臟細胞再生，化解尿結石；所含的胡椒酮與胡椒腦，在激勵腎臟的同時也不忘滋養，若因過度忙碌忘了喝水而感到腎區痠痛時，可用薄荷尤加利精油1～2滴來按摩腎臟，並記得補充水分，即可得到很好的安撫效果。

腎臟是身體的過濾器，它能過濾體液、維持體內酸鹼平衡，中醫理論則認為腎與膀胱互為表裡，這兩個器官的症狀，常與各種「人際關係」有關，無論是伴侶、親子、朋友、上司與部屬，若在關係之間產生了壓力與拉扯，長期下來失衡了，就很可能表現在這兩個器官，引發腎臟炎、膀胱炎、尿毒症等症狀。薄荷尤加利強勁有力的氣味，就像一記當頭棒喝，敲醒模糊不清的神智，讓沾黏的情緒與身體組織得到疏理，進而找到自己的定位，就不會將彼此交錯的能量緊抓著不放。

薄荷尤加利

選購重點

尤加利精油的品質，常與尤加利葉片的品質有關，而生產過程中的細節，例如葉片的置放時間，都將影響最後成品的化學分子與含量，故請選購有信譽的品牌。

代表成分

單萜酮（胡椒酮）、單萜烯（水茴香萜）、單萜醇（胡椒腦）。

側重屬性

- **生理療效**：利腎利尿、化解黏液、抗菌。
- **心理療效**：消除罣礙、擺脱拉扯的情緒、帶來行動力。

使用禁忌

單萜酮分子比較刺激，嬰幼兒與孕婦禁用。

薄荷尤加利能促進腎細胞再生，但是如果腎臟功能已完全遭到破壞（例如洗腎患者），將不適用此類精油，可改用白松香與側柏醇百里香，以免帶給腎臟更大壓力。

一般使用劑量約 3 ～ 5%，效果強烈，使用頻率無須過度頻繁。

代表配方

薄荷尤加利的療效非常集中，單一使用效果就很強大。因長期大量使用藥物或不當減肥而產生腎功能衰退的個案，可將 1 滴薄荷尤加利加上 1 湯匙南瓜籽油，1 天口服 1 次，可以調理腎臟，促進細胞再生。

※此配方不適合長期使用（不超過 1 個月），並需經專業芳療師的諮詢。

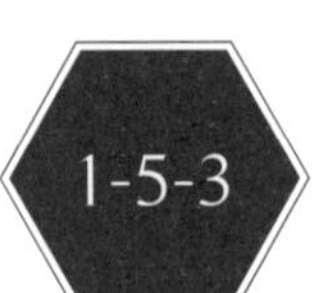

多苞葉尤加利

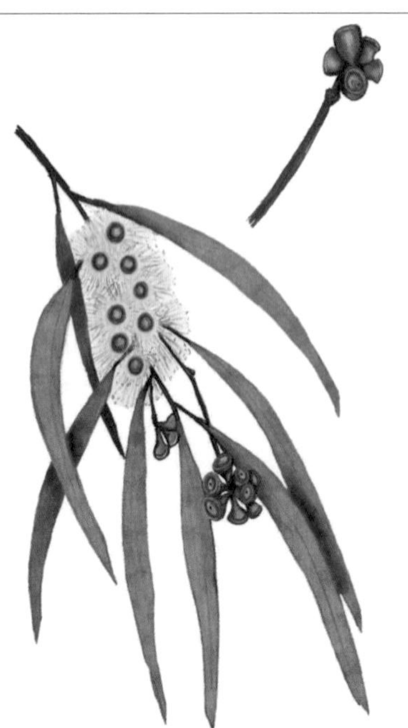

英文俗名	Eucalyptus Blue Mallee
拉丁學名	*Eucalyptus polybractea*
其他俗名	藍葉尤加利
植物科屬	桃金孃科尤加利屬
主要產地	澳洲、法國
萃取部位	葉片
萃取方式	蒸餾

外觀特徵

喬木，枝葉細莖呈紅色，葉片窄長呈灰褐色，遠看帶著些許藍光。

精油特性

多苞葉尤加利精油是屬於單萜酮類，主成分為隱酮，是精油中比較少見的分子，擅長處理「關係」議題所帶來的情緒糾葛與器官病變，高劑量時直接對治生理疾病，低劑量時則用來調節情緒。

如果說薄荷尤加利擅長處理的是大刀闊斧、斬斷情絲的氣魄，那麼多苞葉尤加利擅長的就是穿越表相、直指核心的細膩。若拿同為多分子型精油的多苞葉尤加利與藍膠尤加利來比較，前者是與世界同在，後者則是與自己同在，故處理較複雜的心因性疾病時，可優先考慮這款精油。

芳香療法在調製個人配方時，除了舒緩症狀外，也常把個案的性格考慮進去，並將疾病成因以一種更宏觀的眼光來詮釋，而避免局限在頭痛醫頭、腳痛醫腳的迷思中。多苞葉尤加利非常適合表面平靜，但內心波濤洶湧的人。這類個案偏向隱忍情緒，以維持表面和諧，但是心中早已充滿了猜忌與錯亂的緊張情緒，長期下來精神難免耗弱，免疫系統也產生漏洞，因為所有力氣都拿來爭鬥（不管是對自己或他人），無法好好關照自己身體，器官當然容易受到感染。多苞葉尤加利的臨床療效，主要用於嚴重的生殖泌尿道感染。

它對心靈的平衡與協調也有貢獻，所含的單萜酮，能振奮神經系統，並導向清明，加上諸多激勵人心的芳香分子來協同，讓人抽絲剝繭地理清情緒，同時也願意付諸行動。因此，在為個案調製配方時，多苞葉尤加利便是經常使用到的尤加利品種。

選購重點

生產過程中的細節，都會影響最後成品的化學分子與含量，請選購有信譽的品牌。

代表成分

單萜酮（隱酮）、單萜烯（對繖花烴）、醛類（水茴香醛）。

側重屬性

- **生理療效**：治療前列腺炎、生殖器與肛門周圍的溼疣，以及淋病披衣菌之類的性病感染。
- **心理療效**：揭開面紗後的真相，穿越簾幕，勇敢的與世界站在一起。

使用禁忌

單萜酮分子，嬰幼兒與孕婦禁用。

一般使用劑量是在 3% 以內。

代表配方

- **生殖泌尿道抗感染配方（2.5%）**：多苞葉尤加利 10 滴＋松紅梅 5 滴＋檸檬細籽 5 滴＋高地薰衣草 15 滴＋茶樹 15 滴＋金盞菊浸泡油 100ml。可直接塗抹生殖泌尿道，能有效抗菌，並保護黏膜，提升免疫。如果感染已有一段時日了，可再加入古巴香脂 10 滴來協同治療。另外也可搭配純露來輔助，選用上述配方植物的純露，調和製成噴劑，如廁後噴灑。

檸檬尤加利

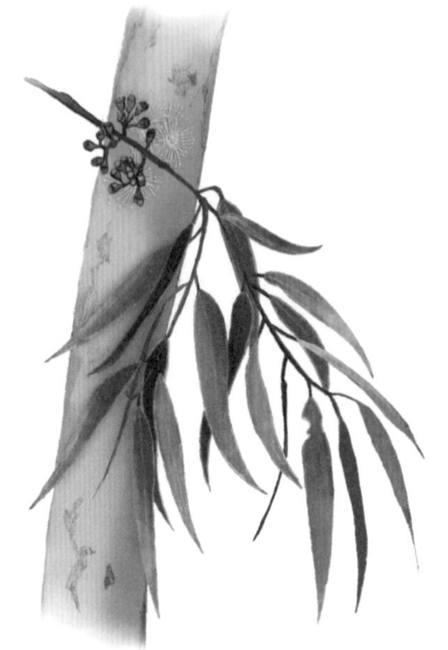

英文俗名	Lemon-scented Eucalyptus
拉丁學名	*Eucalyptus citriodora*
其他俗名	檸檬桉
植物科屬	桃金孃科尤加利屬
主要產地	澳洲、巴西
萃取部位	葉片
萃取方式	蒸餾

外觀特徵

常綠喬木，樹幹挺直，樹皮會片狀脫落，故光滑而呈灰白色。葉片修長，披棕紅色腺毛，搓揉即可聞到類似檸檬的香氣。

精油特性

檸檬尤加利原產於澳洲，非常容易種植，生長速度奇快，砍伐後會萌生許多枝條。如此活躍且滿溢的生命力，就像雜草般耐操又經得起摧折，正呼應它臨床上的功效：常用來處理筋骨勞損，尤其是上半身的關節與肌肉僵硬，止痛效果佳。

檸檬尤加利的主成分為香茅醛，氣味強烈，是絕佳的驅蚊劑，可與樟樹、香茅、薄荷、薰衣草等精油，調成環境噴霧，是維持環境整潔與空氣清淨的良方。

消炎止痛是檸檬尤加利的療癒强項，可應用於身體各個層面，包括五十肩、腕隧道症候群、動脈炎、全身性關節炎，乃至尿道炎、陰道炎，任何重覆性的磨擦與損傷所導致的發炎現象，檸檬尤加利都能迅速舒緩症狀，其落落大方的氣味與能量屬性，更提醒人們該適時疼惜一下自己了。

選購重點

因為植物原料的品質不同，導致成分比例差異極大，例如主成分醛類的比例可能從 40% 到 80% 不等，療效當然也有差異，請選購有信譽的品牌。

代表成分

醛類（香茅醛）、單萜醇（香茅醇）、酯類（乙酸香茅酯）。

側重屬性

- **生理療效**：止痛（尤其是肩背、指／趾骨關節）、去風溼、舒緩關節炎、抗心血管疾病。
- **心理療效**：颯爽飄逸、不拘小節。

使用禁忌

無。

代表配方

- **身心舒緩配方**：檸檬尤加利 15 滴＋安息香 10 滴＋高地薰衣草 15 滴＋佛手柑 10 滴＋羅

馬洋甘菊 20 滴。此複方精油可用來擴香，也可視情況製作成環境噴霧，或調成按摩油，適合用於疾病時的護理與環境維護，例如可舒緩帶狀皰疹引起的疼痛，或是緩解罹病時的身體不適，並能安撫情緒。

1-5-5 茶樹

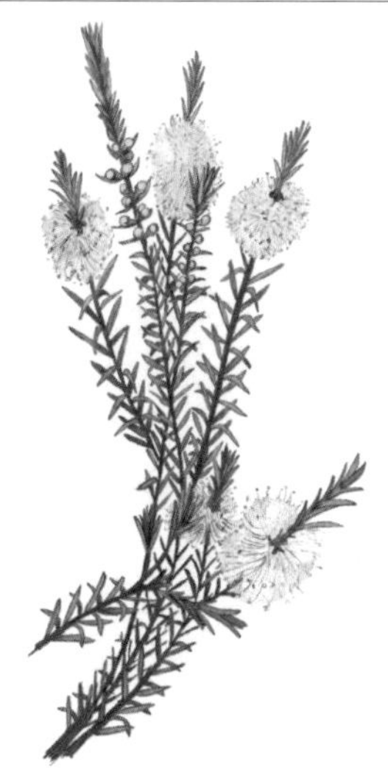

英文俗名	Tea Tree
拉丁學名	*Melaleuca alternifolia*
其他俗名	紙皮樹、互葉白千層
植物科屬	桃金孃科白千層屬
主要產地	澳洲新南威爾斯區
萃取部位	葉片
萃取方式	蒸餾

外觀特徵

樹皮呈一層層紙片狀，葉形細長如針狀，白色花朵如瓶刷，具有強烈芬芳。

精油特性

大名鼎鼎的澳洲茶樹，其實跟茶葉一點關係也沒有，在植物分類學上，它被歸類為桃金孃科白千層屬，又名互葉白千層。它的殺菌能力佳，是一種天然的抑菌劑。根據研究，茶樹的抗菌效果比最常使用的苯酚要強 12 倍，因此除了廣泛用於醫療用途上，對於環境清潔也很有貢獻，能夠抑制空氣中細菌及黴菌的數量。

茶樹精油能促進皮膚細胞再生，文獻記載在二次世界大戰期間，澳洲政府就開始使用於士兵的皮膚創傷治療上。它能處理各式開放性傷口，如燒燙傷、擦傷及切傷，也能舒緩蚊蟲叮咬所造成的搔癢感。

茶樹雖然抗菌效果佳，但其實相當溫和。含高比例的萜品烯 -4- 醇，臨床上可用來治療尿道炎、輔助抗生素治療（例如取代盤尼西林）；所含綠花白千層醇，能抗腫瘤又強化免疫，再加上萜品烯等成分的協同，臨床上非常適合作為放射線治療，以及重大疾病患者的護理用油，它能保護組織、修護皮膚細胞、排除累積的毒素，與綠花白千層搭配使用，效果更佳。

其實茶樹的最重要功效是強化免疫，最佳使用時機是防患於未然，或在疾病最初期。最後要提醒的是，任何療法與配方都需注意安全劑量。以茶樹精油為例，它很溫和，不刺激皮膚，但若過度使用仍會刺激黏膜（例如過乾），或產生過敏。

選購重點

品質好的茶樹精油，可以兩種成分來當指標，桉油醇含量約在 15% 以下，萜品烯 -4- 醇則在 30% 以上（最好能超過 40%）。建議選購有信譽的品牌。

代表成分

單萜醇（萜品烯 -4- 醇）、單萜烯（萜品烯）、氧化物類（1,8- 桉油醇）、倍半萜醇（綠花白千層醇）。

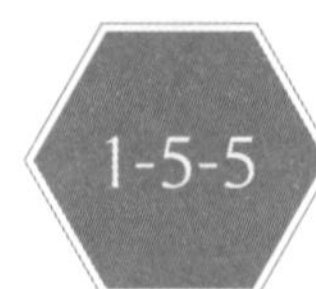

茶樹

側重屬性

- **生理療效**：廣泛性抗菌（黴菌、真菌、寄生蟲），激勵免疫系統。
- **心理療效**：讓人恢復生機、保持活力。

使用禁忌

無。

代表配方

- **皮膚燒燙傷配方（5%）**：茶樹2滴＋穗花薰衣草2滴＋岩玫瑰1滴＋永久花3滴＋羅馬洋甘菊2滴＋金盞菊浸泡油5ml＋聖約翰草浸泡油5ml。用來塗抹傷處，亦可局部滴純精油，搭配薰衣草純露溼敷，效果佳。
- **化療前後的皮膚護理（5%）**：茶樹5滴＋綠花白千層5滴＋芝麻油10ml。適合塗抹全身。

相關精油

- **沼澤茶樹** Tea Tree Rosalina

拉丁學名 *Melaleuca ericifolia*。原生於澳洲，氣味比一般茶樹更甜美，是一款新興的精油。精油蒸餾自葉片，主要成分是單萜醇（沉香醇）、氧化物（1,8-桉油醇）與單萜烯（α-松油萜、對繖花烴），可以消炎、止癢、抗感染，很適合處理皮膚問題，例如：溼疹、痤瘡與皰疹，提振免疫力，治療呼吸道、泌尿道的發炎與感染，療效溫和，很適合小朋友使用。花梨木因為近年來限制開採導致其精油產量愈來愈少，而沼澤茶樹有高達約50%的沉香醇含量，所以不妨選擇沼澤茶樹來替代花梨木。

綠花白千層

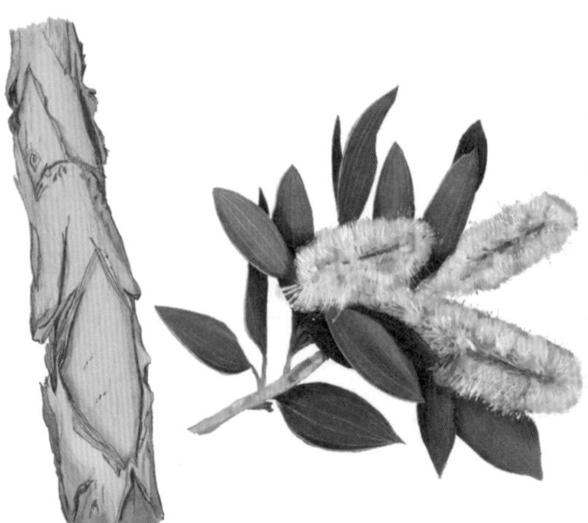

英文俗名	Niaouli
拉丁學名	*Melaleuca quinquenervia*
其他俗名	五脈白千層
植物科屬	桃金孃科白千層屬
主要產地	澳洲新南威爾斯、新克里多尼亞島、馬達加斯加
萃取部位	葉片
萃取方式	蒸餾

外觀特徵

實際上開的是白花而非綠花，當花朵綻放時有如拉炮綳開般的絢麗奪目。樹皮層層包覆，又不斷自然脱落。葉片油亮堅實，並有五條葉脈。

精油特性

原生於澳洲及南太平洋附近的小島，環境溫熱潮溼，卻少有瘴癘霍亂等疾病的肆虐，當地居民深信它具有對抗溼熱環境及病毒侵擾的神奇功效。後來西方國家展開航海大冒險，法國人初來此地也為之驚豔，經由合法掠奪殖民地物資的法國東印度公司的運送，於西元 1853 年起將綠花白千層精油運銷到歐洲大陸，從此開啓了歐陸人使用此精油的濫觴。

在抗生素還沒發明之前，法國的醫療系統常用它來殺菌消毒。其抗菌效果强大，與桉油樟（羅文莎葉）不分軒輊！而且成分溫和，是處理孩童及嬰幼兒問題時不可或缺的用油。也常用來處理難纏的白色念珠菌感染。

它的特殊成分──綠花白千層烯、綠花白千層醇，目前醫學研究指出，對乳癌有一定程度的療效。

選購重點

容易與白千層精油混淆。在氣味上，綠花白千層含有較多的倍半萜類大分子，並多了一些含硫化合物，故氣味不若白千層清新上昂，反而多了穩重感。

一般來説，綠花白千層是以氧化物類為主成分，但還有另外兩種 CT：沉香醇綠花白千層、橙花叔醇綠花白千層，這兩者氣味較甜美優雅，也更少見。

代表成分

氧化物類（1,8- 桉油醇）、單萜醇、倍半萜烯（綠花白千層烯）、倍半萜醇（綠花白千層醇）。

側重屬性

- **生理療效**：助益呼吸道、防止放射線對皮膚的傷害、抗菌、抗腫瘤。
- **心理療效**：安撫虛弱無力的狀態，給予溫暖的支持，持續前進。

使用禁忌

綠花白千層十分溫和，適合拿來當長期保養用油，唯含高比例的氧化物類（1,8- 桉油醇），擴香時勿太貼近鼻腔口，以免呼吸道急速攣縮而不舒服。

代表配方

- **抗放射線用保養油（5%）**：綠花白千層 30 滴＋金盞菊浸泡油 30ml。在接觸放射線前半小時，全身塗抹。
- **孩童預防細菌感染**：綠花白千層 5ml ＋檸檬尤加利 5ml ＋史密斯尤加利 5ml。可用於環境擴香，每 10 平方公尺大約滴 4 滴，每 2 小時滴 1 次。或再用植物油稀釋成 3% 的劑量後，塗抹於胸口。

相關精油

- **白千層** Cajeput

拉丁學名 *Melaleuca cajuputii* / *Melaleuca leucadendron*，其氣味及成分很接近綠花白千層，但白千層的氣味更加上揚，多用來處理深層代謝及幫助發汗。

1-5-7 松紅梅

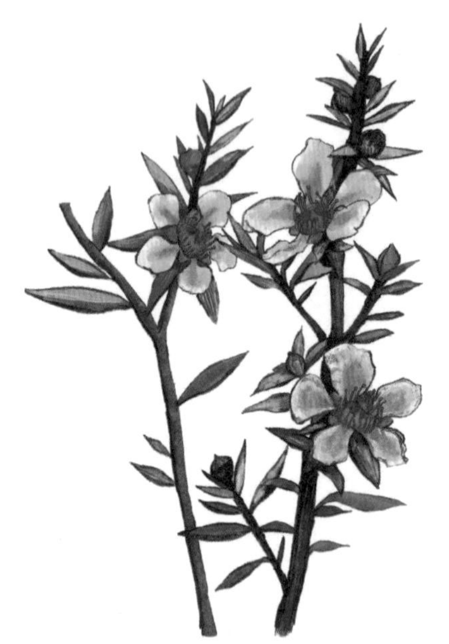

英文俗名	Manuka
拉丁學名	*Leptospermum scoparium*
其他俗名	馬奴卡、紐西蘭茶樹
植物科屬	桃金孃科細籽屬
主要產地	紐西蘭
萃取部位	葉片
萃取方式	蒸餾

外觀特徵

多年生常綠灌木，植株高達 2 公尺，葉形呈倒卵尖矛狀，葉面如革質有光澤，花色為紅或白或粉紅，直徑約 1 公分，花瓣 5 枚，於春天或初夏開花。

精油特性

紐西蘭的原住民毛利人，很早就了解松紅梅的好處，例如會用葉子泡茶（又稱為「紐西蘭茶樹」的緣故），可以解除頭痛、利尿、退燒。也會將枝葉熬煮後的湯汁，拿來消除慢性疲勞所造成的肌肉痠痛，或把枝條放在泡澡水中，用以消減關節疼痛或風溼。若採用薰蒸法，對支氣管炎、花粉症、氣喘具有一定療效。口嚼枝條可以幫助睡前放鬆，嚼食新芽則有助對抗痢疾。松紅梅的用途多元，難怪被毛利人奉為最重要的藥用植物。早期歐洲移民也藉由毛利人的協助，大量使用松紅梅而降低患病率。

松紅梅雖然作用強大，卻十分溫和，故當地常見以此為明星成分的潤膚膏或嬰兒皮膚用品，成人則拿來作為曬傷、燙傷的修復劑。傳統作法是將葉子搗成泥狀後敷在患部，現代我們改用便利的精油，可以幫助傷口復原，降低感染。即使是難纏的皮膚問題，如輪癬（金錢癬）及溼疹，修復效果也佳。

雖然又名紐西蘭茶樹，但跟茶樹相去甚遠，前者是細籽屬，後者是白千層屬。松紅梅的抗細菌能力是澳洲茶樹的 20 ～ 30 倍，抗真菌能力則是澳洲茶樹的 5 ～ 10 倍，若是野生的高地松紅梅，抗菌力又更強。

選購重點

雖然松紅梅的功效強大，但知名度不如茶樹，一般精油通路可能不易買到，建議洽詢專業精油公司或進口代理商。

代表成分

倍半萜烯、倍半萜酮、三酮、倍半萜醇。

側重屬性

- **生理療效**：助益呼吸道、抗菌、抗感染。
- **心理療效**：化解遲滯，前進、提升。

使用禁忌

其重要成分為倍半萜酮，比單萜酮安全許多，但氣味濃烈有點像熟成的香蕉，眾人喜好差異很大，故調香時宜由低量開始進行。

代表配方

- **抗黴菌配方（5%）**：松紅梅 4 滴＋茶樹 1 滴＋甜杏仁油 5ml。塗抹於患處，每日擦 2 次，急症時則每 2 小時使用一次。
- **皮膚表層受葡萄球菌或鏈球菌感染的配方（5%）**：松紅梅 15 滴＋桉油樟（羅文莎葉）15 滴＋沉香醇百里香 10 滴＋茶樹 15 滴＋芝麻油 55ml。塗抹於患部。

相關精油

- **卡奴卡** Kanuka

拉丁學名 *Kunzea ericoides*，英文俗名乍聽下頗接近松紅梅的俗名馬奴卡，同樣是桃金孃科，但卡奴卡樹形較高大，精油成分是以單萜烯為主，氣味較激勵昂揚，療效則是強化免疫與神經系統，可提振身心鬆散狀態。

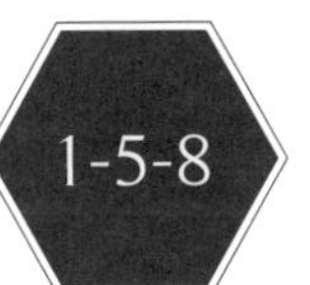

香桃木

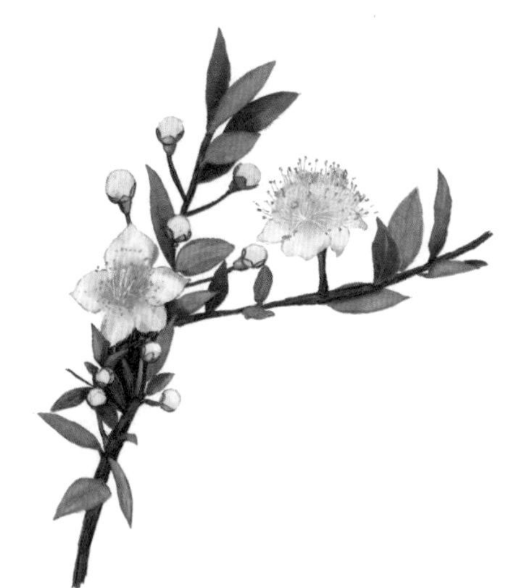

英文俗名	Myrtle
拉丁學名	*Myrtus communis*
其他俗名	茂樹、香葉樹
植物科屬	桃金孃科香桃木屬
主要產地	摩洛哥
萃取部位	葉片
萃取方式	蒸餾

外觀特徵

可長到 4 公尺高，革質葉面，具閃亮光澤；花白而芳香，5 花瓣，中心有一大束雄蕊散放；結紫黑色漿果。

精油特性

香桃木是原生於地中海沿岸的桃金孃科植物，尤其在義大利的沿海及內陸山坡很常見，傳統藥學已有應用。古埃及人用香桃木葉泡酒，來退燒並防止感染；香桃木主成分為氧化物類，充滿風的能量，故此用法是將專長發揮得淋漓盡致，善用風除熱，並充分達到抗菌效果。

由於具有抗氧化、抗細菌等明確功效，讓香桃木精油逐漸受人重視，但在近代醫界發光發熱則是西元 1876 年，德薩維涅克（Delioux de Savignac）醫生大力鼓吹使用香桃木可處理支氣

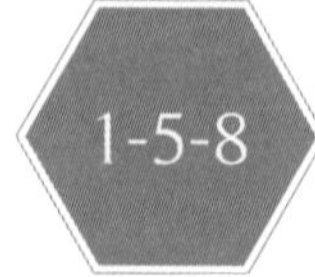

香桃木

管感染、生殖泌尿系統問題及痔瘡。現代更進一步證實，香桃木精油可以抗結核桿菌的病原，這研究的發想是源自科學家對義大利薩丁島（Sardinian）傳統藥學應用的觀察，再透過臨床實驗肯定香桃木精油的強大抗菌力，並大大提升其醫療價值。

除了強大的生理療效，香桃木也是一個擅長與自我對話的精油，每當夜深人靜，覺得白天受太多委屈或無力感，找不到宣洩的出口時，不妨在浴缸中滴入幾滴香桃木精油，一邊泡澡一邊自我對話，逐漸多了解內心深處，也對人際互動多一份理解與包容。

選購重點

市面上有不同的香桃木精油，成分、氣味與療效皆有些差異，例如在俗名冠上綠或紅的形容，綠香桃木通常指氣味較清新優雅，紅香桃木通常是酯類含量較多，氣味較溫暖、安撫人心。而在應用的差異上，舉例來說，選用酯類含量高的香桃木精油（例如香桃木酯香桃木），用於睡前擴香，可在不干擾睡眠的狀態下，處理兒童的呼吸系統問題；成年人若因呼吸系統困擾而無法安眠時也很有效。

代表成分

氧化物類（1,8- 桉油醇）、單萜烯（松油萜）、倍半萜烯、單萜醇、酯類（乙酸沉香酯）。

側重屬性

- **生理療效**：抗菌、保養呼吸道、平衡甲狀腺。
- **心理療效**：充分了解自己後，與世界建立連結。

使用禁忌

無。

代表配方

- **鼻竇炎配方**：香桃木 10 滴＋桉油樟（羅文莎葉）20 滴＋綠花白千層 15 滴＋丁香花苞 5 滴。在 1 公升的熱水中滴入 1 滴複方精油，進行蒸氣吸入法，每日 1 次。
- **加強自我對話（5%）**：香桃木 20 滴＋花梨木 10 滴＋植物油 30ml。塗抹於第三及第四脈輪，有助連結內在自我。

相關精油

- **檸檬香桃木** Lemon Myrtle

拉丁學名 *Backhousia citriodra*，與香桃木是同科不同屬，產地也不同。檸檬香桃木原生於澳洲，精油主成分為醛類，是檸檬醛含量最高的精油，所以抗菌、抗病毒、抗黴菌的能力非常强，近年有許多藥學相關研究並受到高度重視。在心理與能量療效上，如同其氣味特質，帶給人「韌而有勁」的效果，即使處在雜紛的環境中，仍能同時保有堅定的心理與彈性的身段，所以較不受外界的感染與影響，是讓人化身成「變色龍」的精油。但使用時要留意劑量，因為醛類高劑量時會刺激皮膚。

1-5-9 丁香花苞

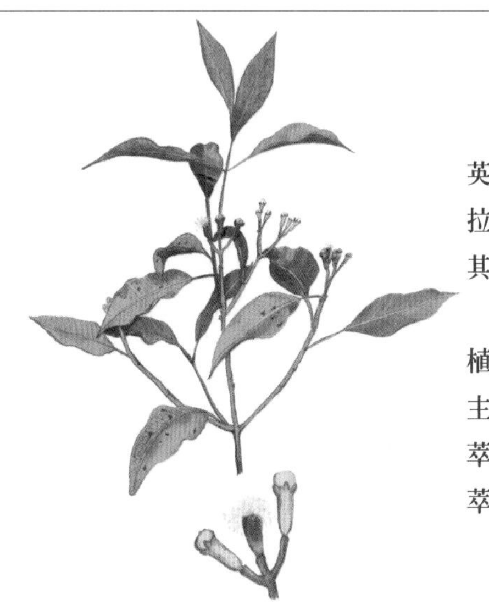

英文俗名	Clove Bud
拉丁學名	*Eugenia caryophyllus*
其他俗名	丁子香、公丁香（也有人另外把果實稱為母丁香、雞舌香）
植物科屬	桃金孃科蒲桃屬
主要產地	馬達加斯加、印尼
萃取部位	花苞
萃取方式	蒸餾

外觀特徵

葉片堅韌油亮如皮革。花苞長相像釘子。

精油特性

丁香的氣味很家喻戶曉，因為在傳統牙醫診所中聞到的味道，就是丁香的主成分丁香酚。牙疼時把乾燥的丁香咬一咬，馬上能舒緩許多。丁香也是常見的滷味包材料，在中國傳統文化中被廣泛運用在食物料理與中藥材上，也是印度咖哩的重要香料。其氣味昂揚辛辣又溫暖熱情，故常作焚香或香菸的添加劑。

未開的丁香花苞，從黃綠色剛轉成粉紅色時，立即以人工採收，再經過曝曬與陰乾，轉為咖啡色，才供作香料或藥材。其消毒作用強，盛產丁香的熱帶島嶼，受其庇佑少有溼熱氣候區的流行傳染病，但 17 世紀時荷蘭人想獨家壟斷市場，摧毀許多印尼島嶼上的丁香樹，竟造成島民開始大量罹病。

中古世紀的希德嘉修女認為丁香能讓受寒的人溫暖，讓發熱的人降溫，以現代芳療的觀點，丁香具有放鬆血管的作用，故能既暖身又發風邪。

選購重點

市面上販售的丁香精油，有分兩種不同萃取部位，以花苞萃取的精油，含有較多的乙酸丁香酯，氣味豐富，用法較溫和；而以葉片萃取者，丁香酚成分占絕大量，作用與氣味更直接，價格也比較低。

代表成分

酚類（丁香酚）、酯類（乙酸丁香酯）、倍半萜烯（β－丁香油烴）。

側重屬性

- **生理療效**：強力抗感染、抗菌；消炎、鎮痛（尤其適合起伏性的神經痛）；激勵補身（特別能強化生殖機能）；抗腫瘤。
- **心理療效**：樂觀自信、鼓舞人心、放下舊包袱。

使用禁忌

丁香花苞是酚類精油中較溫和者，但若未稀釋仍會刺激皮膚與黏膜，產生發紅、刺痛感。

在高劑量長期密集使用時（例如使用 20% 劑量連續半年以上），有肝毒性之虞。但以低劑量作平日保養則很安全，且有養肝之效。

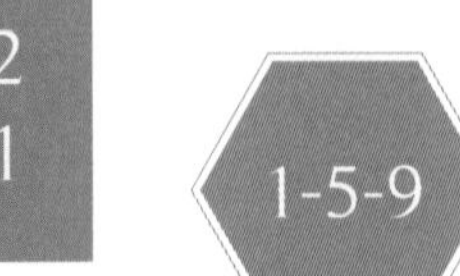

丁香花苞

丁香精油高量時容易刺激子宮收縮，例如分娩前 2 週以 10% 塗抹腰腹，可縮短產程。故在懷孕的前中期，建議避用或只低劑量使用。

代表配方

- **口腔保養配方：**丁香的抗菌效果很適合用來作口腔保健，可做成丁香漱口水。先在玻璃滴瓶中加入丁香花苞精油 20 滴＋酒精 4ml，成為 5ml 的「丁香酒精」備用。需要漱口時，取 20ml 的水，加入 5 滴丁香酒精，搖晃均勻後用來漱口，能抑菌、預防牙周問題，又令人口齒清新。

相關精油

原產於西印度群島的**多香果**（*Pimenta diooca*）、**香葉多香果**（*Pimenta racemosa*，又叫西印度月桂），兩者的精油成分、氣味與用途，都頗近似丁香，具有熱帶國度的魅力香氣。

其他桃金孃科植物

- **檸檬細籽** Lemon-scented Tea Tree

拉丁學名 *Leptospermum citratum*，原生於澳洲與新南威爾斯，傳統上會製作成藥草茶來治療發燒。精油蒸餾自葉片，主要成分是醛類（檸檬醛、香茅醛）與單萜醇（香茅醇、牻牛兒醇），具有極佳的抗菌、抗病毒、抗黴菌的效果。低劑量使用時特別能鎮定火爆的情緒，同時也可以滅身體的火，即消炎。

- **芳枸葉** Fragonia

拉丁學名 *Agonis fragrans*，原生於澳洲西部，是一款新興的精油，氣味類似茶樹，但多了股花香，原本被稱作是粗茶樹，後來才被註冊商標名稱為 Fragonia，芳枸葉。精油蒸餾自葉片，主要成分是比例相近的氧化物（1,8- 桉油醇）、單萜烯（α－松油萜）與單萜醇（沉香醇、α－萜品醇、萜品烯 -4- 醇），有益於呼吸、神經與免疫系統，被法國潘威爾醫師（Dr. Daniel Penoel）推崇。另外也可以治療各式皮膚問題，如：痤瘡、皰疹、皮膚炎，以及肌肉痠痛，而其多分子的特性，也有利於平衡情緒，帶來和諧與平靜的感受，很適合完美主義者使用。

- **昆士亞** Kunzea

拉丁學名 *Kunzea ambigua*，原生於澳洲東部，也是新興的精油之一。精油蒸餾自花與葉片，主要成分是單萜烯（α－松油萜）、氧化物（1,8- 桉油醇）、單萜醇（藍桉醇、綠花白千層醇），強力抗病毒，對於耳朵、鼻子、喉嚨的感染與發炎有很好的治療效果，是耳鼻喉科的重要用油，也可以治療生殖泌尿道感染的問題。它能止痛，舒緩肌肉關節疼痛與偏頭痛，治療皮膚紅疹與發癢的問題，對於輕微的焦慮也有安撫的功效。

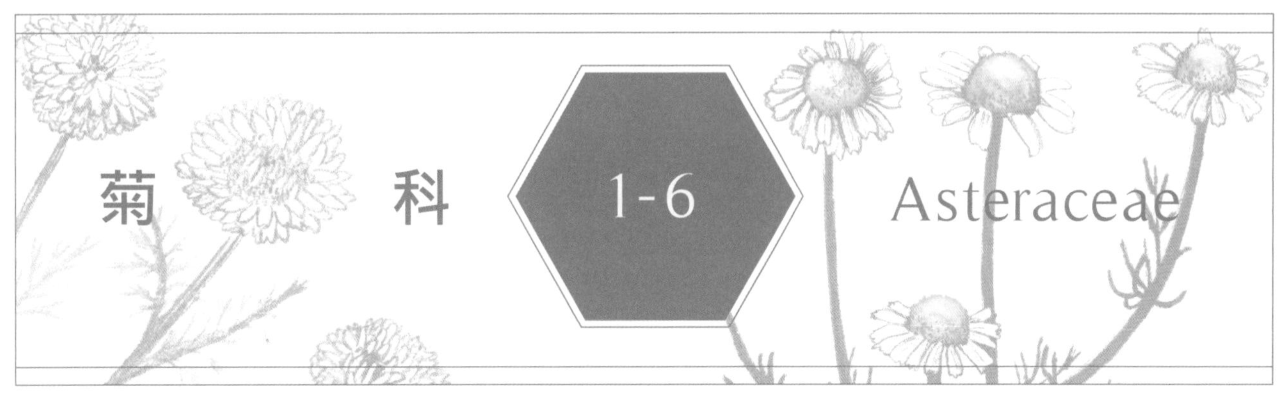

西洋蓍草

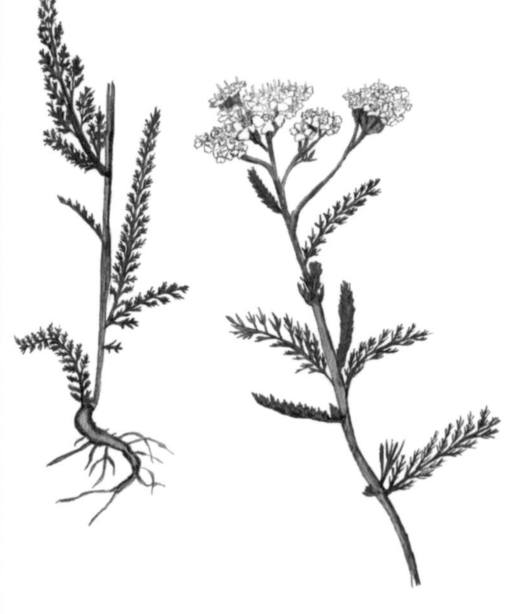

英文俗名	Yarrow
拉丁學名	*Achillea millefolium*
其他俗名	多葉鉅草、禾葉蓍
植物科屬	菊科蓍屬
主要產地	匈牙利
萃取部位	全株藥草
萃取方式	蒸餾

外觀特徵

蔓生根，莖上有脊，植株高約 30 ～ 60 公分，羽狀深裂葉，葉面柔軟，灰綠色莖，6 ～ 11 月開小白花簇，頭狀花序。

精油特性

精油關鍵成分是母菊天藍烴，這種芳香分子不存在於原本植物體內，是蒸餾過程才產生，其特徵是深藍色，呼應鎮定的特質，也讓西洋蓍草自古以來有著「最美麗的外傷藥草」之稱號，並被賦予許多神祕的傳說。

其拉丁學名 Achelliea，來自木馬屠城記的英雄阿基里斯。他不顧母親的預言與勸阻，仍在特洛伊戰爭中披袍上陣，展現出一夫當關的勇猛；傳說他受傷時便用西洋蓍草作為止血的傷口敷料。這則故事正帶出西洋蓍草的身心療效，除了強大的消炎與修復力，更給予人清明理解的能力，充分與自我連結。故事中阿基里斯明知最後的命運，仍奮力展現自己的極限，也坦然接受冥冥中的安排，隨時做好犧牲的準備，表現出人存在的悲壯性，而非被命定所束縛。

單萜酮與倍半萜烯的協同，讓西洋蓍草充分發揮「連結內外」的特性，古今中外不約而同將它作為與神靈溝通的媒介，常用於算命或卜卦。《周易 · 繫辭上》說：「以定天下之吉凶，

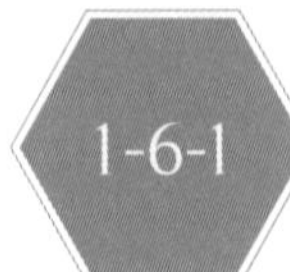

西洋蓍草

成天下之亹亹者，莫大乎蓍龜。」意思是判定天下萬事萬物的吉凶，成就天下勤勉不懈的功業，沒有比蓍占與龜卜更顯著有效。古人取滿60莖以上，且長滿6尺的蓍草，用來卜卦，植株簇生50莖以上者便稱為「靈蓍」；西方人則認為在占卜前喝蓍草茶可以提高預知能力；拿著蓍茸的枝幹，放在枕頭下可預卜未來。由上述史料可知，東西方世界都很看重蓍草的靈通力，但其實占卜最終是連結內在自我，充分跟自己的心意交流，而非一味地强求命運或寄望他人。

選購重點　深藍油色為其最主要的參考指標，偏綠色者代表天藍烴的含量較少。

代表成分　倍半萜烯（母菊天藍烴、雙氫母菊天藍烴）、單萜烯、單萜酮（異艾酮）。

側重屬性

- **生理療效**：消炎、治療肌肉扭傷、通經。
- **心理療效**：毋驚毋恐，做自己的主人。

使用禁忌　嬰幼兒、孕婦及癲癇患者禁用。

代表配方

- **肌肉發炎配方（10%）**：西洋蓍草20滴＋芳香白珠8滴＋晚香玉10滴＋檸檬尤加利12滴＋樟樹10滴＋山金車浸泡油30ml。塗抹於肌肉發炎部位，倘若發炎未持續擴散，可略施加按摩手法。
- **生殖泌尿道感染配方（3%）**：西洋蓍草3滴＋綠花白千層2滴＋沉香醇百里香1滴＋甜杏仁油10ml。局部塗抹於生殖泌尿道，每2小時擦1次。

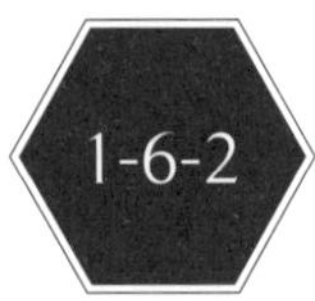

龍艾

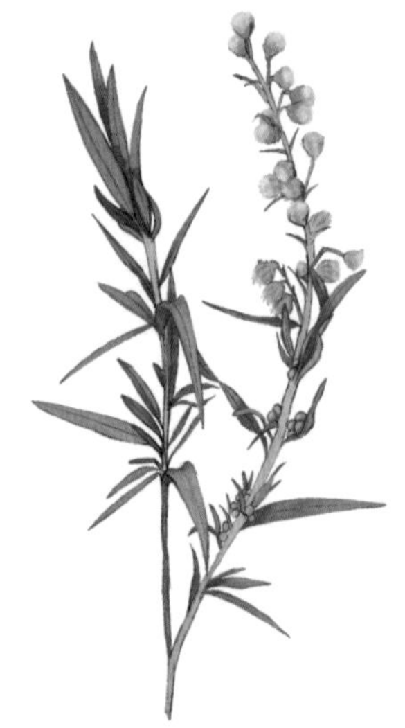

英文俗名	Tarragon
拉丁學名	*Artemisia dracunculus*
其他俗名	龍蒿
植物科屬	菊科艾屬
主要產地	法國
萃取部位	全株藥草
萃取方式	蒸餾

外觀特徵　葉片翠綠色，狹長，矛形，全緣無裂。植株高60～90公分，約於8月開黃綠色小花。

精油特性	其拉丁學名 dracunculus，字根原意是指「小龍」，中古世紀歐洲人常用龍艾來處理被野獸或瘋狗咬傷的患部，用以排除毒素。 阿拉伯傳統醫療用它來處理腸胃脹氣，時至今日，龍艾也變成歐洲人烹飪時的重要食材，最佳搭擋是雞肉；龍艾的特殊氣味也適合做調味料，西元 1536 年植物學家魯利厄斯（Ioannes Ruellius）提到：「龍艾可做成最美味的沙拉，無須額外添加鹽與醋，因為它本身已兼具這兩種調味料。」龍艾如此家常又用途多元，由此也知其精油的強項正是消化系統。 艾屬的拉丁字根 Artermisia，是希臘神話中的月亮女神，正呼應此家族植物擅長處理女性生殖問題。龍艾是經痛時的典型用油，所含高比例醚類（約 60 ～ 75%），是強力放鬆的主要生理機轉，也適用其他平滑肌的痙攣問題，如腸胃痙攣、咳嗽、打嗝等。 2006 年的研究報告顯示，經常口服龍艾的萃取物，可有效抑制糖尿病患者中的一種主要酵素「醛式糖還原酶」，能延緩糖尿病患者後期的各種併發症，例如白內障等，這項研究結果讓大家又見識到龍艾的另一強大本領！
選購重點	請辨明瓶身上的拉丁學名與產地，法國產的品質較優良。
代表成分	醚類（甲基醚蔞葉酚、洋茴香腦）、單萜烯（羅勒烯）。
側重屬性	• **生理療效**：激烈痙攣、抽筋、打嗝。 • **心理療效**：放下緊抓不放的糾結，重新拾起動力。
使用禁忌	孕婦建議使用低劑量，從 0.5% 開始試用。 高劑量（超過 5% 以上）可能會有輕微迷醉感，且不宜單獨長期使用。
代表配方	• **因緊張引起脹氣的配方（2.5%）**：龍艾 1 滴＋洋茴香 1 滴＋茴香 1 滴＋豆蔻 1 滴＋苦橙葉 1 滴＋芝麻油 10ml。塗抹於脹氣部位，輕輕按摩即可，每半小時擦1次，直到症狀緩解。 • **經痛配方（5%）**：龍艾 4 滴＋零陵香豆 2 滴＋桔葉 4 滴＋荷荷芭油 10ml。經期來臨前常塗抹於下腹部，可溫暖子宮，避免經痛問題。

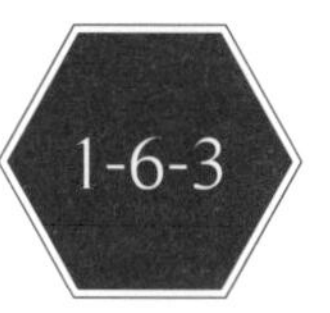

艾草

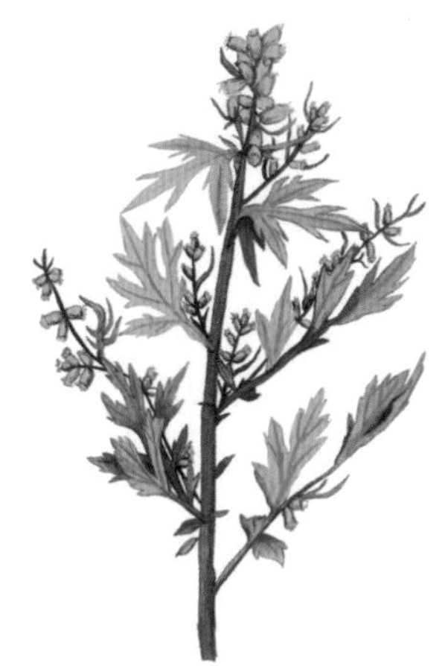

英文俗名	Mugwort
拉丁學名	*Artemisia vulgaris*
其他俗名	艾蒿
植物科屬	菊科艾屬
主要產地	摩洛哥
萃取部位	全株藥草
萃取方式	蒸餾

艾草

外觀特徵

高度約 2.5 公尺，莖幹略帶紅色，葉片綠色但葉背帶有銀白色，有絨毛，花期是 7 ～ 9 月。

精油特性

在歐洲中古世紀，艾草被視為具特殊保護能力的藥草，種植於家中還能驅離花園的飛蛾及其他昆蟲；而中國民間習俗，端午節時家家戶戶將艾草及菖蒲掛在門口，一來避邪，二來驅趕蚊蟲，等乾掉後再整株泡水薰蒸可消毒止癢，產婦也多用艾水來洗澡。所以無論在東西方，艾草都是流傳已久的避邪藥草，能帶來强大的保護能力；不過中國民間常用的艾草，與芳香療法用的是同屬不同種，中國艾草（*Artemisia argyi*）的含酮量較低，相對較安全，而與芳香療法相同品種者在中國又叫藏北艾，主要產在中國西部。

傳統中醫有一種利用艾灸幫助胎兒轉胎位的做法，即灸艾可有效增加胎兒頭部的定位，以利順產，避免進行 ECV 胎位外轉術的後遺症，但若使用不當（例如過量），也可能造成子宮收縮或流產。艾草精油的運用也是如此，因富含高比例的側柏酮，具神經毒性，讓不同學派的看法歧異，有些甚至列為危險精油需禁用，但若能了解其精油特性，以低劑量（約 0.1%）使用，同樣可享有艾草精油帶來的種種好處。李時珍記載：「艾葉味苦而辛，生艾性溫，熟艾性熱，能升能降，屬陰中之陽。」藉由這種特性，它適合調理因虛寒體質造成的經期不順或經血凝滯問題，呼應菊科艾屬家族的療效──有益女性機能。

艾草的梵文是 nagadamni，在印度傳統阿輸吠陀療法中為著名用藥，專門用來處理心血管相關問題。

另外，艾草經常為巫術所用，10 世紀時它是九種召喚神靈的藥草之一。也常用來引夢或占星，最普遍的做法是吸入煙薰的藥草氣味後，誘發個案引出清晰的夢境，幫助個案更進一步了解自己的問題，精油也有此效果。

選購重點

因為含高比例的側柏酮，使用時要謹慎些，精油的單次用量不必多，也可購買已調合的複方精油或按摩油，供日常保養使用。

代表成分

單萜酮（α－側柏酮、β－側柏酮）。

側重屬性

- **生理療效**：溶解黏液、抗感染、通經。
- **心理療效**：相信可以看見更美好的願景。

使用禁忌

孕婦幼童不宜；且不宜單獨長期使用，最好能與其他精油調合使用。

代表配方

- **月經遲到配方（5%）**：艾草 4 滴＋羅馬洋甘菊 15 滴＋玫瑰天竺葵 11 滴＋荷荷芭油 30ml。每天按摩腹部及下背部，然後進行局部熱敷或直接泡澡。

- **產後細菌感染配方**：艾草 10 滴＋羅馬洋甘菊 10 滴＋真正薰衣草 20 滴。滴 3 滴複方精油在紗布上，再以溫水沾溼後輕輕揉開，擦拭於患部。

相關精油

- **苦艾** Wormwood

拉丁學名 *Artemesia absinthum*，苦艾自古即用於驅蟲、殺蟲劑、整腸胃、舒緩經痛，中古世紀人們相信苦艾可以防治瘟疫等疾病。也是苦艾酒的最主要成分之一，但在 19 世紀時曾引發大規模的腦部傷害，原因是其中一個成分苦艾腦（側柏酮）。精油中苦艾腦的含量高達 3～12%，它會對腦內的神經傳導物質 GABA 產生抑制作用，造成神經系統混亂或迷幻效應，英式芳療界禁止使用，但德法芳療界則依特定症狀酌量使用。

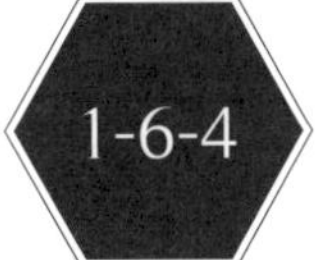

義大利永久花

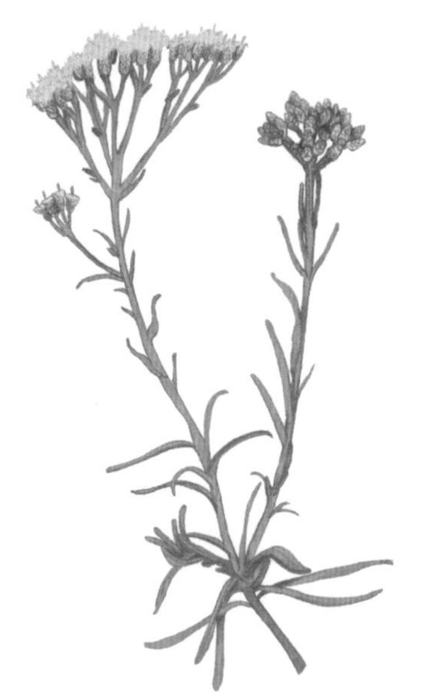

英文俗名	Immortelle / Everlasting
拉丁學名	*Helichrysum italicum*
其他俗名	不凋花、蠟菊
植物科屬	菊科蠟菊屬
主要產地	南斯拉夫、科西嘉島
萃取部位	花
萃取方式	蒸餾

外觀特徵

小型常綠亞灌木，大約可長到 50 公分高，莖與葉均帶銀灰色絨毛。夏天開花，花色由黃色逐漸褪至蠟黃色，但不凋零。

精油特性

70 年代後期才進入芳療領域的義大利永久花，即為一般人口中的「永久花」，在甫加入之初，不論在生理或心理療效上的表現，都獲得極高的評價！在法國被譽為「芳香療法中的超級山金車」，同時經臨床證實，即便長期使用，也相當安全。

其最大療效是化瘀，無論是看得見的或看不見的淤，生理層面的瘀傷或心理層面的瘀積，甚至能量層面的堵塞，均能化解。永久花的氣味是如蜂蜜香甜中帶點苦澀，彷彿是一種見識傷痛後，產生了理解與接納而心生的愉悅。永久花也能協助人與心底的慈悲感連結，讓情緒感受都能自由地流動，並陪伴人們平靜理智地面對。因此，對於告別已知的傷痛或逝去的戀情，永久花能扮演著恆定支持的力量，故能產生舒緩情緒及發揮抗憂鬱的最大功效。

主成分是倍半萜酮與雙酮，具有單萜酮的所有優點，又不具高度神經毒性。永久花對於各類傷口有快速且顯著的療效，能有效化解血塊，激勵淋巴流動，消除組織腫脹，促進細胞再生。

義大利永久花

而且它親膚性極佳，即便是脆弱的皮膚，也能不稀釋直接純油使用，想當然爾，回春的經典配方中也少不了它的存在。

不過，其最佳使用方式，類似薰衣草，也就是當與別的精油調合在一起，能達到最大的協同效果！

選購重點

新鮮的花，比較能蒸餾出氣味及品質較佳的精油。此外，義大利永久花精油價格昂貴，仔細判斷其拉丁學名，以免買錯品種。

代表成分

倍半萜酮與雙酮（義大利酮）、酯類（乙酸橙花酯）。

側重屬性

- **生理療效**：化瘀、促進細胞再生、抗痙攣。
- **心理療效**：平和地接受逝去的傷痛，看清生命流動的本質。

使用禁忌

作用溫和、外用並無禁忌，但孕婦與嬰幼兒不應用於口服。而其氣味濃烈、甜中帶苦，調香時宜從低量開始，避免造成嗅覺上的刺激。

代表配方

- **撞傷瘀傷配方（6%）**：義大利永久花 6 滴＋高地薰衣草 4 滴＋佛手柑 2 滴＋山金車浸泡油 10ml。每天 2 次塗抹患部。
- **紓解歷歷在目的傷痛配方（4%）**：義大利永久花 4 滴＋大馬士革玫瑰 2 滴＋安息香 2 滴＋聖約翰草浸泡油 10ml。每天 2 次塗抹心輪，並加以適當按摩及握持，可以充分感受精油的陪伴力量。

相關精油

- **頭狀永久花**

拉丁學名 *Helichrysum stoechas*，花序較小、花梗較短，又叫法國永久花，精油含有較高的單萜烯，但酯類較少，氣味不及義大利永久花的甜，主要作用是抗菌、消炎及抗氧化，對皮膚和呼吸道好。

- **苞葉永久花**

拉丁學名 *Helichrysum bracteiferum*，精油含有較高的葎草烯，消炎作用顯著，也有助於提升免疫系統。

土木香

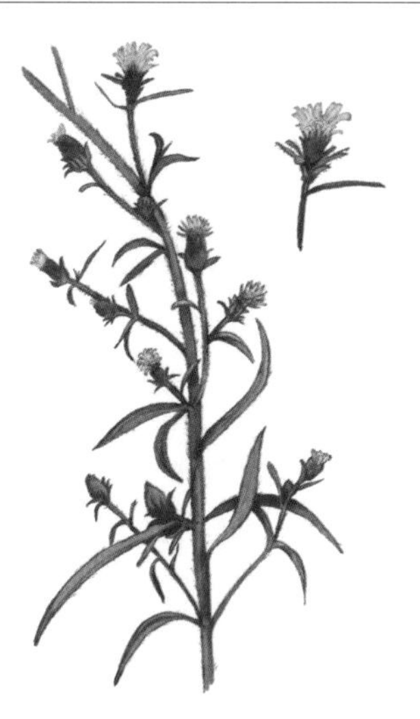

英文俗名	Elecampane / Inula
拉丁學名	*Inula graveolens*
其他俗名	小花土木香
植物科屬	菊科旋覆花屬
主要產地	法國科西嘉島
萃取部位	全株藥草
萃取方式	蒸餾

外觀特徵

草本植物，高約 50 公分，喜歡生長在乾旱的土地上，莖葉柔軟，葉面呈微捲狀，約 8 ～ 10 月開黃花，花葉均較細小。

精油特性

許多人第一次接觸精油，便是拿來處理呼吸道問題，因為精油具有分子小、易揮發的特質，很容易進入蜿蜒曲折的呼吸通道，有效處理症狀。呼吸道常用的精油大類有酮類、氧化物類、酯類等等，各有所長、也稍有所短，例如酮類對於溶解黏液的作用強大，但擴張氣管、抗痙攣的能力相對較遜色。不過有一位天王巨星同時兼具這幾種能力，那就是土木香精油，它含有特殊成分倍半萜內酯，功效相當於酮類加上氧化物類，能有效排除黏液，帶給細胞含氧活力，再加上酯類的鎮靜安撫、抗痙攣，讓土木香成為最佳的呼吸道用油，功能非常強大，尤其針對較複雜難處理的病症，例如鼻腔黏膜細胞長繭、氣喘的理療、長期受到膿痰老痰困擾，或經常想咳嗽卻咳不出來，皆是土木香的拿手強項。

但由於土木香精油價格昂貴，幾乎媲美花香類精油，故較不普及。雖然精油界中有不少呼吸道及排痰用油可供選擇，價格也較為可親，但若遇到棘手問題，如有長年慢性呼吸道疾病者，已經嘗試諸多精油配方仍效果不彰時，不妨讓土木香上場，發揮其強大的療癒力。

選購重點

特徵是黃綠色，由於價格昂貴，建議洽詢專業品牌或進口代理商。

代表成分

內酯類（土木香內酯）、酯類（乙酸龍腦酯）。

側重屬性

- **生理療效**：抗痙攣、抗氣喘、消解黏膜分泌物。
- **心理療效**：掙脫揮之不去的延滯，才能得到未知的光明。

使用禁忌

因為療效強大，部分人士使用後會大量排痰、狂咳，俗稱「土木香驚嚇」（Inula Shock），建議以低劑量（約 1%）使用，即能避免這種不適感。

代表配方

- **喉嚨發炎配方（5%）**：土木香 6 滴＋桉油醇迷迭香 4 滴＋山金車油浸泡 5ml ＋芝麻油 5ml。每天 3 次塗抹全頸部。

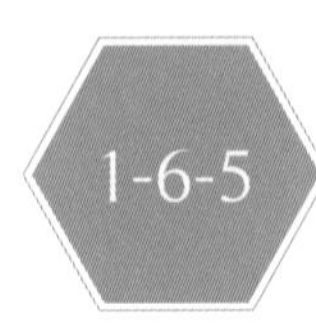

1-6-5 土木香

- **慢性肺阻塞病配方（1.7%）**：土木香 4 滴＋大西洋雪松 3 滴＋香桃木 3 滴＋聖約翰草浸泡油 30ml。每天 2 次塗抹全胸及後背。

相關精油

- **大花土木香**

拉丁學名 *Inula helenium*，與小花土木香是同屬不同種，花葉均較大，精油萃取自根部，對呼吸系統有益，但對皮膚具刺激性。中藥則用於理氣行氣。

1-6-6 德國洋甘菊

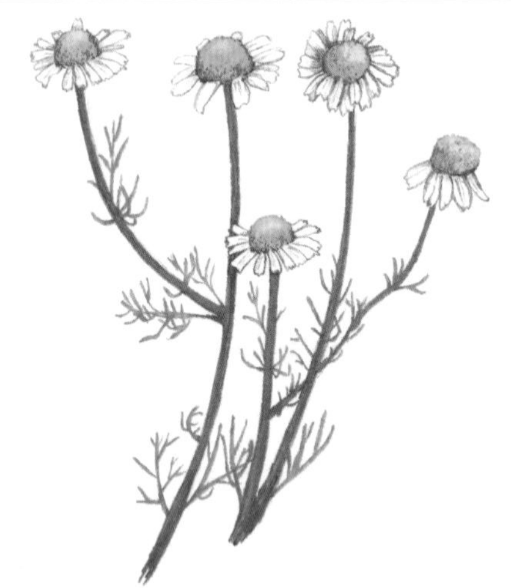

英文俗名	German Chamomile
拉丁學名	*Matricaria recutita*
其他俗名	真正洋甘菊
植物科屬	菊科母菊屬
主要產地	埃及、德國
萃取部位	花
萃取方式	蒸餾

外觀特徵

典型的白色菊科小花，澄黃的花心其實是管狀花瓣，凸出猶如一顆小小的金色太陽，散發甜甜的香氣。

精油特性

德國洋甘菊在歐洲是最廣泛使用的藥草之一，睡前飲用一杯洋甘菊藥草茶，在數百年間不知撫平了多少人緊繃的神經系統，提振了多少人身體的免疫力。

在日爾曼的神話故事裡，德國洋甘菊是九個神聖藥草之一，有醫療及癒合的含意。除了深植於民間的醫療傳統，就連藝術與文化領域也不時看見它的蹤跡，例如英國著名的兒童文學家波特（Helen Beatrix Potter），她的作品《彼得兔的故事》裡，就有一個片段是：「頑皮的彼得兔跑到人類的菜園探險吃蔬菜，結果被發現了，全身溼淋淋的彼得兔逃回家後，因為吃得太多又受到驚嚇，所以在睡前得到一杯熱熱的洋甘菊茶來平撫這驚險的一天。」由此呼應德國洋甘菊擅長處理的症狀，包括了消化不良、感冒，以及心靈上的緊張不安。

德國洋甘菊精油的重要成分是母菊天藍烴，呈現顏色是清澈的靛藍色。但原植物本身並不具備這樣的藍，而是經蒸餾提煉的過程才出現的成分，主要功效是強力消炎。不過，德國洋甘菊精油極優異的消炎效果，實際上是母菊天藍烴、α－沒藥醇、倍半萜內酯的協同作用所帶來的強效。臨床發現德國洋甘菊的強力消炎主要表現在婦科問題（例如經痛）、消化系統（例如十二指腸潰瘍）等。

藍色精油除了消炎外，通常也能止痛、抗皮膚過敏，德國洋甘菊也不例外。對於感染引起的疼痛，如膀胱炎，或受傷引起的關節腫痛、肌肉痠痛，在配方中加入德國洋甘菊精油，搭配具目的性的按摩及冷熱敷，都能得到很好的療效。

至於心靈上的過敏，例如焦慮及內縮，繼而表現在皮膚上的疹子或發癢、乾燥、脱皮，也都能在這擁有悠遠醫療歷史的藥草中找到緩解的力量。

選購重點

德國洋甘菊中的主要成分母菊天藍烴，顏色為清澈的靛藍色，遇冷容易凝結，所以可用荷荷芭油稀釋保存。

羅馬洋甘菊與德國洋甘菊是不同屬不同種的植物，主要功效也大不相同，但市面上名稱常有混淆，請消費者認明正確的拉丁學名再購買。

代表成分

倍半萜烯（母菊天藍烴）、倍半萜醇（α－沒藥醇）、倍半萜氧化物類、倍半萜內酯。

側重屬性

- **生理療效：**消炎、止痛、抗敏，改善消化系統及婦科問題。
- **心理療效：**鎮靜平衡神經系統，驅散心中的烏雲，抬頭即見藍天。

使用禁忌

無。

代表配方

- **三重喜配方（1%）：**德國洋甘菊 2 滴＋永久花 1 滴＋大馬士革玫瑰 3 滴＋ 15ml 聖約翰草浸泡油＋ 15ml 甜杏仁油。可於睡前或任何需要的時候塗抹臉部、全身或脊椎兩側。此配方消炎及安撫性極高，能使禁錮的心靈一瓣瓣溶解開來。高劑量（10%）可調理女性機能問題，例如各種經期漲痛、心因性盆腔發炎；低劑量（1%）則是絕佳的情緒調理配方，尤其是無名的憤怒、各種高亢的情緒，能在短時間內冷靜下來。另外亦可用來當作敏感性肌膚的保養面油，能夠美白、淡斑、癒合傷口、鎮靜抗敏，搭配玫瑰純露使用，保溼效果極佳。

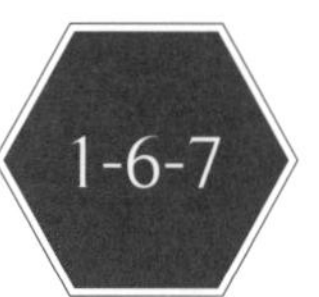

羅馬洋甘菊

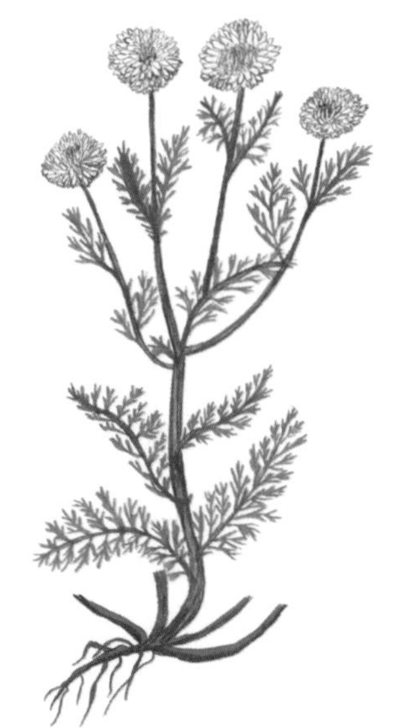

英文俗名	Roman Chamomile
拉丁學名	*Anthemis nobilis / Chamaemelum nobile*
其他俗名	春黃菊、母親草
植物科屬	菊科春黃菊屬
主要產地	法國、智利、英國
萃取部位	花
萃取方式	蒸餾

1-6-7 羅馬洋甘菊

外觀特徵

羽狀複葉具有香氣，莖幹柔軟矮小，根莖匍匐生長，常被當作地被植物而栽種，開白色重瓣的小花，花型飽滿，花朵的香氣會因產地而有差異。

精油特性

俗名 Chamomile 有著「地上的蘋果」之意，是形容其香氣。在遙遠的古埃及時期，羅馬洋甘菊因為芬芳香氣而被當作神聖藥草，祭司會拿它來祭祀太陽神，並且用來緩解高燒及預防中風。而古希臘和羅馬時期也都有藥用歷史，到了西元 6 世紀，更廣泛運用在民間醫療上，主要是處理失眠、神經痛、皮膚病、風溼及頭痛等問題，飲用羅馬洋甘菊藥草茶亦可安撫焦慮、歇斯底里、夢魘等情緒。

羅馬洋甘菊擁有精油中較少見的酯類，歐白芷酸異丁酯，它具有絕佳的放鬆效果，可以抗痙攣、安撫神經系統及退燒。在情緒調整上，對突如其來事件感到驚慌失措的個案，能夠有效提供如「母雞保護小雞」般的安全感，讓個案能夠安定神經，撫平受到震驚的情緒。用於皮膚系統，則能呵護嬌嫩脆弱的膚質，例如嬰幼兒皮膚，或不明原因的過敏起疹，以及受到驚嚇的皮膚狀況，例如雷射過後的紅腫膚質，都能提供非常良好的安撫鎮定功效。

羅馬洋甘菊精油具有「撫慰」及「保[illegible]特質，亦是極適合嬰幼兒使用的芳香守護神，無論是用於感冒退燒，或是情緒[illegible]驚嚇、莫名的腹痛、止癢（例如水痘），它都能夠撫慰及保護嬰幼兒的身[illegible]

[illegible]

羅馬洋甘菊與德國洋甘菊是不同屬不同種的植物，主要功效也大不相同，但市面上常易混淆名稱，請確認拉丁學名再購買。

羅馬洋甘菊的氣味介於青草香與蘋果香之間，但因產地與品種的不同，成分比例及療效也有些微不同，原則上法國與比利時所栽種的品種，青草味較重，對於神經系統的影響較佳，而英國所栽種的品種則氣味優雅甜美，較偏蘋果般的香甜，安眠效果較佳，消費者可依目的及喜好來選擇。

代表成分

酯類（歐白芷酸異丁酯、歐白芷酸異戊酯）。

側重屬性

- **生理療效**：抗痙攣、安撫中樞神經系統、緩解嬰兒起疹及發燒。
- **心理療效**：平撫焦慮、混亂的情緒，化解恐懼。

使用禁忌

無。

代表配方

- **夜之守護神配方**：羅馬洋甘菊 5 滴＋岩玫瑰 3 滴＋穗甘松 1 滴＋甜橙 5 滴＋真正薰衣草 1 滴。此複方精油可於嬰幼兒睡前進行擴香，或是再加入 50ml 的甜杏仁油中調成 1.5% 複方按摩油，按摩嬰幼兒的雙腳、小肚子以及脊椎兩側，可以安撫敏感情緒，建立安全感，並且預防嬰幼兒夜啼等問題。

1-6-8

摩洛哥藍艾菊

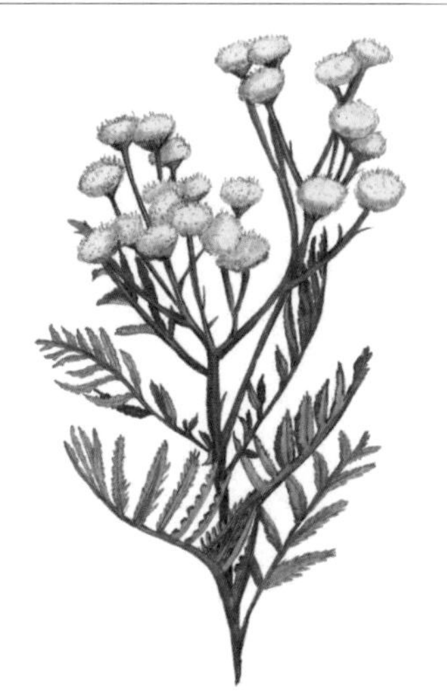

英文俗名	Blue Tansy
拉丁學名	*Tanacetum annuum*
其他俗名	無
植物科屬	菊科艾菊屬
主要產地	摩洛哥、土耳其
萃取部位	開花之全株藥草
萃取方式	蒸餾

外觀特徵

典型的菊科花朵，開鮮黃色的花，亦有白色重瓣、黃色花心的品種，氣味甜美。

精油特性

在所有的藍色精油中，摩洛哥藍艾菊的顏色最深，氣味最甜，親膚性高，故一般大眾的接受度很高。其中所含高比例的母菊天藍烴，對於皮膚與呼吸道的抗敏效果非常出色。商業用途上，常被提取出來作為防曬劑及護唇膏的材料；醫學用途上，則利用它來做成具有抗組織胺（抗發炎）效果的藥物，是富有醫療及經濟價值的藥草植物之一。

母菊天藍烴這個化學成分是菊科植物特有的成分，也是摩洛哥藍艾菊、德國洋甘菊、南木蒿、西洋蓍草等藍色精油的顏色來源。上述這些精油在精油界有四大藍天王的封號，其療效則普遍反應在抗敏、消炎、抗痙攣、處理消化性潰瘍，以及激勵肝臟再生等生理功效上。尤其是摩洛哥藍艾菊，臨床顯示它能同時激勵神經傳導與受體，對於人體的免疫系統有強大的激勵作用。另外在心理情緒上，對於那些自我防禦過度、無法與外界溝通的人，摩洛哥藍艾菊有助於建立自信與暢所欲言，並且提升面對外界環境變動的適應能力。

選購重點

摩洛哥藍艾菊的精油顏色為靜謐的深藍色，氣味很甜。市面上也有些產品是先以荷荷芭油稀釋之後才出售。

代表成分

倍半萜烯（母菊天藍烴）、單萜烯（松油萜、檸檬烯）、單萜酮（樟腦）。

側重屬性

- **生理療效**：抗皮膚及呼吸系統過敏、抗組織胺／消炎、改善氣喘、緩解肺氣腫。
- **心理療效**：提升自信，暢所欲言。

使用禁忌

無。

代表配方

- **自信與勇氣配方（5%）**：零陵香豆 2 滴＋摩洛哥藍艾菊 2 滴＋丁香花苞 2 滴＋香草 1 滴＋阿拉伯茉莉 3 滴＋聖約翰草浸泡油 10ml。塗抹喉輪、心輪及第二脈輪，能放鬆緊繃戒備情緒，提升自信，讓人勇於為自己發聲。女性生理期、男性更年期亦能使用，以度過週期性的情緒失調。因為摩洛哥藍艾菊能提升對環境的適應力，適合用於生命情境產生變化時，例如轉換新跑道、巨大的環境變動，也幫助融入新環境，提升認同感。

其他菊科植物

- **野洋甘菊** Wild Chamomile

拉丁學名 *Ormensis multicaulis* 或 *Ormensis mixta*，產於摩洛哥，又叫摩洛哥洋甘菊。精油由花朵蒸餾而成，主要成分是單萜醇（薰衣草棉醇）、單萜烯（α－松油萜、檸檬烯）、氧化物（1,8－桉油醇），能抗菌、抗感染，適用於生殖泌尿系統與皮膚發炎的情況，也能止經痛、偏頭痛與肌肉關節疼痛，可以促進肝臟功能，調理肝臟，對於精神緊張所引起肌肉緊繃，也有放鬆的效果，有失眠問題的人可以將其列入按摩油配方中，還能幫助找回身體與心靈的彈性。

- **南木蒿** Southernwood

拉丁學名 *Artemisia arborescens*，原產於地中海一帶，是摩洛哥的特產，略帶苦味，當地人常會將南木蒿與薄荷葉一起泡茶，於飯後飲用一小杯，有助消積化食。精油由葉片蒸餾而成，主要成分是單萜酮（β－側柏酮、樟腦）、單萜烯（月桂烯、檜烯）、倍半萜烯（母菊天藍烴）。可以修護黏膜、化解黏液，有益治療各種呼吸系統的感染，而母菊天藍烴具有強力消炎的特性，單萜酮又能促進細胞修護與更新，因此也很適合用來治療皮膚炎。因含有酮類，孕婦與嬰幼兒不宜使用。

- **印蒿** Davana

拉丁學名 *Artemisia pallens*，產於印度，其花用來獻給溼婆神，是印度教中重要的植物之一。精油由葉片蒸餾而得，氣味略帶發酵感，類似酒香，主要成分是倍半萜酮（印蒿酮）、倍半萜烯（大根老鸛草烯）與苯基酯類（肉桂酸甲酯）。能夠消解黏液、抗菌與消炎，可處理呼吸系統及生殖泌尿系統的感染，還能夠止痛、抗痙攣，如同其他菊科艾屬的植物，很適合女性使用，能緩解經痛與調節經血過少狀況。印蒿略帶酒香的特性，也能為心靈帶來一股小酌過後微醺的感受，能忘卻憂慮，放掉我執。孕婦與嬰幼兒應小心使用。

- **銀艾** White Sage brush

拉丁學名 *Artemisia ludoviciana*，生長於美洲，又俗稱白色鼠尾草，但其實是菊科艾屬的植物，並非鼠尾草所屬的脣形科（另一俗稱白色鼠尾草的則是 *Salvia apiana*，葉片比較厚），美洲原住民常用在各種儀式中，具有淨化的效果。精油由葉片蒸餾而成，主要成分是單萜醇（龍腦、沉香醇、艾蒿醇）、單萜烯（β－松油萜、對繖花烴）、酯類（乙酸蒿酯）與單萜酮（樟腦）。能夠強力抗菌、抗病毒，能治療呼吸道與生殖泌尿道的感染，其淨化效果就是來自於此特性。還能促進身體循環，排除多餘的體液，調理淋巴系統、提振免疫力，針對肌肉關節疼痛也有止痛的效果，針對肌膚則可以治療痤瘡與皮膚炎、淡化疤痕、加速細胞更新。因含有酮類，孕婦與嬰幼兒不宜使用。

- **一枝黃花** Gold Rod

拉丁學名 *Solidago canadensis*，原生於加拿大，具有強大的繁殖力與適應力，因此現在世界各地皆可見其蹤跡。精油由花朵蒸餾而得，主要成分是倍半萜烯（大根老鸛草烯）與單萜烯（β-松油萜、檸檬烯、月桂烯），能抗菌、抗感染，提振免疫力與抗腫瘤，還能夠緩解呼吸道的痙攣、止咳、祛痰，緩解支氣管炎、氣管炎的不適，治療生殖泌尿系統的感染，對於神經系統的失調也有調理的效果，幫助失序的身體歸位。

- **萬壽菊** Tagetes

拉丁學名 *Tagetes minuta*，原生於南美洲，現在則主要產於印度、尼泊爾，傳統上會用萬壽菊藥草茶來治療感冒、呼吸道感染以及胃病。精油由花朵蒸餾而成，主要成分是單萜酮（雙氫萬壽菊酮、順式萬壽菊酮），具有抗菌、抗微生物、抗黴菌的效果，可用來治療因為潮溼所引起的感染，如生殖泌尿道感染與香港腳，能軟化角質、促進細胞更新，低劑量使用於皮膚上，有助角質代謝與疤痕淡化。含有少量呋喃香豆素，有光敏性，使用後要避免曬太陽。含有單萜酮，有神經毒性，孕婦與嬰幼兒不宜使用。

- **夏白菊** Feverfew

拉丁學名 *Tanacetum partheniu*m，原產於歐洲，中文又叫解熱菊，在歐洲是歷史悠久的藥草，早期是用來治療發燒，近年來則是運用在鎮痛，特別是偏頭痛、經痛與關節疼痛。精油由全株植物蒸餾而得，主要成分是酯類（乙酸菊烯酯）、單萜酮（樟腦）與單萜烯（α-松油萜），精油一樣有止痛、抗痙攣、消炎的功效，可以處理慢性疼痛、神經痛、偏頭痛、經痛與肌肉關節疼痛，以及皮膚炎，還能消解黏液、祛痰。具神經毒性且輕微通經，孕婦與嬰幼兒不宜使用。

- **雅麗菊** Iary

拉丁學名 *Psiadia altissima*，生長於馬達加斯加，當地人將雅麗菊運用在治療皮膚問題，如牛皮癬與皮膚癢。精油由全株植物蒸餾而得，主要成分是單萜烯（α-松油萜、β-松油萜、檸檬烯、反式-β-羅勒烯）、倍半萜烯（大根老鸛草烯、β-丁香油烴），可以抗感染，有益於呼吸道的順暢、預防感冒，也能治療各式皮膚炎、牛皮癬與皮膚癢，雅麗菊可以促進身體循環、消除疲勞，能補充身心的能量，改善虛弱不振的狀態。

其他菊科植物

- **薰衣草棉** Santolina

拉丁學名 *Santolina chamaecyparissus*，又叫棉衫菊或銀灰菊，原生於地中海西部與中部地區，在歐洲是著名的驅蟲藥草，還能驅趕腸道寄生蟲。精油由全株植物蒸餾而成，主要成分是單萜酮（蒿酮）、單萜烯（β－水茴香萜、月桂烯），能夠抗念珠菌感染、驅蚊蟲，還能夠舒緩呼吸道的不適。含有單萜酮，有神經毒性，孕婦與嬰幼兒不宜使用。

- **岬角甘菊** Cape Chamomile

拉丁學名 *Eriocephalus punctulatus*，產於南非，是新興精油之一，當地人相信岬角甘菊能夠安撫嬰幼兒的驚嚇，讓他們有美好的夢。精油由開花的全株植物蒸餾而成，是多分子型精油，成分高達兩百多種，主要成分是酯類（2－甲基丁酸異丁酯、異丁酸異丁酯），同時具有羅馬洋甘菊與德國洋甘菊的特性，能夠消炎、抗過敏，很適合用來治療皮膚的紅疹與癢，也有助於肌肉的放鬆，安撫焦慮、緊繃的情緒，幫助好眠，由於性質非常溫和，很適合嬰幼兒使用。

- **岬角雪灌木** Cape Snow Bush

拉丁學名 *Eriocephalus africanus*，產於南非，是新興精油之一，因為和迷迭香有許多相近的特質，因此又稱為南非野生迷迭香，傳統上會用來治療感冒、脹氣與腸絞痛，還能活化頭皮毛囊，有助生髮，也能當作利尿劑或是排汗劑，幫助排除身體多餘的水分。精油由開花的全株植物蒸餾而成，主要成分是單萜烯（檜烯、β－水茴香萜）、酯類（乙酸沉香酯），精油的功效和藥草類似，可以促進循環，提振免疫力，也能排除身體多餘的水分。

- **加拿大飛蓬** Erigeron / Canadian horseweed

拉丁學名 *Conyza canadensis*，產於北美洲，北美原住民運用其酊劑來治療痛風、風溼性關節炎與血管栓塞的問題。精油蒸餾自開花的全株植物，主要成分是單萜烯（檸檬烯、月桂烯）與倍半萜烯（大根老鸛草烯），具有清熱解毒的功效，還可以消炎、止痛，很適合拿來調理肝臟，舒緩身體慢性發炎的躁熱感。

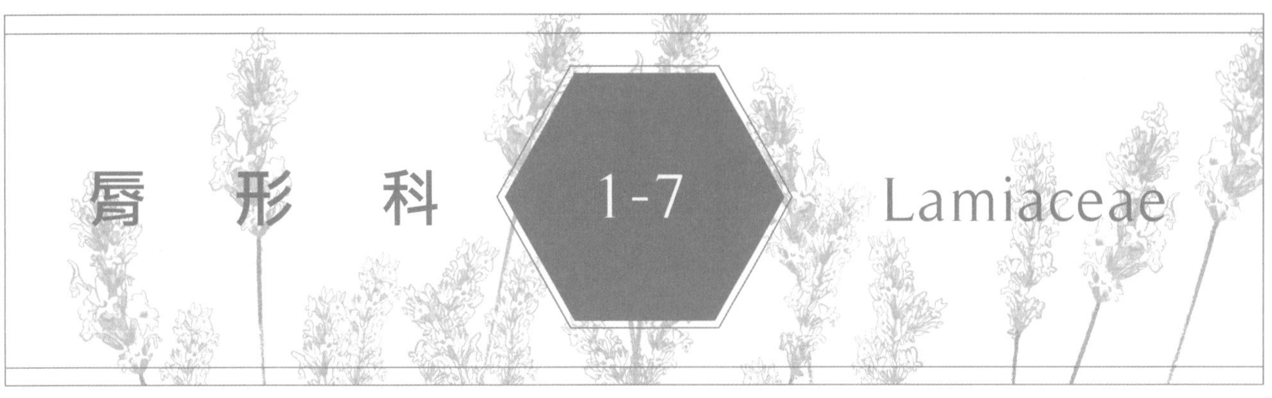

真正薰衣草

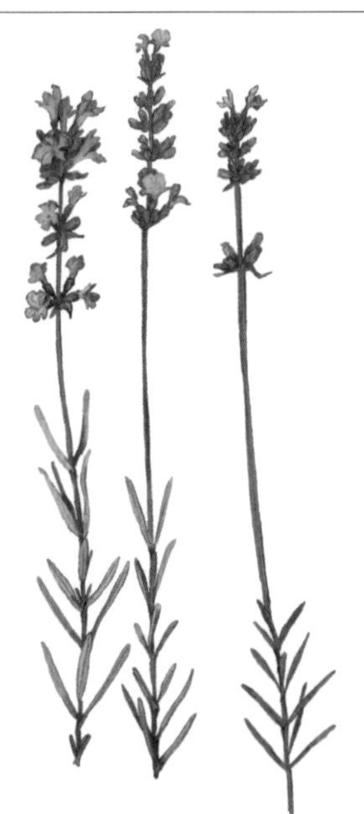

英文俗名	True Lavender
拉丁學名	*Lavandula angustifolia / Lavandula vera / Lavandula officinalis*
其他俗名	狹葉薰衣草、細緻薰衣草
植物科屬	脣形科薰衣草屬
主要產地	法國、保加利亞、克羅埃西亞、烏克蘭
萃取部位	開花的藥草
萃取方式	蒸餾

外觀特徵

四方莖，狹長葉，以灌木型式叢生。穗狀花序，花穗較短，紫藍色花（少數開白花），花莖約 60 公分高且無分支。

精油特性

率先使用「芳香療法」一詞的法國化學家蓋特福賽（Gattefossé），在一次嚴重燙傷時，用薰衣草精油處理，之後沒留下任何疤痕，絕佳療效令他驚豔，從此投入精油的研究與推廣，並逐漸吸引愈來愈多人重視，可說當代芳香療法的蓬勃跟薰衣草關係匪淺呀！

西元 1 世紀，藥理學與植物學家迪奧科里斯撰寫的《藥草誌》，已有薰衣草用於醫療的相關說明。波斯人及希臘羅馬人會在傳染病爆發時，於病房內焚燒薰衣草枝，以提升免疫力，並驅除不佳氣味。而驍勇善戰的羅馬軍隊，更將薰衣草視為必備品，用來治療傷兵，及安撫精疲力竭的戰士。他們將薰衣草放入泡澡水中，藉由散發的香氣，徹底放鬆身心。Lavender 的拉丁字根「Lavare」，原意為清濯，再次說明薰衣草在歐洲文明中是與淨身分不開的！現代人也喜歡在浴缸內灑上幾滴薰衣草精油，全身浸泡，既能消解一天的疲勞，又可增添生活情調。

中世紀時，香水重鎮格拉斯（Grasse）會以薰衣草精油染製皮革，當時歐洲一度遭瘟疫肆虐，但皮革工人沒染上瘟疫，這讓當地人更深信薰衣草的強大功效，能讓他們遠離瘟疫。

真正薰衣草

薰衣草也是所有標榜敏感型清潔護理用品的最佳拍擋！因為甜美細緻的氣味，像極了母親的溫暖懷抱，具撫慰力量，讓人在最深切的感動中，獲得最大的滋養。而且成分多元又溫和，適合嬰幼兒及長期使用。若與其他精油調合，協同作用可產生一加一大於二的效果，這些都是真正薰衣草之所以獨特的原因。

其鎮靜作用也是聞名遐爾，過去歐洲人認為它可克制青少年過盛的情欲及方剛的血氣，於是將薰衣草純露灑在少女的頭上，以防止她們在青春期時不慎失足。現代它仍然普遍被用於治療心緒不寧、頭痛、失眠等症狀。

真正薰衣草是野生栽種於高海拔地區，生長環境愈惡劣，精油品質愈佳。不過傳統的栽種方式使得產量逐年銳減中，近年來出現以扦插方式培育的另一品種「梅耶薰衣草」（Maillette），它可在多樣環境條件下生長，且萃油率較高，是目前市場上占有率最多的真正薰衣草品種。但既然是扦插繁殖，親代之間的長相就完全相同，因此，跟野生的真生薰衣草比較時，或許氣味的差異不大，但能量上卻少了成長過程的掙扎，故療癒深度較弱些。

選購重點

易與醒目薰衣草精油混淆，故應留意瓶身拉丁學名的標示。就氣味而言，醒目薰衣草香甜濃烈，真正薰衣草則香甜中帶點青草氣息，更為細緻；以單價來說，醒目薰衣草由於產量多，因此價格便宜，而真正薰衣草產量很少，相對單價高。

代表成分

酯類（乙酸沉香酯）、單萜醇（沉香醇）、倍半萜烯。

側重屬性

- **生理療效**：鎮靜、消炎、止痛、降血壓、助眠。
- **心理療效**：如同受到母愛的滋養，被全然的理解與接納。

使用禁忌

無。

代表配方

- **心因性的皮膚搔癢配方（1%）**：真正薰衣草 20 滴＋甜杏仁油 100 ml。每天塗抹患部 1～2 次。
- **外傷時的皮膚修護用油配方（2%）**：真正薰衣草 6 滴＋永久花 3 滴＋岩玫瑰 3 滴＋聖約翰草浸泡油 30 ml。塗抹在已止血的傷口上，約 2 小時擦 1 次，可加速傷口癒合，不留疤痕。
- 沐浴淨身，可將 10 滴薰衣草精油滴在浴缸中（水溫不要超過 38℃，水的高度在胸口下），沐浴後浸泡約 5 分鐘即可起身，可消解疲勞並幫助睡眠。

相關精油

跟真正薰衣草相同品種的精油，主要有**高地薰衣草**（Lavender highland），較溫和香甜；**喀什米爾薰衣草**（Kashmir Lavender），主產於印度喜馬拉雅山麓，地處高海拔，酯類含量更高，氣味非常甜美，是真正薰衣草界的明日之星。

1-7-2 醒目薰衣草

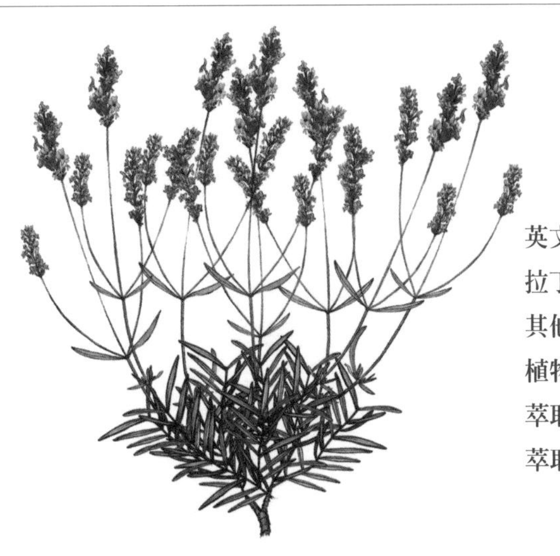

英文俗名	Lavandin
拉丁學名	*Lavandula burnatii / Lavandula hybrida*
其他俗名	大薰衣草
植物科屬	脣形科薰衣草屬
萃取部位	開花的藥草
萃取方式	蒸餾

外觀特徵

四方莖，狹長葉，以灌木型式密集叢生。主莖下方約 20 公分兩側另長側莖。穗狀花序，紫藍色花，色澤飽滿。

精油特性

在風景明信片中看到的典型薰衣草田，普羅旺斯藍天映襯著滿山遍野的紫，就是醒目薰衣草。它生長高度約海拔 500 公尺，是真正薰衣草（高度約 800 公尺）及穗花薰衣草（高度約 200 ～ 600 公尺）的雜交品種。最早是拜蜜蜂勤作工之賜，每年 8 月初當起大自然的傳媒。後來人類為求生產效率，1890 年代開始人工栽種，1927 年首度扦插成功，不但能大量生產，相同血統也保證品質穩定，旋即開啓了精油為香水工業貢獻的序曲。

由於價格便宜（萃油量是真正薰衣草的三、四倍）、氣味接近，經常被拿來混摻真正薰衣草。但實際上，兩者的成分、作用與能量屬性，皆大相逕庭。

醒目薰衣草的成分中，有來自沉香醇的溫暖支持，及乙酸沉香酯的甜美包容，很適合有空間恐懼症或社交障礙的個案。醒目薰衣草喜歡長在廣大的田野中，又能密集叢生，生命力十分堅韌，能抵擋病蟲害，故對應性格害羞的人，可以助其適應新環境。

選購重點

常被拿來混充價格較高的真正薰衣草精油，為免因標示不清而買錯，建議洽詢專業進口商或代理商。

代表成分

酯類（乙酸沉香酯）、單萜醇（沉香醇）。

側重屬性

- **生理療效**：消解肌肉痠痛、處理皮膚問題（抗感染、癒合傷口）。
- **心理療效**：像孩童般天真無邪，讓人敞開心扉，無所懼怕。

使用禁忌

少數產地的醒目薰衣草，樟腦含量稍高，倘若覺得該精油聞起來較刺鼻，孩童使用時仍要斟酌劑量。

代表配方

- **消除緊張恐懼的配方（1%）**：萊姆 4 滴＋醒目薰衣草 3 滴＋安息香 3 滴＋甜杏仁油 50ml。每天 4 ～ 6 次塗抹腹部或太陽神經叢，可加強本我自信，消除恐懼。

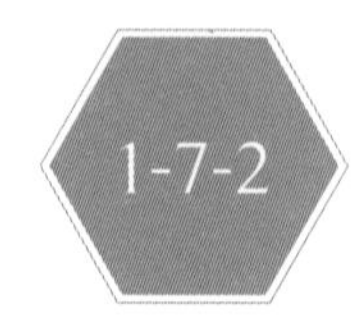

1-7-2 醒目薰衣草

- **預防肌肉傷害配方（1%）**：醒目薰衣草 10 滴＋乳香 5 滴＋桔葉 5 滴＋甜杏仁油 50ml ＋瓊崖海棠油 50ml。在運動前按摩肌肉，能預防運動傷害。

相關精油

- **超級醒目薰衣草** Lavandin Sweet, super

是眾多醒目薰衣草中，酯類含量最高者，氣味甜美好聞，抗痙攣效果也最好。

- **葛羅索醒目薰衣草** Lavandin Grosso

是眾多醒目薰衣草中，萃油量最高者，每年的精油產量是真正薰衣草的十倍，但價格大約只有一半。不過酯類含量比較少。

- **亞拉醒目薰衣草** Lavandin Abrial

氣味及作用很接近真正薰衣草，經常被拿來當作真正薰衣草的替代品。近年因病蟲害的緣故，產量較少，相對價格也較高。

1-7-3 穗花薰衣草

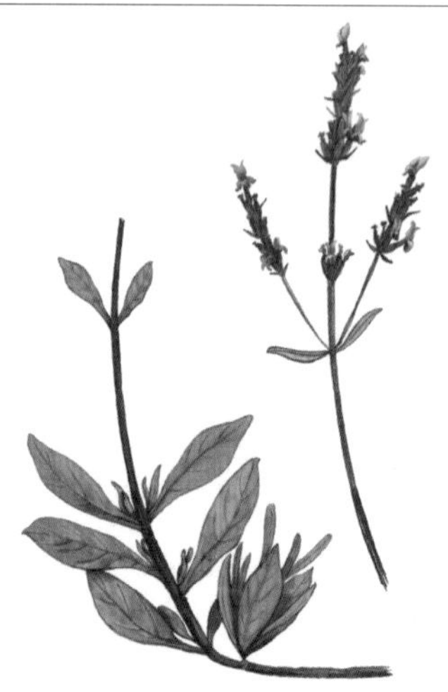

英文俗名	Spike Lavender
拉丁學名	*Lavandula latifolia* / *Lavandula spica*
其他俗名	寬葉薰衣草
植物科屬	脣形科薰衣草屬
主要產地	西班牙、法國
萃取部位	開花的藥草
萃取方式	蒸餾

外觀特徵

外形較高大，穗狀花序更為密集，灰藍色花。幼葉對生、有絨毛、灰白色。主莖兩旁有小側莖，葉子較真正薰衣草大，像湯匙狀而非狹長形，以灌木型式叢生，高度從 30 ～ 80 公分不等，最高時可長到 1 公尺，乾枯時呈灰白色。

精油特性

穗花薰衣草又被稱作「雄壯薰衣草」，相較於其他外形秀氣的薰衣草家族成員，它有著較壯碩的體態，加上充滿高音上揚的氣味（1,8- 桉油醇），穗花薰衣草儼然在一片陰柔甜美的薰衣草界中，扮演起「生猛」的角色，對應有如父親或女强人的形象。故很適合在外過度奔波，一肩撐起半邊天，但其實渴望一雙無形手來照護自己的人。穗花薰衣草能當起陪伴聆聽的角色，給予溫暖支持，讓人重新拾起動力。

它最為人津津樂道的功效，是對燙傷的照護，若第一時間以穗花薰衣草處理，可以快速消退，且不留下任何痕跡，這歸功於沉香醇和氧化物的抗菌與減緩熱疼痛效果，以及單萜酮的強大再生力，讓患部能盡速復原。

處理幼童的呼吸道問題，也是穗花薰衣草的強項，尤其身處在塵蟎無處不在的環境中，它適合用來調理長期的呼吸道困擾。

選購重點　一般不容易買得到，建議洽詢專業進口商或代理商。

代表成分　氧化物類（1,8- 桉油醇）、單萜醇（沉香醇）、單萜酮（樟腦）。

側重屬性

- **生理療效：**處理咳嗽，促進細胞再生。
- **心理療效：**輕快的馭風而行，溫和中帶著清爽明朗。

使用禁忌　氣味上揚，兒童使用時先以低劑量（2%）測試，視情況再行加減。

代表配方

- **燙傷時的急救配方：**穗花薰衣草、茶樹精油以等比例混合。純油塗在患部，急症時每半小時擦 1 次，待症狀趨緩改以 2 小時擦 1 次，可緩和燙傷時的不適、加速傷口復原及皮膚再生。
- **呼吸道暢通專用配方（1.5%）：**穗花薰衣草 2 滴＋葡萄柚 4 滴＋白千層 2 滴＋安息香 1 滴＋甜杏仁油 30ml。每天早晚各 1 次按摩鼻腔四周。

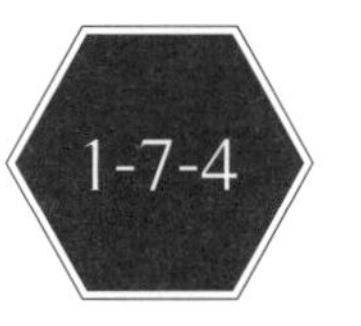

頭狀薰衣草

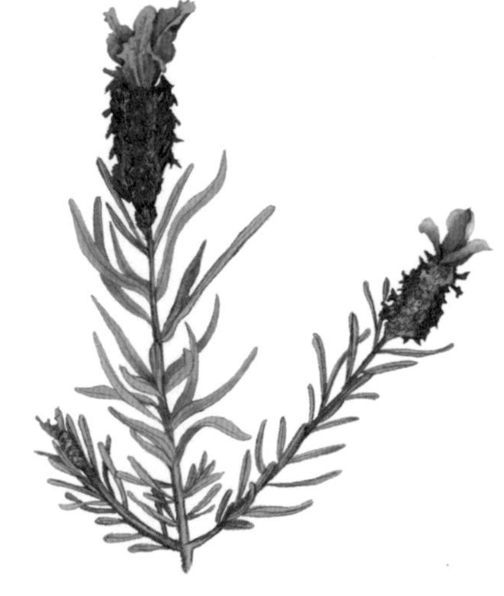

英文俗名	Spanish lavender / French lavender
拉丁學名	*Lavandula stoechas*
其他俗名	西班牙薰衣草、法國薰衣草
植物科屬	脣形科薰衣草屬
主要產地	西班牙、葡萄牙
萃取部位	開花的藥草
萃取方式	蒸餾

頭狀薰衣草

外觀特徵

葉片狹長，灰色，植株可達 70 公分高。圓椎狀的花穗短且粗，開美麗的暗紫色花，頂端像蝴蝶翼的苞片為主要特徵。

精油特性

西班牙人又稱它「加冕薰衣草」，花穗上的苞片，彷彿一隻紫色的蝴蝶停駐，也像是為大地與天空接上了天線，正好呼應它含酮類的特質。如此鮮明的外形，適合當庭園觀賞植物，也常做成乾燥花供擺飾用。

從古羅馬時期至中世紀，頭狀薰衣草常被用於消毒用途，因為強烈刺鼻的樟腦味，讓古希臘羅馬人習慣把它放在洗衣房或浴室，藉著散放出來的氣味，達到環境消毒的效果。時至今日，人們依然把它放在浴缸中或用來洗刷身體，以消毒淨身。歐洲人還常將其植株做成殺蟲噴霧，特別是對付蚜蟲，也用來消毒狗窩。

「灰」綠色的葉面，呼應它富含單萜酮成分，比例高約 70 ～ 80%。故有些人認為危險，加上氣味不若其他薰衣草討喜，而建議揚棄這種「不好用」的薰衣草！但其實仔細分析成分，只有樟腦較具刺激性，小茴香酮及馬鞭草酮則溫和許多，使用上只要降低劑量，就是溶解鼻腔黏液的絕佳用油！

加上其他成分的協同，特別有助於跟自己對話及連結內外。高比例單萜酮在低劑量使用下，尤能有益神經傳導，喚醒我們的感官知覺。

選購重點

一般不容易買得到，建議洽詢專業進口商或代理商。

代表成分

單萜酮（小茴香酮、樟腦）。

側重屬性

- **生理療效**：溶解痰液、殺菌。
- **心理療效**：開啓與內在自我的連結，穿透迷霧。

使用禁忌

孕婦幼兒不宜，若遇特殊情況也要從低劑量（約 1%）使用。

代表配方

- **驅蟲噴霧配方（20%）**：頭狀薰衣草 10ml ＋萬壽菊 5ml ＋檸檬香茅 5ml，注入 20ml 的酒精後，充分混合，再加入 60ml 蒸餾水，混合均勻後裝入噴霧瓶。用於環境消毒的最後一道程序時。
- **鼻腔黏液或痰液溶解配方（1.5%）**：頭狀薰衣草 7 滴＋安息香 2 滴＋甜杏仁油 30ml。每天 4 次塗抹於鼻腔或喉嚨周圍，可配合按摩。

1-7-5

快樂鼠尾草

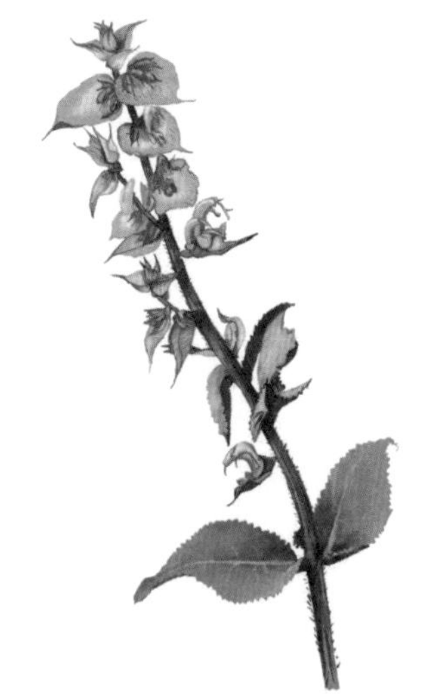

英文俗名	Clary Sage
拉丁學名	*Salvia sclarea*
其他俗名	清澈鼠尾草、南歐鼠尾草、香紫蘇
植物科屬	脣形科鼠尾草屬
現今產地	法國、俄羅斯
萃取部位	全株藥草
萃取方式	蒸餾

外觀特徵

葉面有皺褶、布滿細小腺毛，四方莖幹略帶紅色，約 8 月盛開白、紫或粉紅色的花。

精油特性

古代歐洲人將快樂鼠尾草的種子收集浸泡後，用其汁液來治療眼睛疲勞、乾澀、視線模糊等眼疾，因此又有一個充滿靈性的古老名字，叫做「清澈之眼」(Clear-eye)。

精油中最關鍵成分是雙醇（快樂鼠尾草醇），結構近似荷爾蒙，對女性機能有平衡調理作用，再加上含硫化合物，讓其氣味與功效更貼近生物本能，難怪有人形容「它味道像極了男人的體味！」這獨特的男人味，究竟代表汗臭味抑或男性魅力，正如快樂鼠尾草的氣味，大眾接受度頗兩極化。

但可以肯定的是它有助於現代人找回身體感知，讓平時西裝筆挺、腦袋過度思考的人，經過快樂鼠尾草的催化後，逐漸卸除不必要的武裝，並充分找回身體的自主性，也因此得以放鬆了。所以使用快樂鼠尾草之後，常容易產生比較生理層面的夢境，經過適當解讀會發現，那代表跟最真實的自已緊密連結，或許可從中得到一些啓示。

精油成分屬於多分子型，療效多元而全面，讓快樂鼠尾草幾乎是治百病的萬靈藥，跟真正薰衣草一樣，適時在配方中加入它，會讓整體氣味更豐富，效用更加乘！

快樂鼠尾草可處理肩疼腰痠背痛問題，雖然也抗痙攣，但對經常用油的人來說，或許當下比較無法感受其抗痙攣作用，也就是說不能等到急症才用，平日就該用它進行身心保養。

以色列的農業研究組織「沃爾卡尼中心」（Volcani Center）近期發現，快樂鼠尾草種子油富含 Omega-3、以及許多積極抗炎抗菌的活性成分，其抗氧化效果甚至可媲美輔酶 Q10 和維生素 E，目前已被大量商業栽種，準備生產作為保健食品。

選購重點

名字與鼠尾草相近，容易混淆，但兩者成分差異很大，鼠尾草是以單萜酮為主，快樂鼠尾草是以酯類為主。關鍵成分是快樂鼠尾草醇，其含量的多寡決定此精油的等級。若想側重女性機能調理時，建議洽詢有信譽的專業進口商或代理商，選購所需的精油等級。

1-7-5 快樂鼠尾草

代表成分

雙醇（快樂鼠尾草醇）、酯類（乙酸沉香酯）、含硫化合物。

側重屬性

- **生理療效**：抗痙攣、調經、放鬆。
- **心理療效**：與自我充分連結，讓人感到充滿希望，順應該走的方向。

使用禁忌

乳腺病患，癌症病人禁用。

代表配方

- **充血性經痛配方（10%）**：快樂鼠尾草 5 滴＋羅馬洋甘菊 6 滴＋沉香醇百里香 9 滴＋山金車浸泡油 10ml。經痛時，每半小時擦 1 次。
- **胸部保養配方（3.3%）**：快樂鼠尾草 4 滴＋玫瑰天竺葵 4 滴＋歐芹 4 滴＋檸檬香茅 8 滴＋榛果油 30ml。每天沐浴後塗抹胸部，以淋巴引流手法輕輕按摩。

1-7-6 鼠尾草

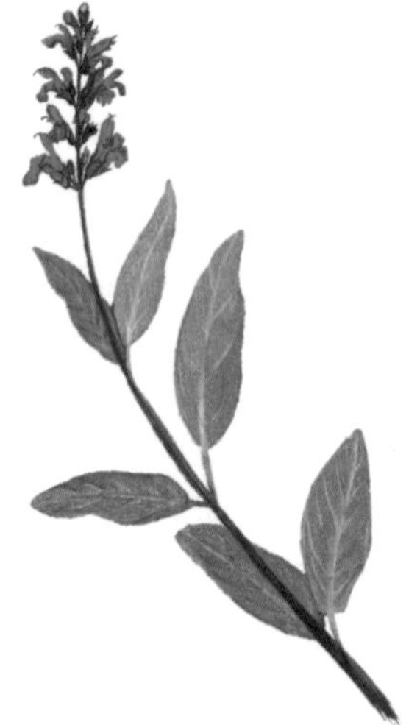

英文俗名	Sage
拉丁學名	*Salvia officinalis*
其他俗名	洋蘇草、庭園鼠尾草、聖母草
植物科屬	脣形科鼠尾草屬
主要產地	法國、克羅埃西亞
萃取部位	全株藥草
萃取方式	蒸餾

外觀特徵

小型灌木植物，高約 50～70 公分，葉片灰綠色，表面毛絨絨，開藍紫色脣形花。

精油特性

傳說聖母瑪利亞手抱著耶穌，一路躲避希律王的追兵，最危急時曾拜託花園裡的植物來協助，但只有鼠尾草伸出援手，將聖母子掩護起來。從此鼠尾草又叫聖母草，藥草地位崇高，受到聖母祝福：「從現在直到永遠，妳將會是全人類最喜愛的植物，我給予妳治療人類所有病痛以及確保他們遠離死亡的力量，正如同妳庇護我一樣！」

鼠尾草的拉丁學名 Salvia，源自拉丁文 salvare，為「拯救」之意，13 世紀的歐洲流傳一句俗諺：「花園裡有鼠尾草的人家，就不會看見死亡。」鼠尾草具有強大的藥學作用，長期在歐洲的醫療保健領域中扮演重要角色，可用來處理肝病、感官能力衰退與記憶力喪失；法國國王路易十四更是每天食用這個萬靈丹，法國俗諺即稱：「鼠尾草能幫助神經，以其強大的力量治癒麻痺，可健步如飛。」希臘人習慣飲用新鮮鼠尾草葉汁，來加強自身免疫力；美國印地安人則用來進行「汗屋儀式」(Sweat Lodge ceremonies)，將鼠尾草、雪松等藥草，以薰蒸方式施作，據說不管是大病、小病或心靈受創、精神問題，以鼠尾草為主的汗屋儀式都相當有療效。

1938 年生物學家柯洛斯辛斯基（Kroszcinski）與彼丘斯卡（Bychowska）的研究顯示，鼠尾草對於冷感、卵巢充血、生理期疼痛或更年期的大量出汗等婦科問題，有強力的疏通排解效果。正如同為鼠尾草屬的中藥材丹參（*Salvia miltiorrhiza*），也是婦科常見用藥，以活血化瘀見長。

選購重點

有些不同等級，建議可多比較氣味感受來挑選品質優良的精油。

代表成分

單萜酮（α－側柏酮、β－側柏酮、樟腦）、單萜醇（沉香醇）。

側重屬性

- **生理療效**：通經、消解黏液（化痰）、利膽（促進膽汁分泌）。
- **心理療效**：清澈利腦，回歸自我。

使用禁忌

孕婦、幼兒、癲癇不宜。因含高比例酮類，忌單獨長期使用。

代表配方

- **經期疼痛配方（10%）**：鼠尾草 10 滴＋永久花 5 滴＋檸檬香茅 5 滴＋山金車浸泡油 10ml。生理期間每天塗抹下腹部至少 3 ～ 4 次，經痛發生當下每半小時擦 1 次。
- **加強免疫配方（1.5%）**：鼠尾草 15 滴＋檸檬香桃木 6 滴＋野馬鬱蘭 6 滴＋綠花白千層 13 滴＋馬纓丹 10 滴＋荷荷芭油 50ml。於每天洗完澡後，塗抹全背，並重點加強脊椎兩側。

相關精油

- **狹長葉鼠尾草** Blue Mountain Sage

拉丁學名 *Salvia stenophylla*，stenophylla 即為「窄葉的意思」，原生於南非，又名藍山鼠尾草，傳統用法是在人生病時會燃燒狹長葉鼠尾草為環境消毒，另外也將它和菸草混合在一起，為菸草增添氣味。精油由葉片蒸餾而得，主要成分是單萜烯（δ3－蒈烯、檸檬烯、月桂烯）與倍半萜醇（α－沒藥醇）。能治療呼吸道疾病、強力止咳，有助提振免疫系統、抗菌，特別是治療生殖泌尿系統的感染；能激勵肝臟，幫助身體排毒與淨化，還能抗發炎，緩解皮膚炎或蕁麻疹的不適，對於肌肉、關節、神經、疼痛也有很好的安撫效果，同時能緩和情緒的緊張與壓力，幫助放鬆。

鼠尾草

- **三裂葉鼠尾草** Sage Triloba

拉丁學名 *Salvia triloba*，生長於地中海沿岸國家，從很久以前就被希臘人（特別是克里特島）廣泛運用在生活中，舉凡美化環境、醫藥或是料理都會使用，故又叫希臘鼠尾草。而在一些穆斯林儀式，像是嬰兒出生、婚禮、葬禮，也會燃燒三裂葉鼠尾草。精油萃取自開花的全株植物，不像鼠尾草含有高比例的酮類，主要成分是氧化物（1,8- 桉油醇）與單萜烯（β-, α- 松油萜、月桂烯），使用上十分安全，因此近年來愈來愈受到重視。可治療生殖泌尿道的感染，尤其是因為慢性感染所導致分泌物不斷的情況，也可以治療感冒、支氣管炎與咳嗽等呼吸系統疾病，緩解經痛、胃痛與腸絞痛，鎮定過度活躍的頭腦，用來薰香可以滋養枯竭的心靈。近期也有研究指出，使用三裂葉鼠尾草精油可以幫助降血壓與血糖。不過因為還是含有低量酮類，孕婦與嬰幼兒必須謹慎使用。

- **薰衣鼠尾草** Lavender Sage

拉丁學名 *Salvia lavandulifolia*，原生於西班牙與南法，又叫西班牙鼠尾草，當地人會飲用薰衣鼠尾草茶來助消化、止經痛、治療不孕症與呼吸道疾病，以及放鬆神經。精油蒸餾自全株植物，主要成分是氧化物（1,8- 桉油醇）、單萜酮（樟腦）、單萜醇（龍腦）、酯類（乙酸萜品酯）和單萜烯（樟烯），有益呼吸系統，可幫助消解黏液、順暢呼吸道；可提神、利腦，增强記憶力；也能促進細胞更新，美白淡疤，還具有通經的效果，能夠調整經期。含有酮類分子，孕婦及嬰幼兒禁用。

沉香醇百里香

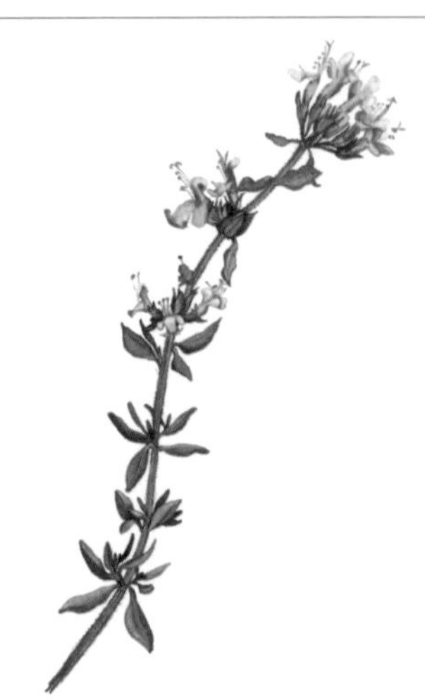

英文俗名	Thyme, linalol
拉丁學名	*Thymus vulgaris* ct. linalol
其他俗名	甜百里香
植物科屬	脣形科百里香屬
主要產地	法國
萃取部位	全株開花藥草
萃取方式	蒸餾

外觀特徵

低矮小型灌木，生長高度約在海拔 600 公尺。四方莖，葉片小而捲，葉緣深綠色，5 ～ 7 月開紅色或白色花。

精油特性

走在南法普羅旺斯山區，隨處可見匍匐在岩礫中的百里香，長相矮小看似不起眼，但以手輕碰就可感覺莖葉之强韌，香氣也隨即撲鼻而來，生命力令人驚豔。百里香家族龐大，遍布世界各地，會因應產地與環境氣候而產生不同精油成分，是CT種類最多的精油，有沉香醇、側伯醇、牻牛兒醇、百里酚等，甚至走在同一條山路上，就可能會觸摸到不同化學結構的百里香。

早在三千多年就被人廣泛使用，蘇美人燃燒百里香來淨化空氣，防止傳染病的散播；古希臘人多加入肉類中，有助防腐，也增添烹調香氣；古老醫典也記載百里香的療效，多用來處理各種感染問題。

此家族中以沉香醇百里香精油最為溫和、親膚性極高，且容易取得。屬於多分子型結構，療效多元，可長期作為提振免疫系統的精油，再加上其氣味清新甜美，非常適合兒童及老人使用。擅長處理因感冒引發的耳鼻喉問題，或支氣管炎、腸胃炎、膀胱炎等感染問題，同時能鼓舞因生病而低落的情緒。它也適合調合其他精油，多有加乘效果，而沉香醇百里香純露的療效與應用也廣，可多搭配使用。

沉香醇百里香精油對黏膜部位的感染也十分有效，因念珠菌引起的生殖泌尿道感染與搔癢，可採用坐浴的方式，或稀釋植物油後塗抹於黏膜處。也可將溫和的沉香醇百里香純露，加入噴霧瓶中隨身使用，非常適合容易生殖泌尿道感染的孕婦。

選購重點

百里香精油的化學結構眾多，用法多不相同，選購時除了注意成分標示，也需注意產地，因為不同產區會影響沉香醇的比例。其中以法國產的沉香醇百里香精油，沉香醇含量最高，故建議選購有信譽保證、標示清楚的的精油品牌。

代表成分

單萜醇（沉香醇）、酯類（乙酸沉香酯）。

側重屬性

- **生理療效**：抗菌、抗黴菌（白色念珠菌）、補身、補強神經。
- **心理療效**：消除長期的疲倦以及挫敗感。

使用禁忌

無。

代表配方

- **提振兒童免疫力配方（2%）**：沉香醇百里香2滴＋熏陸香百里香1滴＋真正薰衣草1滴＋胡桃油10ml。每日早晚按摩於脊椎兩側、胸腹、腳底，尤其在季節轉換、溫差變化大、流感盛行以前就要開始加强。

  若發現小孩長期注意力不夠，且經常疲倦沒有活力，也可多用此配方按摩，有助補身，更可提振精神。慢性疲勞症候群的成人也適用此配方，邊擦邊審視是什麼原因長期削減了自己的精力，並重新找回孩童般的單純與活力。

1-7-8

側柏醇百里香

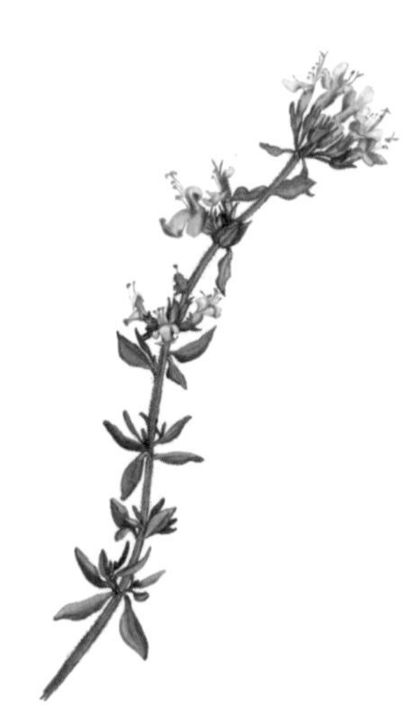

英文俗名	Thyme, thujanol
拉丁學名	*Thymus vulgaris* ct. thujanol
其他俗名	白百里香
植物科屬	唇形科百里香屬
主要產地	法國
萃取部位	全株開花藥草
萃取方式	蒸餾

外觀特徵

低矮小型灌木，生長高度約在海拔 800 ～ 1,000 公尺南法山區。四方莖，葉片小而捲，葉緣深綠色，5 ～ 7 月開紅色或白色花。

精油特性

側伯醇百里香與沉香醇百里香是相同的品種，但因為生長地勢的變化，讓精油的化學結構不同，富含側柏醇的百里香生長地勢更高，而且異常敏感，人工栽種十分不易，導致側柏醇百里香產量稀少、精油價格居高不下而不易普及。但由於含高比例的養肝成分側柏醇，在精油界中的地位始終無可取代。

主要作用是加强免疫系統，全面提升肝機能，療效强大但溫和，老少咸宜！在兒童的抗感染用油中，常會與沉香醇百里香精油互相搭配使用；側柏醇百里香純露也是絕佳的選擇。

肝是身體很重要的排毒器官，也是重要的免疫防衛機制之一，但肝臟內沒有痛覺神經，很難在第一時間發現問題，如果長期遭受病毒細菌等感染，免疫系統愈發薄弱，又難以意識自己身體狀態，等到發現肝臟出現問題時通常非常嚴重了。所以平日就可多使用側柏醇百里香精油來作長期保養，尤其在傳染病流行期間，或已經重感冒時，加强按摩胸腔處以及脊椎兩側，全面性提升免疫戰鬥力，幫助恢復對自己身體的覺察以及靈敏度。

選購重點

側柏醇百里香不易栽種，精油供應不穩定，價格十分昂貴，故在選購時，除了注意成分標示，建議選購有信譽保證的精油品牌。

代表成分

單萜醇（側柏醇、萜品烯 -4- 醇）、單萜烯。

側重屬性

- **生理療效：**抗黴菌（白色念珠菌）、激勵肝細胞、提升免疫力。
- **心理療效：**永不放棄的支持力量。

使用禁忌

無。

代表配方

- **兒童養肝排毒配方（2.5%）**：側柏醇百里香 35 滴＋檸檬 15 滴＋橄欖油 100ml。每日早晚按摩胸腹和整個後背，按摩 3 個星期後休息 1 星期，持續至少 3 個週期。此配方非常適合長期體弱多病，而服用過多西藥造成肝臟大量負擔，整個免疫功能更為低下，容易重複不斷感染，形成惡性循環的個案。此配方除了幫助肝臟代謝毒素，更有助於全面提升免疫系統，逐漸脫離藥罐子行列。也可搭配飲用側柏醇百里香純露，效果更佳。

相關精油

- **百里酚百里香** Thyme, thymol

拉丁學名 *Thymus vulgaris* ct. thymol。與沉香醇百里香、側柏醇百里香屬於相同品種，但百里酚百里香生長的海拔高度最低，約 400 公尺，最大產區在西班牙，精油成分富含百里酚，氣味強勁嗆辣，非常具有火的能量。古羅馬時代認為百里香可以激發士兵的勇氣，指的就是這種強勁的百里酚百里香。其主要功效為強力抗菌，幫助感染期間的免疫提升，但由於會刺激皮膚，所以用於皮膚敏感、孩童、老人身上時宜注意劑量。

- **牻牛兒醇百里香** Thyme, geraniol

拉丁學名 *Thymus vulgaris* ct. geraniol。原生於西班牙和地中海地區，生長於海拔約 1,200～1,500 公尺處，因為不難種植，現在於世界各地皆可見。精油由開花的全株植物蒸餾而成，主要成分是單萜醇（牻牛兒醇、沉香醇）、酯類（乙酸牻牛兒酯）與倍半萜烯（β－丁香油烴），具有強力抗菌、抗病毒與消炎的特性，加上性質溫和，很適合用來處理皮膚問題，又能增強免疫力，可以治療生殖泌尿道的感染問題。

- **檸檬百里香** Lemon Thyme

拉丁學名 *Thymus citriodorus*，顧名思義具有類似檸檬的氣味，生長在溫暖的南歐，常用來入菜，能增添魚肉料理的風味。精油由開花的全株植物蒸餾而成，主要成分是單萜烯（α－松油萜、對繖花烴、樟烯、檸檬烯）、單萜醇（沉香醇、龍腦）、氧化物（1,8- 桉油醇），可以滋補神經系統，改善虛弱疲乏的狀態，也能緩解肌肉關節疼痛，且具有調節免疫系統與輕微抗菌抗感染的效果，很適合平日的保養。

- **龍腦百里香** Thyme, borneol

拉丁學名 *Thymus satureioides*，生長於摩洛哥。精油萃取自開花的全株植物，主要成分是單萜醇（龍腦、α－萜品醇、沉香醇）、單萜烯（α－松油萜、對繖花烴、檸檬烯）、倍半萜烯（β－丁香油烴）與酚類（百里酚、香荊芥酚），能夠滋養身心、改善力不從心（包含性功能障礙）的情況。養肝利膽，激勵免疫系統，預防各種感染，如：呼吸道、消化道、泌尿道與皮膚，還能滋補男女的生殖系統。因含酚類，可能導致流產與刺激皮膚，孕婦、嬰幼兒及皮膚敏感者不宜使用。

1-7-8 側柏醇百里香

- **野地百里香** Field Thyme / Wild Thyme

拉丁學名 *Thymus serpyllum*，生長於地中海沿岸或北非一帶的溫暖乾燥地區，體型較一般百里香矮小，又叫野生百里香。精油由開花的全株植物蒸餾而成，主要成分是酚類（百里酚、香荊芥酚）、單萜烯（α－松油萜、對繖花烴、γ－萜品烯），強力抗感染、抗菌、抗病毒，能治療與預防腸胃道、呼吸道與泌尿系統的感染，能提振精神使人有動力，改善虛弱無力的狀態，還能緩解肌肉關節疼痛，溫暖子宮、促進子宮收縮。孕婦不宜使用。

- **冬季百里香** Winter Thyme / Thyme P- Cymen

拉丁學名 *Thymus hyemalis*，主要產區是西班牙，精油主成分為單萜烯（對繖花烴、γ－萜品烯）、酚類（百里酚），提升免疫、抗菌力佳。

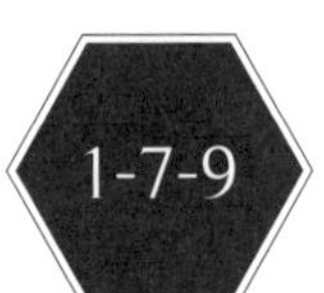

1-7-9 熏陸香百里香

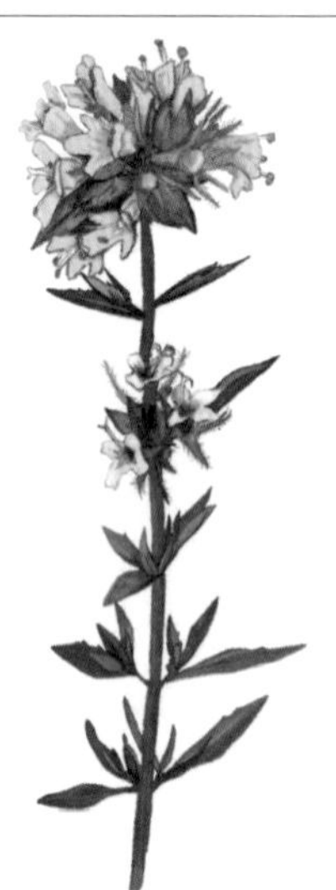

英文俗名	Spanish Marjoram
拉丁學名	*Thymus mastichina*
其他俗名	西班牙馬鬱蘭、馬斯提其那百里香
植物科屬	脣形科百里香屬
主要產地	西班牙
萃取部位	全株藥草
萃取方式	蒸餾

外觀特徵

常綠矮灌木，葉片橢圓且較肥厚，球狀花序上開著小朵脣形白花。

精油特性

馬鬱蘭以及百里香的家族龐大，產地遍布各處，化學結構多變且豐富，兩者也常有俗名混淆的現象，本次主角熏陸香百里香就是如此。由於葉片較肥厚，不像一般百里香的細小葉片，外形較像馬鬱蘭，加上產地在西班牙，故俗稱「西班牙馬鬱蘭」。其實它長相與熏陸香也有些相似，建議以熏陸香百里香來稱呼，因為其拉丁學名 mastichina 意思就是「長得像熏陸香」，它果真是百里香家族中相當獨特的成員。

精油成分以 1,8- 桉油醇、沉香醇為主，是最佳的呼吸道感染用油，而且它相當溫和，親膚性強，氣味又好聞，非常適合兒童及老人使用。可稀釋按摩在胸部、腳底、脊椎兩側，幫助提升免疫力，或製成噴霧噴灑於公共空間降低感染。相對於其他百里香，它成分較複雜，故抗病毒力相對強大，目前是預防流行性感染的新興精油產品。

由於親膚性極佳，能夠護膚，提高皮膚新陳代謝，某知名品牌的抗皺活膚精華液，便以熏陸香百里香為特色成分。我們可將熏陸香百里香精油加入保養品，或調成面油按摩，除了讓皮膚更加細緻光滑，也能提升免疫力，預防流感，一舉數得。

選購重點

栽培種所萃取的熏陸香百里香，主要成分是 1,8- 桉油醇（50%）；野生種所萃取的則以沉香醇為主（58.7 ～ 69%）。雖然價格平易近人，但產量少，市面上少見，需特別注意拉丁學名，以免買錯造成使用問題。熏陸香百里香其中一個俗名西班牙馬鬱蘭，容易與另一個俗名叫西班牙野馬鬱蘭的精油混淆，但後者其實是一種以酚類為主的百里香品種，較正確名稱是頭狀百里香或突尼西亞百里香（*Thymus capitatus*）。

代表成分

氧化物類（1,8- 桉油醇）、單萜醇（沉香醇、萜品醇）、單萜烯（松油萜）。

側重屬性

- **生理療效**：抗菌、抗病毒、消解黏液、護膚。
- **心理療效**：增進活力。

使用禁忌

無。

代表配方

- **抗流感噴霧（5%）**：熏陸香百里香 60 滴＋沉香醇百里香 20 滴＋檸檬 20 滴＋ 95% 藥用酒精 75ml ＋蒸餾水 25ml，裝入玻璃噴霧瓶中，搖晃均勻後靜置半天，讓精油與酒精充分混合。此配方很適合在流感來襲期間，大量噴灑於易受感染的公共空間，並可作為公共馬桶、飯店浴缸、電話筒的清潔消毒，或剛進家門後的噴灑淨化。

樟腦迷迭香・桉油醇迷迭香・馬鞭草酮迷迭香

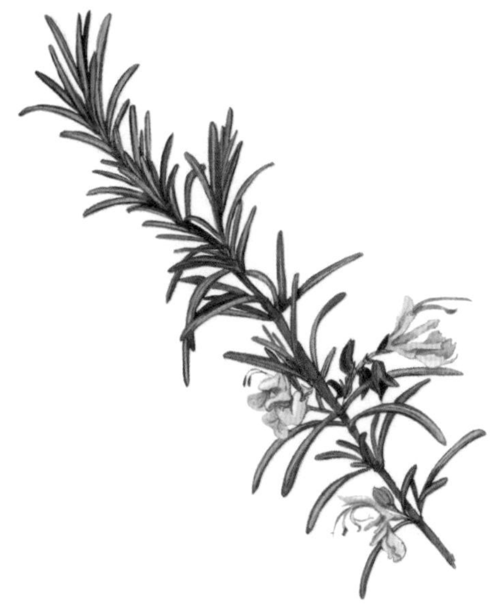

英文俗名	Rosemary
拉丁學名	*Rosmarinus officinalis*
其他俗名	海之朝露（dew of the sea）
植物科屬	脣形科迷迭香屬
主要產地	地中海沿岸國家
萃取部位	開花全株植物
萃取方式	蒸餾

1-7-10

樟腦迷迭香 · 桉油醇迷迭香 · 馬鞭草酮迷迭香

外觀特徵

常綠灌木，像一支支朝天的奶瓶刷，細短葉片摸起來像皮革，整叢植物可以長到三人環抱大小、1～2公尺高，而且枝條粗硬會刺人。

精油特性

迷迭香在地中海沿岸國家很常見，主要是它特別喜歡砂質、有點貧瘠乾燥的土壤。由於生長環境嚴苛，迷迭香展現旺盛的生命活力，可以隨意插枝生長。而性喜乾燥土壤，造就迷迭香有運化水分、養脾除溼的能力，這也展現在精油功效上。

由於出現的歷史悠久，許多文學作品常看到迷迭香的蹤影，例如莎士比亞的《哈姆雷特》，劇中女主角奧菲麗亞著名的口白：「迷迭香是為了幫助回憶，親愛的，請您牢記。」迷迭香對於增强記憶、神經系統的幫助，一直為人稱頌。常綠簇葉，彷若「不朽」的象徵，除了讓記憶力持久，還有防腐功效，按摩油中加入幾滴迷迭香，就能防止脂肪酸敗，也就是延後植物油出現油耗味的時間，這個用途目前大量運用在手工皂製作上。

《四小偷醋》的故事發生在18世紀鼠疫大流行時。有四個小偷研發出以迷迭香為主的浸泡醋，每天沖洗身體，讓他們可以自由進出疫區偷東西而不受感染。後來被警察抓到，這個配方才流傳開來，而迷迭香可以提升免疫、預防傳染病、抗黴菌的能力也因此被發揚光大。直到現在，迷迭香仍然對於超級細菌（抗藥性强的細菌統稱），具有强效抑制力，是常出入醫院、疫區、第三世界國家的人的必備精油。

一般芳療最常使用的三種迷迭香CT（化學類屬）如下：

樟腦迷迭香 Rosemary, camphor	是最常見的CT型，主產地在伊比利半島。一般市面上只標明「迷迭香」的精油，幾乎多是樟腦迷迭香。新鮮的迷迭香精油中常含有大量龍腦，但龍腦擺放時間久了，之後會慢慢變成樟腦。
桉油醇迷迭香 Rosemary, cineol	北非摩洛哥特產，長相高大粗勇，氣味卻非常清新，由於酮類含量極少，很適合使用在嬰幼兒身上。
馬鞭草酮迷迭香 Rosemary, verbenone	非常少見的CT品種，產在南歐，裡面含有多種微量的酮類，以完美協同作用呈現。

代表成分

樟腦迷迭香	單萜酮（樟腦）、單萜醇（龍腦）、單萜烯（松油萜）。
桉油醇迷迭香	氧化物類（1,8-桉油醇）、單萜烯、單萜醇（α-萜品醇）。
馬鞭草酮迷迭香	單萜酮（馬鞭草酮）、單萜烯（樟烯）、酯類（乙酸龍腦酯）。

側重屬性

樟腦迷迭香

- **生理療效**：主要作用在肌肉骨骼系統的回春。恢復肌肉、大腦、心臟、皮膚的彈性。風溼、關節炎、肌肉痠痛者適用。
- **心理療效**：恢復朝氣、開朗、樂觀。

桉油醇迷迭香

- **生理療效**：呼吸系統問題的常用油。與土木香搭配可加乘緩解氣喘的功效；與阿密茴搭配可緩解心悸、頭昏、高血脂症狀。
- **心理療效**：直爽灑脫，找回好奇心。

馬鞭草酮迷迭香

- **生理療效**：養肝利膽、除皺美顏的能力，居三者之冠。最適合用於臉部或製作肝臟敷包。
- **心理療效**：清明、冷靜、透徹的力量。

使用禁忌

樟腦迷迭香由於含有樟腦，孕婦、癲癇、蠶豆症患者不建議使用。

代表配方

- **匈牙利皇后水配方**：純水 600 ml ＋酒精 400 ml ＋迷迭香 3 滴＋鼠尾草 1 滴＋香蜂草 1 滴＋真正薰衣草 1 滴＋胡椒薄荷 1 滴＋香草 1 滴＋錫蘭肉桂 1 滴＋檸檬 1 滴。這配方流傳許久，據說讓伊莉莎白皇后重回青春，也治好了風溼痛。將上述配方混合均勻，放在不透光瓶中，每天搖晃 15 分鐘，持續 15 天，並存放在陰涼處。將此配方一天 2～3 次溼敷患部，可以改善風溼痛、下背痠痛、坐骨神經痛、摔傷、挫傷。也可以當作爽膚水使用，在每日洗臉後，將厚化妝棉或棉球沾取匈牙利皇后水，溼擦臉部，能有效去除老廢角質，恢復肌膚光彩。肌膚對酒精敏感者不宜使用。

相關精油

- **龍腦迷迭香** Rosemary, borneone

拉丁學名 *Rosmarinus officinalis*, borneone。是樟腦、龍腦兼具的一種迷迭香，主產地在伊比利半島，對於肌膚較溫和不刺激，可以直接運用在痠痛的肌肉上，功效與樟腦迷迭香相似，但是多了龍腦的氣味（像冰片），所以更刺鼻帶勁，相當適合運動過後使用。

- **高地迷迭香** Highland Rosemary

拉丁學名也是 *Rosmarinus officinalis*，因為它是生長在較高海拔的迷迭香，有時會採用某些栽培種例如 *Rosmarinus officinalis Pyramidalis*。高地迷迭香的氣味與作用，比較接近樟腦迷迭香加上桉油醇迷迭香的溫和版，其主成分有單萜烯（松油萜）、氧化物類（1,8- 桉油醇）、單萜醇（龍腦），具有舒緩肌肉、提振呼吸、收斂肌膚等效果。

1-7-1 真正薰衣草 | 1-7-2 醒目薰衣草 | 1-7-3 穗花薰衣草 | 1-7-4 頭狀薰衣草 | 1-7-5 快樂鼠尾草 | 1-7-6 鼠尾草 | 1-7-7 沉香醇百里香 | 1-7-8 側柏醇百里香 | 1-7-9 熏陸香百里香 | 1-7-10 樟腦迷迭香、

1-7-11 胡椒薄荷

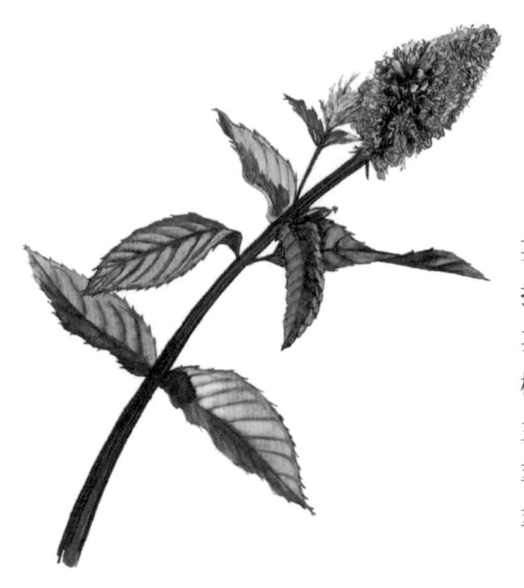

英文俗名	Peppermint
拉丁學名	*Mentha × Piperita*
其他俗名	歐薄荷、辣薄荷
植物科屬	脣形科薄荷屬
主要產地	法國、印度、美國
萃取部位	全株藥草
萃取方式	蒸餾

外觀特徵

紫紅色偏黑的莖幹，十字對生葉，葉面較其他薄荷瘦，邊緣鋸齒銳利，深縱裂的葉面紋路，摸起來觸感粗糙，手上會殘留胡椒般氣味。

精油特性

遍布歐、亞洲，是很好種的植物。它是水薄荷與綠薄荷的雜交種，但是又可以細分成：

- 真正胡椒薄荷（*Mentha × Piperita officinalis*），開粉紫色花。
- 瑞士胡椒薄荷（*Mentha × Piperita swiss*），開白色花。
- 米契爾胡椒薄荷（*Mentha × Piperita* L. var. Black Mitcham），有巧克力味。

芳療常使用的是第一種「真正胡椒薄荷」，具有辣味，使用在皮膚上，會刺激冷覺感受器，並且讓皮膚、黏膜血管收縮，同時有冰、火的感覺，讓痛、癢感覺轉移。優點是效果迅速，瞬間退紅、消腫、止癢、止痛。缺點是以上效果並不持久，使用一天之後請換其他精油，或是調合複方來加强持久度。

在古希臘羅馬時期，人們在宴會時會將胡椒薄荷花冠戴在頭上、別在衣服上或是鋪在桌巾上，這個香氣能避免賓客用餐後酒醉頭暈想吐，還能刺激性欲，增加夜晚情趣。而到現代，胡椒薄荷精油也被大量運用在各種助性用品上。

胡椒薄荷精油對於神經與消化系統的連結，助益良多，像是壓力大造成的腹瀉、熬夜造成的便祕、緊張導致的胃痛脹氣、腸躁症，輕輕一抹就能緩解，是居家常備精油之一。

選購重點

酮類和單萜醇含量各約 25～40%，所以買到的胡椒薄荷，聞起來要又辣又涼，具有冰火感。若氣味太過清淡或太甜，表示指標性成分較少。

代表成分

單萜醇（薄荷腦）、單萜酮（薄荷酮）、薄荷呋喃。

側重屬性

- **生理療效**：止癢、止充血、鎮咳、緩解頭痛（以上是暫時抑止症狀）。養肝利膽、消化不良、平衡消化與神經。
- **心理療效**：強烈的冷熱對比感，能幫助人平衡，例如可以消除過多的驕傲，也能補強不足的自信。

使用禁忌

胡椒薄荷所含的酮類，相對來說安全性高，但是它造成的冰火感覺，對嬰幼兒、孕婦太過刺激，不宜使用。

勿使用胡椒薄荷精油為幼兒退燒，會更感寒冷，反而不舒服。

代表配方

- **古早航海船員防暈吐的按摩油配方（4%）**：薑 2 滴＋胡椒薄荷 2 滴＋植物油 5ml。用來按摩頭部，並配合點壓刺激合谷穴、內關穴、足三里穴，能有效止吐防暈。如果是懷孕初期的噁心，可以再添加 1 滴檸檬精油，但對於酸味反感的孕婦就別加。

相關精油

- **米契爾胡椒薄荷** Peppermint Mitcham

具有薄荷巧克力般的香氣，大部分用在糕點上。精油的功效與用法很類似真正胡椒薄荷，若與薰衣草精油搭配後氣味更能誘發食欲，常拿來作為安撫型按摩油的調香成分。

- **美洲野薄荷** Field Mint / Wild Mint

拉丁學名 *Mentha arvensis*，又叫做亞洲薄荷、玉米薄荷，精油成分是以薄荷腦為主，安全性較高。聞起來比較甜而不涼，適合給無法使用太強勁的胡椒薄荷的個案。

1-7-12 檸檬薄荷

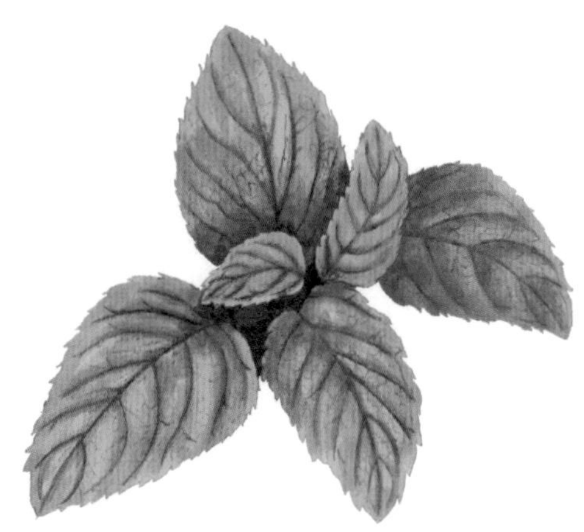

英文俗名	Lemonmint
拉丁學名	*Mentha citrata*
其他俗名	佛手柑薄荷、萊姆薄荷
植物科屬	唇形科薄荷屬
主要產地	印度、法國
萃取部位	全株藥草
萃取方式	蒸餾

外觀特徵

十字對生的翠綠色卵形葉，葉面圓滑且邊緣鋸齒較鈍，葉片摸起來觸感柔軟。

精油特性

被稱作有水果味的薄荷，是從水薄荷中選種繁殖的，新鮮葉片會有香甜感，乾燥葉片則是清香。檸檬薄荷是法國人製造黃綠色利口酒 (Chartreuse) 的主要香料，也常出現在雞尾酒或沙拉中當點綴或配菜。

1-7-12 檸檬薄荷

檸檬薄荷看來圓潤多汁，精油用途也特別與女性卵巢的養護有關。在古希臘神話中，冥王黑帝斯與水精靈蜜絲（Mentha，即薄荷屬名）偷情，被冥后波瑟芬撞見，在忌妒憤怒下將蜜絲變成一株薄荷，生長於地面任人踐踏，但蜜絲的愛並沒有因此減退，還是散發出甜美清香，無論如何折損都能隨處生長。所以薄荷始終與提升性能量與創造力相關連。

豐富的酯類成分，讓檸檬薄荷精油是中樞神經滋補劑，具有安神鎮靜效果，如果是因為壓力大、累過頭而導致失眠，使用檸檬薄荷很快就會進入熟睡階段，醒來之後神采奕奕。

選購重點

單獨看英文俗名，很有可能會買到蜂香薄荷（牻牛兒醇為主的脣形科植物，並不是薄荷屬，其氣味與用途比較接近玫瑰草），請依照學名購買。

檸檬薄荷氣味並不像檸檬或佛手柑，而是比較帶點花梨木和胡椒薄荷的中和版。有甜味和清涼感，卻很清淡，若手上的檸檬薄荷帶有酸味那就有問題。

代表成分

酯類（乙酸沉香酯）、單萜醇（沉香醇）、氧化物類（沉香醇氧化物）。

側重屬性

- **生理療效**：抗憂鬱、滋補中樞神經、激勵生殖系統、助眠。
- **心理療效**：寬圓柔軟的葉片彷彿是母親的大手，和藹地摸摸頭，讓人進入深層放鬆，回歸應有的修養生息。

使用禁忌

無。安全性非常高的精油。

討厭薰衣草氣味的人可以用檸檬薄荷取代。

想打起精神的時候，使用它可以提振，但若累過頭時使用，有可能會更想睡覺。

代表配方

累過頭的失眠配方：檸檬薄荷 9 滴＋真正薰衣草 2 滴＋岩蘭草 4 滴＋紅橘 2 滴。於臥室內薰香，能很快讓人進入深層睡眠，醒來之後精神百倍。

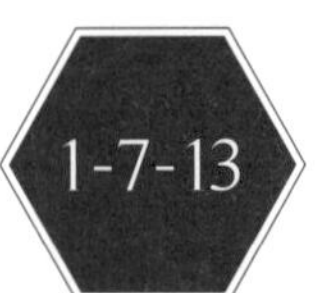

綠薄荷

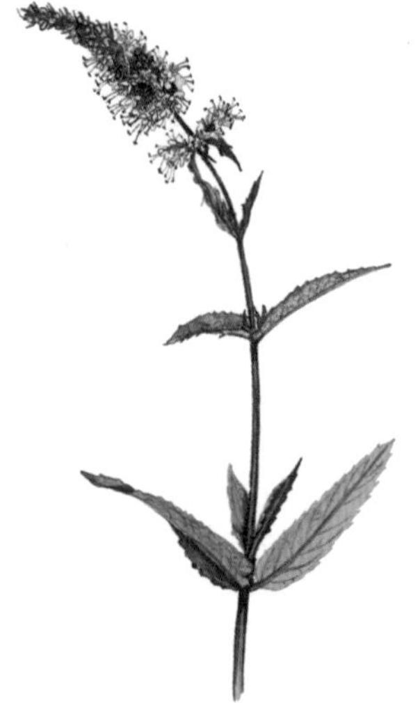

英文俗名	Spearmint
拉丁學名	*Mentha spicata*
其他俗名	留蘭香、矛薄荷
植物科屬	脣形科薄荷屬
主要產地	亞洲、美洲；北非（娜娜薄荷）
萃取部位	開花全株藥草
萃取方式	蒸餾

外觀特徵

從俗名字首的 spear（矛）可以想見，綠薄荷的葉緣鋸齒較銳利，葉面無毛，但莖幹有。

精油特性

葉片常被作成茶飲，飯後飲用可舒緩胃痛、胃酸逆流、脹氣，純露也有此療效。精油用來薰香能刺激神經，使思緒清明。高含量的單萜酮，能促進肌膚更新與修護，手術過後可使用高劑量（20%）塗抹在傷口周圍，加速癒合又不易成為蟹足腫，若剛形成蟹足腫時也可以使用。臉部護膚則需將濃度降在 2% 以下。

近年研究發現 *，綠薄荷可以改善女性因為雄激素過高導致的多毛、皮膚粗糙、卵巢問題，原因是使用綠薄荷後女性體內的睪酮（一種雄激素）含量會降低。

單萜酮抗黴菌、抗病毒的能力佳，綠薄荷又可令人思緒通透、補強神經，所以對於病毒感染影響神經系統，如帶狀皰疹，可與玫瑰混合塗抹患處，效果特別好。在園藝用途上，加了綠薄荷的水，噴灑花草，可驅趕毛蟲、蚜蟲。

選購重點

綠薄荷是三款薄荷精油當中最具甜味的，坊間有些劣質薄荷油是化工合成薄荷腦，清涼有餘卻無香甜。

代表成分

單萜酮（左旋藏茴香酮，又稱香芹酮，約 60%）、單萜烯（檸檬烯、月桂烯）。

側重屬性

- **生理療效**：抗黴菌、抗病毒功效強大、平衡過高的雄激素、緩解腸胃不適、止癢、消暑。
- **心理療效**：提高神經警覺性，讓低迷的情緒提振起來，撥開腦中混亂的烏雲。

使用禁忌

雖然左旋藏茴香酮含量高，但本身刺激很小。只要劑量在 5% 以下，就可安心使用。

孕婦、嬰幼兒不宜。若遇特殊情況，請將劑量降至 1% 以下，就不會造成刺激。

代表配方

油性頭皮洗髮水：綠薄荷 1 滴＋迷迭香（品種不拘）1 滴＋無香手工皂液 10 ～ 15ml（端視髮量多寡，若找不到無香皂液，也可用手工皂液）。混合後搓揉打泡，用來洗淨頭皮，會有相當舒適的清涼感。此洗髮水可抑制頭皮出油、發癢、頭皮屑過多。氣味也很適合男性使用。

相關精油

- **娜娜薄荷** Nana Mint

拉丁學名 *Mentha Spicata* var. nana，又叫做摩洛哥薄荷，是綠薄荷的變種，氣味非常香甜。新鮮葉片使用開水沖泡、加糖，是摩洛哥傳統的飯後茶飲，對於大魚大肉、酒足飯飽的脹氣、噁心感有相當好的紓解效果，還能一解口中油膩感。

* 2007 年 2 月 27 日 BBC 新聞報導「Tea 'controls female hair growth'」：http://news.bbc.co.uk/2/hi/health/6376599.stm。

1-7-14 甜羅勒

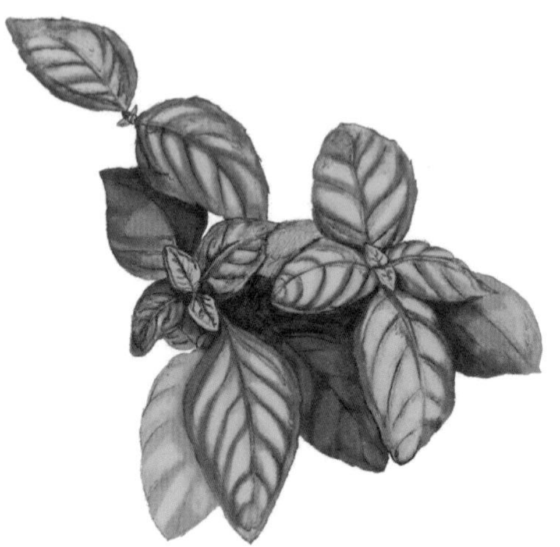

英文俗名	Sweet Basil
拉丁學名	*Ocimum basilicum*, ct. linalol
其他俗名	沉香醇羅勒、地中海羅勒、香草之王（Royal herb）
植物科屬	脣形科羅勒屬
主要產地	地中海區、東南亞
萃取部位	開花全株藥草
萃取方式	蒸餾

外觀特徵

不同於其他羅勒，甜羅勒有大又圓潤柔軟的卵形葉片，十字對生，葉面油亮，葉緣無鋸齒。

精油特性

屬名 basilicum 一詞來自希臘文 basileus，意思是君王。傳説君士坦丁大帝在這株明顯十字對生的羅勒身旁找到「真十字架」，從此羅勒成為聖水配方中不可或缺的藥草。而自古所謂的驅魔，或多或少也與心神混亂有關，足以看出羅勒對於心（包括心智與心臟）的影響。高血壓或是動脈硬化問題的人，可以多使用羅勒來平穩心循環系統。

它又被稱作地中海羅勒，在這區域生長的甜羅勒以沉香醇為主，非常溫和，是製作義大利麵醬汁的主要原料，不論青醬、紅醬、白醬，羅勒葉香氣一灑下，立刻胃口大開，心情就隨之融化了。甜羅勒可以安撫壓力大、神經緊張導致的腹痛、腸胃不順等各種消化問題。

根據生長地與品種的不同，羅勒大致可分成五種：

CT	產　地	俗　名	氣　味	療　效
沉香醇 Linalol	地中海（法國）	甜羅勒 Sweet Basil	甜香	平穩心循環
甲基醚蔞葉酚 Methyl-Chavicol	熱帶區域	熱帶羅勒、九層塔 Tropical Basil	有八角味	預防抽筋、改善消化
丁香酚 Eugenol	印度	神聖羅勒 Holy Basil	有丁香味	鎮痛、抗感染
丁香酚 Eugenol	非洲	辣羅勒、七層塔 Pungent Basil	有丁香味	鎮痛、抗感染
檸檬醛 Citral	東南亞（泰國）	檸檬羅勒 Lemon Basil	有香茅味	紓解反胃、噁心

選購重點

留意拉丁學名，熱帶羅勒 *Ocimum basilicum*, ct. methyl chavicol、神聖羅勒 *Ocimum sanctum*、辣羅勒 *Ocimum gratissimum*、檸檬羅勒 *Ocimum basilicum* var. citriodorum，針對自己的需求選擇。

代表成分

單萜醇（沉香醇）、醚類（甲基醚蔞葉酚、甲基醚丁香酚）。

側重屬性

- **生理療效：**腸胃紊亂、心因性消化問題、高血壓、動脈硬化、心循環疾病。
- **心理療效：**將過多的心眼心計收攝起來，恢復平淡美好的眼光。

使用禁忌

甜羅勒精油的安全性高，可當嬰幼兒用油，但請先確認手上的羅勒是以沉香醇為主，才可放心使用。新聞指出熱帶羅勒（九層塔）會致癌的傳聞，已證實為謠言＊。

代表配方

- **安心好眠配方：**甜羅勒 5 滴＋真正薰衣草 3 滴＋羅馬洋甘菊 2 滴。取幾滴複方精油滴於擴香石，於睡前薰香房間，可讓停不下來的思緒變平和，有效處理失眠、多夢、心神耗弱等症狀。若將此配方加入 10ml 植物油調製成 5% 按摩油，也可以緩解幼兒的心因性腹痛或是各種腸胃問題。

1-7-15 馬鬱蘭

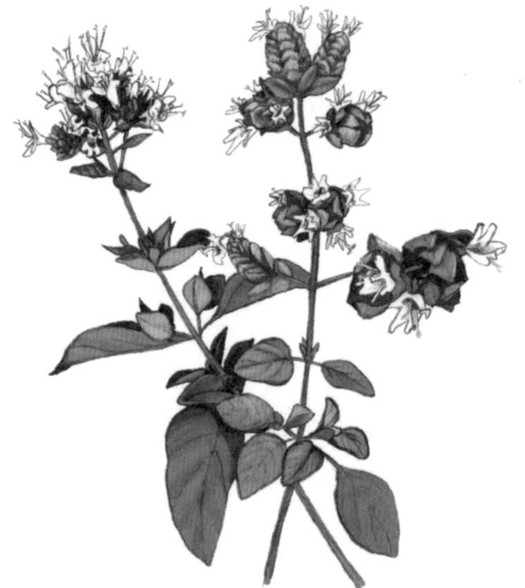

英文俗名	Marjoram
拉丁學名	*Origanum majorana*
其他俗名	甜牛至、馬約蘭、甜馬郁蘭、馬嬌蘭
植物科屬	唇形科牛至屬
主要產地	地中海氣候區，主要國家為法國、德國、義大利、土耳其
萃取部位	全株藥草
萃取方式	蒸餾

外觀特徵

多年生草本植物，植株高約 30～60 公分，彷若地毯鋪地而長，也常當作盆栽。卵形葉片，紅色莖，會開白花或粉紅花，氣味甘甜。

精油特性

馬鬱蘭的俗名來自古拉丁語 mariole 及 maiorana，意思是「聖母馬利亞」。它有著芬芳安撫的氣味，當孩童出現感冒、頭痛、睡不著的時候，將馬鬱蘭香氣放在額頭上，如同聖母慈愛的手輕撫，很快就能沉沉入睡，並且改善症狀。

在希臘羅馬神話中，馬鬱蘭是由掌管愛與美的女神維納斯所創造，所以戴在新婚夫妻頭上，還有撒在床上，可以消除新人的緊張感，拉近親密關係更加享受幸福。這或許是古人使用馬鬱蘭調節「自主神經系統」的開端，往後它更大大改善現代人神經緊張、失眠、精神亢奮、甲狀腺亢進等文明病。

阿拉伯人則將馬鬱蘭用於偏頭痛、打嗝、支氣管、鼻竇問題上，他們相信馬鬱蘭可以驅風，化解神經和呼吸的阻塞。

＊ http://hospital.kingnet.com.tw/essay/essay.html?pid=12650&category=%E9%81%93%E8%81%BD%E4%B8%8D%E5%A1%97%E8%AA%AA，KingNet 國家網路醫院提供。

1-7-15 馬鬱蘭

選購重點

適合作兒童用油的馬鬱蘭，並沒有强烈的香料味或辛辣感，這是它與「野馬鬱蘭」在氣味上的最大分別。

代表成分

單萜醇（萜品烯 -4- 醇、沉香醇）、單萜烯（萜品烯）。

側重屬性

- **生理療效**：對抗自主神經不平衡導致的失眠、焦慮、消化不良、心悸、高血壓、甲狀腺亢進、神經痛，以及鼻竇炎、中耳炎。
- **心理療效**：像地毯鋪在地上的馬鬱蘭，知道自己的渺小，因而積極面對大自然，它的氣味能給予勇氣，讓人認清自己能力，懂得量力而為。

代表配方

- **簡易又經典的失眠配方**：馬鬱蘭 2 滴＋真正薰衣草 6 滴。於睡前進行擴香，舒壓安眠的效果極佳。若是因感冒、頭疼、耳鳴造成的失眠，也可試試看。

相關精油

- **西班牙馬鬱蘭** Spanish Marjoram

但其實它是生長在西班牙的百里香，被發現者錯認為馬鬱蘭，俗名就此被叫習慣了。其正確名稱是熏陸香百里香或馬斯提其那百里香，富含氧化物類（1,8- 桉油醇），主要作用於呼吸系統，能去痰，消黏液，增加新陳代謝。

野馬鬱蘭

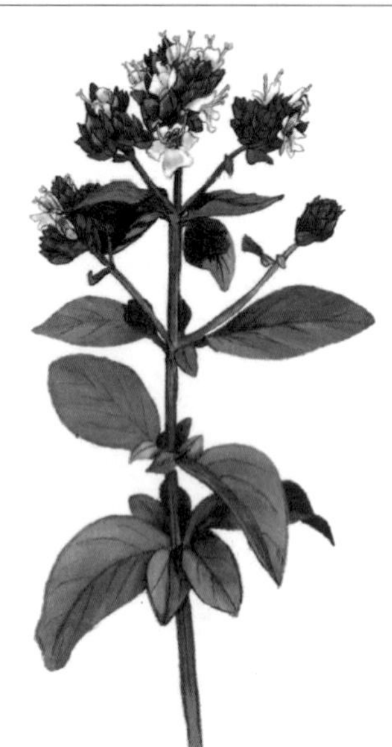

英文俗名	Oregano
拉丁學名	*Origanum vulgare*
其他俗名	奧勒岡、牛至、墨角蘭、披薩草
植物科屬	脣形科牛至屬
主要產地	土耳其
萃取部位	開花全株藥草
萃取方式	蒸餾

外觀特徵

鋪地生長的植物，高度約 30 ～ 50 公分，葉片比甜馬鬱蘭大又圓，花朵是白色或粉紅色穗狀花，顏色比較鮮明，氣味也比較强勁。

精油特性

俗名 Oregano 來自於兩個希臘文 Oros、ganos，意思是「山」、「喜悅」。它喜歡生長在面向陽光的山坡地，彷若被炙陽烤乾，難怪這藥草植物有一種火烤的焦味和熱力。野馬鬱蘭被當作香料已經有數千年歷史，最早從埃及紙莎草文獻中即有記載；它是調味啤酒的香料，可以解脹氣、打嗝，也可與番茄搭配製作披薩、義大利麵，是一種相當萬用且美味的藥草植物。

到了中世紀，鍊金術師使用野馬鬱蘭製作一種特殊消毒水 Arquebusade water，對各類創傷有良好的洗淨力，避免傷口感染、腐壞，促進癒合，也能噴灑在環境中，減少細菌滋生。

到了 19 世紀，卡辛（Cazin）醫師對鄉間早已廣泛使用的野馬鬱蘭，以實際臨床更進一步確認療效，內用可治療哮喘、慢性支氣管炎、咳嗽，外敷可治療風溼、關節痛。

選購重點

特色是强勁的辛辣氣味，與甜馬鬱蘭相差甚遠，功效完全不同，若是以抗菌、消毒、補身為目的就要選擇野馬鬱蘭。

代表成分

酚類（香荊芥酚、百里酚）、單萜烯（松油萜）。

側重屬性

- **生理療效**：强力抗菌（肺部、鼻竇、淋巴、泌尿、消化系統的感染）；對於頑强病菌感染可以有效對抗病原，又能同時提升免疫力。
- **心理療效**：有衝勁地面對眼前，用熱情與行動排除一切困難。

使用禁忌

對肌膚有刺激性，會使皮膚發紅、有灼熱感，故建議膚質敏感者，濃度要低於 2%，並避免用於黏膜、眼周處。

臨床發現此油連續使用的效果較佳。但高濃度可能造成肝腎負擔，請稀釋在 5% 以下，即可於短期（一週內）連續使用。

代表配方

- **抗菌或預防腸病毒的噴霧配方**：野馬鬱蘭 30 滴＋檸檬 40 滴＋檸檬香茅 40 滴，加入 95% 藥用酒精 75ml，再加入蒸餾水 25ml，裝進噴霧罐中。搖晃均勻後靜置半天，讓精油與酒精能充分混合。這是效果强的天然消毒水，外出時可當作「乾洗手」使用，或者在進入醫院、避免辦公室傳染時，噴灑在身體的四周，淨化附近空氣。

相關精油

- **摩洛哥野馬鬱蘭** Oregano Compacta

拉丁學名 *Origanum compactum*，除了上述成分外還有月桂烯、γ－萜品烯、對繖花烴，氣味比產自土耳其的野馬鬱蘭，更狂野火爆。

- **西班牙野馬鬱蘭 / 頭狀百里香** Spanish Oregano

拉丁學名 *Coridothymus capitatus* 或 *Thymus capitatus*，由學名可知這不是野馬鬱蘭品種，較正確名稱是頭狀百里香或突尼西亞百里香，開正紫色的花。由於俗名學名的混亂，導致這種

1-7-16 野馬鬱蘭

百里香總是被歸類在野馬鬱蘭區，它的成分有高量的百里酚、香荊芥酚，兩者總含量超過70%，是非常火熱的氣味。使用時宜注意劑量，避免造成皮膚刺激。

- **希臘野馬鬱蘭** Greek Oregano

拉丁學名 *Origanum heracleoticum*，開白花，由於含有沉香醇與乙酸沉香酯，香氣比較甜，是絕佳的廚房香料。

- **墨西哥野馬鬱蘭** Mexican Oregano

拉丁學名 *Lippia graveolens*，從學名可知這是一種馬鞭草科植物，正確名稱是重味過江藤。可以長到兩公尺高，葉片大且墨綠，香荊芥酚含量超過 70%。

1-7-17 牛膝草

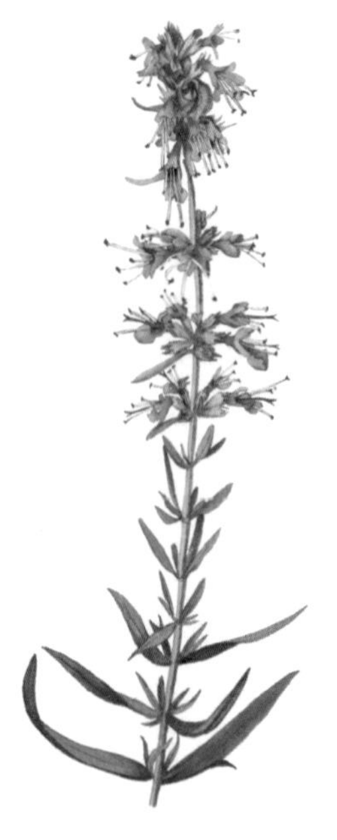

英文俗名	Hyssop
拉丁學名	*Hyssopus officinalis*
其他俗名	海索草、神香草、柳薄荷
植物科屬	脣形科牛膝草屬
主要產地	南歐，特別是法國、西班牙
萃取部位	開花全株植物
萃取方式	蒸餾

外觀特徵

約 30 ～ 60 公分高，枝葉多毛，葉片細短、披針型。適合生長在地中海氣候石灰岩區，春末秋初會開花，大多數是深藍色的脣形花，也有粉色、白色花，輪生於細長花穗上。

精油特性

《舊約聖經》中相當著名的神聖藥草，名稱來自希伯來文 Ezov，有神聖的、洗滌、淨化的意涵。「求你用牛膝草潔淨我的罪，我就潔淨；求你洗滌我，我就比雪更白。」（詩篇 51：7）古代人相信病與罪是等同的，牛膝草植株曾用來洗淨痲瘋病人，緩和他們的病情，足見其抗菌力之強大。*

* 關於聖經提到的牛膝草到底是不是精油界的牛膝草，目前眾說紛紜。但近代研究仍指出牛膝草具強大抗菌力與清潔氣管的效果。

到了中世紀，阿拉伯人發現，使用牛膝草對於淋巴型的人特別有效，這類型的人因為代謝慢，容易水腫，氣色往往不好，使用牛膝草治療後，臉色明顯紅潤，體內積痰也容易排出，故對肺與支氣管的助益最大。

到近代化學發達後，牛膝草對於神經系統的影響力才慢慢被發現，由於特殊的異松樟酮是較危險的芳香分子，可能誘發癲癇，有些人對於牛膝草感到害怕而不太敢使用。但仍不可忽視牛膝草消痰、平哮喘、治感冒的優異能力。

牛膝草又可分出一個變種，稱**高地牛膝草**（*Hyssopus officinalis* L. var. decumbens），英文俗名 Hyssop Decumbens，也稱作匍匐牛膝草，長得比較矮。

	氣　味	作　用	使用方向
牛膝草	高音香調、衝腦，單萜酮為主的精油。	迅速、強效，危險性高。	適合病毒型感染，需要強大抗菌力的青壯年使用。
高地牛膝草	清涼、有尤加利的感覺，氧化物為主的精油。	溫和、緩效，危險性低。	適合一般感染，或是幼兒、體弱人士使用。

代表成分

- **牛膝草**：單萜酮（異松樟酮、松樟酮）、單萜烯（松油萜）。
- **高地牛膝草**：氧化物類（1,8- 桉油醇）、單萜烯（松油萜、羅勒烯）。

側重屬性

牛膝草

- **生理療效**：抗黏膜發炎、抗感染、抗病毒、抗菌（球菌）、消除痰液、促進新陳代謝。
- **心理療效**：提升靈性，適合冥想使用。

高地牛膝草

- **生理療效**：消炎、化痰、補強神經、抗呼吸系統感染。
- **心理療效**：解悶、化解焦慮，適合慘綠少年。

使用禁忌

孕婦、癲癇患者避免使用牛膝草。幼兒嚴重呼吸道黏液阻塞，可稀釋在 1% 以下，或者改用高地牛膝草。

代表配方

- **神聖淨化沐浴鹽配方**：薰衣草 4 滴＋迷迭香 4 滴＋百里香 3 滴＋茴香 2 滴＋牛膝草 2 滴＋海鹽 250ml ＋瀉鹽 50ml。每次取 50ml 的沐浴鹽，撒在浴缸中，做全身泡浴。此為中世紀配方，運用各種聖草製作而成，具有淨化、除穢、消毒、治療各種感染問題的功效。

1-7-18 香蜂草

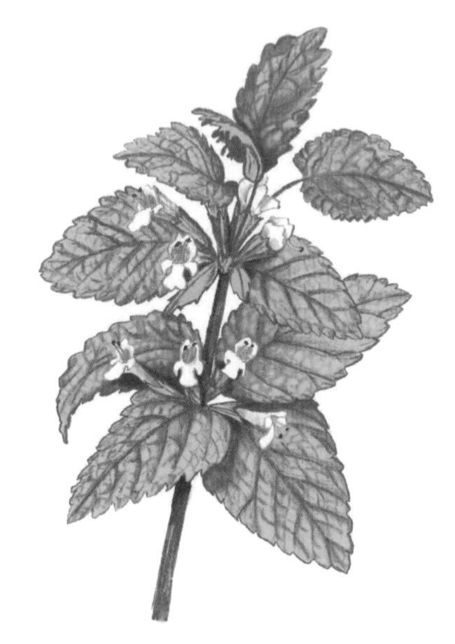

英文俗名	Lemon Balm
拉丁學名	*Melissa officinalis*
其他俗名	蜜蜂草、檸檬香脂
植物科屬	唇形科香蜂草屬
主要產地	地中海東部、西部，主要在法國
萃取部位	全株藥草
萃取方式	蒸餾

外觀特徵

淺綠色卵形葉，有皺紋和齒裂，摸起來柔軟，具有濃郁蜂蜜檸檬香，全株高 60 ～ 120 公分。

精油特性

香蜂草屬名 Melissa 源自希臘文，意思是「受到蜜蜂喜愛的草」。中世紀的醫師兼煉金術士帕拉塞爾蘇斯，將這藥草發揚光大變成萬用油，無論消化、婦科、神經、情緒問題，都可用香蜂草治療。他還曾說：「香蜂草是治療心臟的不二選擇。」心悸、血壓不穩均可搭配按摩獲得改善。

2003 年的研究指出，香蜂草精油具有抑制「促甲狀腺分泌激素」（TSH）與「促甲狀腺激素受體」(TSH-receptor) 的能力，因此可以有效減緩甲狀腺亢進、突眼性甲狀腺腫的症狀。*

香蜂草的心理療效很強，特別是處理情緒困擾，其酸甜香氣可消除緊張，治療過動、精神混亂、失眠，可增加生命活力，是各種精神疾病的首選藥草。

2004 年研究，香蜂草可以治療輕度、中度的憂鬱症，而且沒有副作用。**

選購重點

6 ～ 8 公噸乾燥香蜂草，只能萃出 1 公斤精油，萃油難度幾乎居所有精油之冠，因此精油價格是媲美玫瑰、茉莉的昂貴花香類等級。相對地，造假率非常高，不肖商人會將檸檬香茅混摻其中，更惡劣的甚至直接將檸檬香茅貼上香蜂草標籤出售。所以要判定真偽，除了高單價外，選購國際精油大廠品牌也是一項保證，如果還能親身聞過真正的香蜂草精油，就更不會被仿品欺騙了。

代表成分

醛類（檸檬醛、香茅醛）、倍半萜烯（大根老鸛草烯）、單萜醇。

側重屬性

- **生理療效**：抗憂鬱、滋補中樞神經、强健心臟血管、平衡甲狀腺亢進、助眠。
- **心理療效**：强化自信、提升能量、癒合心靈破碎。

使用禁忌

無。

* Santini, F., *et al.* (2003, Oct). In vitro assay of thyroid disruptors affecting TSH-stimulated adenylate cyclase activity. *Journal of Endocrinological Investigation*, 26(10), 950-955. PMID: 14759065.

** Abascal, K. and Yarnell, E. (2004, Dec). Nervine herbs for treating anxiety. *Alternative and Complementary Therapies*, 10(6), 309-315. doi: 10.1089/act.2004.10.309.

代表配方

加爾莫羅香油（Carmelite）：香蜂草 30 滴＋檸檬 30 滴＋丁香花苞 15 滴＋肉桂 10 滴＋芫荽 5 滴＋馬鬱蘭 3 滴＋歐白芷根 3 滴，在 100ml 空瓶中混合，再倒滿基底油。是由中世紀加爾莫羅修道院研製的，具有鎮靜效果，以及改善自主神經失調症狀，例如：煩躁、不安、興奮、心悸、歇斯底里、發冷汗、頭痛、憂鬱等。

1-7-19 廣藿香

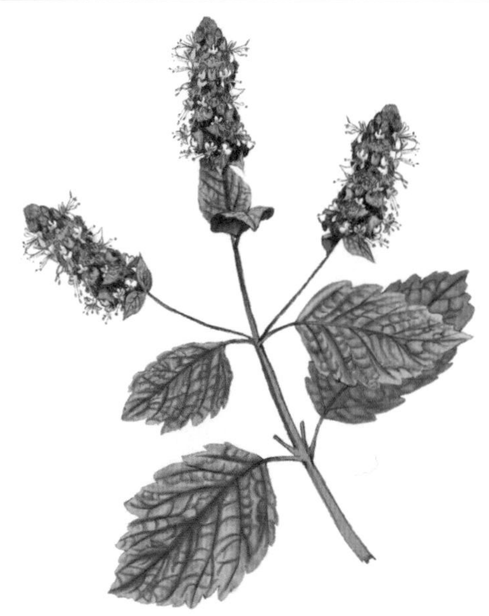

英文俗名	Patchouli
拉丁學名	*Pogostemon patchouli*
其他俗名	綠葉刺蕊草
植物科屬	脣形科刺蕊屬
主要產地	熱帶氣候區，如印度、印尼
萃取部位	全株藥草
萃取方式	蒸餾

外觀特徵

多年生草本植物，四季都會開花。綠色卵形大葉片，有不規則的齒裂，皺褶深，觸摸起來粗糙卻無細毛，香味濃郁。

精油特性

俗名 Patchouli 來自於南印度的泰米爾語 patchai（綠色的）、ellai（葉子）。普遍長在熱帶氣候區，能有效驅逐蛾類昆蟲。在 18、19 世紀，絲綢或羊毛要輸出到歐洲時，會在布料之間放入廣藿香葉片，以避免飛蛾潛入產卵，吃掉這些可口的蛋白質纖維。歷史學家推測，歐洲人總是從東方運來的布匹中聞到廣藿香氣味，於是把它視為東方香調的代表。

廣藿香對肌膚細胞有抗老功效，被廣泛用於回春抗皺產品中，也能幫助癒合傷痕、抗菌、減緩紅腫搔癢，功效相當多元。

廣藿香的氣味是屬於深沉樸實的低音香調，能穩定情緒、安撫神經，故對於失眠、頭痛、受涼、腸胃失調，用它來按摩可解除不適。用來薰香則如心靈雞湯，能化解內心的空虛寂寞感。它也是冥想用香的成分之一，據說靜坐時使用，可以連結到地球的意志，感受這顆水藍星球和這片翠綠大地。

選購重點

廣藿香的新鮮葉片，先經過稍微發酵後再蒸餾成精油。剛蒸餾出來時是透明淡黃色，但氣味很尖銳、高音，這時還不適合使用，需讓芳香分子經過一年時間沉澱融合，尖銳的氣味才會沉穩下來，油色也慢慢變紅、變黏稠。放置的時間愈久，氣味愈穩重深沉，最後變成暗琥珀色的黏稠油，才是真正熟成的廣藿香精油。

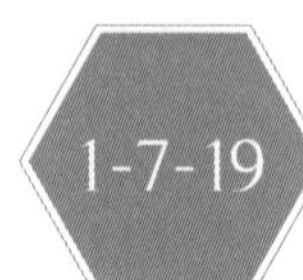

廣藿香

代表成分

倍半萜醇（廣藿香醇）、倍半萜烯（大根老鸛草烯）、倍半萜酮（廣藿香酮）。

側重屬性

- **生理療效**：消除壅塞、浮腫，緩解便祕，補強靜脈、消除充血（靜脈曲張、痔瘡），促進組織再生，癒合各種皮膚炎、龜裂、化膿。
- **心理療效**：讓喜悅一點一點地流過全身細胞，安撫燥動，帶來平和心境。

使用禁忌

無。

代表配方

- **愛情靈藥古法配方（25%）**：廣藿香 6 滴＋檀香 6 滴＋依蘭 6 滴＋丁香 6 滴＋肉豆蔻 6 滴＋橄欖油 6ml。廣藿香可增加香水中的異國風情，也是定香的重要成分，所以自古流傳的愛情靈藥配方，常會加它來增添慵懶迷醉的氛圍。在西方魔法師眼中，666 這數字是具有神祕力量的，所以上述配方精油皆用 6 滴，混合均勻後當作香水，擦在耳下、胸口或任何你覺得性感的部位。這個配方具有濃厚的費洛蒙功效，容易吸引男性青睞。

相關精油

有人稱廣藿香為「到手香」、「過手香」，因為手摸過葉片後，手會香香的，但俗名「到手香」的植物有很多，極容易混淆，包括以下幾種：

- **左手香**

拉丁學名 *Plectranthus amboinicus*，葉子非常肥厚，毛絨絨的，手一觸摸就很香，是台灣民間常用藥草。它很容易落地生根，隨意摘一片葉子插地就能生長。摘下葉片直接沖泡熱水，就是香噴噴的左手香茶。便祕的人可多喝這種藥草茶，通便效果佳。

- **藿香**

拉丁學名 *Agastache rugosa*，又稱作土藿香，是用來作「藿香正氣水」的中藥材，可入肺、脾、胃三經，屬性土。主要用在夏季的熱感冒、腸胃型感冒，可以止瀉止吐。

其他唇形科精油

- **冬季香薄荷** Winter Savory

拉丁學名 *Satureja montana*，唇形科香薄荷屬（又名風輪菜屬），原生於溫暖的南歐，不只能夠入菜，也是著名的藥用植物，可以用來緩和腸絞痛與經痛、促進消化、止吐。精油由開花的全株植物蒸餾而成，主要成分是酚（香荊芥酚、百里酚）、單萜烯（對繖花烴、γ－萜品烯）與單萜醇（萜品烯-4-醇），強力抗菌、抗感染，可治療呼吸道、生殖泌尿道與消化道的感染，能促進身體循環，升高血壓，提振生殖系統與性欲。含有高比例的酚類分子，不宜長時間與高濃度使用，以免造成肝腎負擔，孕婦與嬰幼兒則應避免使用。

• **希臘香薄荷** Greek Savory

拉丁學名 *Satureja thymbra*，生長在地中海區，在希臘克里特島可見其大量生長，是重要的蜜源植物。精油蒸餾自開花的全株植物，主要成分是酚類（香荊芥酚）與單萜烯（γ－萜品烯、α－松油萜、β－松油萜），能強力抗菌、抗病毒、抗微生物、抗黴菌，還可以促進身體循環、提升血壓，改善手腳冰冷的狀況，同樣可以溫暖生殖系統，有催情的效果，如同為身體添加柴火一般，也可以增加活力與動力。

• **巖愛草** Dittany

拉丁學名 *Origanum dictamnus*，唇形科牛至屬，是一種只野生於希臘克里特島山區的藥用芳香植物，象徵愛情，也常被用來催情。由於生長在山區岩壁，採集不易，自古以來有許多人為了取得這款愛情靈藥而斷送性命，也為巖愛草增添了一股神祕氣質。醫學之父希波克拉底也用其作為治療消化系統不適、經痛與皮膚問題的處方。精油由開花的全株植物蒸餾而成，主要成分是酚（香荊芥酚、百里酚）與單萜烯（γ－萜品烯），有助滋補身體，提振精神，治療呼吸系統、消化系統與生殖泌尿系統的感染，還能促進循環，增加性欲，加速傷口癒合。含有高比例的酚類分子，不宜長時間與高濃度使用，以免造成肝腎負擔，孕婦與嬰幼兒則應避免使用。

繖形科 1-8 Apiaceae

1-8-1 歐白芷根

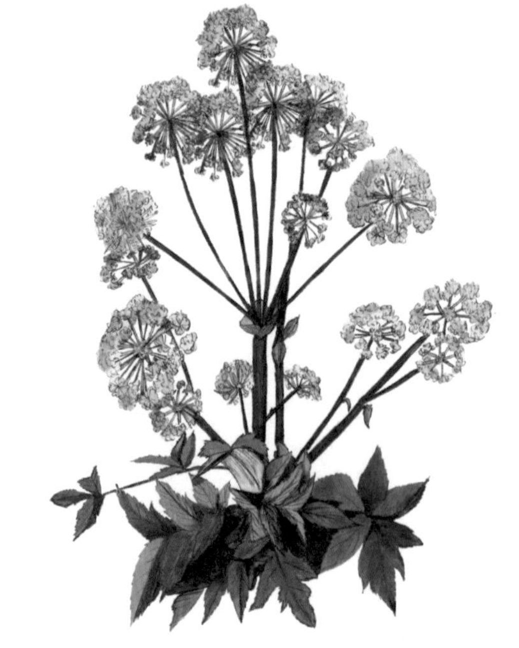

英文俗名	Angelica root
拉丁學名	*Angelica archangelica*
其他俗名	洋當歸、天使草、聖靈根
植物科屬	繖形科獨活屬
主要產地	歐洲，如匈牙利、法國
萃取部位	根部
萃取方式	蒸餾

外觀特徵

多年生植物，但常被作為二年生植物栽培，野生則常見於北歐的溼地、水邊。紫色莖幹非常粗壯，高度可達 2 公尺，初夏至盛夏開花，圓形簇生黃綠色小花。

精油特性

屬名來自希臘文 arkhangelos，意思是「大天使」。據說 15 世紀黑死病大流行時，大天使托夢給一位修士，教他使用歐白芷製作藥水治癒了眾多的病患，而這神奇藥草的開花時期又剛好是天使節 5 月 8 日左右，因此被冠上大天使的稱謂。在往後的歲月中，歐白芷如帶著聖光一般能防禦各種疾病或邪靈，它被用來作各種護身符、解毒劑、藥水。

歐白芷幾乎能療癒所有的傳染病，事前可預防，病後可調養。它特殊的氣味可以加在酒精飲料中；粗壯的莖幹製作成糖漬蜜餞，也是很棒的養生零嘴。可以將它視為有病治病、沒病強身的補品。

近年來科學研究逐漸揭開了歐白芷的神祕面紗，特殊的麝香味來自環十五內酯這種極微量成分，只有根部萃取才能收集到較多量。氣味有類似費洛蒙功效，若與玫瑰精油一起使用，能加強催情挑逗氛圍，强化女性生殖系統，恢復平衡喜樂的能量。

選購重點

新鮮採收的歐白芷根，萃取的油色清淡如水，單萜烯含量很高，氣味輕盈；若是陳年老根萃取的油，則顏色深棕黏稠，有木質類混合麝香的氣味。建議購買中間程度的油（採收後有經過擺放和乾燥），顏色約淺黃色至橙色，既有豐富的單萜烯也有麝香的動物氣味。

若是從歐白芷「種子」萃取的精油，水茴香萜含量較高，幾乎沒有內酯成分，氣味比較像胡椒，沒有麝香味。

代表成分

單萜烯，另外有些微量成分：環十五內酯（pentadecanolide）、白芷內酯、蛇床素等。

側重屬性

- **生理療效**：主治傷風感冒、大病初癒、生活過勞、筋骨痠痛、思慮過多的頭痛，能安撫中樞神經系統、改善睡眠困擾。
- **心理療效**：消除焦慮、補充元氣，强大的保護傘給予安全感。

使用禁忌

具有光敏性，但在低劑量（1% 以下）無須太擔心。可以助眠，但劑量高時反而會讓人精神百倍，睡前使用請注意濃度。

由於對女性月經週期有調節作用，懷孕初期（三個月內）不建議使用。

代表配方

- **元氣補充養身浴配方**：歐白芷根 3 滴＋甜羅勒 2 滴＋薑 1 滴＋葡萄酒 10ml。混合後倒入充滿熱水的浴缸中，用來全身泡澡，可以舒緩背、腰、肩頸的筋骨疼痛，並補充虛耗的能量，而隨蒸汽上升的香氛也能紓解因為過勞造成的頭痛、失眠困擾。這是充滿熱力的配方，若感冒受涼使用也能發汗驅寒。

相關精油

- **印度白芷** India Angelica Root

拉丁學名 *Angelica glauca*，又稱新疆羌活，主要產在印度、中國、阿富汗邊界。精油主成分是單萜烯（α－松油萜、β－水茴香萜、檸檬烯），主治風溼、風寒、感冒，有驅風止痛的功效。印度阿輸吠陀則用來滋補女性機能，具有回春效果。

- **中國當歸** Chinese Angelica Root

拉丁學名 *Angelica sinensis*，是中藥常用的當歸，十全大補湯主要成分，女性活血補血的重要藥草。精油主成分是內酯類（藁本內酯、正丁烯內酯），因此氣味跟圓葉當歸非常近似，也都有平喘止痛效果，不同的地方是，中國當歸還含有阿魏酸與當歸酮，同時具有促進子宮收縮與子宮放鬆的協調力，並且抗凝血、預防血栓，因此經期當中不適用，而是用在經期結束後。

1-8-2 茴香

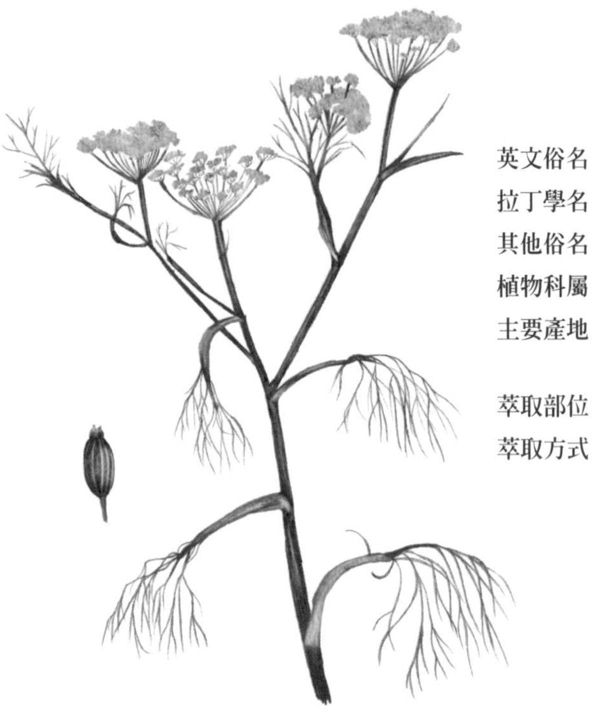

英文俗名	Fennel
拉丁學名	*Foeniculum vulgare* var. dulce
其他俗名	甜茴香、甜蒔蘿、麵包籽
植物科屬	繖形科茴香屬
主要產地	歐洲濱海處，如西班牙、保加利亞、克羅埃西亞、烏克蘭
萃取部位	種子
萃取方式	蒸餾

外觀特徵

多年生植物，深根強健，開黃色傘狀小花，細嫩莖葉，小葉如髮絲，和蒔蘿長得很像，但是比較高瘦，植株可以長到 2 公尺。

精油特性

屬名來自於拉丁文 fenuculus，意思是「小乾草」，原因是它如髮絲狀的小葉，聞起來像乾草的氣味。最早的埃及紙莎草文獻中，就常見茴香用來當作辛辣佐料，加在食物中能幫助消化。在古羅馬時代，配藥寶典中將茴香當作絕佳的利尿劑，可以分解腎結石，並透過尿液排出。人們相信這是可以淨化腸胃的藥草，因此茴香種子成為法王路易十三的飯後小點，搭配糖粉咀嚼，就能讓腹脹滿盈的胃輕鬆許多，還能潤腸通便。

近年研究發現，茴香種子萃取的精油，具有增加身體中雌激素活性的功效 *，是來自洋茴香腦這種醚類，因此可以用在經前症候群、經痛、月經不順、更年期等各種雌激素失衡的女性問題上。在歐洲如荷蘭，婦女生產後，親友會贈送茴香糖果，香甜好吃又能刺激女性生殖系統的恢復。

茴香茶作為發奶飲品已經有相當古老的歷史，實際上它是促進「噴乳反射」，而不是增加總奶量，而哺乳無法成功絕大多數是乳腺阻塞，或是出奶過慢所導致，所以茴香在這方面的功效卓越。不過根據經驗，茴香純露的發奶效果更優於茴香精油，不妨試試看。

除了母親使用外，茴香也是新生兒腸絞痛必備用油，使用含茴香的按摩油按摩腹部之後，嬰兒的腸胃脹氣、絞痛症狀會明顯緩解 **。

選購重點

甜茴香很容易和苦茴香搞混，因為他們的學名幾乎一樣，只是不同的變種產品而已，但是苦茴香的單萜酮明顯高出許多，危險性較高，一般芳療少見。

* Malini, T., *et al*. (1985, Jan-Mar). Effect of Foeniculum vulgare Mill. seed extract on the genital organs of male and female rats. *Indian Journal of Physiology and Pharmacology*, 29(1), 21-6.

** Alexandrovich, I., *et al*. (2003, July-Aug). The effect of fennel (foeniculum vulgare) seed oil emulsion in infantile colic: a randomized, placebo-controlled study. *Alternative Therapies*, 9(4), 58-61.

	學　名	主要成分（數值粗略，僅供參考）	一般用法
甜茴香	*Foeniculum vulgare* var. dulce	醚類（52% 反式洋茴香腦、23% 甲基醚蔞葉酚、2% 艾草醚）	芳療、藥用
苦茴香	*Foeniculum vulgare* var. amara	醚類（48% 艾草醚、28% 順式洋茴香腦）、單萜酮（18% 茴香酮）	香料、食品加工用

名稱若只寫「茴香」幾乎是指甜茴香，即英文俗名 sweet fennel，而特別標示 bitter fennel 的才是苦茴香，若仍無法分辨時可以藉由聞氣味來區別，甜茴香的氣味比較近似八角，而苦茴香近似歐芹。

代表成分

見上表。

側重屬性

- **生理療效**：激活雌激素，平衡雄激素過高導致的長痘多毛、調整經期、止經痛、通便、驅脹氣、幫助消化、緩解腸絞痛、促進乳汁分泌。
- **心理療效**：放慢腳步，體會耐力與寧靜，恢復女性能量。

使用禁忌

雖然說洋茴香腦具有激活雌激素的功效，但並無法代替雌激素，也無法補充身體中的雌激素，所以使用之後並不會造成雌激素過高的副作用（如子宮內膜異位、卵巢囊腫、乳癌），不會導致相關疾病惡化。但是內分泌失調是一種很複雜的機轉，保守來說，仍然不會把茴香當作上述疾病的優先用油配方。

代表配方

- **哺乳用按摩油配方（0.5%）**：茴香 3 滴＋檀香 2 滴＋玫瑰籽油 10 滴＋鱷梨油 50ml。按摩在乳暈以外的胸部區域，特別是有硬塊的地方，細心順著乳腺方向來回按摩，可以刺激噴乳反射，以及疏通乳腺。此配方的氣味清淡，不會影響嬰兒的食欲，還能避免乳房肌膚出現皺紋、肥胖紋，對於乳房疼痛也有鎮痛效果。

相關精油

- **洋茴香** Anise

拉丁學名 *Pimpinella anisum*，又稱大茴香，種子萃取精油，氣味和甜茴香很像，但主成分反式－洋茴香腦卻高達 90% 以上，類雌激素效益更高，對抗月經問題、豐胸的效果更好。這麼高量的醚類，懷孕四個月內不建議使用，一般人使用劑量超過 2% 就會開始感到昏沉鬆軟，因此較少出現在市面上。

- **八角茴香** Star Anise

拉丁學名 *Illicum verum*，俗稱八角，中式滷包裡的必備材料。近年來因為克流感中有八角萃取物，造成此精油的風行，主要成分與洋茴香非常類似，都含有高比例的反式－洋茴香腦，因此懷孕四個月內不建議使用。成分還有洋茴香醛、檸檬烯，香味較洋茴香豐富。種子的星狀長相彷彿神經元，呼應它能促進神經系統與免疫系統的連結。

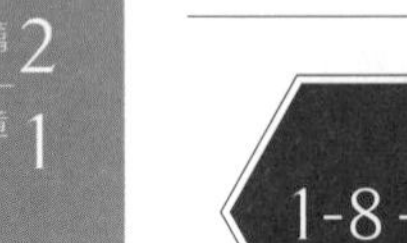

1-8-3 小茴香

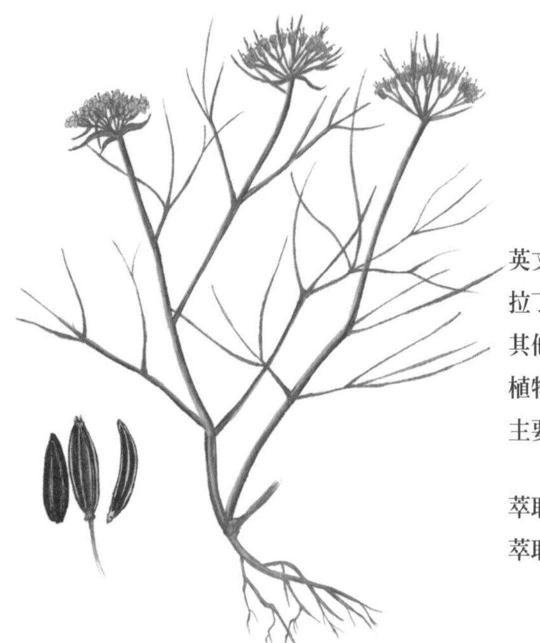

英文俗名	Cumin
拉丁學名	*Cuminum cyminum*
其他俗名	孜然芹、孜然、枯茗、安息茴香
植物科屬	繖形科孜然芹屬
主要產地	東地中海地區、伊斯蘭國家，如埃及、印度
萃取部位	種子
萃取方式	蒸餾

外觀特徵

二年生草本植物，高約 30 公分，開傘狀小花，種子比茴香長、更偏褐色。

精油特性

小茴香被人類運用的歷史從五千年前就開始了，俗名 Cumin 可能來自古老的閃族語 gamun，紅海兩岸的古文獻中提到，它可以製作麵包、香料、藥物。傳說上帝還親自教導人類。《以賽亞書 28：27》：「打小茴香是不用尖耙的，軋大茴香也不用碾輪；而是用杖打小茴香，用棍打大茴香。」

古希臘羅馬的醫生，擅長使用小茴香治療消化系統問題，提升免疫力，預防感冒。在伊斯蘭地區，小茴香可說是羊肉料理中的必備香料，它能中和羊羶味，讓肉質更鮮美可口，即使吃下大量油脂也不易腹痛。

小茴香有一種特殊氣味彷彿男人體味，中世紀人們相信，它可以當作春藥，促進新婚夫妻的幸福，讓彼此堅守愛與忠誠。而這特殊的費洛蒙氣味來自小茴香醛，在適當的稀釋下，原本濃嗆的體味會轉成舒服的家居氣息，令人感到溫暖安心，消除焦慮。

中醫認為小茴香氣味甘甜，辛溫無毒，具有溫中暖脾、降火平肝、開胃下氣、消食化積、醒腦通脈、祛寒除溼、祛風止痛等功效。如果想煮一杯異國風味奶茶，只要在水中加入紅茶葉、牛奶、蜂蜜、小茴香種子、薑片、豆蔻種子、胡椒顆粒，一起燉煮 20 分鐘以上，辛香去寒的奶茶就完成了，是能驅逐各種感冒症狀的飲品。

選購重點

新疆是中國最大的小茴香產區，品種來自伊朗，萃出的精油，芳香醛類比產自印度的少，因此氣味比較清新，沒有那麼強的「體味」；若把芳香醛類的多寡來當作品質標準的話，印度、埃及產區是較優良的。

代表成分

芳香醛（小茴香醛）、單萜烯（松油萜）、醛類（對薄荷雙氫醛）。

側重屬性

- **生理療效：**激勵消化、開胃、驅脹氣、處理甲狀腺低下、淡化黑色素。
- **心理療效：**焦慮、鼓舞、催情、消除壓力。

使用禁忌

無。

代表配方

- **暖胃催情按摩油配方（3%）：**小茴香 3 滴＋胡椒薄荷 1 滴＋黑胡椒 2 滴＋植物油 10ml。用來按摩腹部、腰部、大腿，有良好的驅風消脹效果，能促進血液循環。些微刺激肌膚，帶有濃厚的身體氣味，可以勾起食欲或性欲，特別適合男性使用，若女性按摩在腰部還能加速脂肪分解、緊實局部。

相關精油

- **黑種草** Black Cumin / Nigella

拉丁學名 *Nigella sativa*，又稱作黑色小茴香，但其實是完全不同的品種，主產區在摩洛哥，由於跟埃及很靠近，這兩種精油容易混淆。黑種草有特殊的黑種草酮、百里醌，近年研究能對抗高度惡化的腫瘤 *，提升整體免疫，可說是明日之星。黑種草的精油單價較高，但是黑種草冷壓植物油則較平價，口服黑種草植物油可以消炎、預防消化道癌化，也是另外一種選擇。

芹菜

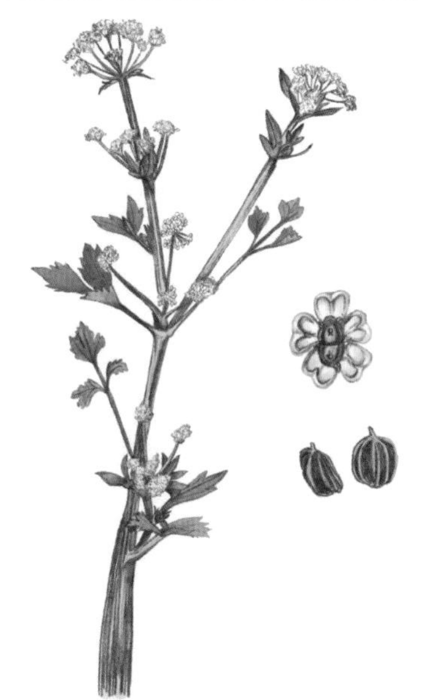

英文俗名	Celery
拉丁學名	*Apium graveolens*
其他俗名	西洋芹菜、旱芹
植物科屬	繖形科芹屬
主要產地	地中海氣候區，如法國、希臘
萃取部位	種子
萃取方式	蒸餾

外觀特徵

一年或二年生草本植物，高約 50 ～ 80 公分。莖中間為空心，羽狀複葉，花白色。喜歡鹽分高的土壤，耐寒不喜高溫，最佳溫度約在攝氏 15 ～ 20 度。

精油特性

在古希臘時代，奧林匹克賽過後兩年，有紀念大力士海克力斯的尼米安競技會，優勝者將會得到野芹菜冠，有別於奧運的月桂冠。芹菜拉丁學名的種名是指「重味的」，屬名則來自德文 Eppich，意思是「黑暗」，可能與古代芹菜被視為幽暗冥界的媒介，是帶來噩耗的植物有關。但是加入芹菜的餐點太美味了，人們很快就摒除迷信，開始大量使用這種特殊風味的香料。

* Koka, P. S., *et al.* (2010, June). Studies on molecular mechanisms of growth inhibitory effects of thymoquinone against prostate cancer cells: role of reactive oxygen species. *Experimental Biology and Medicine*, Vol. 235.

1-8-4 芹菜

西漢張騫通西域，帶回芹菜籽栽種，從此在中國發揚光大。中醫使用芹菜增加血管壁潤滑度，降低血脂清除壞膽固醇，是心臟循環用藥。經過當代研究發現，古老智慧是有用處的，芹菜特殊的呋喃化合物，可以降低收縮壓，預防中風和心臟病的危險。除此之外，還會激發小腸黏膜、肝細胞、胃對於去毒酵素（GST）的活性。*

褐脂質（lipofuscin）是一種過氧化的脂肪和蛋白質的聚集廢物，會累積在肝臟、皮下形成黃斑，若沉澱在腦中則會使記憶力下降，是一種讓身體老化的物質。使用芹菜可降低體內褐脂質，最大目的不在美白，而是淨化血液、肝臟。

芹菜有名的美白淡斑能力，據實驗證實是能有效的抑制酪氨酸酶（Tyrosinase），這是形成黑色素的重要物質 **。但是芹菜根、莖所萃出精油，都含有呋喃香豆素，這是會造成光敏性、增加曬黑機率的成分；唯獨種子沒有，因此芹菜精油宜選由種子萃取的。

關於芹菜可以催情的功效，應該是誤解，其成分中並不含有雄酮（androsterone），而是極微量的雄烯酮，並不能轉化成睪酮。可以促進發汗，卻無法刺激雌性生物發情。

選購重點

芹菜全株精油具有呋喃香豆素，會引發光敏性。建議選用種子萃取的精油。

代表成分

多種香豆素與內酯、單萜烯、倍半萜烯（芹子烯，又叫蛇床烯）、醚類（香豆素醚）。

側重屬性

- **生理療效**：利尿、美白肌膚、淨化肝腎、清血降壓。
- **心理療效**：淨化欲望，解放身心。

使用禁忌

種子萃取的精油無光敏性。但是少數人的肌膚天生對芹菜過敏，請先在手臂內側測試，無紅腫，再使用。

代表配方

- **芹菜甜橙美白卸妝清潔油配方（2%）**：芹菜 1 滴＋甜橙 3 滴＋橄欖油 10ml。洗臉前，如一般卸妝程序，仔細按摩臉上粗皮、彩妝、粉刺處，讓清潔油吸附髒污後，使用紙巾擦拭多餘油脂，再使用溫水洗臉。由於卸妝清潔大都在晚上，所以無須擔心光敏性問題。

相關精油

- **水芹** Water dropwort

拉丁學名 *Oenanthe javanica*。中國芹菜有兩種，南方盛產水芹，北方產旱芹。台灣的芹菜也屬於水芹，對於肝臟有很好的保護力，效果不輸給旱芹，但是心血管的保養就略遜一籌。

* 嚴建剛、張名位、楊公明、池建偉（2004 年）。芹菜提取物清除自由基作用研究。**食物科學，25**（8），頁 39-42。

** Aydemir, T. and Akkanlı, G. (2006, Aug 23). Partial purification and characterization of polyphenol oxidase from celery root (*Apium graveolens* L.) and the investigation of the effects on the enzyme activity of some inhibitors. doi: 10.1111/j.1365-2621.2006.01191.x.

1-8-5 芫荽

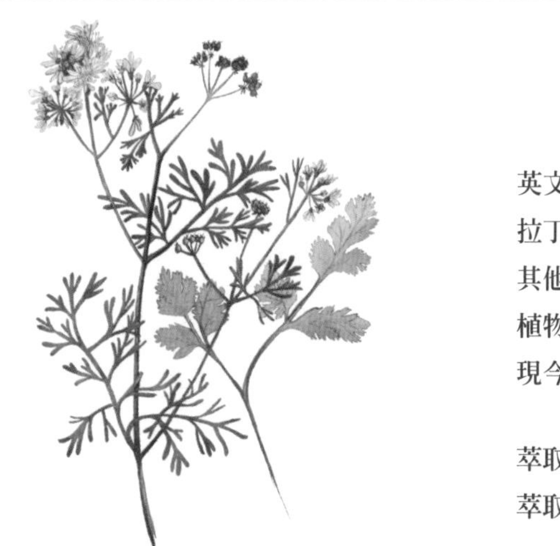

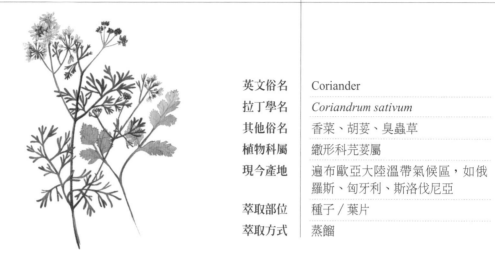

英文俗名	Coriander
拉丁學名	*Coriandrum sativum*
其他俗名	香菜、胡荽、臭蟲草
植物科屬	繖形科芫荽屬
現今產地	遍布歐亞大陸溫帶氣候區，如俄羅斯、匈牙利、斯洛伐尼亞
萃取部位	種子／葉片
萃取方式	蒸餾

外觀特徵

一至二年生草本植物。相當耐寒，高度 30 ～ 100 公分，全株無毛，有強烈香氣，葉片扇形有不規則鋸齒。粉紅、淡紫、白色的嬌羞花朵，花謝後形成球形小果實，直徑約 1.5 公分。

精油特性

屬名是由撰寫《自然史》的古羅馬作家老普林尼（Gaius Plinius Secundus）命名，意思是「聞起來像跳蚤」，乃形容葉片的強烈氣味。雖然被視作香料植物，但是人們對芫荽葉片的喜惡評價很兩極。但種子氣味則完全不同，被稱作像是嗎哪、天糧的氣味與口感，《聖經 · 民數記》中如此形容：「嗎哪彷彿芫荽子……把嗎哪收起來，或用磨推，或用臼搗，煮在鍋中，又作成餅，滋味好像新油……」歐洲多半使用芫荽種子做菜、點心或灌入香腸中添加香氣。

當漢朝張騫通西域帶回這種植物後（中醫稱為胡荽，胡＝外來，荽＝香口也），立即受到歡迎，被大量使用在各種中國料理，芳香又辟穢醒脾。

種子萃取的精油有溫和芳香的特質，中醫相信它能去除肉毒，辟一切邪氣。高劑量使用（30% 甚至更高）可治療化膿性感染，使創面潔淨乾燥，促進組織生成，瘡面癒合。若膿瘡發在眼瞼處，也可以低劑量塗抹（1 ～ 2%），消腫解毒。

近來研究證實，芫荽種子精油的特性溫和，適合長期按摩使用。能保護腸道，降低膽固醇、結腸癌惡化機率 *。

選購重點與代表成分

精油有分種子與葉片兩種不同部位的萃取，成分與功效完全不同。

萃取部位	種　子	葉　片
主要化學類屬	單萜醇	醛類
重要成分	右旋沉香醇 60 ～ 80% γ－萜品烯 8% 香豆素及內酯（微量）	正癸醛 15% 反式癸烯醛 16% 正癸醇 14%
抗氧化力	普通	優 **

* Chithra, V. & Leelamma, S. (2000, Aug). Coriandrum sativum—effect on lipid metabolism in 1, 2-dimethyl hydrazine induced colon cancer. *Journal of Ethnopharmacology*, 71(3), 457-463.

** Wangensteen, H., Samuelsen, A. B., & Malterud, K. E. (2004, Nov). Antioxidant activity in extracts from coriander. *Food Chemistry*, 88(2), 293-297.

1-8-5 芫荽

萃取部位	種　子	葉　片
氣味優雅度	芳香	強烈，評價兩極
強項功效	保養卵巢、腸道（骨盆腔內臟器）	抗氧化、清除自由基、體內重金屬
抗菌力	芳香溫和，可以化膿、去溼	優異，抗細菌（革蘭式陰、陽性菌；綠膿桿菌除外）、抗真菌（白色念珠菌）

側重屬性

- **生理療效**：改善消化不良、食欲不振、腸胃潰瘍等症狀，清瘡解毒。
- **心理療效**：過度理性或過度感性，都能調整到身心平衡狀態。

使用禁忌

萃取部位	種　子	葉　片
刺激度	幾乎不具光敏性，急症可用高劑量（30～60%），不會刺激肌膚，低劑量（5% 以下）可長期使用。	無光敏性，但會刺激肌膚，建議低劑量（5% 以下）使用。

代表配方

- **萊姆芫荽沙拉醬**：橄欖油 190ml ＋白酒醋 60ml，使用電動打蛋機高速強力攪拌（也可以使用果汁機），在還沒變成沙拉醬前，邊攪拌邊加入萊姆精油 7 滴＋芫荽精油 3 滴＋ 1 大匙果糖（若覺得不夠甜可以再加）＋ 1/4 匙鹽（也可更少），確定充分混合變成白色沙拉醬。適合搭配野菜、水果一起吃，特別是氣味濃厚的青椒、萵苣等。淋上醬料後，可再撒些南瓜籽、現磨黑胡椒，更有風味。

1-8-6 胡蘿蔔籽

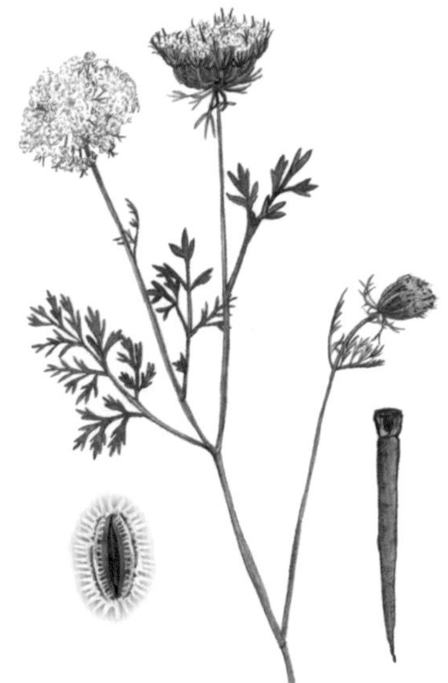

英文俗名	Carrot Seed
拉丁學名	*Daucus carota*
其他俗名	紅蘿蔔、野胡蘿蔔、人參（日本的稱呼）
植物科屬	繖形科胡蘿蔔屬
主要產地	地中海沿岸，如法國、埃及
萃取部位	種子
萃取方式	蒸餾

外觀特徵

二年生草本植物，紫心白花繖狀花序，與其說像大傘，更像大碗，因為在還沒全開花時會往圓心集中靠攏，感覺很有凝聚力。

精油特性

屬名來自希臘文 daukos，意思是燃燒，形容它根部的鮮豔色彩以及辛辣口感。但用來萃取精油的品種，與一般食用品種不同，是野生胡蘿蔔，其種子的精油含量高，塊根很細小、不可食。

胡蘿蔔自古就用作養肝利膽 *、消除結石、淨化皮膚、消除黃疸、解毒的重要藥材。精油稀釋後全身按摩，可以治療關節炎、痛風、皮膚溼疹、癬、潰瘍，是一種加速體液流動，達成排毒效果的精油。** 《嶺南草藥誌》：「燥溼散寒；利水殺蟲。主治久痢；久瀉；水腫；宮冷腹痛。」

護膚方面，特別適合乾性肌膚，可以淡化肝斑、老人斑、汗斑，也能活化紅血球，提升免疫力。因此護膚用品中加入此精油，可以讓膚色紅潤有朝氣，看起來較年輕。而且它沒有光敏性，沒肌膚刺激性，不會致敏。

近年來，胡蘿蔔籽精油常被使用在安寧病房，因為它針對受損肌膚的修護力非常強大，能激勵肌膚底層細胞再生，同時活化皮下組織。新的研究指出，針對慢性發炎（特別是胃、肝、乳房），可以從基礎抹除發炎因子，是防癌或病中照護的重點精油。

選購重點

胡蘿蔔籽最具特色的成分是胡蘿蔔醇，其含量多寡很重要。胡蘿蔔醇含量少的精油，會有較高比例的松油萜（常產自東歐國家），較清透、質地稀，但肌膚修護力較低。而胡蘿蔔醇含量多的精油，抗皺、美白效果好，但是有濃郁的特殊氣味，調香不易，選購時可以依據所需功能性來判斷。

代表成分

倍半萜醇（胡蘿蔔醇）、倍半萜烯（β－沒藥烯）、醚類（細辛腦）。

側重屬性

- **生理療效**：促進細胞再生、修護肌膚、調節內分泌、養肝利膽、清血利尿、補強氣血、抗老防癌。
- **心理療效**：減少過多的壓迫，充滿泥土能量，讓心靈淨化，回歸自我。

使用禁忌

無。坊間有孕婦禁止使用的傳言，實際上是針對胡蘿蔔「葉」精油可能導致雄激素提升而有此顧慮，種子萃取的精油並不會造成孕婦危險。

代表配方

- **抗曬淡斑臉部用油配方（1%）**：胡蘿蔔籽 2 滴＋檀香 4 滴＋玫瑰天竺葵 3 滴＋玫瑰 1 滴＋玫瑰籽油 10ml ＋荷荷芭油 40ml。適合乾性肌膚，如果是更乾燥、受損、老化的肌膚，可以將基底油中的玫瑰籽油分量提升、荷荷芭油降低。此配方可以淡化黃斑色素、提亮肌膚、防曬傷。可以在擦高係數防曬乳前使用，保護底層肌膚。

* Bishayee, A., Sarkar, A., & Chatterjee M. (1995, July 7). Hepatoprotective activity of carrot (Daucus carota L.) against carbon tetrachloride intoxication in mouse liver. *Journal of Ethnopharmacology*, 47(2), 69-74.

** Momin, R. A., Witt, D. L. De, & Nair M. G. (2003, Sep). Inhibition of cyclooxygenase (COX) enzymes by compounds from Daucus carota L. seeds. *Phytotherapy Research*, 17(8), 976–979.

1-8-7 蒔蘿

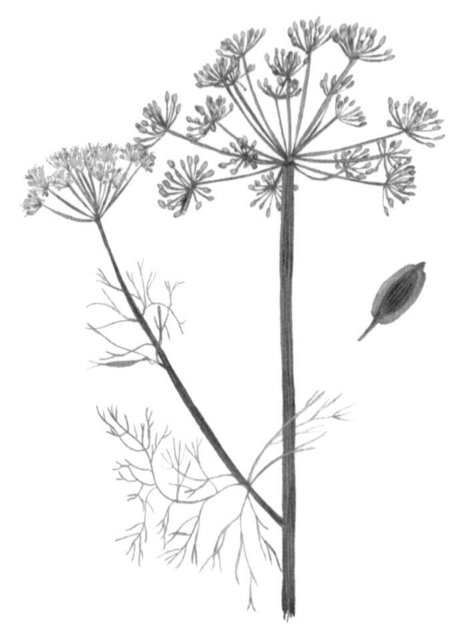

英文俗名	Dill
拉丁學名	*Anethum graveolens*
其他俗名	土茴香、野茴香、黃瓜草
植物科屬	繖形科蒔蘿屬
主要產地	歐洲、印度、中國
萃取部位	全株／種子
萃取方式	蒸餾

外觀特徵

外觀與茴香相似，可以長到 90 ～ 150 公分高，葉片如髮絲狀，主莖比茴香粗，種子較大、圓扁，整體外形比茴香更秀嫩精緻。

精油特性

蒔蘿是非常古老的藥用植物，英文俗名來自北歐文 Dilla，意思是鎮靜、平穩。常作為嬰幼兒腸胃脹氣、絞痛時的驅風鎮靜藥草，可以視作洋茴香的幼兒用油版本；也能促進通乳、發奶，只是沒有茴香的效果强。

五千年前的埃及、希伯來人就已使用蒔蘿，特別是在巴勒斯坦有大量種植，人們相信蒔蘿具有止嗝功效，但更重要的是它的香料價值。在東歐、中亞地區，這是相當適合搭配魚料理、燉菜的新鮮香料，可消除油膩和腥味。蒔蘿有助消解脂肪、利腦，對於心血管有預防保護的作用。

在台灣的菜市場上，攤販賣的新鮮「茴香」，其實幾乎是蒔蘿，兩者極容易混淆。將它切碎後烘蛋，就是一道非常適合幼兒的菜餚，它含少許醚類，能讓孩童消除壓力、放鬆情緒，所以對於學齡中的小孩，因為焦慮造成的氣喘、鼻過敏，或者因為害怕被責罵導致的便祕、腹瀉，都有根本的治療效果。

選購重點與代表成分

精油有全株與種子兩種不同部位的萃取，成分有些許差異。

萃取部位	全　株	種　子
主要化學類屬	單萜烯	單萜酮
重要成分 *	α－水茴香萜 25% 肉豆蔻醚 10%	藏茴香酮 40% α－水茴香萜 25%
強項功效	止腸胃絞痛	消脹氣

* Blank, I. & Grosch, W. (1991). Evaluation of potent odorants in dill seed and dill herb (Anethum graveolens L.) by aroma extract dilution analysis. *Journal of Food Science*, 56(1), 63-67.

側重屬性

- **生理療效**：除腸胃脹氣、幫助消化、鎮靜止痛（絞痛）、促進發汗、幫助睡眠、預防動脈硬化。
- **心理療效**：針對細緻的心靈，給予存在感，肯定自我。

使用禁忌

若萃取自全株，無特殊禁忌；但若萃取自種子，藏茴香酮高，孕婦、嬰幼兒應避免使用。

代表配方

- **蒔蘿熱敷包**：海鹽一碗，放入舊鍋（因為鹽會刮傷）中熱炒，或是用微波爐加熱 1 分鐘，去除溼氣。將 60cm 見方的紗布 3 張重疊放好，加入適量的熱海鹽（小心燙手）＋蒔蘿 3 滴＋紅桔 5 滴，混合後把紗布捆成球狀，即可使用。例如放在小孩的腹部（注意溫度），可以有效舒緩脹氣，消除腸胃絞痛，幫助排氣、排便。

圓葉當歸

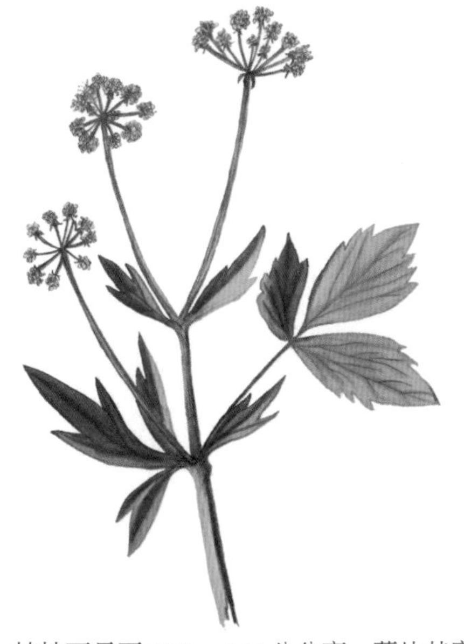

英文俗名	Lovage
拉丁學名	*Levisticum officinale*
其他俗名	美極草、愛之歐芹、假芹菜
植物科屬	繖形科拉維紀草屬
主要產地	中歐
萃取部位	全株藥草
萃取方式	蒸餾

外觀特徵

植株可長至 120 ～ 150 公分高，葉片其實不圓，反而較像掌形，開著傘狀小黃花，全株具有芳香。

精油特性

圓葉當歸精油具有濃重的藥味，與中藥材「當歸」同為繖形科、但不同屬種。當歸是取其根熬煮成藥，為著名的通經活血藥；圓葉當歸則是著名的排毒養肝精油，而且早在古羅馬時代便拿來入菜，味道極似芹菜，入藥則治療黃疸與肝功能不良的症狀。

圓葉當歸精油中最特殊的成分，是含有 10 種以上的呋喃內酯，且占了高達約 50% 的比例，這種罕見的大分子擅長養肝排毒。還含有能放鬆、抗憂鬱的香豆素，所以圓葉當歸極適合長期壓力下，累積太久身心毒素的個案。

現代人講求速效，當身體不舒服時就想快點用藥物控制下來，反而更增添肝腎的負擔。近年來則風行另一種負擔，因為保健意識抬頭，到處充斥著各種保健食品資訊，每天早上吃的營養補充品常比早餐還要豐盛，再加上對於生命的欲念持續爆滿，事事都想周全，反而本末倒置，讓身心充斥更多不必要的東西，擁擠到無法動彈。以上這類身心常過度負擔的個案，

1-8-8 圓葉當歸

身體觸感常有明顯特徵，就是按摩時會感覺到潮溼黏稠，宛如陷在泥沼的臃腫感，甚至皮膚會有些莫名疹子，圓葉當歸精油的強項就是梳理開這種潮溼、黏稠、臃腫感。中醫說「肝喜條達」，因為肝的工作是疏泄一身穢氣，而能舒暢升發，若身心不舒展就容易造成肝氣鬱結，久了，人生就真的從彩色變成黑白。

「肝開竅於目」，常駐足網路流連各種訊息，這舉動其實滿傷肝的，所以很簡單的排毒養生法，就是閉起眼睛，推開各種資訊誘惑，真實感覺大自然的運行，從中理解到人生的奧祕，多讓身體跟著大自然同步運作，就是最佳的養生方式。

選購重點

建議選購有信譽的精油品牌。

代表成分

呋喃內酯、香豆素、呋喃香豆素。

側重屬性

- **生理療效**：解毒、補強神經、輕度抗凝血。
- **心理療效**：排除長期累積的疲倦與毒素。

使用禁忌

由於含有呋喃香豆素，具光敏性，使用後避免曬太陽。

排毒效果佳，建議不宜單獨長期使用，宜搭配其他精油一起使用。

代表配方

- **養肝配方（3%）**：圓葉當歸 30 滴＋摩洛哥玫瑰 30 滴＋椰子油 100ml。直接塗抹於肝臟的對應區，用三天停一天，持續半年，可改善長期服用藥物造成的皮膚暗沉、晦黃，也會讓臉上的斑轉淡。此配方最適合晚間 11 點前使用，因為晚間 11 點到隔夜 3 點是中醫認為肝膽經的主場時間，而且圓葉當歸是特殊的助眠精油，使用後會突然變得十分想睡，睡眠也對養肝很重要，所以為了彩色人生，就讓自己回歸到最符合自然的節奏。
- **牛皮癬配方**：若有牛皮癬的狀況，也可使用上述配方，不過濃度可調整為 5%，讓人退下難堪、糾葛的心理毒素，換回嶄新且清爽的皮膚狀態。

其他繖形科精油

- **阿密茴** Khella

拉丁學名 *Ammi visnaga*，原生於歐洲、亞洲與北非。根據記載，早在中世紀，古埃及人就會拿阿密茴來治療泌尿道、呼吸道以及心血管疾病。精油由開花的全株藥草蒸餾而成，主要成分是單萜醇（沉香醇）與酯類（甲基丁酸異戊酯、異纈草酸戊酯）與呋喃色酮（Khellin），有強力抗痙攣的功效，可用於治療氣喘，也有助於血管擴張，適用於擴張冠狀動脈，增加血流，舒緩輕微的胸悶。有光敏性，皮膚敏感者應小心使用。

- **藏茴香** Caraway

拉丁學名 *Carum carvi*，原生於西亞、歐洲及北非。其使用記錄可以追朔到西元 3,000 年前，除了作為香料入菜之外，也被當成藥材使用，古埃及人會用來做屍體防腐，古希臘人會用來做愛情靈藥。精油萃取自種子，主要成分是單萜酮（香芹酮）、單萜烯（檸檬烯）與單萜醇（順式香芹醇），能夠消毒、防腐，消解黏液，促進消化系統的運作，改善消化不良、腸胃脹氣與腹絞痛的問題，由於富含酮類，能利腦，讓頭腦保持清醒與專注。但因具有神經毒性，孕婦、嬰幼兒禁止使用。

- **印度藏茴香** Ajowan

拉丁學名 *Trachyspermum ammi*，原生於東地中海地區，現在主要栽種在伊朗和北印。在印度常被用來入菜，抗感染且有助消化，也被運用在阿輸吠陀，能夠增强火的能量。精油由全株蒸餾而得，主要成分是酚類（百里酚）與單萜烯（γ－萜品烯、對繖花烴），强力抗菌、抗病毒、抗感染，能提升消化之火，幫助消化與治療腸胃型流感，具有提振的特性，不只可以提振精神、升高血壓，改善虛弱無力的狀況，也可以促進性欲，改善性冷感。因富含酚類，容易刺激皮膚，宜低劑量使用，孕婦、嬰幼兒則禁止使用。

- **海茴香** Sea Fennel

拉丁學名 *Crithmum maritimum*，又稱為岩巖海菜，因為喜歡長在海岸邊而有此名稱。植株含有特殊的礦物鹽，古代水手喜歡烹調它，當作航海時的香料。精油由全株蒸餾萃取，主要成分是單萜烯（萜品烯、水茴香萜、檜烯），占比高達 90%，利腎，適合處理循環代謝不佳的問題，例如橘皮組織、水腫、結石。

- **白松香** Galbanum

拉丁學名 *Ferula galbaniflua*，原產於伊朗和中東，在《舊約聖經》中記載，白松香樹脂為神聖的焚香原料之一。精油蒸餾自樹脂，化學成分多元，主要是單萜烯（α－松油萜、β－松油萜、δ3－蒈烯）和倍半萜醇（白松香醇），能促進血液循環，排除多餘體液，平衡神經系統，放鬆腦袋，也可以用來治療傷口與慢性皮膚發炎的問題。對於呼吸道問題，如咳嗽、支氣管炎，與消化道問題，如脹氣、消化不良，因含有微量香豆素，能止痙攣，可以緩解經痛。有輕微通經效果，孕婦禁止使用。

- **歐芹** Parsley

拉丁學名 *Petroselinum sativum*，古希臘羅馬時期，會運用歐芹的種子來治療泌尿系統的問題，像是膀胱炎、腎結石等。精油由全株萃取而成，主要成分是單萜烯（檸檬烯、α－松油萜，β－松油萜）與醚類（肉豆蔻醚、芹菜腦），有助排除體液，止痙攣（特別是經痛），也能夠調理子宮，如調節經期、改善經前症候群、幫助子宮收縮，對於消化系統的問題也有很好的療效，像是消化不良、脹氣等。因有通經的效果，孕婦禁止使用。

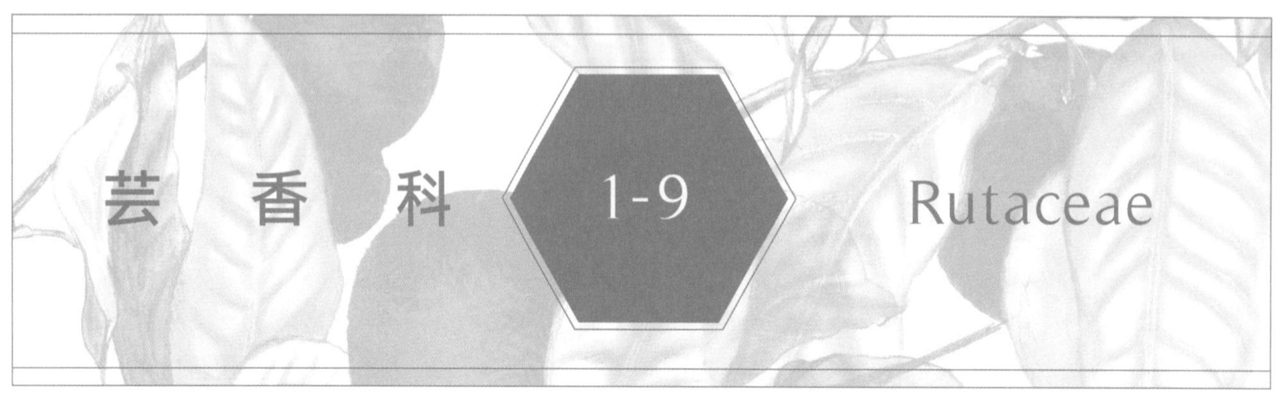

芸香科 1-9 Rutaceae

1-9-1 苦橙

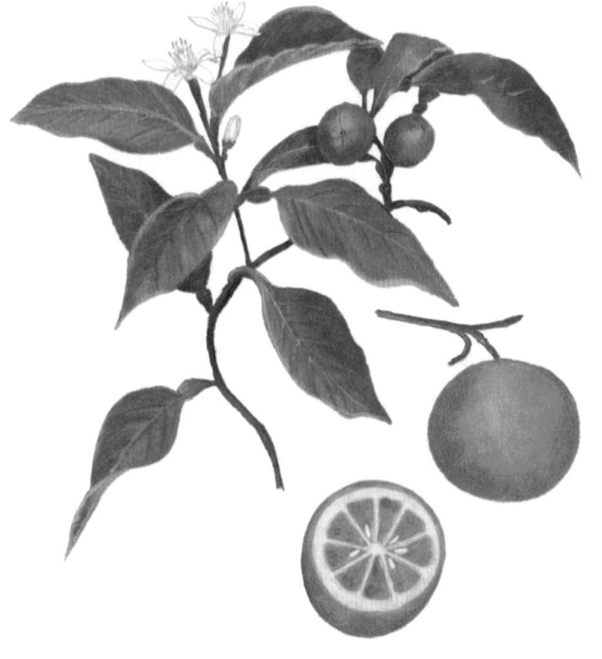

英文俗名	Bitter Orange
拉丁學名	*Citrus aurantium bigarade*
其他俗名	酸橙、回青橙
植物科屬	芸香科柑橘屬
主要產地	義大利
萃取部位	果皮
萃取方式	壓榨

外觀特徵

葉片為油亮革質，子母葉。果實小且味道酸，果皮橙紅色，可長時間懸在樹上，若不摘則翌年轉回綠色，故又叫回青橙。當結新果時，不同世代的果實會一起出現在樹上。

精油特性

原產於中國華南地區、印度東北部及中亞一帶，16 世紀以後才逐漸流傳到義大利等地中海地區種植。苦橙樹的用途很多元，萃取白色花朵可做成橙花精油，蒸餾葉片即為苦橙葉精油。果實在未成熟、已成熟時採收，分別可製成中藥的枳實、枳殼，具有整脾健胃、促進腸道蠕動的功效。

值得一提的是苦橙樹的特徵，數代的果實可出現在同一棵樹上。從植物能量學來看，呼應它可處理家族裡代代相傳或社群裡互相影響的情緒議題。因此苦橙精油擅長處理隱微複雜的情緒，譬如受到掌控（壓力）、沒有自信（憂鬱）、神經緊繃（焦慮）等問題。

選購重點

柑橘類精油雖常是製造果汁的副產品，但高品質的芳療等級精油，不會在生產過程中摻入添加物。然而工業用的等級（如供清潔劑的原料），基於經濟效益而有不同流程，例如讓果皮先浸泡石灰水以提高萃油率，或將已壓榨過精油的渣渣，再作二次利用。

另外，檸檬烯是橙精油的主要成分，其特性是容易氧化，且不易進行再加工，所以市面上也出現了去萜烯（分餾檸檬烯）的精油，其氣味比較強勁。

上述這些加工精油，由於大量生產，價格相對便宜，但在心靈功效上是無法與原精油相提並論，因此購買時一定要確實注意。

代表成分

單萜烯（右旋檸檬烯）、呋喃香豆素。

側重屬性

- **生理療效**：安撫鎮靜神經系統、健胃、促進循環。
- **心理療效**：抗憂鬱，讓人歡愉自信。

使用禁忌

內含呋喃香豆素而具光敏性。若純油塗抹，曬到太陽，可能會導致皮膚產生灼傷似的水泡及色素沉澱。因此使用後 12 小時內要避免太陽直射。
檸檬烯效果強勁，劑量過高亦會刺激皮膚，老人、小孩與敏感性肌膚者請酌量使用。

代表配方

- **清新環境噴霧配方（2%）**：苦橙 10 滴＋百里酚百里香 5 滴＋檸檬香茅 5 滴＋ 75% 酒精 50ml。充分搖晃均勻後即成環境噴霧，濆灑於空間或浴室中，能提振精神又達到殺菌的效果。

相關精油

- **甜橙** Sweet Orange

拉丁學名 *Citrus sinensis*，同是芸香科柑橘屬，甜橙的外形、功效也與苦橙相近，兩種精油的成份皆以單萜烯為主，只在少量的芳香分子如醛或酯上有些微差距。苦橙的氣味，兼有橙花的輕盈、苦橙葉的苦澀，比起單純甜美的甜橙多了一些細微的層次。但甜橙的圓潤溫暖，自古即深獲眾人喜愛，很適合與肉桂、丁香花苞等香料類精油調合，在寒冬中帶來暖意，去穢納喜。

橙花

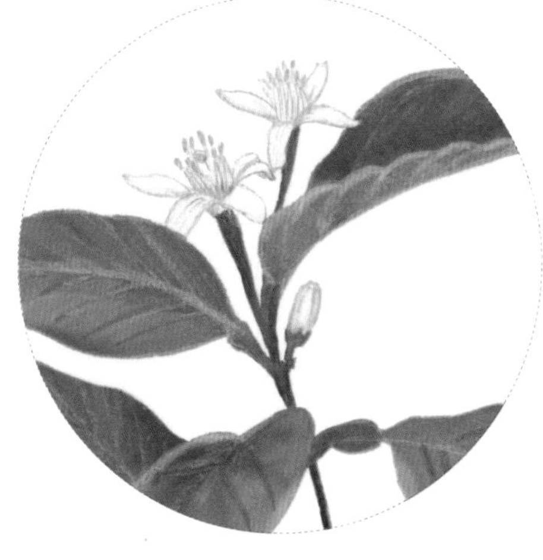

英文俗名	Neroli
拉丁學名	*Citrus aurantium bigarade*
其他俗名	苦橙花
植物科屬	芸香科柑橘屬
主要產地	摩洛哥、莫三比克、義大利
萃取部位	花
萃取方式	蒸餾

1-9-1 苦橙 | 1-9-2 橙花 | 1-9-3 苦橙葉 | 1-9-4 紅桔 | 1-9-5 桔葉 | 1-9-6 葡萄柚 | 1-9-7 佛手柑 | 1-9-8 萊姆 | 1-9-9 檸檬 | 1-9-10 其他芸香科精油

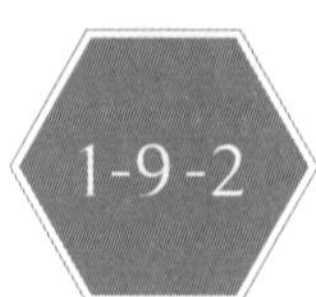

橙花

外觀特徵

橙樹開花時，純白潔淨的花瓣包圍著鵝黃色的花心，氣味濃郁。

精油特性

橙花精油與香水文化一向焦孟不離，回溯至西元前二百年，塞班人（Sabines）就已經把橙花油拿來當香水使用。17 世紀時，德國女公爵奈洛莉公主（Prinzessin von Neroli）特別鍾愛橙花的氣味，使它變成王公貴族爭相流傳的香水配方，並躍升為香水史上的重要角色，橙花因此又名「Neroli」。

樹齡 20 年以上的苦橙樹，方能蒸餾出品質優良的橙花精油，而決定其氣味特徵的，主要是珍貴的微量芳香分子，例如素馨酮。橙花的氣味馥郁而優雅，會讓人沉靜而忘憂；潔白花朵彷彿帶來純淨能量，可一掃心靈上的陰霾，特別能安撫憤怒的情緒。

最讓人讚頌的功效，在於處理長期累積的緊張與焦慮，所以在歐洲，象徵幸福忠誠的橙花，經常成為新娘的捧花及頭花，藉以消除新人忐忑不安的情緒。筆者曾將它塗抹在一位心事重重、無法放鬆的個案的眉心與胸口，在極短的時間內順利安撫她凝滯心中的情緒，恢復了平靜。

選購重點

照理說，苦橙或甜橙的花朵，皆可萃取成精油，但苦橙花精油在質地與氣味上更勝一籌，所以芳療等級講的橙花精油，是指苦橙花精油。由於取得不易、價格昂貴，市面上也會出現一些混攙或合成的橙花精油。主要是以合成沉香醇（花香）及檸檬烯（果香）來魚目混珠，價格便宜很多，但少了珍貴的微量成分，療效大減，一定要細心選購。

代表成分

單萜醇（沉香醇、橙花醇）、單萜烯（右旋檸檬烯）、酯類（乙酸沉香酯）、倍半萜酮（素馨酮）。

側重屬性

- **生理療效**：抗菌抗病毒（退燒）、補强肝胰、助產（强化骨盆腔肌肉）。
- **心理療效**：抗沮喪、開闊心胸、平撫情緒。

使用禁忌

無。

代表配方

橙花精油是婦女的良伴，美白肌膚的效果極佳，還能處理懷孕期會面臨的各種身心靈問題，包括撫平產前產後憂鬱、預防妊娠紋、淡化色素等。將 1ml 橙花精油加入 30ml 荷荷芭油中，可做成臉部保養按摩油；懷孕期婦女則可用來塗抹按摩胸口和腹部。

1-9-3

苦橙葉

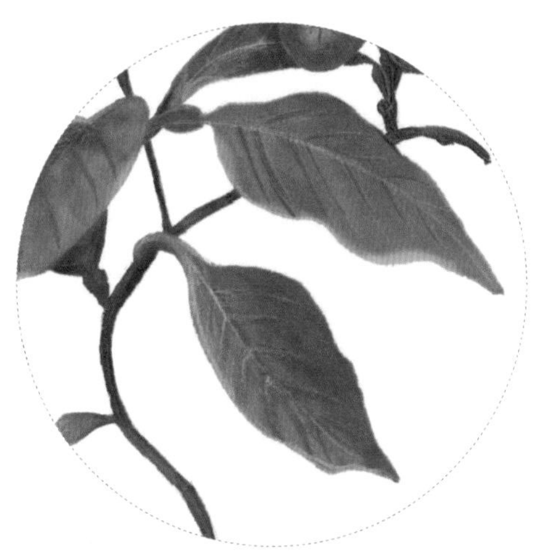

英文俗名	Petitgrain（小顆之意）
拉丁學名	*Citrus aurantium bigarade*
其他俗名	回青橙
植物科屬	芸香科柑橘屬
主要產地	義大利、巴拉圭
萃取部位	新鮮的嫩葉
萃取方式	蒸餾

外觀特徵

葉片較厚實，革質，橢圓形，呈捲皺波浪狀。

精油特性

苦橙葉精油的價格較平實，素有「窮人的橙花」之稱，但它本身的芳療價值已獨樹一幟。最初的苦橙葉精油是從苦橙樹未成熟的小顆果實提煉出來，因為嚴重影響了果實的產量，所以後來才改為蒸餾苦橙樹的枝葉來萃取精油，卻也開啓了苦橙葉在芳療價值上嶄新的一頁。

苦橙葉與真正薰衣草在化學屬性上很相近，皆是由高比例的乙酸沉香酯及一定比例的沉香醇為主，這樣的組合帶來鎮定神經系統的絕佳功效，能有效提升睡眠品質，而苦橙葉精油有能增加動能的含氮化合物，所以比真正薰衣草多了一種躍動的精神。對於在框架下成長、或是個性刻板嚴肅的人，能提升「改變的勇氣」，也能柔軟身段，支持人們在一成不變的忙亂生活中，還有力氣開出新的火花。

選購重點

苦橙葉精油的主要成分是酯類，特性是容易水解。所以用「水蒸氣蒸餾法」要比「水蒸餾法」所萃取的精油品質好，乙酸沉香酯的成分較高。

另外，市面上有一種號稱「頂級」的苦橙葉精油，價格介於葉與花之間，作用也介於兩者之間，但其實是同時萃自橙花及葉的複方精油，氣味多了橙花的優雅。

代表成分

酯類（乙酸沉香酯）、單萜醇（沉香醇）、含氮化合物。

側重屬性

- **生理療效**：抗痙攣、調理感染性面皰、抗呼吸道感染。
- **心理療效**：抗壓力、改善冬季憂鬱症和失眠問題。

使用禁忌

無。

代表配方

全橙煥新配方：苦橙葉＋橙花＋苦橙，依照個人喜好調整比例，再加入荷荷芭油，調成5%的按摩油，用來按摩臉部及全身。集合了整棵苦橙樹的菁華，氣味溫暖撫慰人心，對於降低皮脂過盛也很有效。苦橙葉很適合處理壓力下產生的面皰，若再搭配苦橙葉純露來貼敷，消炎效果更佳。

紅桔

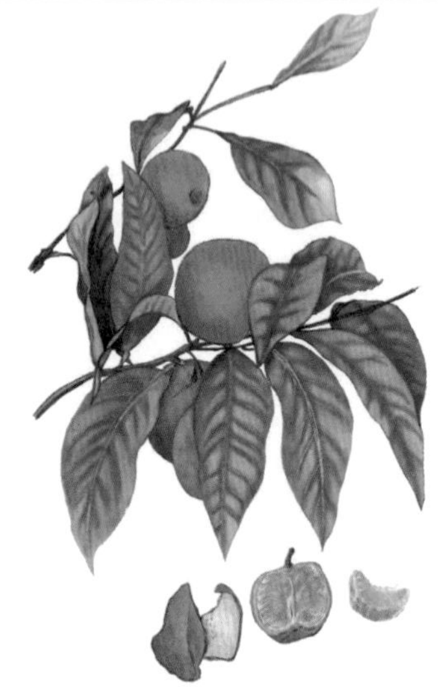

英文俗名	Mandarin
拉丁學名	*Citrus reticulata*
其他俗名	橘子
植物科屬	芸香科柑橘屬
主要產地	義大利、法國
萃取部位	果實
萃取方式	壓榨

外觀特徵

枝葉茂盛，橙紅色的果實成串綴滿枝頭，果皮較橙容易脫離。

精油特性

桔、橘，兩字是同樣意思。中國人是很喜歡橘的民族，舉凡逢年過節、送禮、祭祀，都少不了這象徵吉祥與豐盛的水果，典籍與文獻記載更不乏出現其身影。橘的品種很多，常見供食用者有椪柑、桶柑，但拿來萃取精油的是不同品種的「紅桔」。

不管是在亞洲或歐洲，人一聞到紅桔精油常會直覺地連結到小孩，除了它的氣味溫暖甜蜜能博得孩童的喜愛外，其性質溫和，能調節小兒腸胃系統。例如法國芳療界常將紅桔精油與其他柑橘屬精油（例如橙花）調成複方按摩油，來處理兒童消化不良與打嗝等問題。

紅桔精油含有微量的鄰氨基苯甲酸甲酯，可抗痙攣與增加動能，因此與深層恐懼、童年陰影或內在孩童有關的生命經驗，都能在所屬配方油中加一些紅桔精油，可增添溫暖撫慰與調節情緒的效果。此外它也是在同類型精油中最溫和可親的，老人與孕婦都很適合使用。

選購重點

桔精油有兩種，較常見的是「紅桔」，氣味較甜美豐潤；「綠桔」（Green Mandarin）的氣味則是新鮮細緻，因為它是果實較青綠時即採收萃取，消費者可依喜好來選購。

代表成分

單萜烯（檸檬烯）、單萜醇（沉香醇）、苯基酯（鄰氨基苯甲酸甲酯）、呋喃香豆素。

側重屬性

- **生理療效**：調節消化系統（鎮定腸道／開胃）、調節中樞神經（提神／助眠）。
- **心理療效**：撫順疲勞、激發創意、促進和諧感。

使用禁忌

內含呋喃香豆素，具光敏性。若純油塗抹，曬到太陽可能會導致皮膚產生灼傷似的水泡及色素沉澱，因此使用後 12 小時內要避免太陽直射。

代表配方

- **兒童萬用配方**：紅桔 12 滴＋甜橙 10 滴＋檸檬 12 滴＋橙花 3 滴＋蒔蘿 3 滴。於兒童房內擴香，一次約 3 ～ 5 滴；或將 2 滴複方精油加入 10ml 的甜杏仁油中，調成約 1% 的按摩油（3 歲以上兒童可調成 3%），用來按摩小兒腹部與背部，能安撫神經，調節消化不良引起的腹痛問題。其實任何與兒童有關的情境，均可用到紅桔精油，但嬰幼兒使用要注意劑量問題。

1-9-5

桔葉

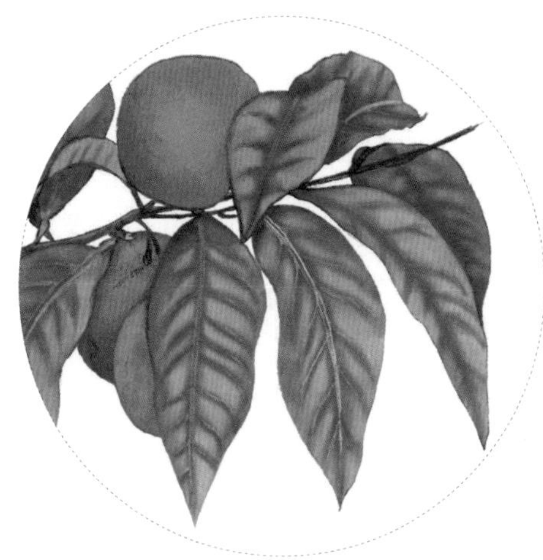

英文俗名	Petitgrain, Mandarin
拉丁學名	*Citrus reticulata*
其他俗名	橘葉
植物科屬	芸香科柑橘屬
現今產地	法國
萃取部位	葉片
萃取方式	蒸餾

外觀特徵

枝葉細長有刺，葉子為倒卵型，葉兩翼較狹長，可看到半透明油點。

精油特性

桔葉在文獻研究上較少，因經濟價值不如果實，通常是以修剪植株後的枝葉來作為精油材料。桔的原產地，經考據很可能來自中國南方，當地的溫暖氣候與肥沃土質非常適合桔樹生長，難怪外觀看來總是枝繁葉茂、結實纍纍。

談到桔葉精油就不得不提的芳香分子，鄰氨基苯甲酸甲酯，是一種含氮化合物，能帶來如動物般的原動力，並有強大的抗痙攣效果，常見於芸香科的精油中，但以桔葉的含量最多。

桔葉的強力放鬆效果，很像一張安全保護網，讓人暫時隔離於各種瀕臨崩潰的情緒之外，而以一種帶有安全距離的角度，來重新調整步伐，找回生命的節奏。故很適合處理現代人在面臨高壓時，引發的各種身心症狀，例如極度焦慮或憂鬱所導致的失眠困擾。

選購重點

桔葉精油的顏色比橙黃色略深，質地帶點黏稠。因為鄰氨基苯甲酸甲酯的比重，稍比水重，而桔葉含有高比例的鄰氨基苯甲酸甲酯，故滴入水中會呈半浮半沉狀。

代表成分

苯基酯（鄰氨基苯甲酸甲酯）、單萜醇（沉香醇）、單萜烯。

側重屬性

- **生理療效：**強力抗痙攣、強力鎮靜。
- **心理療效：**處理壓力症候群、身心官能症。

使用禁忌

無。

代表配方

- **心靈暗夜配方（4.3%）：**桔葉 5 滴＋高地薰衣草 10 滴＋纈草 3 滴＋馬鬱蘭 10 滴＋佛手柑 10 滴＋萊姆 5 滴＋聖約翰草浸泡油 50ml。取適量按摩全身再泡澡，能有效安撫情緒，幫助睡眠，迎向生命暗夜之後的黎明。桔葉擅長處理心因性疾病及所有的壓力症候，例如頭痛、失眠、經期失調等，主要功能在於調節神經傳導物質，以及平衡內分泌失調，所以不見得要高劑量才有效，低劑量反而能讓人愉悅放鬆。急症時可使用到 10% 的劑量，平時保養則用 2% 的劑量即可。

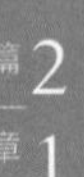

1-9-6 葡萄柚

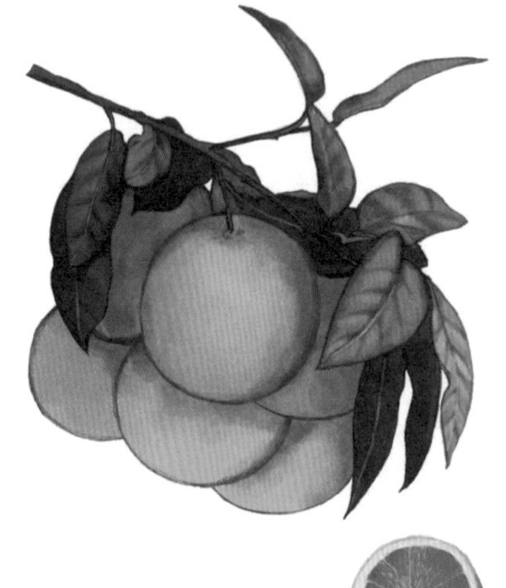

英文俗名	Grapefruit
拉丁學名	*Citrus paradisii*
其他俗名	西柚
植物科屬	芸香科柑橘屬
主要產地	以色列、巴西、美國
萃取部位	果皮
萃取方式	壓榨

外觀特徵

果實較大，呈扁圓形，果皮平滑，為淡黃色或淡紅色，成串聚集於枝葉上。

精油特性

柑橘屬的植物擁有悠久的歷史，隨著人類文明與商業活動的遷徙，而發展出許多品種，葡萄柚就是柑橘家族裡比較年輕的成員。它是「橙」與「柚」的混血品種，18 世紀才出現於西印度群島，20 世紀後逐漸傳至世界各地。雖然葡萄柚只有短短四百多年的歷史，但它促進淋巴流動的極佳功效，早已成為現代人「減肥」時的精油聖品。

事實上，葡萄柚精油擅於處理的是「心因性」所導致的肥胖問題。特別是它成分中高達 90% 以上的檸檬烯，能有效激勵神經傳導物質，促進多巴胺的分泌，提升創造力，並能處理大腦退化問題，例如改善帕金森氏症的相關症狀。此外，葡萄柚精油可用來調整時差，其充沛的陽性能量，對於長途旅行的疲憊、水土不服導致的情緒低落，都能以促進腦內啡的方式，達到為大腦加油打氣的功效。

葡萄柚在身體與心靈各層面的療效，都能與「酒神」的意象連結。在希臘羅馬神話中，酒神是掌管歡樂與豐盛的神祇，最著名事跡就是以流浪祭司的身分，改善了當時許多人（身體）與神（心靈）之間的距離。葡萄柚就如同酒神一樣，所到之處無不吸引眾多狂熱信徒，其兼具流暢與洞察的特質，除了能幫助身體「減壓」之外，更讓人以輕鬆的心情來貼近與理解這個複雜世界。

選購重點

芳療等級的葡萄柚精油有兩種，白葡萄柚（Grapefruit）的氣味清雅活潑，粉紅葡萄柚（Pink Grapefruit）的氣味沉穩清甜。而粉紅葡萄柚對於促進淋巴循環、處理橘皮組織的效果更好。

代表成分

單萜烯（右旋檸檬烯）、醛類（牻牛兒醛）、呋喃香豆素。

側重屬性

- **生理療效**：激勵肝臟分泌膽汁、抗帶狀皰疹病毒、改善橘皮組織。
- **心理療效**：抗季節性情緒失調，保持興趣、精神熠熠。

使用禁忌

內含呋喃香豆素，具光敏性。葡萄柚精油所含的檸檬烯，是所有柑橘屬精油中最多的，作用效果強勁，但劑量過高亦可能會刺激皮膚，使用時需留意。

代表配方

- **身心靈大掃除配方（5.5%）**：葡萄柚 3 滴＋喜馬拉雅雪松 3 滴＋絲柏 2 滴＋檸檬葉 2 滴＋檀香 1 滴＋椰子油（或芝麻油）10ml。遇到心情沮喪就想暴飲暴食的個案，特別適合此配方，用來按摩全身，並加強腰腹及下半身。亦可加入 2 匙天然海塩（細塩），靜置片刻，等海塩充分浸泡按摩油後，用來做全身去角質，幫助脂肪燃燒又能排除多餘體液，最後再將剩下的海塩置入泡澡水中，在家即享受一個幸福又放鬆的減壓 SPA。

佛手柑

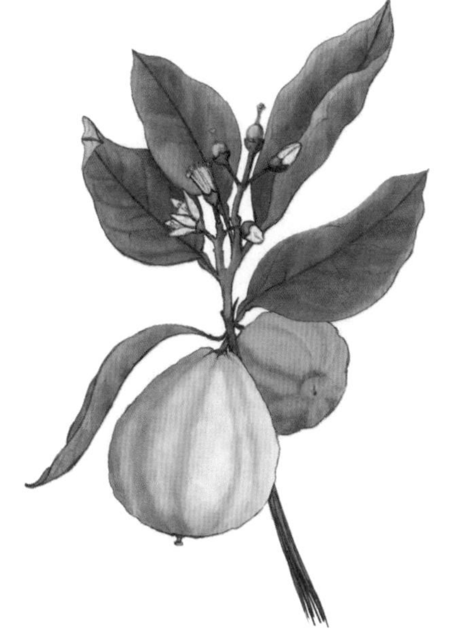

英文俗名	Bergamot
拉丁學名	*Citrus bergamia*
其他俗名	貝加蜜柑、王子梨
植物科屬	芸香科柑橘屬
主要產地	義大利
萃取部位	綠黃色的果皮
萃取方式	壓榨

外觀特徵

花、葉、果都比一般的柑橘屬植物要小而細緻，果實類似梨形，有淺淺的皺紋，與大眾印象中的觀賞型果實（爪形）是不同的品種。

精油特性

在所有柑橘家族中，佛手柑的形象就像是兼具陽光清朗與優雅纖細的義大利花美男。它的身世神祕，有別於其他柑橘屬的原生地是東亞，佛手柑的原生地在西方，纖細的佛手柑對於土壤與氣候有特定的需求，目前的主要產區是義大利南部的卡拉布里亞，以及西非的象牙海岸。

不同於其他柑橘類精油的陽光滿點，佛手柑的氣味好像多了一層水氣，比較朦朧柔和。那是因為除了檸檬烯、香豆素外，它的代表成分是安撫性高的乙酸沉香酯，因此在氣味上多了一種溫暖的花香，在療效上比其他柑橘屬兄弟更能貼近人心、帶來慰藉。

若要選擇一款精油可一舉數得，同時能提振人心又能放鬆情緒，有極佳的生理抗菌功效又能幫助心靈減壓，佛手柑精油將在首選名單中。臨床芳療研究發現，佛手柑精油具有類似觸媒轉化劑的作用，很適合搭配其他精油，能產生強大的協同作用，加速療效反應。因此，平凡如面皰、皮屑、油性皮膚問題；常見如膀胱尿道感染、皰疹病毒；乃至嚴重的心因性問題如厭食、憂鬱等，不妨在配方中加入佛手柑精油，臨床上常帶來出奇療效。

1-9-1 苦橙 | 1-9-2 橙花 | 1-9-3 苦橙葉 | 1-9-4 紅桔 | 1-9-5 桔葉 | 1-9-6 葡萄柚 | 1-9-7 佛手柑 | 1-9-8 萊姆 | 1-9-9 檸檬 | 1-9-10 其他芸香科精油

1-9-7 佛手柑

選購重點

市售的佛手柑精油有綠、黃兩種，黃色是較成熟的果實壓榨而成，酯類成分較高，氣味較圓柔甜美。

代表成分

酯類（乙酸沉香酯）、單萜烯（右旋檸檬烯）、單萜醇（沉香醇）、呋喃香豆素。

側重屬性

- **生理療效：**抗菌抗感染、退燒、緩解脂漏性皮膚炎。
- **心理療效：**激勵精神、放鬆情緒、抗沮喪。

使用禁忌

內含呋喃香豆素，具光敏性。若純油塗抹曬到太陽，可能會導致皮膚產生灼傷似的水泡及色素沉澱，因此要避免太陽直射或建議夜晚使用。

代表配方

- **全方位兒童抗菌配方（5%）：**佛手柑 8 滴＋橙花 3 滴＋岩玫瑰 5 滴＋桉油樟（羅文莎葉）5 滴＋芳樟 3 滴＋大西洋雪松 3 滴＋牛膝草 3 滴＋甜杏仁油 30ml。可塗抹於全身或脊椎兩側，能協助退燒，全方位抗菌，止咳及化解黏液。

相關精油

- **FCF 佛手柑** Bergamot FCF

市面上有所謂 FCF 佛手柑精油，是已去除呋喃香豆素、不具光敏性的精油成品，拿來當皮膚保養品不具刺激性，但在氣味與心靈療效上已不如完整的佛手柑精油強烈，消費者可依使用目的來選購。

- **佛手柑葉** Petitgrain Bergamot

由佛手柑的葉片所蒸餾的精油，主成分是單萜烯（檸檬烯）、單萜醇（沉香醇）、酯類（乙酸沉香酯、乙酸萜品酯）。適合處理情緒困擾或因而引起的其他症狀，例如情緒所導致消化、皮膚等問題。

1-9-8 萊姆

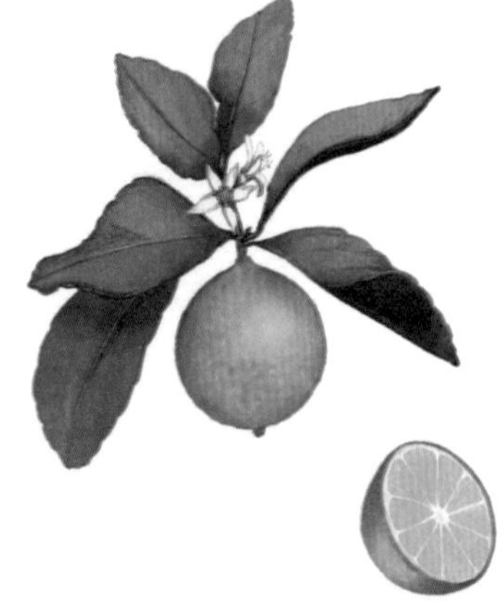

英文俗名	Lime
拉丁學名	*Citrus limetta*
其他俗名	無籽檸檬
植物科屬	芸香科柑橘屬
主要產地	墨西哥
萃取部位	果皮
萃取方式	壓榨／蒸餾

外觀特徵	植株有刺，葉緣呈波浪狀，花朵純白色，果實渾圓，少了檸檬的兩端乳狀突起。
精油特性	原生於印度，中古世紀經由十字軍東征逐漸傳入西方，它的氣味在柑橘家族中是比較鮮明活潑的，又帶點異國風，非常適合與昂貴花香類精油一起調香，能在花香調中帶出一種神祕華麗的氣息。 從成分來看，含有微量的醛與鄰氨基苯甲酸甲酯，讓萊姆精油像是吟遊詩人，具有創造與紓發心情的潛能。它能讓人帶著好奇心觀賞世俗風景，並且保持幽默感，故很適合心情鬱悶、常覺得自己有苦說不出口的個案。萊姆精油能讓人放鬆心情，並且適當地表達情緒，在苦痛中依然能展現詩意。
選購重點	柑橘屬果實通常是用壓榨法萃取精油，但萊姆比較特別，市面上同時可以找到兩種萃取方式。果皮壓榨的萊姆精油具光敏性，氣味較接近原果實；蒸餾萃取的萊姆精油則無光敏性，酯類含量較高，氣味獨特。
代表成分	單萜烯（右旋檸檬烯）、酯類（乙酸沉香酯）、苯基酯（鄰氨基苯甲酸甲酯）、呋喃香豆素。
側重屬性	• **生理療效：**抗腸胃痙攣、提升免疫機能。 • **心理療效：**保持幽默感、苦中作樂。
使用禁忌	內含呋喃香豆素，具光敏性。但蒸餾萃取的萊姆精油則無此禁忌。
代表配方	• **心輪的綠色回春配方：**萊姆 3 滴＋佛手柑 5 滴＋大馬士革玫瑰 5 滴＋波旁天竺葵 2 滴＋膠冷杉 4 滴＋歐白芷根 1 滴＋廣霍香 2 滴。此複方精油可用來擴香，亦可加植物油稀釋後，按摩胸口或當作隨身香氣，給予心輪更多愛的力量。

檸檬

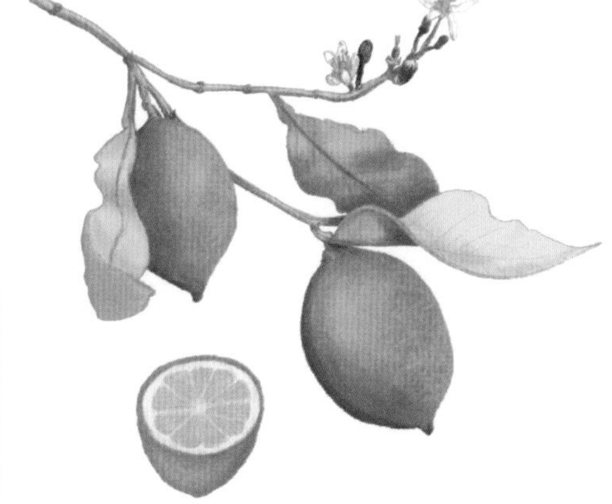

英文俗名	Lemon
拉丁學名	*Citrus limonum*
其他俗名	藥蘋果
植物科屬	芸香科柑橘屬
主要產地	義大利、美國、阿根廷、以色列
萃取部位	果皮
萃取方式	壓榨

外觀特徵	葉片為深綠色，邊緣呈波浪狀；花苞帶著淡淡的紫色；果實依成熟程度不同而有綠色及黃色兩種，兩端有乳狀凸起。

1-9-9 檸檬

精油特性

檸檬原生於亞洲，由印度傳入波斯，再隨宗教軍隊傳入西方，為歷史悠久的芳香植物，西元前一千年即有栽種歷史。相對於其他柑橘屬的精油，檸檬的氣味有著不容動搖的威嚴與剛硬線條，伴隨著直衝腦門的活潑颯爽，讓吸聞者剎時神清氣爽。

檸檬是如此普及又深化於現代人的生活中，故氣味很具指標性，極容易辨識出來，當人吸入鼻腔的那一刻，酸甜清香的味道，腦海也立即伴隨著清新健康的形象。然而，在中世紀的西方，它經常被用於喪葬祭儀中，或用來驅散充滿瘟疫的空氣。不難推想，在醫療及衛生環境都不理想的年代，人們自然想用氣味清新的檸檬，來達到淨化空氣與殺菌的功效，並且保護自己以避免惡靈的干擾；流傳至今日，適合睡前在小孩床邊，滴上一滴檸檬精油平撫孩子的惡夢。

當代醫療科學界對於檸檬精油的研究，一直不斷有新發現。它抗菌效果特強，是防治流感病毒的極佳選擇，還有些機構正在研究檸檬精油的抗癌力（抑制癌細胞）。檸檬精油可刺激白血球來防衛人體，達到抗感染及消炎的效果。

它也適合用來調理循環系統、淨化身體、清血及養肝，可處理靜脈曲張、動脈硬化、肝腎失調等。美容方面，可治療痘痘油性皮膚、美白肌膚、抗頭皮屑，唯需注意其光敏性。

選購重點

市面上有黃檸檬和綠檸檬的精油，黃檸檬比較常見，綠檸檬氣味較清新。

代表成分

單萜烯（右旋檸檬烯）、倍半萜烯（β－沒藥烯）、呋喃香豆素。

側重屬性

- **生理療效**：抗皮屑芽孢菌、化解結石、調理肝功能失調。
- **心理療效**：鎮靜神經、強化心靈。

使用禁忌

內含呋喃香豆素，具光敏性，塗後避免日曬。由於檸檬烯含量高，可能容易刺激皮膚，老幼與敏感肌膚者請從低劑量開始使用。

代表配方

- **「衣櫥裡沒怪獸」配方**：檸檬 10 滴＋甜橙 5 滴＋高地薰衣草 10 滴＋安息香 5 滴。此複方精油於孩童睡前擴香，能削減莫名恐懼感，兼具空間淨化與殺菌，讓孩子一夜好眠。

相關精油

- **檸檬葉** Petitgrain Lemon

由檸檬樹的枝葉與嫩芽所蒸餾的精油，主成分是檸檬烯、檸檬醛、乙酸牻牛兒酯、丁香油烴、牻牛兒醇。同樣具有柑橘屬葉片的清新愉悅特質，以及可處理精神或情緒方面困擾的功效，能抗沮喪，給予鼓勵支持。

1-9-10 其他芸香科精油

• **日本柚** Yuzu

拉丁學名 *Citrus medicus junos*，產於日本。精油由果皮壓榨萃取，與其他柑橘類精油相比，氣味較細緻，加上數量較少，因此價格是柑橘類精油中較昂貴的。主要成分是單萜烯（檸檬烯、γ－萜品烯、月桂烯），能夠調節皮膚的油脂，治療面皰、縮小毛孔、淡化痘疤，很適合青春期或油性肌膚使用，也有助於緊緻肌膚、消除橘皮組織，還能改善腸胃脹氣與便祕，平衡神經系統，帶來愉悅正向的感受。具有光敏性，使用後應避免曬太陽，以免皮膚過敏。

• **泰國青檸** Combava / Kaffir Lime

拉丁學名 *Citrus hystrix*，原生於東南亞印尼、尼泊爾、菲律賓與泰國，也可在馬達加斯加與留尼旺島見到。常用於料理中，特別是咖哩醬與泰式酸辣湯。精油可分果皮壓榨或葉片蒸餾，果皮精油主成分是單萜烯（檸檬烯、松油萜）、單萜醇（萜品烯-4-醇），淨化與殺菌的效果佳。而泰國青檸葉精油主要成分是醛（香茅醛）、單萜醇（香茅醇）與酯類（乙酸香茅酯），可以用來驅蚊蟲，舒緩蚊蟲叮咬的不適，能抗菌、抗病毒，預防感冒，青翠的果香調也能提振憂鬱的情緒，讓人能夠輕鬆面對煩悶的生活。

• **克萊蒙橙** Clementine

拉丁學名 *Citrus clementine*，產於西班牙、義大利、法國等地中海國家，早期使用在香水工業，近年來才被運用在芳香療法中。精油可由葉片蒸餾或是果皮壓榨而得。克萊蒙橙葉精油的主要成分是單萜烯（檜烯）與單萜醇（沉香醇），具有補强中樞神經系統的效果，可以幫助抗壓、抗憂鬱、紓解緊張與焦慮的情緒，安撫驚嚇，治療失眠，還能幫助皮膚平衡油脂。而克萊蒙橙精油的主要成分是單萜烯（檸檬烯、月桂烯、α－萜品烯），能夠促進身體循環、改善橘皮組織、預防妊娠紋，治療痤瘡、平衡油脂。克萊蒙橙精油具有光敏性，使用後應避免曬太陽，以免造成皮膚過敏。

• **咖哩葉** Curry Leaf

拉丁學名 *Murraya koenigii*，又叫可因氏月橘，芸香科月橘屬，原生於印度與斯里蘭卡，是咖哩醬的重要原料，在阿輸吠陀醫學中則拿來治療糖尿病。精油由葉片蒸餾而得，主要成分是單萜烯（α－松油萜、檜烯、β－水茴香萜）與倍半萜烯（β－丁香油烴），能夠促進身體循環，强化心血管功能，調理肝腎，並能抗細菌、抗病毒、抗真菌，預防感染，還能消除自由基，延緩身體老化，用來保養皮膚則有明亮肌膚與保溼的效果。

其他芸香科精油

- **卡塔菲** Katafray

拉丁學名 *Cedrelopsis grevei*，原生於馬達加斯加，傳統上會用來治療瘧疾、發燒與緩解肌肉疲勞，也會使用在婦女生產後的調理。精油由木質蒸餾而得，主要成分是倍半萜烯（苡四環烷、β－欖香脂烯、古巴烯、杜松烯、蛇床烯），保溼、抗老化的效果很好，還能抗發炎，治療皮膚炎，舒緩風溼性關節炎，預防因雌激素流失而造成的骨質疏鬆，可以治療更年期導致的陰道乾燥，是更年期的重要用油。

- **岬角白梅** Cape May

拉丁學名 *Coleonema album*，原生於南非。精油由葉片蒸餾而成，主要成分是單萜烯（α－, β－水茴香萜、月桂烯、檸檬烯）、倍半萜烯（大根老鸛草烯）和單萜醇（α－萜品醇），能夠促進淋巴循環，排除多餘的體液，消除橘皮組織，強力消炎與止痛，舒緩關節炎、肌肉痠痛，治療慢性皮膚炎，預防泌尿道感染，調理中樞神經系統，幫助擺脱負面情緒，重新獲得勇氣與積極向前的力量。

- **圓葉布枯** Buchu, round

拉丁學名 *Agathosma crenulata*，原生於南非，當地人會將葉片浸泡在白蘭地、醋或茶水中，來治療腸胃道與泌尿道的不適。精油自葉片蒸餾而得，主要成分是單萜酮（胡薄荷酮、薄荷酮）與單萜烯（檸檬烯、月桂烯），能夠治療膀胱炎，幫助身體除溼，排除過多的體液與黏液，還可以提神醒腦，促進肌膚細胞更新，亦能強力止痛、通經。略帶肝毒性與神經毒性，孕婦與嬰幼兒禁用。

- **竹葉花椒** Szechuan Pepper

拉丁學名 *Zanthoxylum alatum*，生長在中亞地區例如尼泊爾。精油萃取自果實，主要成分是單萜醇（沉香醇）、單萜烯（檸檬烯）、苯基酯類（肉桂酸甲酯）與氧化物（1,8－桉油醇），能促進身體代謝，提振免疫力，抗感染，例如預防與治療呼吸道、腸胃道、泌尿道的感染，還能修護傷口，止痛（經痛、關節肌肉疼痛、風溼痛），平衡情緒，讓人感覺溫暖。

- **印度花椒** Indian Pepper

拉丁學名 *Zanthoxylum rhetsa*，原產於印度。精油由果實蒸餾而成，略帶果香，主要成分是單萜醇（萜品烯-4-醇）與單萜烯（檜烯、α－萜品烯、α－, β－松油萜），抗菌、抗病毒的效果很好，還能驅蟲，當地用來預防與治療霍亂，可以緩解氣喘，還能夠止痛，和丁香花苞並用可以止牙痛、風溼關節疼痛。

零陵香豆

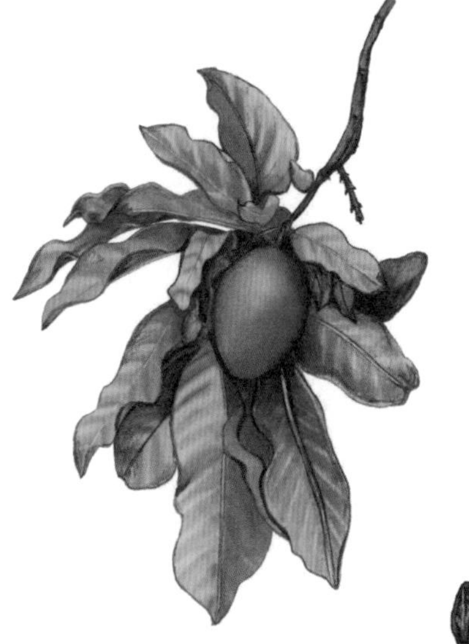

英文俗名	Tonka
拉丁學名	*Dipteryx odorata*
其他俗名	香豆、東加豆
植物科屬	豆科二翅豆屬
主要產地	委內瑞拉、巴西
萃取部位	種子
萃取方式	溶劑

外觀特徵

樹身高大，葉片橢圓油亮，開白色小花，果實外覆淺褐色硬殼，內有黑色種子，經醃漬後即為零陵香豆。

精油特性

零陵香豆的氣味，彷彿是一股滿溢著美妙回憶的氣息。初聞時就像在胸口放進了一道光，溫暖的光暈柔化了心中的界限，讓人只想好好地伸展一下身體，並深深嘆一口氣。它帶點杏仁堅果及香甜焦糖的氣味，總是能帶領人們回到記憶中最溫暖愉悅的日子，並且重溫幸福美好的感覺。

原生於南美洲的零陵香豆是雨林植物，早期的採收者每到採集的日子就會全家出動一起深入險地，通力合作以取得這珍奇的豆科香料。它的製作過程跟香草有點類似，但是簡易許多，首先敲開硬殼取出種子，然後浸泡在萊姆酒中醃漬，待種子表面產生白色的霜狀結晶，即完成了主成分為香豆素的零陵香豆原料。

在南美洲，零陵香豆是當地原住民的傳統藥用植物，主要功效為利膽（促進膽汁分泌）、抗痙攣、以及降低血糖。在現代芳香療法運用上，零陵香豆的原精也有異曲同工之效。

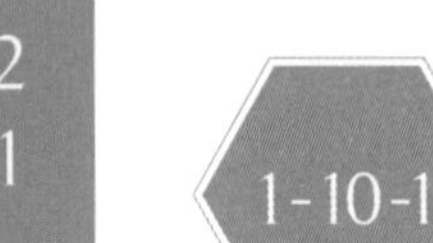

1-10-1 零陵香豆

原精中含有 60% 左右的香豆素。氣味輕巧的 α 苯基吡喃香豆素，不同於柑橘屬精油中的呋喃香豆素，所以不具光敏性。臨床上常用於放鬆中樞神經系統及肌肉組織，西方有些醫院會用來減輕患者的疼痛。另外，它也能夠促進血液循環，並且具有抗凝血的作用，所以很適合使用在現代人常見的慢性疲勞症候，例如用腦過度、應酬造成的心血管疾病、失眠、長期肩頸腰的痠痛等症狀。

科學研究對於香豆素一直有些不同爭議，譬如過量會致癌，但是也有研究指出香豆素能夠抗腫瘤，尤其是抑制乳癌細胞。在此，請秉持一貫的態度，於安全劑量下使用精油，那麼就能欣然領受這自然界難能可貴的療癒禮物。

選購重點 零陵香豆原精濃稠易沉澱，為了調香方便，常會先以植物油或酒精稀釋才販售。

代表成分 香豆素、微量芳香醛。

側重屬性

- **生理療效**：緩解慢性疼痛、改善心血管疾病、強力抗痙攣。
- **心理療效**：給予溫暖舒適的感覺、放鬆、鼓舞情緒。

使用禁忌 高劑量的香豆素具有清涼、抗凝血的作用，若正在服用抗血栓、抗凝血等藥物時，使用上需特別注意。

過量可能麻痺心臟，請低劑量使用。

代表配方

- **「謝謝你曾經愛過我」配方（4.5%）**：大西洋雪松 5 滴＋零陵香豆 1 滴＋摩洛哥玫瑰 3 滴＋聖約翰草浸泡油 10ml。此配方適合處理失戀情境，用來按摩脊椎兩側及胸口，能讓人保持流暢，不執著於已逝的戀情。零陵香豆的溫暖放鬆效果極佳，在特定配方中屬於不可或缺的輔助角色，因為氣味鮮明，所以用量不需太高，有時一滴原精即綽綽有餘。

1-10-2 銀合歡

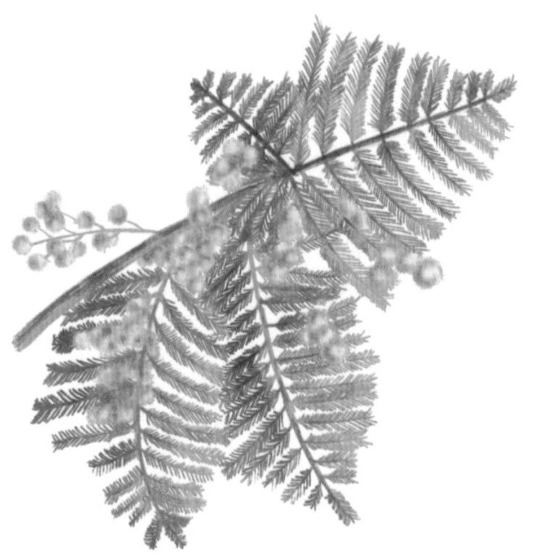

英文俗名	Mimosa
拉丁學名	*Acacia dealbata*
其他俗名	銀荊
植物科屬	豆科含羞草亞科金合歡屬
主要產地	摩洛哥
萃取部位	花
萃取方式	溶劑

外觀特徵

大型喬木，羽狀複葉，毛絨絨的花朵與含羞草非常類似，開花時滿樹金黃，氣味清香。

精油特性

原生於澳洲的銀合歡，同科屬的還有澳洲的國花金合歡，相較之下，銀合歡的氣味清爽許多，反而比較近似在台灣常見但不同屬的相思樹。當穿梭於銀合歡樹林下，清新的花香彷彿能穿透細胞，讓人疑似進入了夢中的香格里拉，感覺世界分外透明。

銀合歡的樹身高大，但湊近端詳卻發現枝葉相當纖細；花朵雖嬌小可愛，但盛開時叢聚樹頭，又讓人感覺繽紛熱鬧。從植物能量學的角度來看，擁有強壯樹身的植物精油，總是能給予人強大的支持力量（例如芳樟），而花朵纖細的植物則如同安靜傾聽的好友，讓人可以很安心地發洩情緒。銀合歡結合上述兩類特質，因此極適合用在性情安靜害羞、不擅長表達自己的個案上，尤其在遇到別人不當對待時，每每感到不知所措，於是個性更加內縮，或是因為滿腹委屈而對世界逐漸疏離，不只自己生悶氣，也讓身邊的人不知該如何與之相處。銀合歡能讓人開放心胸，願與這個世界磨合，重建自信，並有支撐自己的勇氣。

銀合歡在香水業界有一定的地位，通常是拿來調合各種相互衝突的香氣，以達到協調美感。它同時是絕佳的護膚用油，倍半萜烯、芳香酸的成分能溫和鎮定肌膚，加上苯環芳香族，更能安撫敏感、壓力所產生的皮膚問題，例如暗沉。在芳香酮的加持下，銀合歡亦能修護細胞，淡化疤痕，很適合術後的皮膚保養，重建美麗的肌膚。

以上療效正呼應義大利的一個習俗，人們會在婦女節這一天，送一束小小的銀合歡捧花給所有認真生活的女人，藉著這個貼心的舉動，芬芳的銀合歡讓女人們能更加欣賞自己與眾不同的美麗。

選購重點

銀合歡原精質地濃稠，但顏色比其他原精來得淡，氣味也很清雅，放上一段時間後可能凝固、不易使用，所以市面上常以荷荷芭油稀釋後再販售。如果買到未經稀釋的原精，建議購買後立即用荷荷芭油稀釋與定香，不僅有利保存，更能維持品質。

代表成分

苯基醛、酸類。

側重屬性

- **生理療效**：修復傷口、促進細胞再生、收斂油性敏感肌膚。
- **心理療效**：回歸自我、心平氣和、消除恐懼。

使用禁忌

無。

代表配方

- **美白修護萬用面油配方（3%）**：銀合歡 4 滴＋永久花 2 滴＋醒目薰衣草 5 滴＋岩玫瑰 2 滴＋檀香 5 滴＋玫瑰籽油 5ml ＋沙棘油 5ml ＋聖約翰草浸泡油 20ml。很適合作為日常臉部護膚油，另外對於術後的疤痕重整、淡化色素及預防蟹足腫，也很有效。

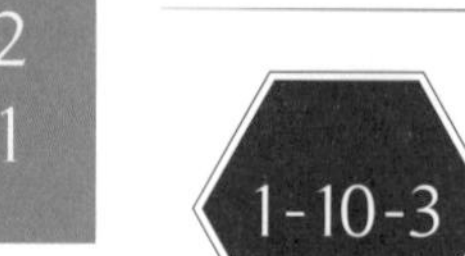

1-10-3 古巴香脂

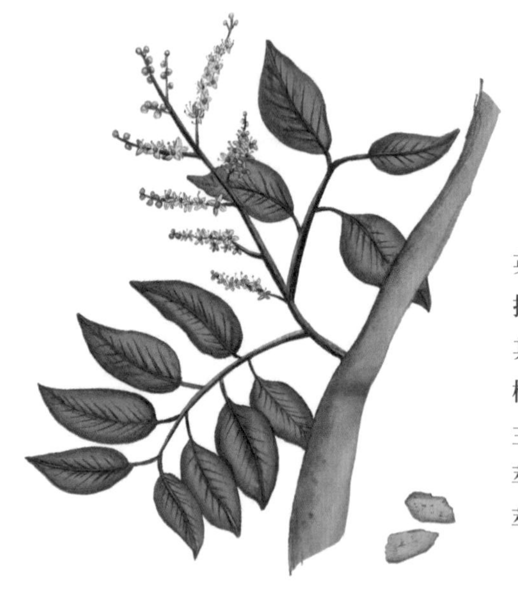

英文俗名	Copaiba balsam
拉丁學名	*Copaifera officinalis*
其他俗名	柯柏膠樹、柯拜巴脂
植物科屬	豆科蘇木亞科古巴屬
主要產地	巴西
萃取部位	樹脂
萃取方式	蒸餾

外觀特徵

落葉喬木，羽狀複葉，白色的小花中央有一圈長長的雄蕊包圍花心，在樹幹鑽洞會流出樹脂。

精油特性

來自巴西雨林的古巴香脂，也許不是大眾熟悉的植物，但如果提起同科親戚的豔紫荊、阿勃勒等庭園常見樹木，大家或許會有些印象，因而對古巴香脂木的外形與療癒特質產生一些聯想。

從拉丁學名 officinalis（藥用的）就可了解它具有藥用價值的身分。止血效果不輸沒藥，自古便是亞馬遜河印地安人拿來收斂及癒合傷口的最佳良藥。古巴香脂精油擁有高比例的倍半萜烯成分（達 70～90%），是單分子型精油，可推測它對於某些特定的人體系統具有相當強大的功效，沒錯，古巴香脂擅長處理的部位是皮膚與生殖泌尿系統。

古巴香脂是天然的抑菌劑，抗感染能力特佳，對於皮膚、黏膜組織（包括呼吸與泌尿系統）的感染與發炎，都有很好的舒緩效果。適合拿來處理有傷口的痘痘肌膚與皮屑感染。另外，深層的感染需要一段時間調理（約 2～4 星期），因此像是久病不癒（如久咳），或是潛伏期長的生殖泌尿道感染（如淋病），用古巴香脂來長期調理，效果很顯著。

豆科精油通常具有穿透性極佳的療癒特質，像是零陵香豆；甚至有時候予人一種透明感，例如銀合歡；而古巴香脂的氣味，比較淡定，卻有一種如蜂蜜般的溫暖，相當容易親近，也非常適合與其他精油調合，它能穩定一些易揮發的芳香分子，因此很適合用來定香。這樣特質的精油，能協助人放下纏繞心頭的塵埃，明心見性，不卑不亢地確立自己的位置與姿態。

選購重點

古巴香脂精油為淡黃色，主要成分為大分子的倍半萜烯類，沒有明顯的香氣，只有淡淡的清香。

代表成分

倍半萜烯（β－丁香油烴、α－古巴烯、反式 α－佛手柑烯）。

側重屬性

- **生理療效**：強力消炎、抗泌尿道感染、抗支氣管感染、修護潰瘍性傷口。
- **心理療效**：給予溫暖、淡定、強化自我存在感。

使用禁忌 無。

代表配方

- **私密處保養配方（4%）：** 多苞葉尤加利 10 滴＋古巴香脂 10 滴＋佛手柑 5 滴＋沉香醇百里香 10 滴＋芳樟 5 滴＋金盞菊浸泡油 50ml。可直接塗抹於腹部與生殖泌尿區，能有效處理念珠菌、淋病雙球菌、披衣菌等感染問題。如果塗抹黏膜後有刺激或乾澀感，可再用植物油稀釋降低劑量。

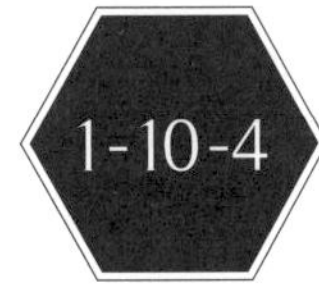

其他豆科精油

- **鷹爪豆** Broom

拉丁學名 *Spartium junceum*，豆科蝶形花亞科鷹爪豆屬，原產於地中海區。精油是由花朵透過溶劑萃取而得，主要成分是脂肪族酸（十六酸、辛酸）、脂肪族酯類、苯基酯類，能抗白色念珠菌，調理心血管系統，讓人能夠敞開心胸去體驗世界。

- **祕魯香脂** Peru Balm

拉丁學名 *Myroxylon balsamum*，豆科蝶形花亞科南美槐屬，原產於中美洲薩爾瓦多。精油萃取自樹脂，主要成分是苯基酯類（苯甲酸苄酯、肉桂酸苄酯）與倍半萜醇（橙花叔醇），有強大的止痛抗痙攣效果，並且能修護血肉模糊的傷口。其氣味香甜，可以加深呼吸深度，幫助暢通呼吸道，開闊心胸，可將之納入急救精油之一，急救肉體也急救心靈。

- **香脂果豆木** Cabreuva

拉丁學名 *Myrocarpus fastigiatus*，豆科蝶形花亞科香脂果豆屬。又名巴西檀木，生長在巴西、巴拉圭一帶，當地人傳統用法是用來治療傷口、預防潰爛。精油由木材蒸餾而得，主要成分是倍半萜醇（橙花叔醇、金合歡醇），對於傷口的修護效果很好，可以治療潰瘍、防止疤痕產生、美白淡斑，也能夠治療感冒與緩解咳嗽，舒緩肌肉關節疼痛。

1-11-1 檸檬香茅 | 1-11-2 玫瑰草 | 1-11-3 岩蘭草

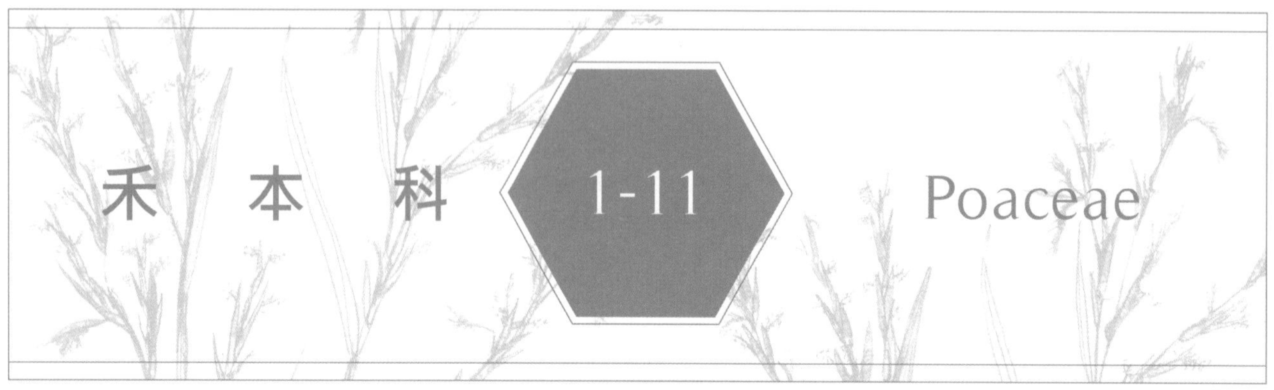

禾本科 1-11 Poaceae

1-11-1 檸檬香茅

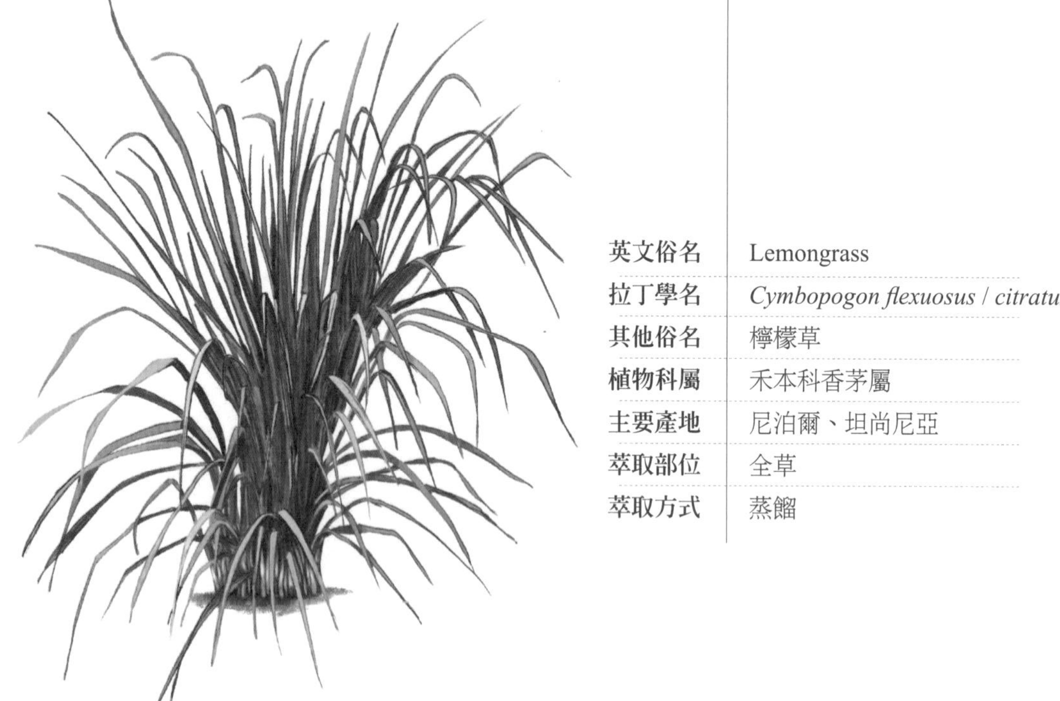

英文俗名	Lemongrass
拉丁學名	*Cymbopogon flexuosus / citratus*
其他俗名	檸檬草
植物科屬	禾本科香茅屬
主要產地	尼泊爾、坦尚尼亞
萃取部位	全草
萃取方式	蒸餾

外觀特徵

葉片細長，大量叢生似雜草，堅韌，全株芳香。

精油特性

搓揉檸檬香茅的葉片，帶點刺鼻的檸檬香氣馬上溢散出來。炎熱的東南亞國家多會在烹調食物時添加這種酸甜的香氣，除了刺激食欲，也可抗菌，著名的泰式酸辣湯就是添加了檸檬香茅。

芳療用途上除了可處理抗菌、抗病毒的問題，檸檬香茅精油最突出的地方，還是處理腿部痠麻、腫脹等各種循環問題，所以是「瘦腿」配方裡不可或缺的精油之一。近年研究指出，檸檬香茅能夠調節多巴胺的分泌，這是一種「創造力荷爾蒙」，對於慢性疲勞症候群，或常覺得生活乏味的人，可以振作精神，發揮創意，找到生活新鮮感。

曾有個案描述，在以檸檬香茅為主調的按摩過程中，覺得自己原本緊繃沉重如石塊般的身體，彷彿長了檸檬香茅的葉子，整個拉長開來，讓身體變得十分輕盈，內心也覺得可以再度憧憬夢想。所以檸檬香茅精油適合想要轉換的人，不僅能轉換身體的狀態，也轉換心情，拋開舊有包袱，邁向新生活。

選購重點

常用的檸檬香茅有兩大種類：

1. 東印度檸檬香茅（*Cymbopogon flexuosus*），原生於印度德干高原，檸檬醛含量高，氣味細緻，品質佳，由於印度當地的需求量大，所以市面上買到的多半是尼泊爾產的，品質也不錯。
2. 西印度檸檬香茅（*Cymbopogon citratus*），雖然種名的意思是帶有檸檬氣味，但實則月桂烯含量較高，精油也較黏稠，現以馬達加斯加產的品質較好。

代表成分

醛類（檸檬醛）、倍半萜醛、倍半萜醇。

側重屬性

- **生理療效**：抗黴菌、改善浮肉、緩解腿部酸麻無力。
- **心理療效**：給予轉變的力量。

使用禁忌

使用檸檬香茅後的反應，有人覺得放鬆，也有人覺得提神，其實這是富含醛類精油的特性，劑量高則振奮提神，低則鎮靜鬆弛，請依需求來調整劑量。

不過劑量過高，有可能會刺激皮膚，宜注意。在處理腳部扭傷急救時，劑量可高達10%，若因皮膚較敏感，而覺得刺痛難耐，馬上添些基底油塗抹稀釋即可。

代表配方

- **腿足強健配方（5%）**：檸檬香茅4滴＋葡萄柚4滴＋杜松2滴，加入延展性好的基底油（例如橄欖油、椰子油、芝麻油）約10ml。雙腿，幫助我們站立和行走在這個世界上，稍有不適，我們的活動力就會降低許多，對生命的想望也會遲滯難行。中醫認為脾胃是後天之本，有趣的是脾胃經絡也從雙腿開始，所以若想養生長壽就要經常按摩腿部。除了用上述配方來按摩雙腿，更可加强刺激小腿脛骨兩側的脾胃經絡，尤其是胃經上的足三里穴，也是消水腫的穴道。按摩完再來泡腳，原本疲憊又臃腫的雙腿，馬上就輕盈如飛。所以這配方也很適合外出旅行使用，無論是乘坐長程交通工具（如擠在狹小的飛機艙裡），或者不斷走路、逛街購物，所造成的腿部問題，甚至旅行引起的時差、水土不服也有幫助。

相關精油

- **爪哇香茅** Citronella, Java

拉丁學名 *Cymbopogon winterianus*，主要成分為香茅醛，氣味較檸檬香茅强勁粗獷。而我們常提到香茅可以驅蚊蟲，其實指的是這個品種，驅蚊效果比檸檬香茅更為突出。

1-11-2 玫瑰草

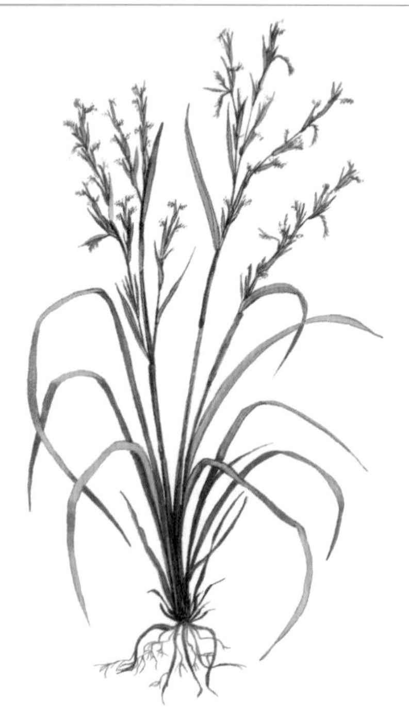

英文俗名	Palmarosa
拉丁學名	*Cymbopogon martinii*
其他俗名	馬丁香（由學名音譯而來）
植物科屬	禾本科香茅屬
主要產地	尼泊爾、印度
萃取部位	全草
萃取方式	蒸餾

外觀特徵

葉片細長，大量叢生似雜草，可長至 3 公尺高。

精油特性

這個在野外長得像雜草的植物，卻散發著接近玫瑰的香氣，因而被命名為玫瑰草。其價格比玫瑰便宜許多，早在 18 世紀就常被不肖商人混攙在玫瑰精油中，也同天竺葵有「窮人的玫瑰」之稱，原因在於品質佳的玫瑰草含有將近 80% 的牻牛兒醇，這是其香氣與療癒的重要來源。

旅人們常有如下經驗，在旅行時若遇到水土不服，就使用當地產的藥草，療癒效果最突出。這是因為藥草的生長特性，就是順應當地自然環境而生，所以可依據這個自然法則來選用合適精油。而原生於印度溼熱環境的玫瑰草，便是旅行於熱帶國家時的最佳良伴！高溫潮溼氣候所導致的感染，大多是腸胃炎、陰道搔癢發炎、香港腳等問題，這都是玫瑰草精油的強項。

旅行中或在戶外時，要能怡然自得，總得先放下原本在都市的慣性，例如過多的人工修飾、精緻包裝、講求快速便利等等，才能真正回歸到大地，去擁抱這簡單純樸又帶點草莽的特殊美感。建議這時不妨多使用玫瑰草精油，讓它帶點花香與青草香的溫淳，幫助人找回最原始的動物本能，去順應天地，無入而不自得。

臨床曾遇到一個案，是十足的都會女孩，但新交往的對象很喜歡爬山健行，為了男友，她嘗試走向戶外，剛開始覺得還滿愉快的，但野外生活的不便逐漸帶給她極大的適應困擾，也陸續出現生殖泌尿道感染問題。芳療師建議她將玫瑰草精油製成噴劑，於外出如廁時使用，在家則用玫瑰草為主的按摩油，塗抹腰腹區及生殖泌尿道區，可以改善感染問題，並讓她在野外生活更自在開懷，不但讓伴侶感情加溫，也發現更不一樣的世界。

選購重點

市面上的玫瑰草精油有兩品種，一種為 Motia，牻牛兒醇含量較高，品質佳，是真正的玫瑰草。另一種為 Sofia，又叫薑草，牻牛兒醇含量較少、檸檬烯較多，價格較便宜。印度當地人的傳統判別方法，是搖晃玫瑰草精油，泡沫上升後若能迅速消失，則沒混摻。

代表成分

單萜醇（牻牛兒醇、沉香醇、橙花醇）、酯類。

側重屬性

- **生理療效**：抗黴菌、補身、補神經、補子宮。
- **心理療效**：放掉雜亂思緒，讓人感受到質樸大地，充滿活力。

使用禁忌

親膚性極強，但敏感肌膚需再降低劑量，特別是臉部建議稀釋至 0.5%。

代表配方

- **外出如廁的清爽噴霧配方**：玫瑰草精油 10 滴＋佛手柑精油 10 滴＋檀香純露 80ml ＋藥用酒精 20ml。每次如廁後即噴灑在生殖泌尿道，可殺菌消毒、防止感染，並能減緩搔癢及異味，令人感覺清爽。

相關精油

- **蜂香薄荷** Monarda

拉丁學名 *Monarda didyma*，是唇形科蒙那達屬（或被翻譯成美洲薄荷屬或麝香薄荷屬），並非一般常見的薄荷家族（唇形科薄荷屬），產地在法國。牻牛兒醇的含量是精油中最高的，抗菌力強，可用來處理面皰、油性、問題皮膚，但要斟酌劑量。蜂香薄荷的花瓣鮮紅醒目，彷彿在原野中要燃燒起來，其植物能量是讓人深信自己是光芒萬丈的。

岩蘭草

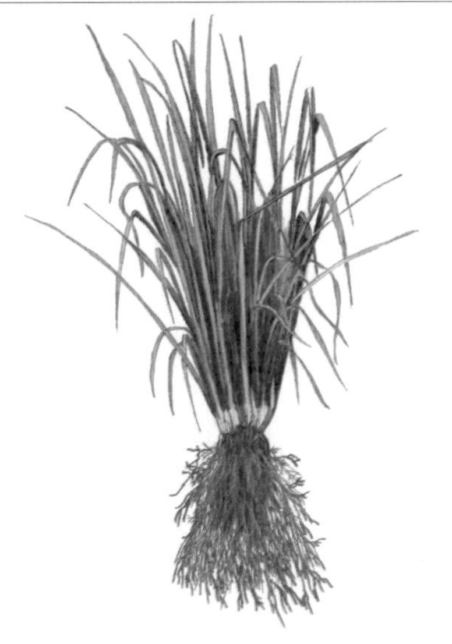

英文俗名	Vetiver
拉丁學名	*Vetiveria zizanoides*
其他俗名	香根草
植物科屬	禾本科岩蘭草屬
主要產地	印度、印尼、拉丁美洲
萃取部位	根部
萃取方式	蒸餾

外觀特徵

外觀與香茅相似，葉片狹長，高約 2 公尺，根部芳香，主根甚至可長達 10 公尺，周圍還有細密的氣根，緊抓土地。

精油特性

印度在午後常高溫近 40 度，人們會躲在岩蘭草根編織成的遮陽棚裡避暑，如果將水灑在遮陽棚上，便會透出讓人消暑的清涼香氣，可解除皮膚快被曬乾的不適感。印度詩人曾描述，岩蘭草聞起來就如同第一場久違的季風雨，灑在被烈火烤過的土地上所蒸散出來的氣味，是讓大地之母重新甦醒的絕妙之香。

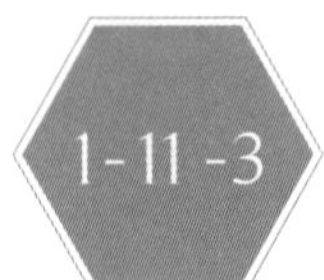

1-11-3 岩蘭草

岩蘭草拉丁學名的 zizanoides 意思為「沿著河邊」，表示岩蘭草原生地是在潮溼河岸邊。其綿密發達的根部，抓地力極强，生命力旺盛，即使遇到水災或乾旱，也能存活，故許多國家引進它作為水土保持的重要植物，防止土壤沖蝕，保有適當水分。

另外它具有强大的代謝能力，在汙染的環境中仍可生長，並改變土質。這樣的植物型態，正呼應岩蘭草對於隨時需要因應環境調整的身體功能，如內分泌、神經、循環等系統，有很好的平衡功效。因此印度傳統醫學阿輸吠陀療法，會將岩蘭草根磨碎，做成身體敷膜，來降低因發燒或中暑造成的高體溫；也會用岩蘭草精油按摩關節，以減緩風溼痛。

岩蘭草精油能夠促進血液循環，增加紅血球生成，但因為紅血球生命週期約 4 個月，所以在冬天有手腳冰冷問題的人，可以從夏天就開始將岩蘭草精油稀釋來按摩全身。它不像肉桂精油的大熱，氣味反而帶給人鎮靜感，非常適合炎熱或煩躁時使用。

岩蘭草有「鎮靜精油」的稱號，除了來自土地的能量外，它富含的三種倍半萜類分子，能幫助釋放深層恐懼、消除莫名不安。這類恐懼的源頭，有可能是出生時遭遇難產，或母親懷胎時的强烈不安感，讓孩子長大成人後仍帶著無法言說的陰影，這時可多用岩蘭草精油按摩腰腹部，讓體內的大地之母復甦，重新保衛她掌管的疆域。

從事身心療癒的工作者，在療程前可先將一滴岩蘭草精油塗抹在腹部，也就是第三脈輪的太陽神經叢，可帶來强大的保護能量，並維持自己與個案之間的平衡交流，不會過度消耗，也不會過度干涉，能適當地站在協助者的位置。

選購重點

精油的色澤為琥珀般棕色，且油質濃稠厚重。

至少要種植兩年以上的岩蘭草根，所萃取出的精油品質較佳。由於需徒手挖掘在地下綿延的根系，再加上精油比重大，蒸餾費時 18 ～ 24 小時，耗力耗時故價格不會太便宜。目前岩蘭草精油的商業產區是印度、印尼爪哇、海地、留尼旺島、馬達加斯加島等地，其中以馬達加斯加島、留尼旺島所生產的，別名波旁岩蘭草，氣味最豐厚，有近似檀香的高貴木質香，價格也較高。

代表成分

倍半萜醇（岩蘭草醇）、倍半萜烯（岩蘭草烯）、倍半萜酮（岩蘭草酮）。

側重屬性

- **生理療效**：促進循環、改善風溼關節炎疼痛、調節雌激素、滋補生殖系統、放鬆神經、提高睡眠品質。
- **心理療效**：消除强烈恐懼，讓身心能隨時調整到最佳位置。

使用禁忌

無。

代表配方

- **岩蘭草水療配方**：加 1 滴岩蘭草精油在水中，用來洗臉或按敷臉部，可淨化皮膚、透亮白皙。加 5 ～ 10 滴在溫水中泡腳，可消除異味，治療香港腳。
- **調理痘痘配方**：若以較高濃度局部塗點在粉刺、面皰上，能讓紅腫的痘痘縮小。

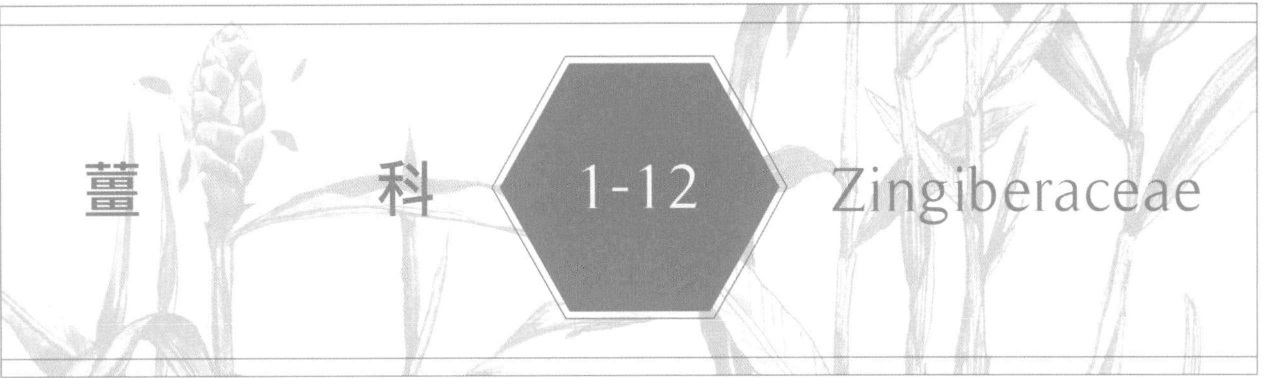

薑科 1-12 Zingiberaceae

1-12-1 薑

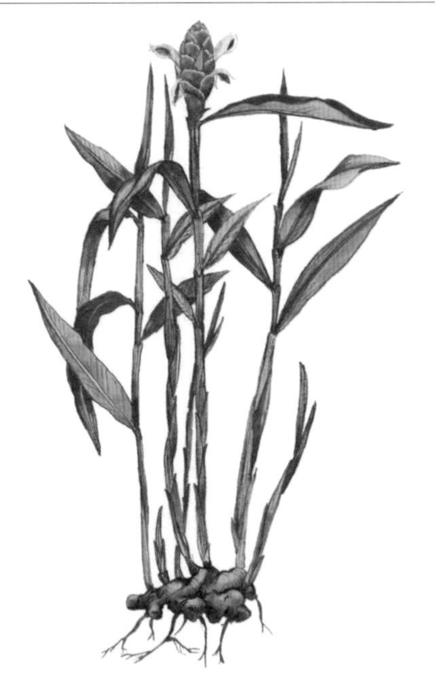

英文俗名	Ginger
拉丁學名	*Zingiber officinalis*
其他俗名	畺、生薑
植物科屬	薑科薑屬
主要產地	馬達加斯加、中國
萃取部位	根莖
萃取方式	蒸餾

外觀特徵

葉柄像蘆葦，葉片像尖矛；地下塊狀根莖似手指。

精油特性

中國人非常熟悉薑，無論在日常烹飪或者藥材方子，都可見其芳蹤。孔子的長壽養生祕訣是「不撤薑食，不多食」，每頓飯都要配薑，但也不能多吃。古醫書「傷寒論」在藥方中廣用薑，可驅風寒風溼、溫胃止吐、補充陽氣。婦女坐月子時，常以薑炒麻油再燉雞鴨，極具滋補效果，助其迅速恢復體力。

傳至歐洲，古希臘羅馬人用薑來處理胃疾。西方人也開始使用薑來做甜食，加至餅乾或蛋糕中，不僅增加風味，也可驅寒。但在早期，薑仍是昂貴的東方香料，所以只用於重大節日例如聖誕節，這也是薑餅屋的由來。

薑的印度梵文名，意思為宇宙，呼應薑具有溫和及平衡的療效，更可強化其他藥用植物的功效。在印度阿輸吠陀療法中，常使用薑來排毒。毒素就是身體不需要的東西，當身體細胞承載過多不必要的訊息，頭腦就會雜訊頻繁，這也算是廣義的毒素。薑精油富含的倍半

1-12-1 薑

萜烯以及單萜烯，可清除這些多餘訊息，幫助身體恢復平衡。另外，薑精油對於骨骼關節也有不錯的效果，近代很多科學研究確認薑精油可處理慢性風溼症、減緩關節炎的疼痛與腫脹。

選購重點

由堅硬的地下莖萃取，蒸餾非常耗時，故精油價格偏中高。薑精油在市面上可見到兩種萃取方式：蒸餾萃取的薑精油，具有生薑的氣味與療效，卻沒有辛辣口感，但二氧化碳萃取的薑精油則會辣口。

代表成分

倍半萜烯（薑烯、倍半水茴香烯、芳薑黃烯、金合歡烯）。

側重屬性

- **生理療效**：健胃、排毒、抗風溼、止暈。
- **心理療效**：補強腹部的本我輪能量，讓人更自信自在。

使用禁忌

煮薑汁作為藥浴使用時，皮膚會有辛辣刺激感，但蒸餾而得的薑精油並不會萃取出辛辣的成分，所以不必擔心薑精油會造成皮膚過敏。但若以二氧化碳萃取的薑精油，對皮膚仍有一些辣感，要注意劑量。

代表配方

- **關節保養配方（5%）**：薑20滴＋紅桔10滴＋山金車浸泡油30ml。此約為一星期的按摩量，塗抹於關節或循環不佳處，尤其適合老人家使用。帶點甜味的溫暖，不僅讓人感覺到關節被滋補而產生活力，也可幫助消化。薑非常適合處理關節靈活度不夠、循環不佳的問題，氣味很適合搭配柑橘屬精油。

相關精油

- **大高良薑** Galangal Root

拉丁學名 *Alpinia galanga*，又稱紅豆蔻，地下莖塊也充滿芳香與辛辣，與薑不同處是它根部外皮泛紅。精油主成分是苯基酯（對甲氨基肉桂酸甲酯）、氧化物類（桉油醇），對於無法說出且長久累積的情緒，有很強大的疏泄功能，經常胸悶腹脹的人可多使用。

- **泰國蔘薑** Cassumunar Ginger

拉丁學名 *Zingiber cassumunar*，原生於泰國，很常被運用在泰式料理與泰式按摩中，可以幫助暖胃以及治療疼痛。精油由塊莖蒸餾而成，主要成分是單萜烯（檜烯、萜品烯）與單萜醇（萜品烯-4-醇），促進循環，提振免疫力，廣效抗菌、抗病毒、抗微生物，還能强效抗發炎與止痛，因此常被用來治療類風溼性關節炎等關節肌肉的不適。

1-12-2

豆蔻

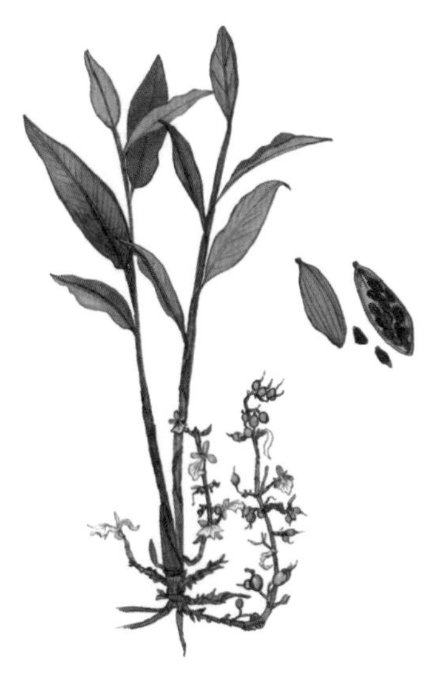

英文俗名	Cardamon
拉丁學名	*Elettaria cardamomum*
其他俗名	小豆蔻
植物科屬	薑科小豆蔻屬
現今產地	厄瓜多爾、印度、斯里蘭卡
萃取部位	果實
萃取方式	蒸餾

外觀特徵

強壯匍匐地下根莖，葉莖似蘆葦，可長至 3 公尺高。總狀花序，可結芳香的綠色扁狀果實。

精油特性

前往印度旅行會發現豆蔻時時出現在週遭！熱騰騰的印度奶茶，總會添加豆蔻，既添香味又能祛風；餐廳門口常備有豆蔻製成的綠色小丸子，讓客人咀嚼後能去除濃重氣味，讓口齒芬芳。

古希臘羅馬人，透過貿易將豆蔻從印度運送至歐洲，多用來製成香水或利口酒；早期的阿拉伯人會將豆蔻種子磨碎，加入咖啡裡。豆蔻的特殊香氣，在這些地區多作為烹飪調味使用，又被稱為「來自天堂的穀粒」(Grains of Paradise)。

豆蔻原產於南印度，最佳生長環境是一千公尺以上的潮溼森林，這呼應它性溫、可除溼，所以在印度傳統阿輪吠陀療法中，豆蔻的主要療效是點燃消化之火，也是生命之火。火可去除胃中的過多水氣，更有助消化食物將養分提供到身體各器官，這也與中醫認為脾胃為後天之本不謀而合。所以任何消化不良、腸胃脹氣都可使用豆蔻精油，尤其腸胃型感冒所引起的腹瀉，更為其强項。

阿輪吠陀醫生總愛在藥方裡加點豆蔻種子，因為它溫暖又帶點清涼甜味，能讓藥較好入口，除此之外，它還能讓藥的療效「加乘」。所以在任何精油配方裡添加一點豆蔻精油，也會有意想不到的獨特香氣及療效。

選購重點

豆蔻與肉豆蔻的中文俗名容易混淆，豆蔻是薑科，精油主成分是氧化物類與酯類，溫和且安全；肉豆蔻則是肉豆蔻科，精油主成分是醚類，不宜過量使用。

代表成分

氧化物類（1,8- 桉油醇）、酯類（乙酸萜品酯）。

側重屬性

- **生理療效**：健胃、除口臭、抗黏膜發炎、化痰。
- **心理療效**：思緒敏捷，溝通無礙。

使用禁忌

無。

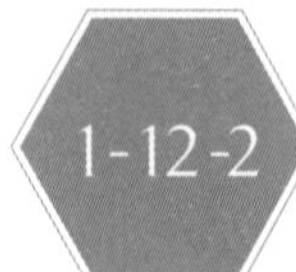

豆蔻

代表配方

- **天然清口配方**：豆蔻精油 1 滴，加入 1 茶匙橄欖油中，漱口或服用。在吃過大蒜、洋蔥等濃重口味的食物後，總會令人退避三舍，這時不妨試試此配方，不但口齒芬芳，又可健胃整腸。也適合處理腸胃型感冒。

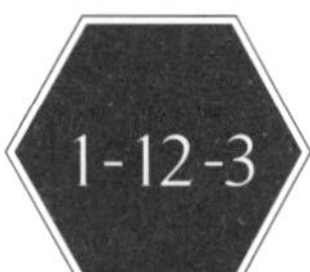

薑黃

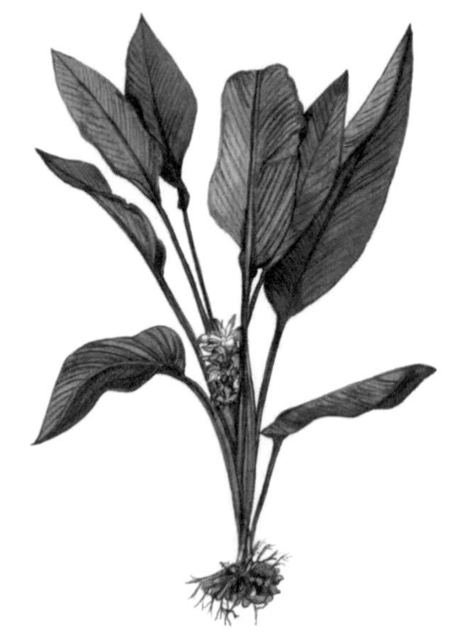

英文俗名	Curcuma / Turmeric
拉丁學名	*Curcuma longa*
其他俗名	秋鬱金
植物科屬	薑科薑黃屬
主要產地	印度
萃取部位	根莖
萃取方式	蒸餾

外觀特徵

葉大、紋路明顯立體，花色鮮豔，塊狀地下莖，具有芳香。

精油特性

薑黃根所磨出的深黃色粉末，是咖哩最主要色澤來源。除了廣泛運用在烹飪中，也常用於皮膚美容。印度新娘在出嫁前會將薑黃粉、白檀香粉、扁豆粉、樟樹粉、橘子樹根粉等等，調合成身體敷膜使用，目的是讓皮膚柔嫩、呈現黃金般的光澤。而且印度不論男女，在沐浴前會先用按摩油按摩身體，再使用薑黃做成的敷料去刷洗全身，乾淨程度不輸肥皂。現代研究也發現薑黃在於抗氧化、消炎、殺菌的效果突出，難怪在高溫炎熱的印度會運用這樣的方式來潔淨身體。

印度傳統阿輸吠陀療法常用薑黃來治療肥胖症，薑黃精油可以促進膽汁分泌、消解脂肪。至於坊間熱衷的「薑黃素」並不存在精油當中，不過倍半萜類分子的協同作用仍能抗腫瘤，特別是對於皮膚癌、子宮頸癌、肝癌、胃癌等，皆有顯著療效。另外，薑黃精油對於減緩阿茲海默症，也有神奇效果。

印度人認為皮膚是身體最大的吸收器官，故塗抹在皮膚上的一定也要能入口才行。我們不妨多效法印度人保養身體的生活哲學，平常可多吃薑黃飯或咖哩飯，並經常使用薑黃精油按摩全身，讓身心常保淨化。

選購重點

薑黃（Curcuma longa）、鬱金（Curcuma aromatica）是同屬不同種，兩者的中英俗名經常互相混淆，自古藥草文獻也常將之視為同物，或將彼此視為別名，其長相、氣味、功效很接近。李時珍比較兩者：「薑黃、鬱金，形狀功用大略相近，但鬱金入心專治血，薑黃入脾兼治血中之氣。」也就是說，薑黃比鬱金更猛烈些，購買時請注意學名。

代表成分

倍半萜烯、倍半萜酮、倍半萜醇。

側重屬性

- **生理療效**：抗腫瘤、癌末照護、止痛消炎、養肝利膽。
- **心理療效**：讓身心大掃除。

使用禁忌

薑黃是天然的黃色染料，所以使用薑黃精油時最好能避開衣服，以免被染色。

代表配方

- **產婦坐月子時會陰傷口的保養配方（0.5%）**：薑黃（或鬱金）1 滴＋瓊崖海棠油 10ml。直接塗抹會陰處，有助止痛消炎，加速傷口癒合，並預防感染。此配方也可做預防子宮頸癌的保養用油。
- **身心大淨化配方**：薑黃 20 滴＋椰子油 20ml，調勻後再加入約 15 克的海鹽，用來搓洗全身皮膚，可去除老舊角質，恢復細緻光滑。

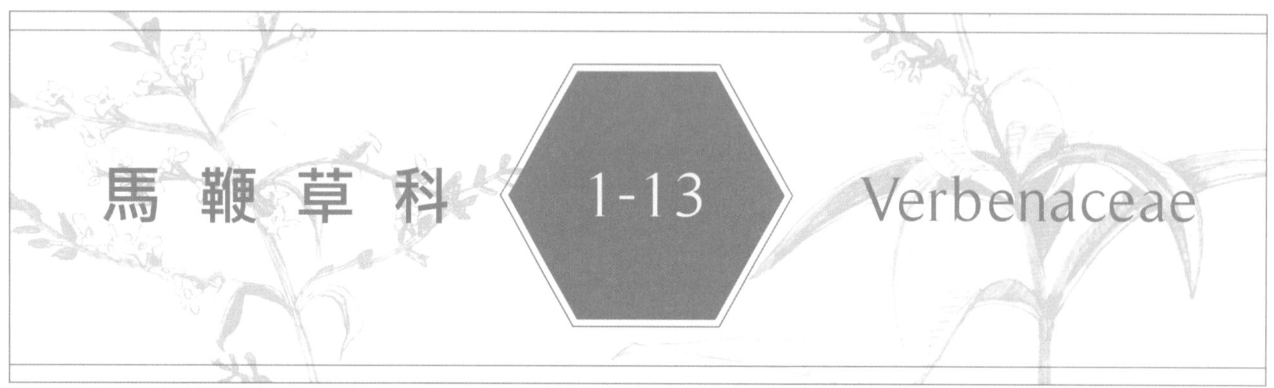

檸檬馬鞭草

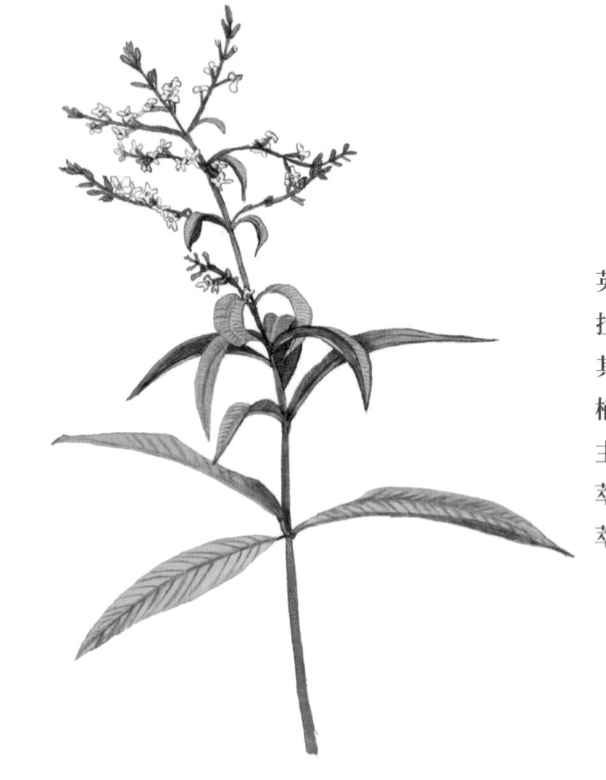

英文俗名	Lemon Verbena
拉丁學名	*Lippia citriodora*
其他俗名	馬鞭草
植物科屬	馬鞭草科過江藤屬
主要產地	智利、巴拉圭
萃取部位	葉片
萃取方式	蒸餾

外觀特徵

植株約 30～80 公分，葉片細長像柳葉形刀，表面有腺毛，以手輕撫即有香氣。

精油特性

檸檬馬鞭草原產於南美，17 世紀時被西班牙人移植到歐陸，其帶點花香的檸檬氣味，大受市場歡迎，而有「藥草茶女王」之美稱。人們常將其葉片搗碎，添加在食物、飲料或膠凍類的甜點中增添香氣。它同時也受到香水和保養品工業喜愛，推出以檸檬馬鞭草為主調的香水，或以它為主題設計了多款身體保養系列。檸檬馬鞭草之所以受歡迎，主要原因是氣味層次很豐富，比起其他較直嗆的檸檬調精油如檸檬香茅，它更為細緻優雅。

俗名 Verbena 在羅馬文的意思是「祭壇植物」。在巫術盛行的年代，它是被女巫拿來製作愛情蠱藥的重要配方，傳說可讓愛情死灰復燃；若是將其藥草束懸掛在門口上，則可驅趕惡靈。

那麼應用在芳香療法方面，是可以驅趕什麼樣的惡靈呢？就是擾亂內分泌腺體的惡靈，讓人充滿了控制欲、過度張狂的惡靈。由於檸檬馬鞭草精油富含多種芳香分子，能調節甲狀腺、腎上腺以及胰島腺體，對於甲狀腺亢進、糖尿病有突出功效。這類患者在人格上多半具有强烈控制的一面，常陷入過度抓取而不自知；通常是源自於恐懼匱乏，擔心自己沒有足夠資源，所以蓋了座防禦極强的城堡，强力守住資源來保護自己。檸檬馬鞭草精油複雜香甜氣味，可穿透那層層關卡，鬆開那層層防衛，重新恢復真實的感受力，讓創造力與想像力能自由流動，便不再時常憂懼自己人生有什麼損失了。另外，重度憂鬱者在早期也會有這種過度防衛狀況，可多使用檸檬馬鞭草精油來强化並平衡其心靈。

檸檬馬鞭草屬於多分子型精油，也有突出的抗菌、抗病毒甚至抗腫瘤的功效。雖然精油價格昂貴，但只需要少量便可發揮强大功效，而且與其他精油調合可產生强大的協同作用，是值得好好深入研究的精油！

選購重點

萃油量極少（0.02～0.05%），是目前市面上最難蒸餾的精油之一，因此精油價格相當昂貴，常有不肖商人用檸檬香茅、玫瑰草、山雞椒或單體檸檬醛來混摻販售，建議選購有商譽的品牌。

代表成分

醛類（檸檬醛，即橙花醛＋牻牛兒醛）、倍半萜烯（β－丁香油烴）、單萜烯（檸檬烯）。

側重屬性

- **生理療效**：鎮靜、抗感染。
- **心理療效**：放掉控制欲，讓身心有更多流動的空間。

使用禁忌

含微量呋喃香豆素，注意光敏性。

有些書籍會提到孕婦不宜使用檸檬馬鞭草精油，因其所含的馬鞭草甙（Verbenalin）會造成子宮强烈收縮，恐有流產之危險，但實際上該成分並不存在於精油中，所以無須擔心，而且對於懷孕後期易疲憊的狀況，檸檬馬鞭草精油反而能增添元氣。

代表配方

- **放掉控制欲配方（3%）**：檸檬馬鞭草 2 滴＋佛手柑 4 滴＋聖約翰草浸泡油 10ml。當遇到以下狀況：察覺自己容易暴飲暴食；常將生活填塞得滿滿的；任何事情都想親力親為，或想要湊一腳；當別人不認同我的想法時，卻要假裝自己可以接受，表現出和藹可親，但內心已經抓狂；常因沒依照自己意思進展的事件而忿忿不平，甚至導致失眠；以上諸多狀態，可趕緊使用此配方按摩整個胸腔、腹部，並用抓捏的方式按摩上手臂內側到腋下，將這些反映控制欲的緊繃肌肉群，慢慢鬆開來。此配方若不加植物油則適合在空間中薰香，尤其是想法僵化、亟需突破、需嶄新創意的辦公室空間；也適合臥房，在寂靜夜晚中讓自己掙脫控制的枷鎖，換得一夜好眠。

相關精油

- **爪哇馬鞭草** Verbena Javanica

拉丁學名 *Lippia javanica*，原生於南非，精油成分除了檸檬烯、牻牛兒醛、沉香醇，還有多種毒性不高的酮類，當地居民多用來退燒、處理感冒與蚊蟲叮咬。

貞節樹

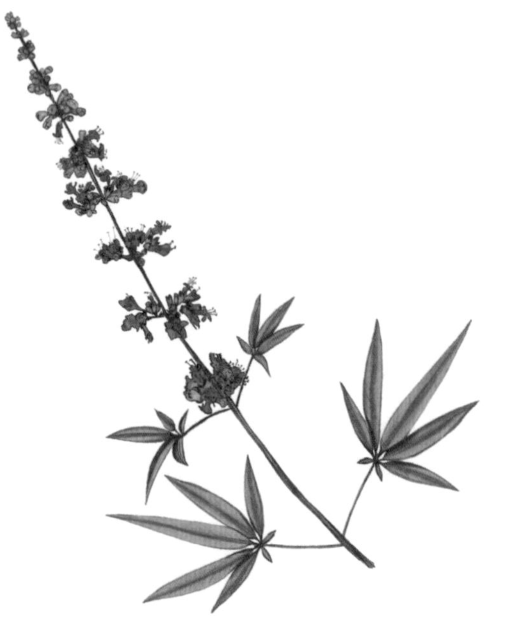

英文俗名	Vitex / Chaste tree
拉丁學名	*Vitex agnus castus*
其他俗名	牡荊子
植物科屬	馬鞭草科牡荊屬
主要產地	法國、以色列
萃取部位	葉片 / 果實
萃取方式	蒸餾

外觀特徵

落葉小灌木，植株高約 5 公尺，花為紫色，果實小顆似胡椒，成熟會轉紅。

精油特性

古羅馬時代，婦女便會食用貞節樹果實，因為當時的人認為它可以抑制性欲，幫助那些長年先生在外征戰、自己獨守家園的婦女安穩情緒；或者將貞節樹葉子鋪在床上維持她們的貞潔；故其果實有「貞潔莓」或「聖潔莓」之稱，需要禁欲苦修的僧侶也會在修道院裡栽種，又稱「僧侶的胡椒」。拉丁學名 agnus 就是希臘文「貞節」之意。

現今由於環境荷爾蒙的影響，人體內雌激素普遍過盛，再加上人工雌激素的運用，造成婦科問題節節攀升，尤其是致命的子宮頸癌。這時候科學家又製造出人工黃體酮，讓婦女在選擇荷爾蒙補充療法時，同時使用這兩者，企圖模仿人體內的荷爾蒙生態，結果卻讓婦女罹癌率更加攀升。這說明一點，人體中又抗衡又合作的複雜機制，是很難用簡單邏輯去掌控的，並非是少的加一加、多的減一減就能成功。

而貞節樹製成的錠片或精油，是透過影響腦下腺，來調節人體內黃體酮與雌激素的平衡，所以非常溫和與安全。由臨床與研究結果顯示，用來治療子宮肌瘤、子宮內膜異位、卵巢囊腫、經前症候群、更年期的潮熱、陰道乾澀、情緒易怒易沮喪等婦科問題，是目前自然療法診所最常開出的處方。

滿多精油具有影響雌激素的作用，但貞節樹精油是少數直接影響黃體酮，單是這點就彌足珍貴。黃體酮主要是維持分泌性良好的子宮內膜，以及減少經痛，減少來經前後的水腫，還有天然的抗沮喪功能，由此可知古代為何會食用其果實來舒緩情緒。

貞潔，以及守貞的古老祕方，這些概念對於現代女人來說，似乎顯得嚴肅與過時，但我們不得不省思，避孕藥或 RU486 墮胎藥等人工荷爾蒙的發明，是否讓我們氾濫於性愛當中，反而喪失了更多的健康與自由。而貞節樹精油富含單萜烯，有助與自己的身體充分溝通，了解到適度控制欲望也是一種保護自己的方式。

選購重點	貞節樹精油可由葉片或果實蒸餾，果實蒸餾的單萜烯含量較高，品質較佳，也相對較貴。
代表成分	單萜烯、氧化物類。
側重屬性	• **生理療效**：促進黃體素分泌。 • **心理療效**：讓過盛的欲望恢復到原有的平靜。
使用禁忌	建議懷孕婦女不要使用，也不要與人工荷爾蒙同時使用。
代表配方	• **女性安穩配方**：貞節樹精油 1 滴＋ 1 湯匙南瓜籽油（另可選擇月見草油、琉璃苣油或黑種草油等，富含 γ－次亞麻油酸的植物油）。每日早晨空腹口服，建議可選擇月經的後半期開始，三個星期之後休息一個星期，可以有效改善經前症候群和更年期的不適。

其他馬鞭草科精油

• **馬纓丹** Lantana

拉丁學名 *Lantana camara*，原生於中南美洲，現在則可見於世界各地的熱帶與亞熱帶區，無論是中西方的傳統醫學史皆有使用馬纓丹作為藥材的記錄，中南美洲用來治療癌症、皮膚癢與水痘等，而中醫則用來消腫解毒、祛風止癢。馬纓丹的果實與莖葉對哺乳類動物是有毒性的，但由蒸餾而得的精油並沒有毒。精油可由花朵或葉片萃取，且不同產區的成分也不同，但通常主要成分有倍半萜酮（印蒿酮）、倍半萜烯（α－葎草烯、β－丁香油烴）與單萜烯（檜烯、對繖花烴）。有很好的抗病毒效果，很適合用來對抗流感病毒，馬纓丹精油也可以用來處理皮膚問題，像是溼疹、發癢等，唯需要有心理準備可能會有一段時間的「好轉反應」，以幫助身體排除更深層的毒。

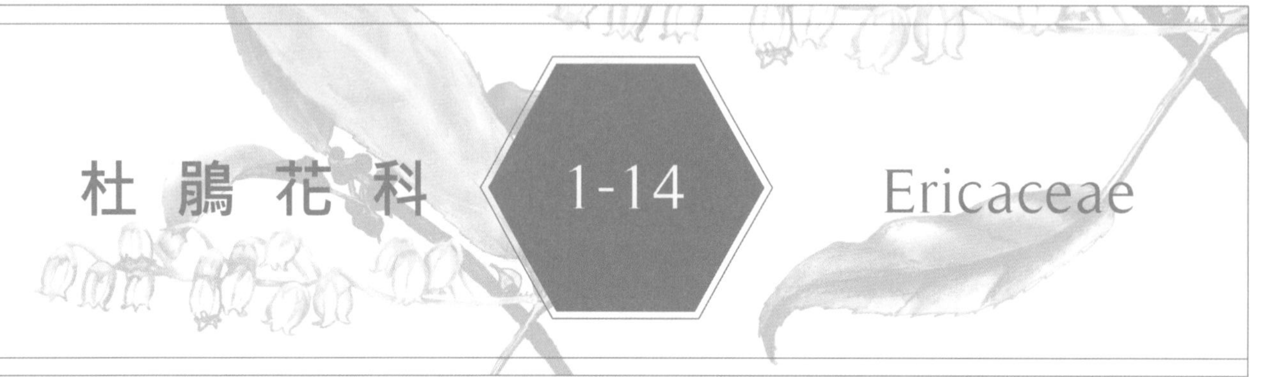

杜鵑花科 1-14 Ericaceae

1-14-1 芳香白珠

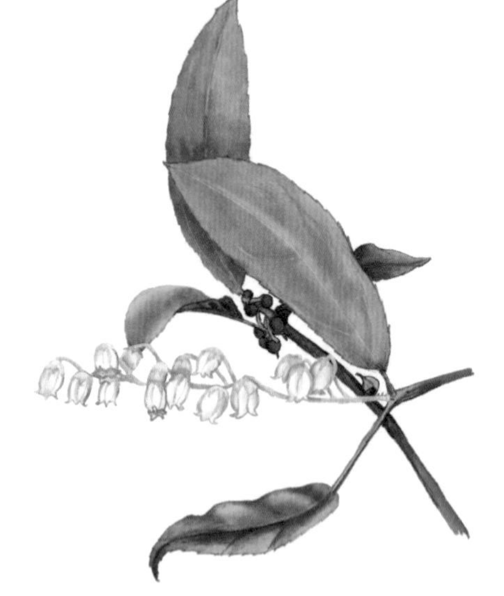

英文俗名	Wintergreen
拉丁學名	*Gaultheria fragrantissima*
其他俗名	冬青
植物科屬	杜鵑花科白珠樹屬
主要產地	尼泊爾、印度東北、中國西南、北美的高海拔地區
萃取部位	葉片
萃取方式	蒸餾

外觀特徵

2～3公尺高的常綠灌木，葉片表面油亮如皮革；花朵白色帶點粉紅，形狀如吊鐘；結紅色小漿果。

精油特性

芳香白珠樹，生長於環境條件嚴苛的高山區，可想見擁有強大的療癒能量。其氣味在生活週遭經常聞到，帶點花香的清涼薄荷味，常被添加於牙膏、口香糖、糖果中。但最著名用途是強大的止痛及消炎效果，精油含有約80%水楊酸甲酯，這也是市面上肌肉痠痛藥膏常見的主成分，芳香白珠堪稱芳療界的天然撒隆巴斯。舉凡急性背痛、關節炎、風溼痛，都能運用高劑量的芳香白珠樹精油，得到迅速又有效的舒緩。不過也由於這麼强烈的止痛效果，不宜長時間高劑量使用，否則真正需要時反而效果不彰。

它除了適合急用外，在平時以極低劑量來作日常保養，能讓身體在適當時間獲得充分的休息，不過度使用，不過度消耗，時時保持身體的高度覺知，就算所處環境需要克服許多難關，也能透過芳香白珠的能量，增强自己的抗壓性。由於它可以促進血液流動，並且達到放鬆的效果，所以對於心肌梗塞患者也相當不錯，但必須以低劑量作為平日保養。

曾有位個案，性格屬於過度積極型，長期處在精神緊繃狀態，時有睡眠困擾，故希望透過按

	摩來放鬆。但當他躺上療程床後，身體與頭腦仍對週遭環境隨時保持著戰鬥狀態，根本難以放鬆。這時在按摩油中加些芳香白珠精油，在清涼又濃郁的氣味包圍下，讓個案拋開備戰狀態，進入深層睡眠中，連原本緊繃的肌肉也慢慢鬆開了。療程結束後，個案主述許久沒有如此熟睡過了，而且精神能量變得非常飽滿。
選購重點	市面上會看到另一種白珠樹精油，學名 *Gaultheria procumbens*，又稱「平鋪白珠」，匍匐生長，植株高度低於 10 公分，水楊酸甲酯可高達 90%，氣味幾乎等同撒隆巴斯。而芳香白珠，因為另含有苯甲醛，而多了一種杏仁氣味，更為香甜，刺激性較低，也能減少平鋪白珠高量水楊酸甲酯帶來的溶血危險，所以現今芳療界常選用芳香白珠。
代表成分	苯基酯（水楊酸甲酯）。
側重屬性	• **生理療效**：消炎、止痛、抗痙攣。 • **心理療效**：身體覺知變强，心靈覺知也會更强。
使用禁忌	芳香白珠樹精油忌口服，僅能外用。 臨床上發現，0.5% 劑量即可發揮止痛效果，所以需注意劑量上的運用。劑量過高或濫用，易刺激皮膚，也可能導致出血或呼吸困難。血友病患者避免使用此精油（可能較難凝血而造成內出血現象），也應避免跟抗凝血劑同時使用。
代表配方	• **啦啦隊加油配方（5%）**：芳香白珠 2 滴＋摩洛哥玫瑰 8 滴＋甜杏仁油 10ml。睡前按摩背部與胸部，能讓人拋開當日的煎熬情緒，進入夢鄉好好修復能量，隔天再好整以暇去面對。
相關精油	• **黃樺** Yellow Birch 拉丁學名 *Betula alleghaniensis*，樺木科樺屬，樹皮可蒸餾出精油，含有高比例的水楊酸甲酯，所以止痛消炎效果絕佳，與芳香白珠精油不相上下，但近年由於原料工廠混攙人工合成的水楊酸甲酯的情況非常嚴重，品質不佳，故建議可改用芳香白珠精油。

髯花杜鵑

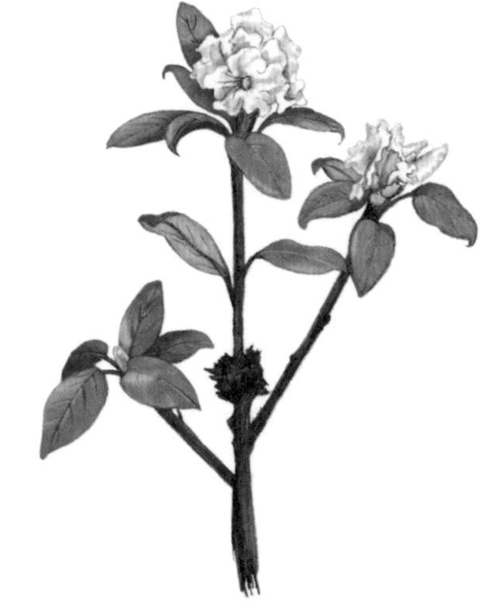

英文俗名	Rhododendron
拉丁學名	*Rhododendron anthopogon*
其他俗名	高山杜鵑
植物科屬	杜鵑花科杜鵑花屬
主要產地	尼泊爾
萃取部位	枝葉
萃取方式	蒸餾

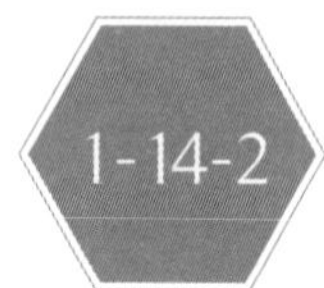

1-14-2 髯花杜鵑

外觀特徵

常綠小灌木，非常矮小，不超過30公分；葉片似皮革，具芳香；其變種甚多，有開白色、粉紅色、紅紫色或黃色的花，在喉部內面常有一圈明顯的髯毛，故被稱為「髯花杜鵑」。

精油特性

高山國家尼泊爾所發現的杜鵑品種有超過100種，被當地認為是神聖植物之一，更選作代表國家精神的國花。不過開著鮮紅色花朵的國花，通常指的品種是學名Rhododendron arboreum的樹形杜鵑，而萃取精油的則是Rhododendron anthopogon。杜鵑入藥由來已久，尼泊爾人使用葉和花煮成藥茶，治療因感冒造成的喉嚨痛及頭痛，而西藏寺廟會使用杜鵑葉加上杜松枝條來焚香，有助於精神的提振與集中，並帶給人淨化與神聖感。

研究發現髯花杜鵑精油可以促進養肝排毒、消炎止痛，並協助身體對抗感冒病毒的侵襲，所以對於肌肉痠痛、關節炎，以及感冒著涼造成的流鼻水、鼻腔膿腫或支氣管炎，都有相當大的幫助。

研究發現生長在高山上的植物，常具有提振並滋補神經系統的效果。髯花杜鵑生長於喜馬拉雅山區約海拔4,000公尺處，即使這麼艱困環境下依然綻放美麗花朵，不禁令人讚歎髯花杜鵑的超強適應能量，不讓自己輕易屈服，而是直接面對嚴峻的現實考驗，並從中找到適合自己生存的方式。這也是屬於陰性特質的強大力量，因此相當適合女性或者想重新找回陰性能量的人所使用。這開著五彩花朵的髯花杜鵑，彷彿是女媧補天時所提煉的五彩石，協助女媧辛勞整治她所柔情創造的人世間。所以當人因遭逢太多現實的困難，而不斷被壓迫與磨損，已經精疲力盡、非常沮喪與絕望時，髯花杜鵑精油能淨化磨損的身心，暖化已凍結的思維模式，重新找回自己的力量，選擇真正適合自己的生存方式。對於即將要面對挑戰的人，髯花杜鵑能強化身心的耐受力與應變能力。

選購重點

屬中等價位，建議購買有信用商譽的品牌。

代表成分

單萜烯（松油萜）、倍半萜烯（β－丁香油烴）、倍半萜醇。

側重屬性

- **生理療效**：消炎止痛、調節前列腺素合成、強化免疫系統。
- **心理療效**：增進堅持與耐受的能力。

使用禁忌

無。

代表配方

- **提升耐受力的配方（3%）**：髯花杜鵑15滴＋甜橙10滴＋岩蘭草5滴＋聖約翰草浸泡油50ml。按摩脊椎兩側肌肉、或者關節處，至少連續使用一個星期，可舒緩肌肉與關節的痠痛，消除疲憊感，也帶來女媧補天般的精神力量，在面對所創造的世界被破壞時，一邊忍受著傷痛，一邊仍努力修補，就是如此強悍的生命力，能幫助人度過所有的磨難。

相關精油

- **杜鵑花原精** Azalea

拉丁學名 *Rhododendron* spp. 主要產於法國，俗名 Azalea 意思為「滿山紅」，這開滿山谷的紅色花朵可用溶劑萃取出原精。主要成分為苯基酯，氣味稍濃厚，生長的海拔比髯花杜鵑低，花香中帶點藥草般的氣味，不同於主成分為單萜烯、高山冷冽的髯花杜鵑。有首流行歌唱著「思念是一種病」，這種病就可以使用杜鵑花原精，稀釋後用來按摩因為思念而鬱悶到快要爆炸的胸口。

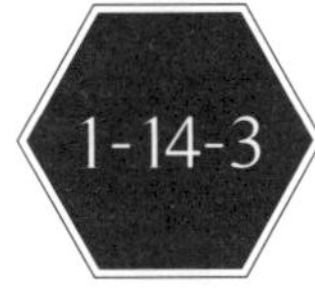

其他杜鵑花科精油

- **格陵蘭喇叭茶** Labrador Tea

拉丁學名 *Ledum groenlandicum*，生長在加拿大、北美洲一帶，喜歡潮溼寒冷處，艱困的生存條件更激發其強大療癒力。精油萃取自全株植物，主要成分是單萜烯（α-松油萜、β-松油萜、檸檬烯、檜烯）、倍半萜烯（蛇床烯），對於肝臟有強大的解毒與淨化功能，還能調理神經系統，安撫緊張與煩躁，改善失眠，治療皮膚問題，諸如:乾癬、溼疹、牛皮癬、頭皮屑、蚊蟲叮咬等，也能消炎抗過敏。外用沒有禁忌，但孕婦及孩童禁止口服。

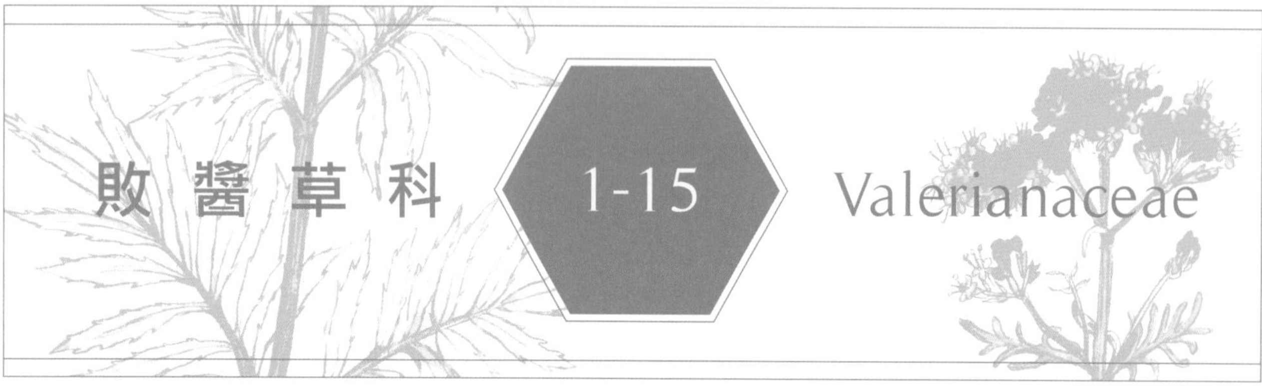

穗甘松

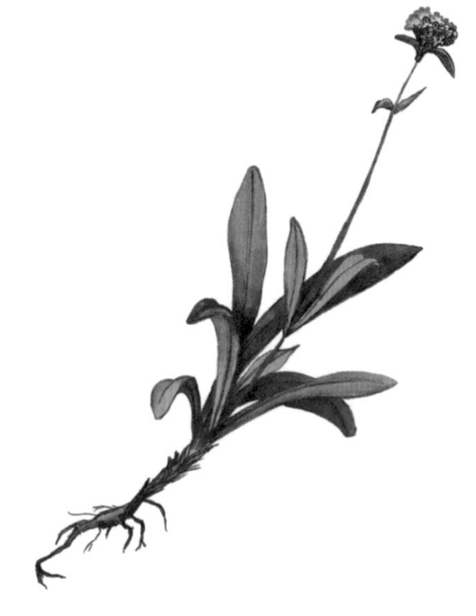

英文俗名	Spikenard
拉丁學名	*Nardostachys jatamansi*
其他俗名	喜馬拉雅纈草、甘松（Nard）
植物科屬	敗醬科甘松屬
主要產地	北印度山區
萃取部位	根部
萃取方式	蒸餾

外觀特徵

生長於海拔3,600公尺以上的高山，多年生草本，植株約10～60公分高，全株具有強烈氣味。

精油特性

曾有人形容穗甘松的氣味像山羊，低沉如泥土又帶點動物味，的確讓某些剛接觸芳香療法的人們望之卻步，但其強大的心靈療效，自古就備受推崇。《聖經 ‧ 約翰福音》中曾描述名為馬利亞的婦人，以極珍貴的真哪達香膏（jatamansi），塗抹耶穌雙腿，猶大看到便說：「不該如此浪費，應該把香膏賣錢救濟窮人。」耶穌則回答：「且由她去吧！因為常有窮人與你們同在，只是你們不常有我。」

真哪達即穗甘松，此香膏價格非常昂貴，當時婦女為了得到它作為嫁妝，需儲存將近一年的工資方可購得。所以貪婪的猶大其實是希望可以變賣香膏從中獲取利益，甚至不惜出賣耶穌。而耶穌雖已感知，但他藉由自己的被背叛、犧牲受難，而理解身為人必有的局限性；他的一席話提醒世人，人一生中總是得面對世俗的物質課題，但如果只在這之中掙扎、難以放手，將容易忘記精神性靈才能讓自己真正超脫。即使已走在追求靈性的道路上，也難免遇到物質課題的阻礙，唯有先寬恕自己，也寬恕他人，才能夠真正超越了苦難。

若過度膠著於金錢與情愛的糾結關係中，或被人背叛而耿耿於懷，或因某些事件無法原諒他人原諒自己，就讓穗甘松來協助面對，給予靈魂有超越的勇氣與力量。而過程中因內心糾結容易產生神經、消化、皮膚系統的問題，例如莫名頭痛、失眠、神經性皮膚炎、因情緒引起的皮膚過敏、腸躁症等，也可以透過穗甘松精油得到安撫與解決。但並不是保證用了這油，煩惱就會像泡泡快速消失。想像一下耶穌受難的過程，就知道這一路不是那麼好受，卻是值得追求的靈性道路。

選購重點

多是野生，少有人工栽植，以 2 ～ 3 年的品質最佳。在秋冬之交的喜馬拉雅高山上採收，是一件非常艱辛的工作，所以穗甘松精油非常珍貴，價格昂貴。

代表成分

倍半萜烯（廣藿香烯、古芸烯）、倍半萜酮（纈草酮）、倍半萜醇、倍半萜醛（纈草醛）。

側重屬性

- **生理療效**：安撫强化腦下腺、助眠、鎮靜、調節荷爾蒙。
- **心理療效**：學會寬恕的力量。

使用禁忌

無。

代表配方

- **原諒配方（4.5%）**：穗甘松 2 滴＋檀香 2 滴＋岩玫瑰 1 滴＋摩洛哥玫瑰 2 滴＋摩洛哥茉莉 2 滴＋聖約翰草浸泡油 10ml。塗抹於眉心、頭皮和胸口，可讓自己穿越糾結，身心舒展，放下一切。

相關精油

- **中國甘松** Chinese Nard

拉丁學名 *Nardostachys sinensis*，與穗甘松是同屬不同種，產於中國西南部（西藏、甘肅、青海、四川、雲南）。為中藥材，用於處理脾胃問題。中國甘松也是古法製作線香的重要調香配方之一，這樣說來，古代民俗偏方中在小孩受到驚嚇時，廟方會用香灰泡水給小孩喝，似乎也不無道理，但現代製香常會添加不明人工合成物，自然不贊成這麼做。中國甘松精油非常適合處理懷孕時各種疑難雜症，如脹氣、情緒低落以及小兒消化不適。

纈草

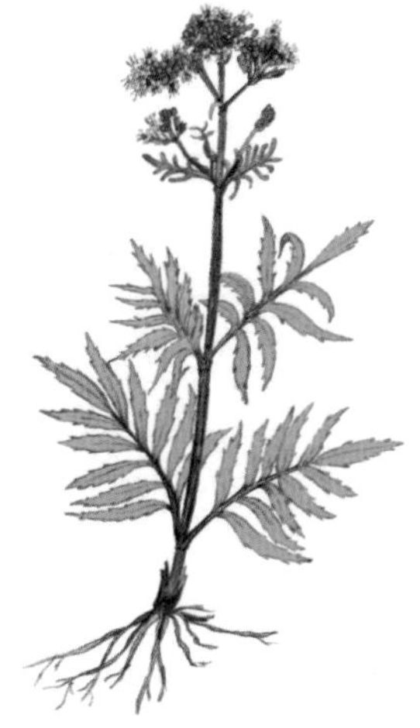

英文俗名	Valerian
拉丁學名	*Valeriana officinalis*
其他俗名	歐纈草
植物科屬	敗醬科纈草屬
主要產地	東歐
萃取部位	根部
萃取方式	蒸餾

外觀特徵

多年生草本，植株約 1 ～ 2 公尺高，比生長在高山上的穗甘松來得高大，開粉紅或白色小花，根部會散發濃重氣味。

纈草

精油特性

纈草的學名源自拉丁文valere，意為「身體強壯健康」，但也有人認為是指其氣味強烈。的確，纈草根或萃取出的精油，濃重的氣味常令人卻步，堪稱不宜人精油排名第一，但纈草卻是歐洲專治失眠的著名古老藥方，可處理現代人最困擾的睡眠品質問題。連英國偵探小說家克莉絲蒂的推理名著《東方快車謀殺案》，出現的重要線索——鎮定劑，就是含有纈草的成分；此作家當時身處在第一、二次世界大戰中，人們常用此藥草來治療戰火下飽受的驚嚇與緊張焦慮。

近代科學研究發現，只要有壓力或過多刺激，都會影響腦中重要神經傳導物質 γ－胺基丁酸（gamma-amino-butyric-acid, GABA）的下降，人會變得容易緊張、恐懼與憤怒，這也是處於高壓環境下的現代人常見的情緒困擾。由於纈草的古老功效，使得現代科學家致力研究纈草成分，發現能夠幫助平衡 GABA；另研究也發現纈草對於過動兒、恐慌症，均有顯著改善效果。

那麼，還需要因為其特殊氣味，而拒絕這麼有療效的精油嗎？另一有趣的發現，對氣味極為敏感的貓咪，卻十分喜愛纈草精油，當主人以纈草配方進行自我按摩後，人體散發的氣味常會吸引貓咪好奇地靠過來舔舐。

選購重點

萃油量少，蒸餾費時，因而價格不便宜。

代表成分

倍半萜酮（纈草酮）、倍半萜醛（纈草醛）、倍半萜烯（β－丁香油烴）、酯類（異纈草酸異丁香酯）、單萜烯。

側重屬性

- **生理療效**：鎮靜、消炎止痛、強力助眠。
- **心理療效**：安定心神。

使用禁忌

孕婦禁用。

代表配方

- **安眠配方（5.5%）**：纈草2滴＋多香果1滴＋香蜂草3滴＋馬鬱蘭2滴＋真正薰衣草3滴＋聖約翰草浸泡油10ml。纈草的氣味特殊，但此配方是透過甜美的真正薰衣草和馬鬱蘭，以及檸檬香的香蜂草、溫暖的多香果來調合，具有放鬆安眠效果，也適用於肌肉緊繃、經前症候群的情緒不佳，或更年期婦女的睡眠困擾。

相關精油

- **印度纈草** Indian Valerian / Tagar

拉丁學名 *Valeriana wallichii*，產於印度，其精油氣味較近似穗甘松，常被用來混充採收困難的穗甘松。在印度被用來薰香衣服，也作為儀式或咒術上重要焚香祭品，在阿輸吠陀療法中則運用印度纈草精油來處理神經問題患者，是絕佳神經滋補劑，但若過量可能產生暫時呆滯現象。

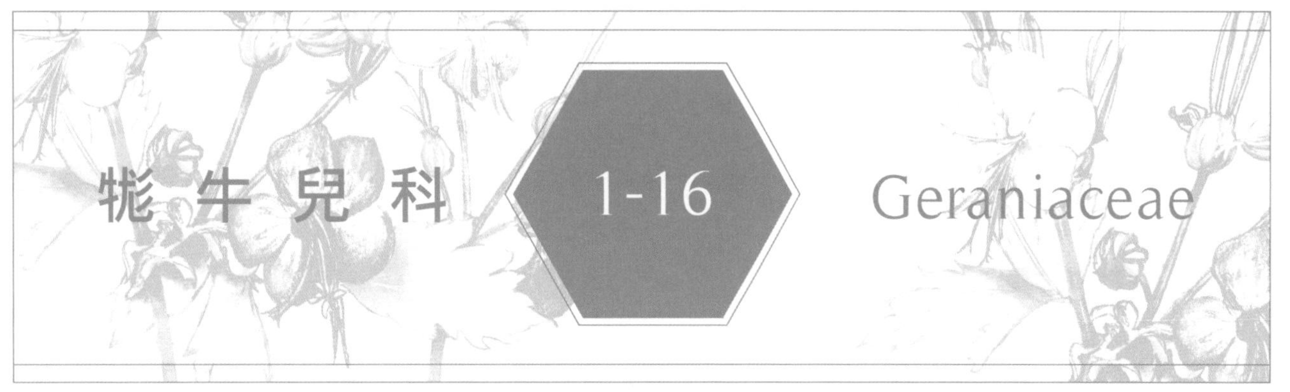

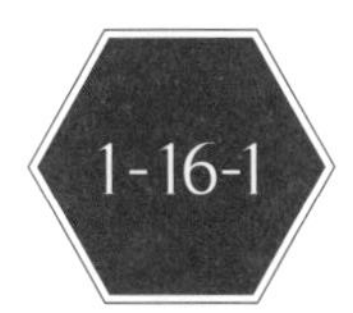

波旁天竺葵

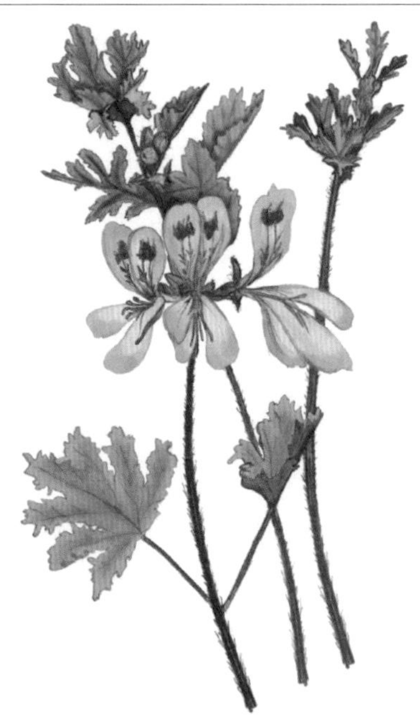

英文俗名	Geranium, bourbon
拉丁學名	*Pelargonium asperum*
其他俗名	花頭天竺葵、石蠟紅、洋葵
植物科屬	牻牛兒科天竺葵屬
主要產地	北非、埃及
萃取部位	葉片
萃取方式	蒸餾

外觀特徵

多年生草本植物，全株披覆絨毛及腺毛，葉片邊緣有不規則的羽裂，開粉色花朵。

精油特性

天竺葵的品種繁多，但供精油商業生產的幾乎都集中在留尼旺島（古稱波旁小島）、馬達加斯加、埃及與中國。其中以東非的留尼旺島產的品質最佳，當地還盛產香草、甘蔗、咖啡等經濟作物。另外北非生產的波旁天竺葵品質也相當優秀。

波旁天竺葵屬於多分子型精油，是非常出色的荷爾蒙調節劑，能調節過度分泌的壓力荷爾蒙，對於非器質性的身體問題，如心循環、更年期症狀，都具有很好的平衡功效。其抗病毒效果，也比同質性的玫瑰天竺葵要突出，由於親膚性佳，不刺激皮膚，並且具有淨化、消炎、止痛的功效，臨床多用來處理帶狀皰疹，或調理受傷皮膚，例如疤痕護理。

天竺葵是女性必備精油之一，波旁天竺葵對於更年期婦女的幫助尤為出色。它能預防褥瘡，處理痔瘡，消除陰道的乾澀感，亦能處理血腫的問題；在心靈層面，它能平撫因不安全感所引發的焦慮情緒，放開因害怕失去而產生的掌控欲，讓人恢復內心的柔軟與安定。

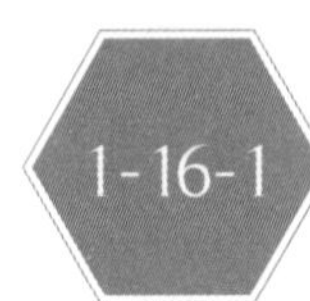

1-16-1 波旁天竺葵

比較波旁天竺葵與玫瑰天竺葵的成分差異，波旁天竺葵多了氣味上揚的分子，例如香茅醛、薄荷腦，以及令人向內省思的分子，例如倍半萜烯、倍半萜醇，所以波旁天竺葵的氣味層次更豐富，多了清涼舒爽的青草調，在療癒特性上比較堅定內省，能幫助人不再糾結於現狀，打開心眼，重新界定自己的位置，放開執著與僵固的焦點，重新看待周圍美麗的世界。

選購重點

建議選購有信譽的品牌。

代表成分

單萜醇（牻牛兒醇、香茅醇、薄荷腦）、酯類（甲酸牻牛兒酯）、醛類。

側重屬性

- **生理療效**：激勵肝臟與胰臟、改善內分泌失調（更年期、糖尿病）。
- **心理療效**：溫柔與堅定，平撫空巢期的情緒不安。

使用禁忌

無。

代表配方

- **得到解脫配方（10.5%）**：波旁天竺葵 8 滴＋熏陸香 5 滴＋絲柏 5 滴＋永久花 3 滴＋山金車浸泡油 10ml。每日塗抹三次，持續一個月，此配方適合長久處在厭膩狀態下的個案。還能緩解痔瘡帶來的不適，對於靜脈曲張也有很好療效。

相關精油

- **玫瑰天竺葵** Rose Geranium

拉丁學名 *Pelargonium roseum*，目前最大生產國是中國，外形與波旁天竺葵幾無分別，精油成分中牻牛兒醇的含量較少，但香茅醇的含量較多，因為分子種類較單純，再加上類似花香的沉香醇及玫瑰氧化物，因此氣味較甜美，護膚效果極佳，為輕熟女必備的精油。

它的療效其實與波旁天竺葵很類似，對於荷爾蒙的調整也很出色，但臨床上比較常用來保養生殖泌尿系統，具有激勵補身之功效；用於護膚上，緊實收斂的效果頗佳。玫瑰天竺葵的氣味宜人，很適合用來調製隨身香氣，全身按摩效果美妙，可以安撫極端忙碌後隨即而來的空虛與寂寞，溫暖疲憊的身心。

1-16-2 大根老鸛草

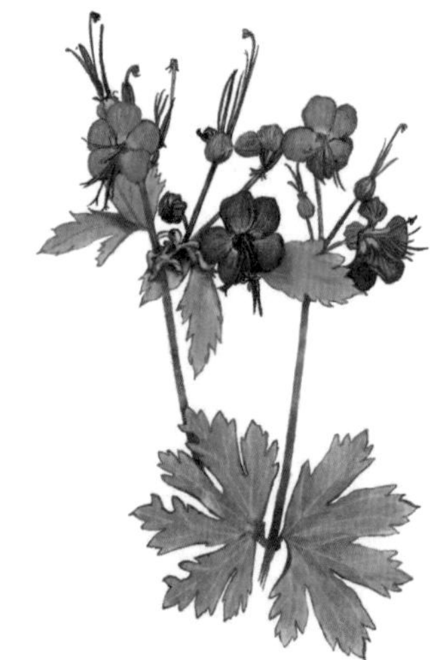

英文俗名	Geranium Zdravets
拉丁學名	*Geranium macrorrhizum*
其他俗名	大根香葉草、老貫草
植物科屬	牻牛兒科老鸛草屬
主要產地	保加利亞
萃取部位	開花的整株藥草
萃取方式	蒸餾

外觀特徵

多年生草本植物，粉色系的花朵，花瓣相當柔軟，花蕊很長，葉片呈掌狀分裂，全株披覆著柔軟的細毛，根莖亦柔軟，多為野生。

精油特性

大根老鸛草的原生地，是歐洲南部的阿爾卑斯山與巴爾幹地區，此處滿布森林與原野，氣候溫和多雨。現在主產區則在保加利亞，當地也盛產大馬士革玫瑰。精油界的兩大回春聖品，就在這堪稱上帝的後花園中，欣欣向榮地生長著。

大根老鸛草的俗名 Zdravets，在保加利亞有「健康」的意思，是重要的傳統藥用植物，幾個世紀以來默默守護當地色雷斯人的身體健康，但直到近幾年才普遍受到科學界的重視。

大根老鸛草精油的主成分是倍半萜類，含有罕見的大根老鸛草酮、大根老鸛草烯，強化免疫系統的功能強大。能夠加速細胞代謝（排解黏液、代謝毒素），延緩細胞老化（抗自由基），抑制突變細胞再生（抗腫瘤），亦能調節自體免疫，活化神經，平衡荷爾蒙，讓人時時處於穩定、平衡、有活力的更新狀態。

在傳統醫療記載中，大根老鸛草是著名的壯陽藥、強心劑。它能調整血壓、抗憂鬱，並且具有平衡雌激素的作用。現代科學研究也證實，大根老鸛草酮是一種費洛蒙的前驅物，有助於調節性荷爾蒙，強化性機能。

綜合來說，大根老鸛草的回春祕訣，在於溯源及更新。俗諺說，要多保持平常心，這代表的不只是平心靜氣，更是能隨時調整自己，重新蓄積能量。由前人累積的親身體驗並結合現代科學的實證精神，大根老鸛草穿越古今，傳遞了一個訊息，身體與心靈是一體兩面，面臨身心的困境時，接受事實才能再次出發，保持內在的活水泉源，方能平靜地迎接生命中的每一次挑戰。

選購重點

大根老鸛草為新興的芳療精油，植物原料多為野生種植，並無大量生產，因此真正的保加利亞大根老鸛草精油的價格相對較高。由於老鸛草的亞種與變種繁多，所以市面上可能會交互混合不同品種的老鸛草油出售，消費者選購時要特別注意。

代表成分

倍半萜酮（大根老鸛草酮）、倍半萜烯（大根老鸛草烯）、倍半萜醇。

側重屬性

- **生理療效：**抗氧化、抗腫瘤、化解黏液、壯陽及強化女性生殖系統。
- **心理療效：**激勵生命力、平撫混亂的情緒。

使用禁忌

無。

代表配方

- **重建生命秩序配方（2.5%）：**大根老鸛草 10 滴＋波旁天竺葵 5 滴＋高地薰衣草 10 滴＋檸檬香桃木 10 滴＋馬鬱蘭 10 滴＋完全依蘭 5 滴＋聖約翰草浸泡油 100ml。用來按摩脊椎兩側、手足及腹部。在化解混亂前，首先要做的就是放鬆，讓呼吸調順了，能量才得以流動，新的力量進來，身體秩序才有機會重建。此配方亦可用來調理重大疾病，如癌症等。

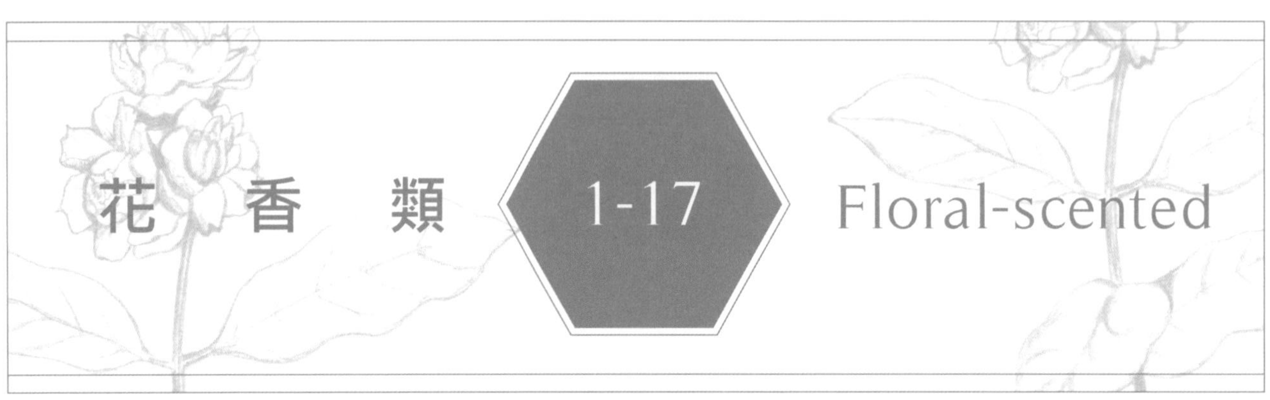

大馬士革玫瑰

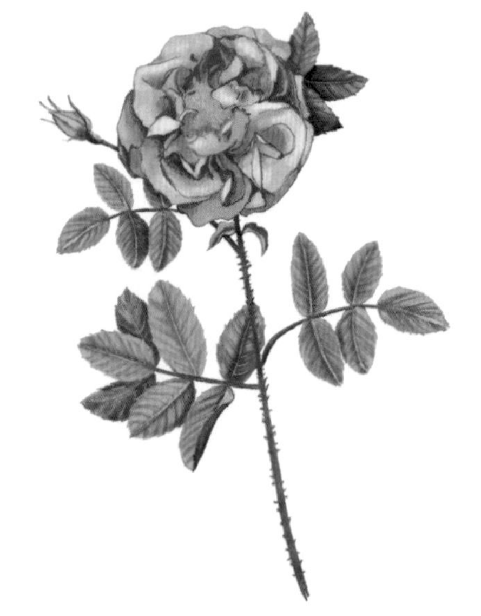

英文俗名	Damask Rose
拉丁學名	*Rosa damascena*
其他俗名	保加利亞玫瑰、東方玫瑰
植物科屬	薔薇科薔薇屬
主要產地	保加利亞、土耳其
萃取部位	花
萃取方式	蒸餾／溶劑

外觀特徵

花朵顏色是紅中帶粉，盛開時會大方展露花心。

精油特性

原生於中東的玫瑰，經由十字軍東征引進歐洲，當時也帶回了阿拉伯醫生阿比西納所發明的蒸餾精油技術。玫瑰的品種繁多，但真正用來萃取精油者大概就三個品種：大馬士革玫瑰、摩洛哥玫瑰以及白玫瑰。

大馬士革玫瑰主要種植於保加利亞與土耳其，俗稱東方玫瑰，氣味開敞濃郁。保加利亞與土耳其所產之大馬士革玫瑰，差異在於玫瑰蠟的含量；由於保加利亞產地海拔較高，氣候溼潤，因此玫瑰蠟含量較少，萃取出來的精油香氣也較為溫潤。大馬士革玫瑰是最常用蒸餾法來萃取精油的玫瑰品種，其他品種的萃油量較低，多用溶劑萃取成原精。大約 3,500 ～ 5,000 公斤的花朵，才可提煉出 1 公斤的精油，因此天然精純的玫瑰精油價格極為昂貴，但療效上同樣彌足珍貴。

摩利夫人認為：「玫瑰對女人的子宮有很大的影響，它的作用不在於刺激，而在於清理、調節器官的功能。」大馬士革玫瑰精油能夠潔淨女性的生殖系統，强化與子宮相關的肌肉（例如預防子宮下垂），性溫涼的玫瑰亦能調整因燥性體質而導致經血過多或周期不準的情況。對於長期因勞心、壓抑等悲觀意識所造成的心循環問題，如心律不整、或是更年期所引發的心悸、恐慌等症狀，都具有調節理順的作用。它也是重要的養肝用油，可與其他同性質的精油（如側柏醇百里香、檸檬）搭配或交替使用。

臨床上遇到一些個案，可能因為童年經驗或情感創傷等各種原因，而造成自我價值的低落，讓這類個案常以過度付出，或是直接乞討的方式，來交換索求他人對自己的愛以及關注。而玫瑰精油有助於填補心中缺憾所造成的匱乏感，套句摩利夫人的話：「玫瑰帶給我們最珍貴的獻禮，是一種幸福快樂的感覺啊！」

玫瑰精油的成分極複雜又奧妙，心靈療效很深遠，能撫平各種情緒，帶來了平衡、和諧與完美。一顆柔軟的心，能化解生命中所有遭逢的武裝，看見萬事萬物中始終不變的美，也難怪古今中外、不分宗教，都愛用玫瑰來清洗心中的屏障，好更清楚看到內在的靈性。

選購重點

大馬士革玫瑰是品種的名稱，精油俗名有時會冠上產地名，例如：保加利亞玫瑰（Bulgarian Rose）、土耳其玫瑰（Turkish Rose）、波斯玫瑰（Persian Rose）；前兩者已介紹比較過，波斯玫瑰則是產在古波斯（現今的伊朗）的大馬士革玫瑰品種，波斯除了是文明古國，使用玫瑰的歷史也很古老，這讓波斯玫瑰精油的氣味，彷彿多了些古韻與優雅。另外是萃取方式，市面上可找到蒸餾及溶劑萃取，溶劑萃取原精的苯乙醇含量較多，氣味較嬌媚，但比較推薦蒸餾萃取的大馬士革玫瑰精油，療效與用途較多元（例如口服時，或者用其純露來輔助）。

代表成分

單萜醇（牻牛兒醇、香茅醇）、苯乙醇、玫瑰蠟。

側重屬性

- **生理療效**：解肝毒、補強神經及生殖系統、涼血散熱、助孕。
- **心理療效**：調節情緒、降壓、催情。

使用禁忌

臨床上曾有個案對玫瑰蠟過敏，敏感體質者可先使用在手腕內側，觀察過後再使用。

玫瑰有輕微促進子宮收縮的功效，若有疑慮則懷孕六個月前只用於擴香，不用來按摩身體，六個月後則無此禁忌。

代表配方

- **全方位補強女性機能配方（6.6%）**：大馬士革玫瑰 7 滴＋蜂香薄荷 10 滴＋玫瑰天竺葵 10 滴＋側柏醇百里香 10 滴＋檸檬薄荷 10 滴＋印蒿 7 滴＋艾草 7 滴＋歐白芷根 5 滴＋瓊崖海棠油 25ml ＋金盞菊浸泡油 25ml。用來按摩脊椎兩側及小腹，甚至可直接塗抹在生殖泌尿區，黏膜吸收的效果更加速。此配方可保養子宮及滋補元氣，亦可用來處理與女性機能失調有關症候，如巧克力囊腫、經痛、不易受孕等。

相關精油

- **摩洛哥玫瑰** Rose Maroc

拉丁學名 *Rosa centifolia*，主產於摩洛哥與法國，又稱為千葉玫瑰，粉紅色的花瓣層層疊疊包住花心，彷彿用心呵護著祕密。常以溶劑法萃取成原精，氣味較類似原植物，主成分是苯乙醇，可作用在交感神經系統，調節神經傳導物質，例如正腎上腺素、多巴胺、血清素，能有效提振情緒。在化學

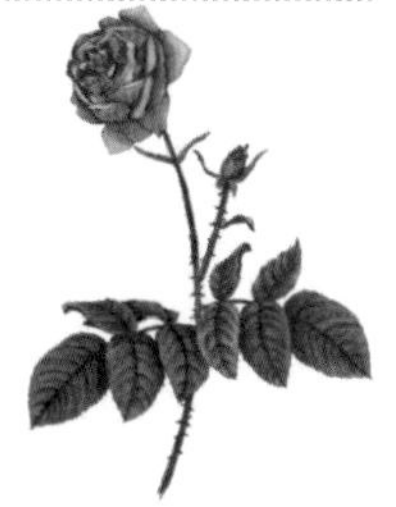

1-17-1 大馬士革玫瑰

成分上，酸度較高，適度使用有迷醉的效果，也適合拿來護膚，能抗氧化及回春，對於乾燥、細紋、熟齡肌膚都有很好的調養功效。摩洛哥玫瑰也是女性芳療的重要精油，調理情緒困擾的功效極佳，適合與檀香調合在一起，在印度的藥典中是很有名的春藥配方。

- **白玫瑰** White Rose

拉丁學名 *Rosa alba*，薔薇科薔薇屬，生長於保加利亞。精油由花朵蒸餾而成，主要成分是單萜醇（香茅醇、牻牛兒醇、橙花醇、苯乙醇），與大馬士革玫瑰有類似療效，是很適合女性使用的精油，能夠滋補子宮，養肝補血，提振免疫力，調理神經系統，有助釋放壓力、放鬆心情，降低血壓，還能緊緻肌膚、美白保溼。有輕微通經效果，懷孕六個月前不宜使用。

1-17-2 阿拉伯茉莉

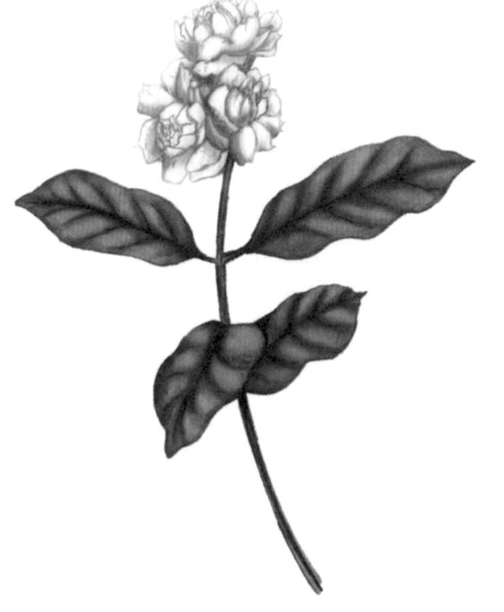

英文俗名	Arabian Jasmine
拉丁學名	*Jasminum sambac*
其他俗名	小花茉莉、中國茉莉、沙巴茉莉
植物科屬	木樨科茉莉屬
主要產地	印度、中國
萃取部位	花
萃取方式	溶劑

外觀特徵

小型灌木，花色潔白，氣味濃郁，有單瓣與重瓣之分。單瓣茉莉的枝葉較細、柔軟，狀似蔓藤植物，重瓣茉莉則枝葉較直立堅硬。

精油特性

原生於古西域波斯一帶，主要產區為印度及阿拉伯，因而被稱為阿拉伯茉莉。早在漢代之前，即因商業和宗教活動而傳入中國，因為氣味芳香濃郁，中國人特別喜愛，廣植民間，並常用來熏製茶葉，所以又叫做中國茉莉。

茉莉原精在香水業界有重要的地位，關鍵成分是吲哚（高量時類似排泄物的氣味，微量時則滿溢花香）以及素馨酮（香氣優雅細緻）。這些重要的氣味分子，為茉莉帶來了迷醉人心的餘韻氣味及感受，也特別有催情效果。

昂貴花香原精，通常含有百種以上的微量成分，對於情緒的調整很有貢獻。阿拉伯茉莉能讓人不陷溺，懷有更寬闊的胸襟，有助於找到自我定位及價值。

阿拉伯茉莉也能帶來動能，讓人有力氣面對當下的困境，又兼具絕佳的安撫功效，臨床上常用來促進子宮收縮、幫助分娩。清涼降壓的特質，常用來協助癌症患者的癒後治療，例如淋巴癌、乳癌、肺癌等，微量使用能安撫患者情緒，降低惱人的灼熱感。

選購重點

芳療市場上有三種較常見的茉莉，分別為阿拉伯茉莉、摩洛哥茉莉、大花茉莉。後兩者在植物學分類上極接近，也常會互相接枝或改良，幾乎可視為同一類精油。

代表成分

苯基酯（鄰氨基苯甲酸甲酯、吲哚、乙酸卞酯）、倍半萜酮（素馨酮）。

側重屬性

- **生理療效**：改善體質、調節陰陽、强化子宮、助產。
- **心理療效**：高潔通透、寬容慈悲。

使用禁忌

濃度過高時可能引起暈眩、噁心感，請於安全劑量內使用。

孕婦請在分娩前才用於按摩，擴香則無此禁忌。

代表配方

- **助產配方（11%）**：阿拉伯茉莉（或摩洛哥茉莉）10 滴＋丁香花苞 5 滴＋龍艾 5 滴＋零陵香豆 2 滴＋芝麻油 10ml。孕婦請於分娩前才使用，塗抹於尾椎及小腹，可以放鬆骨盆腔，幫助分娩。此配方亦可用來緩解經痛。

相關精油

- **摩洛哥茉莉** Jasmine Maroc

拉丁學名 *Jasminum officinale*，原生於印度喜馬拉雅山區，早期可能是大花茉莉，於中世紀傳入歐洲，經過品種改良後才成為現今的摩洛哥茉莉。它的精油成分與療效類似阿拉伯茉莉，但吲哚的含量比較高，能讓人迷醉忘苦。在佛教典籍中經常出現，梵語叫做「耶悉茗花」，在印度經常用來祭拜神佛。

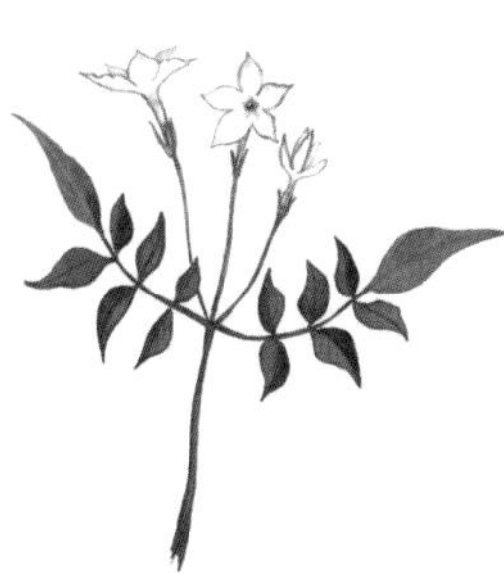

摩洛哥茉莉同樣能促進子宮平滑肌收縮，臨床上多用來處理子宮方面的疾病，能促進排經，與龍艾、丁香花苞調合，可有效平撫子宮痙攣所引起的疼痛。

印度有所謂的苦修派，他們使用香氣來安置身心，不畏艱苦地完成畢生修行的志向。談古論今，使用摩洛哥茉莉也能幫助現代人們不怕艱難，勇敢朝向目標邁進，讓人因夢想而偉大。

- **印度茉莉** Jasmine India

拉丁學名 *Jasminum grandiflorum*，木樨科茉莉屬，原產於印度，是屬於大花茉莉的品種。精油由花朵透過溶劑萃取而得，主要成分是苯基酯類（乙酸苄酯、苯甲酸苄酯）、單萜醇（沉香醇）、吲哚與素馨酮，能滋養子宮，促進子宮收縮，還能止痛，故常被使用在助產上。能幫助放鬆心情，讓人重拾熱情，且具有保溼、抗老化的功效，適合熟齡肌膚作為日常保養用油。

1-17-1 大馬士革玫瑰 | 1-17-2 阿拉伯茉莉 | 1-17-3 黃玉蘭 | 1-17-4 晚香玉 | 1-17-5 依蘭 | 1-17-6 紫羅蘭 | 1-17-7 香草 | 1-17-8 其他花香類精油

黃玉蘭

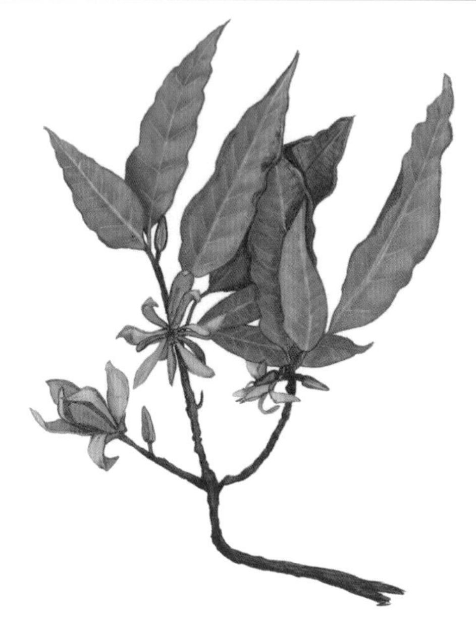

英文俗名	Champaca
拉丁學名	*Michelia champaca*
其他俗名	金香木、黃蘭、紅玉蘭
植物科屬	木蘭科含笑屬
主要產地	印度、中國
萃取部位	花朵
萃取方式	溶劑

外觀特徵

常綠喬木，狹長傘型樹冠，夏秋開花，花色金黃似橘紅色，氣味濃郁，果實會結滿一串串。

精油特性

黃玉蘭原生於印度、馬來群島。偏好高溫、溼潤但排水佳的生長環境，不喜移植變動，樹齡約 15 歲才會開花，不過花期很長，氣味濃郁，足見黃玉蘭雖然較晚熟，但生命力飽滿強烈。

黃玉蘭常見於印度人的日常生活及祭祀中，當地也發展出各種能留住其芬芳的產品，例如凝香體、浸泡油、Attar（用檀香來吸附花香的傳統萃取方法），用途更遍及醫藥、美容、保養等領域。黃玉蘭的種子可拿來榨油，能用來軟化角質，處理足部龜裂，對於消化問題亦有調理功效。而黃玉蘭原精也有上述療效，臨床上是很好的滋補精油，能補身養腎，蘊化生殖之氣，對於皮膚及黏膜組織亦有絕佳的調理效果。

由植物生長型態來看，展現自我、不受約束的黃玉蘭，最能引發的療癒共鳴，是因受限、壓迫、心理糾結而引發的生理疾病，例如女性生理機能問題、嚴重的心血管疾病、胸悶等。心理療效方面，它很適合有能量滯留於過去某時間點的個案，也許是往日榮光，更常是童年陰影，黃玉蘭能協助人們培養出不同角度的眼光，重新看待過往事件，找到新的生命意義。

選購重點

黃玉蘭原精的價格昂貴，建議購買有信譽的品牌。

代表成分

苯基酯（鄰氨基苯甲酸甲酯、吲哚）、黃玉蘭酮。

側重屬性

- **生理療效**：抗痙攣、補強生殖之氣、止咳、催情。
- **心理療效**：舞過生命中的障礙，找回自信。

使用禁忌

黃玉蘭氣味可能導致孕婦不適，建議先避用。

代表配方

- **身體髮膚的養護配方（2%）**：黃玉蘭 1ml ＋檀香 1ml ＋芝麻油 100ml。可用來護膚護髮，具有抗氧化的功效，能滋補身體，潤膚效果極佳。

代表配方

- **白玉蘭** White Champaca / Magnolia Blossom

拉丁學名 *Michelia alba*，白玉蘭與黃玉蘭是同屬不同種的植物，外形極類似，原精成分也相近，但是吲哚的含量較少，因此氣味性格較含蓄。雖然白玉蘭的樹形比較高大挺拔，可是花朵白色且花形較細，有一種我見猶憐的清雅感，獨自綻放著幽幽冷香。

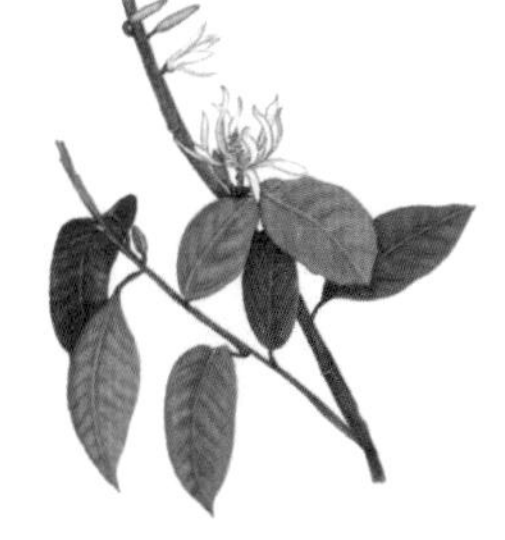

白玉蘭在中國大陸與台灣都是常見的庭園樹木，中藥歸為肺經、行胃經、祛風解表、宣通鼻竅。精油同樣具有止咳、祛痰、抗老化的功效。臨床多用來治療感冒、呼吸系統的感染，效果非常好。

白玉蘭的性格素樸單純，適合太過激進亢奮的個案使用，讓人有機會整合內在波濤洶湧的感受，保持靜定去領受生命中的豐富與精采。

1-17-4 晚香玉

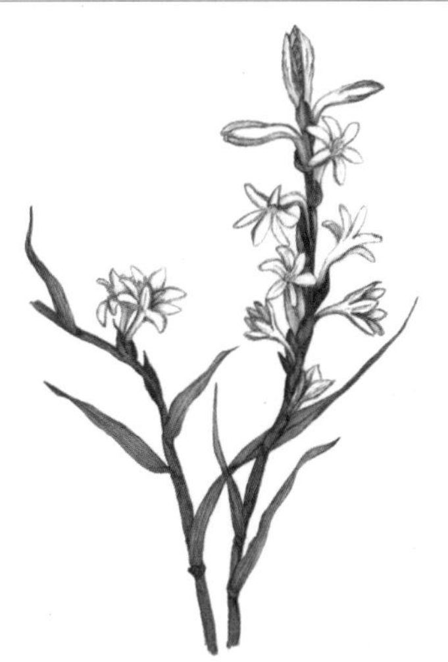

英文俗名	Tuberose
拉丁學名	*Polianthes tuberosa*
其他俗名	月下香、夜來香
植物科屬	龍舌蘭科 * 晚香玉屬
主要產地	印度、摩洛哥
萃取部位	花
萃取方式	溶劑

外觀特徵

多年生球根植物，穗狀花束頂生，花莖細長，白色花朵呈漏斗狀，氣味優雅芬芳。

精油特性

拉丁學名 tuber 的字根意思是「塊莖」，晚香玉的塊狀地下莖相當耗費地力，更換地方種植可吸收新養分，故性格有點像游牧民族。原生於中南美洲，目前世界各地多有蹤跡，歷史也相當悠久，從早期的阿茲特克帝國，到現代的夏威夷。晚香玉常被用在祭典儀式上，氣味被形容是複雜、甜美、迷醉的夜之芬芳。

具有流浪的性格，又有異乎尋常的芳香，讓晚香玉很適合用於任何難纏、棘手、令人想逃之夭夭的生活情境，例如各種毀滅性的感受、壓迫性的關注、長期身心壓力。

晚香玉的最大功效在於「轉換」壓力，主成分是苯基酯，有強大抗痙攣及止痛效果，臨床上常用於落枕、肌肉僵硬的症狀。加上鄰氨基苯甲酸甲酯的協同，讓人在面對難以承擔的壓力時，可感受到陪伴，並協助去轉換，是絕佳的危機處理用油。

夜晚更吐露芬芳的晚香玉，在印度有「夜之女王」的稱謂。當地傳統醫療會用來處理嬰幼兒問題，例如胎毒、驚嚇等；用於成年人，則可化解跌落谷底的絕望呆滯，然後步履優雅、態度從容地爬上來。

* 近幾年已將龍舌蘭科從原本的石蒜科分出來獨立一支，讓植物學的分類更規律。

1-17-4 晚香玉

選購重點 晚香玉原精呈橘棕色，質地濃稠，效果强烈。

代表成分 苯基酯（水楊酸甲酯、鄰氨基苯甲酸甲酯、苯甲酸卞酯）、單萜醇。

側重屬性

- **生理療效**：止痛抗痙攣、落枕、利呼吸系統。
- **心理療效**：減輕焦慮、抗壓、强化神經系統（撫平創傷經驗）。

使用禁忌 過量使用時可能會有呆滯感。

代表配方

- **高瞻遠矚配方（4%）**：晚香玉 5 滴＋西伯利亞冷杉 2 滴＋落葉松 2 滴＋絲柏 2 滴＋蘇剛達 3 滴＋檸檬香茅 2 滴＋甜杏仁油 20ml。人生無常，當不可抗拒的危機來臨時，最重要的是不要耽溺，要將視野拉高放遠，用此配方來按摩胸腹或全身，能為身心帶來高度流暢性，使人自由、臨在。

1-17-5 依蘭

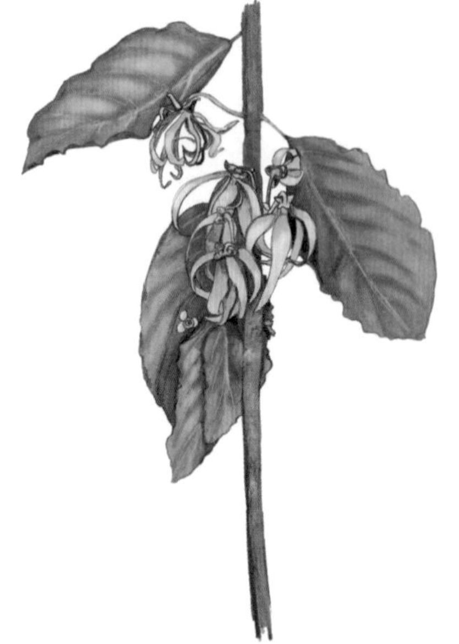

英文俗名	Ylang Ylang
拉丁學名	*Cananga odorata*
其他俗名	香水樹
植物科屬	番荔枝科香水樹屬
主要產地	科摩羅島、馬達加斯加
萃取部位	花
萃取方式	蒸餾

外觀特徵 喬木，開黃色花朵，舌型花冠，花瓣張牙舞爪狀，氣味濃郁。

精油特性 高貴細緻的依蘭，在香水業界有極高評價，濃郁豔麗的氣息，經常調香於深具異國風味的東方調中。精油成分屬於多分子型，氣味層次很豐富，這要歸功於它繁複的蒸餾程序。已知，愈輕愈小的分子愈快被蒸餾出來（例如單萜烯與酯類），比較大的分子則要花較長的時間才能從植物的管壁中釋放（例如倍半萜類），而依蘭採用「分餾」的技術，分階段來蒸餾。第一道精油產物被稱為「超特級依蘭」，氣味最甜美，再來為「特級依蘭」，主要成分為酯類；接下來依序為一級、二級、三級依蘭，隨著蒸餾時間愈長，花香調分子早已被釋出，愈後面的成分主要是倍半萜烯，氣味雖不細膩但具有重要的身心平衡功效。因此為了兩全其美，將不同階段的精油產物「再」加在一起，也就是成為「完全依蘭」精油，氣味最豐富，療效最全面。萃取依蘭精油很耗費時間與人力，整個過程歷時 15 至 20 個小時，但對於芳療與美容領域具有指標性意義。

依蘭精油有多種特別的芳香分子，例如乙酸卞酯、苯甲酯卞酯，具強大的抗痙攣與止痛效果；大根老鸛草烯，可以促進及調節腦部多種神經傳導物質（包括腦內啡與血清素）。這代表依蘭非常適用於長期受慢性疾病折磨的個案或癌末患者，它強大的安撫力，能讓飽受疾病摧折的身心靈重拾平靜。

在日常生活中使用依蘭精油，當然也會帶來很棒的感受與經驗，特別是經歷了繁忙緊張的一天之後，將依蘭為主調的按摩油塗抹全身，既可護膚又可營造浪漫氛圍，依蘭擅長消除焦慮的心情，撫慰疲累的身體，更能打開自我的感官覺受，讓身心皆處在愉悅放鬆的情境中。

選購重點

依蘭精油有不同的等級，氣味與功能上也有區別，完全依蘭的成分最多元，很推薦用來處理身心的整體療癒，而特級依蘭的氣味優雅，適合用於調製護膚油。

代表成分

倍半萜烯（大根老鸛草烯、金合歡烯）、單萜醇、苯基酯（乙酸卞酯、苯甲酸卞酯）。

側重屬性

- **生理療效**：強力抗痙攣與止痛、激勵神經傳導物質、改善高血壓、緩解心悸。
- **心理療效**：抗憂鬱、抗沮喪、催情。

使用禁忌

過量可能會引發頭痛與噁心感。

代表配方

- **身心合一配方**：完全依蘭 5 滴＋佛手柑 10 滴＋大西洋雪松 5 滴＋檀香 10 滴＋粉紅蓮花 3 滴。此複方精油可用來擴香、泡澡；或加入荷荷芭油與甜杏仁油中，調成 3% 的按摩油，按摩全身；或置於乾淨的玻璃瓶中，加入有機玉米粉，放置 1 ～ 2 週的時間，即成為芳香爽身粉。現代人生活緊張忙碌，許多文明病與壓力症候都跟身心分離有關，縱情欲樂的背後，往往更換來曲終人散的空虛寂寞，依蘭是少數兼具精神與物質層面的精油，很適合現代人使用。上述配方有助於日常生活中，時時享受天人合一的愉悅感。

紫羅蘭

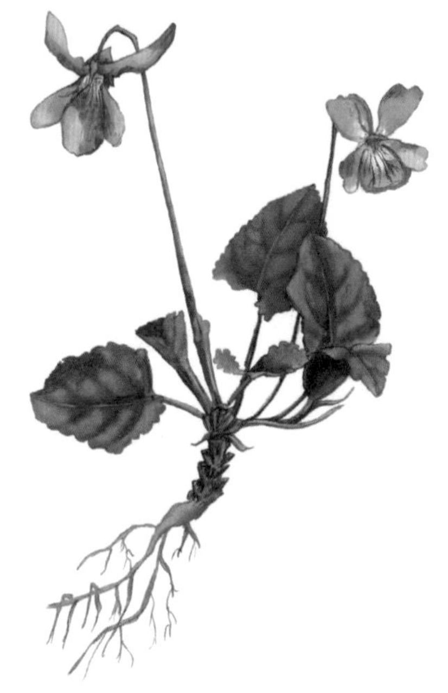

英文俗名	Violet
拉丁學名	*Viola odorata*
其他俗名	香堇菜
植物科屬	堇菜科堇菜屬
主要產地	法國、埃及
萃取部位	葉片
萃取方式	溶劑

外觀特徵

小型的草本植物，葉片心形，背面有細毛；花朵紫色，狀如蝴蝶。

精油特性

嬌嫩的紫羅蘭，原生於英國，喜好乾淨的生長環境，它的花與葉皆具有醫療價值，但由於花朵萃取的原精太珍稀、價格太昂貴，所以市面上的紫羅蘭原精都是萃取自葉片。

歷史上提到紫羅蘭，就會聯想到法國的拿破崙與約瑟芬，這對夫妻非常喜愛紫羅蘭香水氣味，那種若隱影若現、優雅細緻的味道，早已成為約瑟芬的記號。溫佑君老師曾精湛深刻地描述：「紫羅蘭的象徵是被圈養的細緻美人。」其能量特質適合極度敏感、脆弱蒼白、需要他人認同的個案。這類個案普遍有易受環境影響以及人際連結的問題，臨床症狀也常與呼吸系統、肝腎功能低下有關。

紫羅蘭原精含有一種珍稀的芳香分子──紫羅蘭酮，它的氣味隱微，讓人片刻聞其香，片刻尋其香，忍不住想要貼近這奇花異香。另外，水楊酸、水楊酸甲酯的成分，能止痛與消炎。紫羅蘭葉具有抗腫瘤的潛力，正呼應它的能量特質，有獨特的穿透性，能讓人穿越罣礙，重新與物質世界連結；對於心有千千結所造成的失眠症狀，也有絕佳的調理效果。

鳶尾草根及桂花也含有紫羅蘭酮，這類精油的共通性就是消除各種心中塊壘，讓人流暢自由。也可用來護膚，收斂毛孔效果佳，亦能處理面皰、油性肌膚或微血管擴張所產生的皮膚問題，只不過護膚精油的選擇性多，所以臨床上比較强調使用它們來消解各種糾結在內心深處的情緒問題。

選購重點

溶劑萃取的最初產物是紫羅蘭凝香體，經過加工後才得 65% 原精，氣味其實並非想像中的花香，而是一種優雅的草葉香，所以市面上一般常見的紫羅蘭花香，其實是人工合成「香精」。建議購買有信譽的品牌。

代表成分

倍半萜酮（紫羅蘭酮）、芳香醛、苯基酯（水楊酸甲酯）。

側重屬性	• **生理療效**：緩解各種呼吸系統問題、調理肝腎功能低下、改善嚴重失眠。 • **心理療效**：避免過度敏感、化解驚恐、提升自信。
使用禁忌	無。
代表配方	• **月下美人配方（7%）**：紫羅蘭 3 滴＋檸檬香茅 2 滴＋檀香 5 滴＋髯花杜鵑 3 滴＋摩洛哥玫瑰 1 滴＋杏桃仁油 10ml。用來按摩全身，可加强腰腎區。此配方適合與現實脱節、自囚於心靈牢籠的個案，能强化精神狀態，重建身體秩序，並可化解浮腫問題。

香草

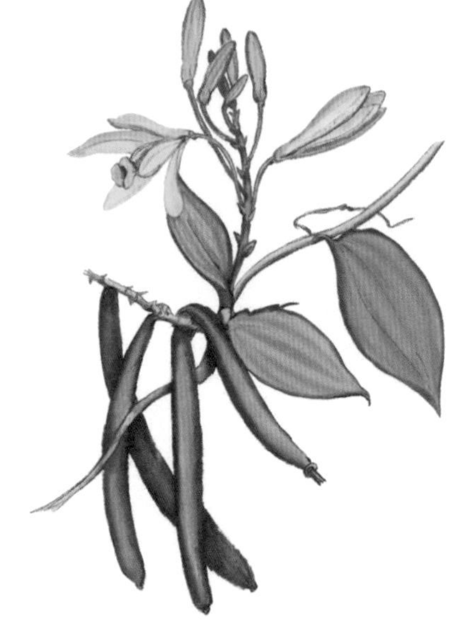

英文俗名	Vanilla
拉丁學名	*Vanilla planifolia*
其他俗名	香草蘭、梵尼蘭
植物科屬	蘭科香草屬
主要產地	馬達加斯加、留尼旺島
萃取部位	香草豆莢
萃取方式	酒精／溶劑

外觀特徵

橢圓形肉質葉片，具攀緣莖，淺綠色的花朵成叢盛開，嫩綠色的豆莢長約 15 ～ 25 公分，厚如指節，成熟時會分開成二枚蒴片。

精油特性

香草原生於中美洲，是價格僅次於番紅花的昂貴香料。香草在植物分類學上有不同品種，例如：1. 無香氣的品種，因此不具經濟價值就不多作論述。2. 拉丁學名為 *Vanilla pompona*，原生於美洲熱帶地區及西印度群島，深褐色的豆莢長約 10 ～ 12 公分，氣味香濃，被廣泛用於香精工業上，例如製造香水。3. 真正的香草品種，也是本文的主角，原生於墨西哥東南海岸一帶，在中南美洲亦可見到蹤跡，它對於生長環境有比較挑剔的要求，需特定的溫度及溼度。

香草在原生地是靠一種名叫 Melipona 的小型蜂來協助傳播花粉，16 世紀西班牙人成功將香草移植他處，發展出人工授粉的方式。香草從授粉、果實成熟到後製加工，所需的時間及人力成本是相當漫長與龐大的，故香草價格直比黃金。

從植物人格的角度來看，香草是非常引人注目又充滿感官動能，其氣味豐潤甜美，兼具花朵與香料的特質，通常能滿足任何嗜吃甜食的貪心小孩。所以在芳香療法應用上，香草原精適合擁有成熟理智的外表，但內在卻極度渴愛的個案。

1-17-7 香草

香草原精中含有200種以上的芳香成分，其中以香草素最為關鍵，其氣味溫暖甜蜜，讓人安心、放鬆卻又充滿樂趣，故能重拾樂觀，恢復自信。又因氣味具有費洛蒙效應，不少文獻記載香草原精可用來處理性功能障礙的問題。

香草原精擁有豐富的藥學價值，例如調節血清素的分泌，不過臨床上比較強調拿它來調整情緒，尤其是當個案需要慰藉與支持時，香草原精總能不負所託，畢竟許多身體疾病的成因都來自於心理失調呀！

選購重點 因為有效成分為大分子，常見以酒精來浸泡萃取。香草原精為棕紅色，質地濃稠。

代表成分 芳香醛（香草素）。

側重屬性
- **生理療效**：疏經活血、止痛（慢性疼痛）、改善慢性疲勞。
- **心理療效**：強力抗焦慮、恐懼。

使用禁忌 過量可能會刺激皮膚、頭痛失眠，宜低劑量使用。

代表配方
- **四十歲的彼得潘配方（5%）**：香草3滴＋月桂5滴＋萊姆4滴＋乳香3滴＋安息香2滴＋檀香2滴＋依蘭1滴＋堅果類植物油20ml。按摩全身，能安撫內在孩童抗拒長大的躁動，亦具有回春的功效。

1-17-8 其他花香類精油

- **桂花** Osmanthus

拉丁學名 *Osmanthus fragrans*，木樨科木樨屬，原生於亞洲，中國大陸、台灣、日本與泰國皆可見，中醫拿來入藥，可以生津、止咳與處理月經問題。精油由花朵透過溶劑萃取而得，主要成分是倍半萜酮（紫羅蘭酮）與酸類，可以治療呼吸系統問題，幫助化解黏液、暢通呼吸道，化解情緒上或身體上的瘀塞，安定神經系統，使人變得比較通透，改善失眠情形，本身亦具有很好的護膚效果，可幫助回春。

- **紅花緬梔** Frangipani

拉丁學名 *Plumeria rubra*，夾竹桃科緬梔屬，主要生長在熱帶亞洲、南美洲。精油由花朵透過溶劑萃取而得，主要成分是苯基酯（水楊酸苄酯、苯乙酸苄酯、苯甲酸甲酯）與倍半萜醇（橙花叔醇），能夠止咳平喘、治療呼吸道阻塞的問題，幫助化解黏液，安撫中樞神經系統，降低血壓，使心情放鬆，抗性焦慮，還能緊實肌膚，淡化疤痕，是回春用油之一。

- **水仙** Narcissus

拉丁學名 *Narcissus poeticus*，石蒜科水仙屬，原產於地中海區。萃取精油的品種主要是口紅水仙，透過溶劑萃取花朵而得，主要成分是苯基酯（苯甲酸苄酯），能平衡神經系統，釋放壓力，如同其神話故事一般，讓人有自信，懂得愛自己，並且滋養生殖系統，還可以護膚，增添皮膚的光彩。

- **鳶尾草** Iris

拉丁學名 *Iris pallida*，鳶尾科鳶尾屬，因可人工栽種，目前已遍布世界各地。精油由根部透過溶劑萃取而得，主要成分是倍半萜酮（鳶尾草酮、紫羅蘭酮），可以促進流動，包含體液與能量，讓身體如活水一般能時時更新。作用於呼吸系統可以排除黏液，作用於神經系統則可以排解壓力，也能夠促進細胞的更新，很適合用來保養皮膚。

- **粉紅蓮花** Pink Lotus

拉丁學名 *Nelumbo nucifera*，蓮科蓮屬，生長於熱帶亞洲，不論是印度教或是佛教皆將粉紅蓮花視為神聖植物，是豐盛與純淨的象徵。精油由花朵透過溶劑萃取而得，主要成分是氧化物（丁香油烴氧化物）、倍半萜酮（素馨酮）與單萜醇（沉香醇），能夠同時放鬆神經與提振精神，有助堅定信念，為內心帶來平靜，用在肌膚保養上，則可以撫平細紋、減緩老化。

- **波羅尼花** Boronia

拉丁學名 *Boronia megastigma*，芸香科波羅尼屬，原生於澳洲，由於氣味甜美，多使用在香水工業上，作為高檔香水的原料。精油由全株植物透過溶劑萃取而得，主要成分是倍半萜酮（β- 紫羅蘭酮），但由於是多分子型精油，因此療效很廣且溫和，能化解黏液，處理呼吸系統壅塞的問題，還能提振身體的免疫系統，有抗腫瘤的潛力。用在肌膚保養上，則有助於收斂毛孔、平衡油脂。如同鳶尾草、紫羅蘭葉等富含紫羅蘭酮的精油，波羅尼花也一樣具有疏通心靈窒礙的能力，讓人能以不同的觀點來面對阻礙。

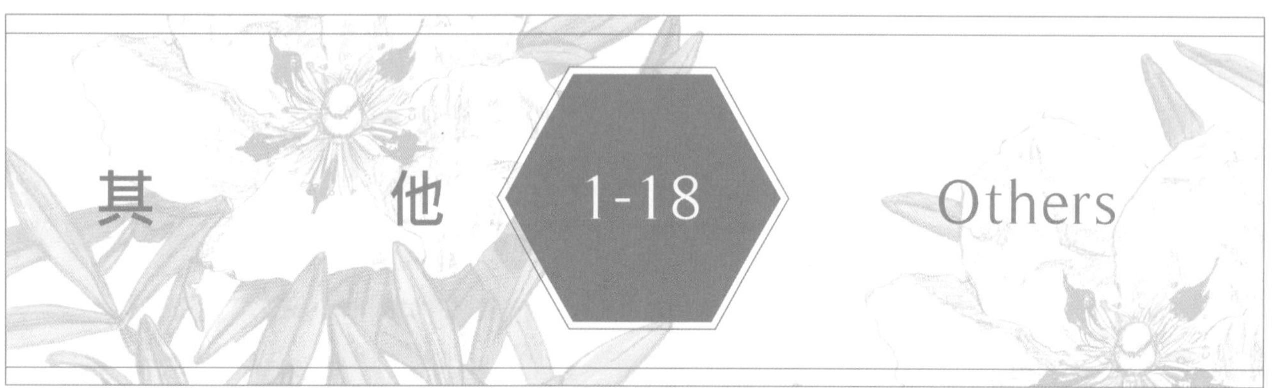

其他 1-18 Others

1-18-1 安息香

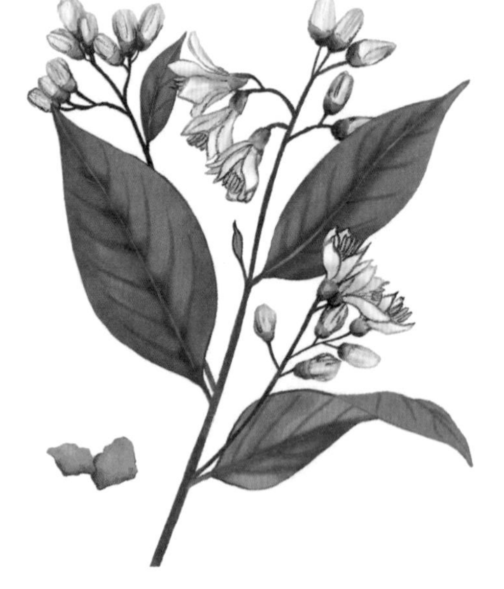

英文俗名	Benzoin
拉丁學名	*Styrax benzoin*
其他俗名	爪哇乳香
植物科屬	安息香科紅皮屬
主要產地	印尼、泰國
萃取部位	樹脂
萃取方式	溶劑

外觀特徵

落葉喬木，可長至 20 公尺高，開白花，切割樹幹則流出白色乳狀樹脂，乾燥氧化後成橘紅色，全株有香氣，但以樹脂香氣最濃郁。

精油特性

安息香的氣味香甜又溫暖，讓在暗夜低谷中的人，彷彿被溫馨大手拯救出來。人類使用安息香的歷史長久，主要用來安神辟邪。西元 78 年希臘醫生迪奧科里斯在著作《藥草誌》中，記載了安息香對於呼吸道和皮膚的絕妙療效。

歐洲有個知名配方叫「苦行僧的香膠」，主要成分便是安息香。可以想見苦行僧在追求靈性的道路上，總要不停面對張牙舞爪的吞噬怪物，安息香不僅能照料其心靈，也包括其生理，因為苦行僧所選擇的苛刻生活方式，使得在外層保護卻又滿脆弱的皮膚，經常面對環境最直接的侵襲，所以舉凡龜裂、乾燥、傷口、潰瘍等，安息香精油均能強效修復。

另外，安息香樹脂做成酊劑可用來祛痰，也可換成添加安息香精油的按摩配方，處理感冒咳嗽問題，或保養、溫暖我們的胸腔。

安息香精油也適用於夜深人靜被寂寞啃噬而輾轉難眠的時候。若往更深層的心底探尋，會發現這種寂寞的成因，很可能是在孩童時期，受到周圍親人的忽略，因而出現情感上的匱乏，長大後總是不斷向周遭乞求愛，來填滿內心的空洞，或者總希望藉由別人的認同，來感受自己的存在。然而，對外乞求是永遠填滿不了的，這時不妨讓香甜飽滿的安息香精油，來溫暖冰冷的胸口，並將焦點放回自我滋養上。

選購重點

安息香精油目前主要產地有泰國的暹邏安息香（Benzoe Siam），以及印尼的蘇門答臘安息香（Benzoe Sumatra）。暹邏安息香含有較多的芳香醛，氣味相對於蘇門答臘安息香更為細緻，故香水工業較偏愛暹邏安息香。也由於芳香醛獨特的溫暖氣味與療癒能量，非常適合亟需安撫的個案。暹邏安息香樹脂的品質佳，精油相對也較為昂貴，不過作為醫療用途時，兩者實力相當。

代表成分

苯基酯（苯甲酸松柏脂）、酸類（安息香酸）、芳香醛（香草醛）。

側重屬性

- **生理療效：**促進傷口癒合、防腐、化痰、抗黏膜發炎。
- **心理療效：**讓人溫暖、消除恐懼與匱乏。

使用禁忌

敏感肌膚者劑量宜低。

代表配方

- **驅散寂寞配方（5%）：**安息香 3 滴＋喀什米爾薰衣草 3 滴＋摩洛哥玫瑰 4 滴＋甜杏仁油 10ml。睡前以順時針方向畫圈按摩胸口處，能幫助趕走名叫「空虛寂寞」的深夜怪魔。

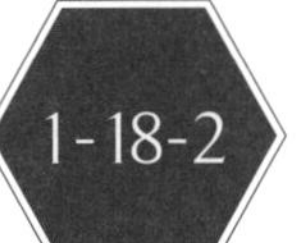

岩玫瑰

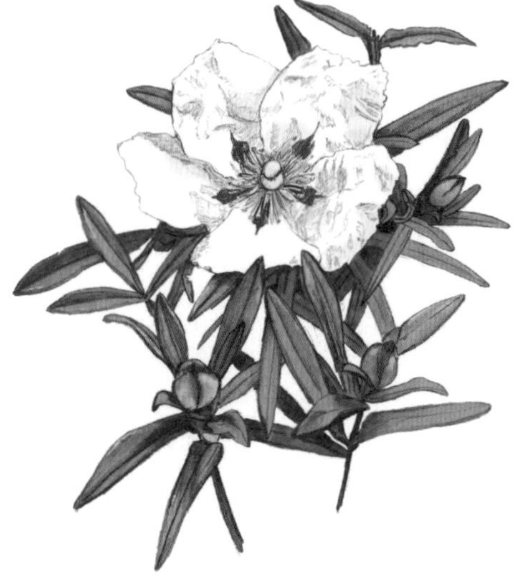

英文俗名	Cistus / Rock Rose
拉丁學名	*Cistus ladaniferus*
其他俗名	勞丹脂
植物科屬	半日花科岩薔薇屬
主要產地	葡萄牙、西班牙
萃取部位	葉片、樹脂
萃取方式	蒸餾

外觀特徵

花朵為白色，似衛生紙般的皺褶感；炎熱夏季的時候，葉片會分泌出芳香黏稠的樹脂。

精油特性

岩玫瑰喜歡生長在地中海區的灌木和岩壁間，與玫瑰是不同科屬的植物。香氣濃厚，多被用來當作定香劑，甚至可代替不易取得的龍涎香（抹香鯨腸內的分泌物，為調香聖品）。古埃及人和猶太人因其特殊香氣，用於神祕儀式裡的焚香。

1-18-2 岩玫瑰

樹脂的特色是能癒合傷口，岩玫瑰精油適用於緊急處理血肉模糊的傷口。曾有個案在清洗水晶時，手指被深割，血流不止，直接滴上未稀釋的岩玫瑰精油，在送達醫院縫線前，血已止住了，果真是家裡必備的創傷急救用油。將岩玫瑰、永久花、真正薰衣草，依等比例調合，是經典的急救配方，不但能處理身體的皮肉創傷，還能安撫突發意外時的驚恐情緒。

岩玫瑰精油的芳香分子種類多，作用十分強大且多元，很適合處理兒童的各種病毒感染疾病，例如腸病毒。由於岩玫瑰精油氣味濃厚特殊，對有些小孩來說，可能不是那麼討喜，但稀釋之後會變成淡雅木質香，適合調合花香或柑橘味的精油，除了提升免疫力、抗病毒，更讓兒童和家長、老師感到安心與鼓舞的力量。

選購重點

精油珍貴，建議購買有信用商譽的品牌。

代表成分

單萜烯（α－松油萜）、單萜醇、雙醇（勞丹醇）。

側重屬性

- **生理療效**：抗病毒、強力止血、促進傷口癒合。
- **心理療效**：強力安撫驚恐的身心。

使用禁忌

由於療效強大，用於平日保養時，劑量宜低。

代表配方

- **病毒快走開的配方（5%）**：岩玫瑰 2 滴＋羅馬洋甘菊 3 滴＋桉油樟（羅文莎葉）3 滴＋檸檬馬鞭草 2 滴＋甜杏仁油 10ml。適合 5 歲以上的學童，在上學前與下課後塗抹背部，尤其多加強脊椎兩側，可刺激神經傳導，提升免疫力，預防在人口繁雜的學校裡的各類感染，尤其是腸病毒。此配方大人與孩童皆適用，至於嬰幼兒的使用劑量，一歲以內 1%，二歲以內 2%，以此類推，五歲以上就用 5%。

1-18-3 肉豆蔻

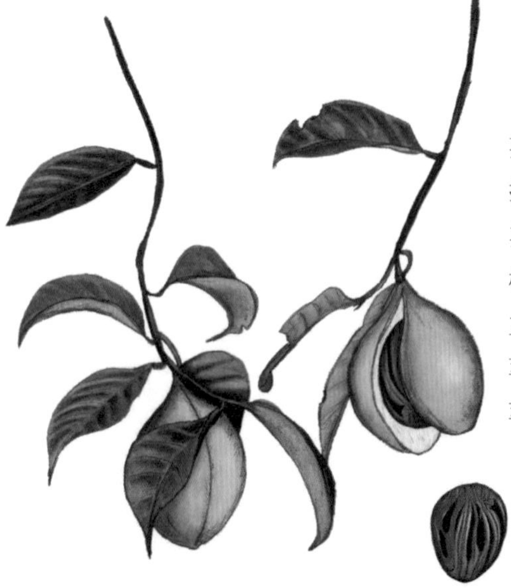

英文俗名	Nutmeg
拉丁學名	*Myristica fragrans*
其他俗名	肉果、玉果（中藥名）
植物科屬	肉豆蔻科肉豆蔻屬
主要產地	印尼
萃取部位	果實
萃取方式	蒸餾

外觀特徵

常綠小喬木，革質橢圓形葉；梨形果實，成熟時自裂兩片，果肉內有一顆黑色種子，被紅色不規則網狀的假種皮包圍著。

精油特性

肉豆蔻是著名的東方香料，原產於印尼香料之島──摩鹿加群島。因其強烈的芳香氣味，人們常將種子曬乾後，磨成粉，做成調味料加在麵包、肉類、點心或咖啡裡。中藥則用肉豆蔻來處理腸胃不適問題，尤其是腹瀉不止。

相傳古羅馬皇帝即位時，曾大量使用肉豆蔻及其他香料，鋪滿全城街道，除了香辛溫暖又歡愉的氣味非常適合慶典外，最大的作用是能殺菌消毒，防止瘟疫。

印度人稱肉豆蔻為「令人心醉的果子」，它能讓人感覺到歡愉、迷醉，是著名的春藥之一。也因其略具迷幻的效果，阿輸吠陀療法中常用於 Vata 風型體質 * 的人，讓其快速運轉的思緒可以放鬆下來，因此也極適合總被快速大量資訊疲勞轟炸的現代人。

選購重點

通常稱黑色種子為肉豆蔻（Nutmeg），種子外面紅色網狀的假種皮則為肉豆蔻皮（Mace），兩者皆能萃取精油，而種皮的量相對少些，所以肉豆蔻皮精油價格較昂貴。

代表成分

醚類（肉豆蔻醚、黃樟腦）、單萜烯（松油萜）、單萜醇。

側重屬性

- **生理療效**：抗氧化、抗腫瘤、止瀉、消炎、激勵神經系統。
- **心理療效**：讓人開心的想要跳舞。

使用禁忌

曾有句俗諺：「一顆肉豆蔻頂呱呱，再來一顆差一點，三顆入肚要人命。」肉豆蔻用於烹飪調味時，用量是相當少的。即使中藥入藥也畏其毒性，使用前會將其熱炒，讓揮發性物質再降低 20%。所以使用肉豆蔻精油時，劑量也要謹慎拿捏。

不過，最有爭議的毒性是肉豆蔻醚及黃樟腦，這在肉豆蔻精油裡含量不超過 5%，故危險性還好，只要注意劑量，稀釋在 3% 以下，謹慎使用即可。若劑量過高又頻繁使用，可能出現噁心、劇烈頭痛等現象，特殊人士（例如孕婦）更需小心。

代表配方

- **止瀉配方（1%）**：肉豆蔻 1 滴＋桔葉 1 滴＋植物油 10ml。塗抹在肛門上，緊急時每小時塗抹一次；若無腹瀉，可先塗抹腹部，安撫情緒。肉豆蔻精油很適合處理腹瀉問題，尤其是考試或重大會議前，因緊張焦慮造成的腹瀉不止。這類個案通常希望事事都能在自己的掌控之下，肉豆蔻能助其了解，有時讓自己冒點險，會發現這世界更多樂趣。

* 印度傳統醫學將人的體質大致區分成三種：Kapha 水土型體質，特性是溼冷，優點是肌膚水嫩、圓融包容，缺點是容易遲滯水腫。Pitta 火型體質，特性是熱，優點是消化很好、熱情直接，缺點是容易燥熱上火。Vata 風型體質，特性是乾冷，優點是靈活敏捷，缺點是敏感多變、思緒停不下來。

1-18-4 黑胡椒

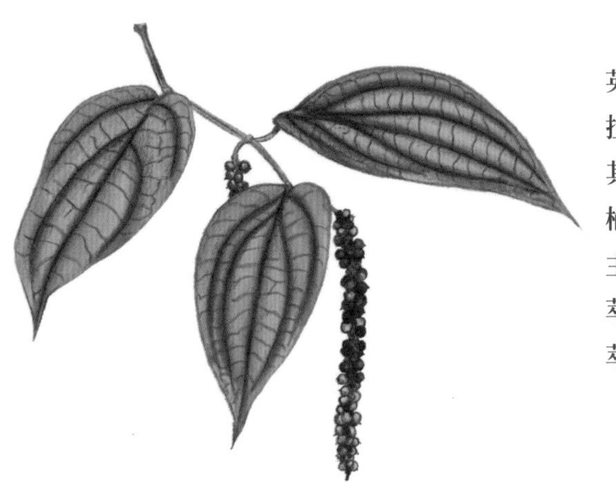

英文俗名	Black Pepper
拉丁學名	*Piper nigrum*
其他俗名	黑川
植物科屬	胡椒科胡椒屬
主要產地	馬達加斯加、印度
萃取部位	果實
萃取方式	蒸餾

外觀特徵

多年生藤本植物，喜溫暖溼潤環境，但怕風、怕積水，需細心照護。葉片橢圓如心形，花小呈穗狀花序，果實有如串珠，具芳香氣味，先是綠色再轉成黃、紅、黑色。

精油特性

黑胡椒具有爽嗆又提味的口感，成為知名的香料之王，在現今的餐廳中是必備調味料，看似稀鬆平常，但古代黑胡椒價值等同黃金，是可作為貨幣或擔保品，而有「黑色黃金」之稱。歐洲航海時代的開啓，就是為了爭奪珍貴的黑胡椒，打破阿拉伯人的市場壟斷。七世紀曾出現一則謎語，反映了黑胡椒的珍貴地位：「我外表是黑色的皺皮，但內心卻在火熱燃燒。我能調出美味，是餐桌之王，香腸和嫩肉都少不了我。但除非你仔細琢磨我的內在，否則無法發現我的價值。」

黑胡椒的辛辣味來自胡椒鹼，在果皮及種子內有此成分，但精油並不含胡椒鹼因此相當溫和親膚。不過，黑胡椒精油的氣味仍會令人精神一振，且會讓皮膚生熱，主要是它能夠促進血液循環，幫助去除瘀血青腫，所以適合處理肌肉的痠痛緊繃，尤其是深陷層層關卡所造成的背痛，黑胡椒的提振力，能助人突破圍籬，衝出一條生路，讓背痛得到極大紓解。

印度使用黑胡椒的歷史很悠久，在傳統阿輸吠陀療法中，多拿來退燒，因為黑胡椒有輕微發汗的功效；另外也處理消化系統的問題，諸如胃口不佳、消化不良、脹氣、腹瀉、便祕，都有絕佳的功效。

綜合以上的功用，再加上黑胡椒精油具有消解脂肪的效果，就可知道它也是重要的減肥精油之一，尤其是腹部贅肉。結論是，當血液循環佳，加上消化系統好，讓新陳代謝順暢，就是拋開沉重負擔，邁向「輕盈」新世界的不二法門。

選購重點

市面上有白胡椒、綠胡椒、黑胡椒等多種香料產品。1. 綠胡椒是在果實還未成熟、仍很生綠的時候採下，經過醃漬而成。2. 黑胡椒是在果實由綠快要轉黃時，便以手工成串採下，經過曝曬處理，水分蒸發，果皮緊縮變黑，且粒粒分開。3. 白胡椒則在果實較成熟、轉成黃褐色時採下，浸泡在水池中約一星期，再經曝曬，讓外皮脫離，即為白胡椒。少了外皮香氣較弱，當然市場也不會有白胡椒精油。綠胡椒精油的 α－松油萜較多，口感與氣味稍不同於黑胡椒精油，但兩者療效不分軒輊。

代表成分　單萜烯（松油萜、檸檬烯）、倍半萜烯（β－丁香油烴）、含氮化合物。

側重屬性

- **生理療效**：鎮痛、退燒、激勵消化。
- **心理療效**：拋開沉重滯悶感，勇敢邁向新世界。

使用禁忌　6 歲以下孩童，劑量宜低，也不宜頻繁使用，以免發汗過多造成脫水。

代表配方

- **小腹掰掰配方（5%）**：黑胡椒 20 滴＋蒔蘿 15 滴＋樟腦迷迭香 15 滴＋橄欖油 50ml。每天三餐飯前，以順時針方向深度按摩腹部，需持續至少三個星期，可幫助消化，改善便祕，並讓小腹邁向平坦之路。若有背部痠痛，也可用此配方來改善。若需要集中注意力、提振精神，可按摩於肩頸處、點擦於太陽穴。

相關精油

- **巴西胡椒** Brazilian Pepper

拉丁學名 *Schinus terebinthifolius raddi*，漆樹科肖乳香屬，原生於中南美洲。這就是在市場上會看到的紅色胡椒，巴西當地人則使用葉片來消毒潰瘍皮膚，並激勵皮膚再生。精油可以由果實或葉片來萃取，果實精油中含有較多的單萜烯，激勵作用佳；而葉片精油則含有較多倍半萜烯，親膚性較佳，消炎效果好。

- **加州胡椒** California Pepper / Pink Pepper

拉丁學名 *Schinus molle*，漆樹科肖乳香屬，原生於南美洲，俗名又叫粉紅胡椒、祕魯胡椒。傳統藥用於利尿、風溼、止痛，當地祕魯人會將紅色果實做成發酵酒精飲料。精油萃取自果實，主成分為單萜烯（水茴香萜、月桂烯、檸檬烯），用於促進循環、激勵作用佳。

1-18-5 檀香

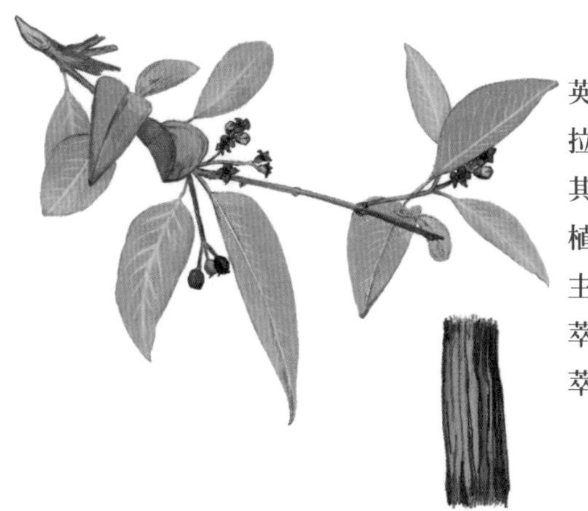

英文俗名	Sandalwood
拉丁學名	*Santalum album*
其他俗名	白檀、東印度檀香
植物科屬	檀香科檀香屬
主要產地	印度邁索爾省
萃取部位	木質
萃取方式	蒸餾

1-18-5 檀香

外觀特徵

半寄生的常綠樹，尤其幼年時期，根鬚有吸盤吸附在寄主植物上，獲取養分以利生長。將樹皮剝下便會看見白色的邊材，此為學名 album（意指白色）的由來。

精油特性

檀香，最重要產地在印度，當地使用歷史極早，被稱為神聖之樹，是價格昂貴的珍稀樹種（僅次於沉香）。由於經濟價值高，被大量的砍伐與開發，但它成長速度極慢，導致野生檀香數量銳減，目前印度政府已經採取管制出口的強烈保護措施。18 世紀歐洲航海時代，讓西方世界對檀香趨之若鶩，紛紛尋找除了印度、印尼之外的產區，並陸續在澳洲、太平洋諸島發現其他檀香品種；夏威夷檀香山也是因為曾經盛產而得其名，但後來被過度開採而停產了。

檀香的神聖香氣，深植東方人心中，在宗教儀式裡，藉由檀香裊裊將人虔誠的心願傳達給神明，同時讓祈願者獲得內心的平靜與安寧。此外，檀香在皮膚保養上也擁有神聖的地位，適用於老化、乾燥，或因身體累積過多毒素所引起的過敏、長痘等問題肌膚，也能處理生殖泌尿系統的感染症狀。主要是因為檀香精油中富含的檀香醇，此為獨有的珍貴成分，除了泌尿道感染，對於經期骨盆腔充血疼痛也有消炎的效果，並可處理腎炎問題。

檀香更是絕佳的定香劑，擅長捕捉嬌貴脆弱的花魂，在印度有一種稱作 attar 的特殊蒸餾方式，就是先在冷卻桶中裝了檀香精油，當蒸餾槽裡的花朵菁華，藉由蒸氣進入冷卻桶時，檀香精油有助將那些飄渺的花魂捕捉下來。這種蒸餾方式多半用於萃取珍貴花香類，例如玫瑰、茉莉、黃玉蘭、晚香玉等，花香透過沉穩檀香更加顯得細膩與神祕，是絕佳的美容護膚聖品，除了讓皮膚細胞獲得新生，更能淨化並平衡內在情緒。

選購重點

檀香精油的品質，取決於檀香醇的比例，愈高、品質愈佳，而品種、產地與樹齡是主要關鍵，印度產的檀香精油含有珍貴的 β-檀香醇，但要樹齡 20 年以上才能萃取出高比例的檀香醇，而且使用木心蒸餾極為耗時，至少超過 72 小時，加上印度政府嚴格管制出口，所以檀香精油價格非常昂貴。

代表成分

倍半萜醇（檀香醇）、倍半萜烯（檀香烯）。

側重屬性

- **生理療效**：平衡內分泌腺體、平衡免疫功能、護膚。
- **心理療效**：專注沉靜於當下。

使用禁忌

無，但若長期處於失去生命重心的人，建議不要獨用一味檀香，因為其恬靜內省的特質，可能會逼人思考自己為何而活，突然更抓不到重心，暫時產生強烈的沮喪與憂鬱感，若要使用則建議添加一些花朵類、柑橘類精油，或者芳樟、玫瑰天竺葵等頗能溫暖人心的精油，氣味也很搭配。

代表配方

- **靈性提升配方（5%）**：檀香 2 滴＋粉紅蓮花 2 滴＋蘇合香 1 滴＋墨西哥沉香 2 滴＋芳樟 3 滴＋雷公根浸泡油 10ml。在眉心處輕輕畫圈按摩，並搭配規律的深度呼吸，有助於看透並接受人生無常。在遭逢生命中必有的陰晴圓缺時，可能會不知所措因而停滯不前，或在眾人前歡樂但內心茫然不安，此配方將協助找回平靜穩定的力量，活在當下，不執著於過去與未來。此配方也適用各類問題肌膚，尤其是老化乾燥肌膚。

相關精油

- **澳洲檀香** Australian Sandalwood

拉丁學名 *Santalum spicatum*，檀香屬植物共約 30 個品種，其中澳洲原生的就有 6 種，又以澳洲西部產的穗花檀香最受人喜愛，其氣味較為開闊，這是由於澳洲檀香以氣味較淡的 α－檀香醇為主，且有較多具消炎特性的 α－沒藥醇、與抑制黑色素的金合歡醇，對於鎮靜敏感皮膚、以及讓皮膚白皙有獨特功效。

- **阿米香樹** Amyris

拉丁學名 *Amyris balsamifera*，又稱為西印度檀香，但其實是芸香科植物，與檀香是完全不同科屬，主要產區為西印度群島、委內瑞拉、大溪地、牙買加等地，由於富含倍半萜醇（桉葉醇、纈草醇），氣味沉穩令人平靜，與檀香有些近似，價格又相對便宜，故有「窮人的檀香」之稱，適合用來處理心循環、靜脈曲張、皮膚發炎、生殖泌尿感染等問題。

1-18-6

其他精油

- **熏陸香** Mastic

拉丁學名 *Pistacia lentiscus*，漆樹科黃連木屬，是地中海區常見的灌木。比較特別的是只有在希臘奇歐島生長的熏陸香可以長成小樹，並且可以生產樹脂，已被特別正名為 *Pistacia lentiscus* L. var. Chia。不論哪一種熏陸香，皆是歐洲自古以來重要的薰香與藥用植物。一般的熏陸香精油由枝葉蒸餾而成，來自奇歐島的熏陸香精油才有可能是由樹脂蒸餾而得，主要成分是單萜烯（α－萜品烯、月桂烯、檸檬烯、γ－萜品烯）與單萜醇（萜品烯 -4- 醇），能促進身體循環、提振免疫力，還具有抗菌、抗病毒、抗黴菌的功效，可強力治療腸胃系統的潰瘍，收斂靜脈曲張與痔瘡，樹脂蒸餾的精油則對於皮膚修護效果更好，可以加速傷口復原、淡化疤痕，也可以預防紫外線對皮膚的傷害。

- **蛇麻草** Hops

拉丁學名 *Humulus lupulus*，大麻科葎草屬，原生於歐洲、西亞與北美，德國人用來添加啤酒的香味，因此又叫啤酒花，中醫也將其入藥，能夠消積化食、安神。精油由雌球果蒸餾而得，主要成分是單萜烯（月桂烯）與倍半萜烯（α－葎草烯、β－丁香油烴），能激勵循環，排除水腫，用在皮膚保養還能夠縮小毛孔、細緻肌膚、改善橘皮組織，對於神經系統也有安撫的效果，有助放鬆肌肉、幫助入眠。由於有類雌激素的作用，可以舒緩經痛、調整經期，孕婦應避免使用。

1-18-6 其他精油

- **莎草** Cypriol / Nagarmotha

拉丁學名 *Cyperus scariosus*，莎草科莎草屬，原生於北印，阿輸吠陀醫學會用它來為身體排毒。精油由根部蒸餾而得，主要成分是倍半萜烯（莎草烯／香附烯）、倍半萜酮（α－莎草酮／香附酮）與倍半萜醇（莎草醇／香附醇），能夠淨化肝臟與血液，排除身體的毒素，解熱消炎，對於皮膚炎、生殖泌尿道發炎、呼吸道發炎都有很好的療效，還能調整情緒，客觀面對自己的人際關係。

- **菖蒲** Calamus

拉丁學名 *Acorus calamus*，菖蒲科菖蒲屬（曾被歸在天南星科，後來自成一科）。原生於印度與尼泊爾，是阿輸吠陀醫學中運用很廣泛的藥草之一，能夠淨化氣場，還能幫助回春。精油由根莖蒸餾而得，主要成分是醚類（細辛醚）、倍半萜烯（菖蒲烯）、單萜酮（水菖蒲酮、菖蒲酮）與倍半萜醇。能夠消解黏液，暢通呼吸道，緩解肌肉痙攣與發炎，還能保持頭腦的清明，疏理煩亂不安的情緒。所含的細辛醚有可能致癌，不宜長時間使用，最好稀釋到 1% 以下。

- **蘇合香** Styrax

拉丁學名 *Liquidambar orientalis*，楓香科楓香屬（曾被歸在金縷梅科），原生於東地中海區，現在主要產區在土耳其，在中西方都是歷史悠久的藥用植物。精油由樹脂蒸餾而成，主要成分是苯基酯（肉桂酸肉桂酯）、苯基醇（肉桂醇）與單萜烯（蘇合香烯），能強力止痛，舉凡肌肉痛、經痛、神經痛都能有效緩解，可以去痰、暢通呼吸道，還能治療溼疹、牛皮癬、皮膚炎等肌膚問題。

- **聖檀木** Guaiac Wood

拉丁學名 *Bulnesia sarmientoi*，蒺藜科維臘木屬，原生於南美洲巴拉圭，當地人利用它能讓身體發熱、發汗的特性來治療頑疾，如：癌症等。精油由木質部分蒸餾而成，主要成分是倍半萜醇（癒瘡木醇、布藜醇、α－桉葉醇、β－桉葉醇），能促進身體循環、促發汗，還具有消炎的特性，可以治療風溼性關節炎、呼吸系統發炎、發燒、感冒等不適，還能溫暖子宮、止經痛，停經的女性使用則可以滋潤陰道，用於皮膚保養時，則能緊緻肌膚與抗老化。

- **古芸香脂** Gurjum

拉丁學名 *Dipterocarpus turbinatus*，龍腦香科龍腦香屬，又名羯布羅香，原生於西印度與東南亞，當地人會用其樹脂來治療淋病、痲瘋、牛皮癬與各式皮膚問題。精油由樹脂蒸餾而成，主要成分是倍半萜烯（α－古巴烯、β－丁香油烴），能夠消炎、止痛、溶解黏液，可以治療呼吸道、生殖泌尿道感染，也具有利尿的特性，可以排除多餘的體液，還能夠修護皮膚與黏膜，諸如潰瘍、乾癬、溼疹等各類皮膚炎，也可以使用古芸香脂治療。

- **香脂楊** Balsam Poplar

拉丁學名 *Populus balsamifera*，楊柳科楊屬，生長於北美洲。由枝葉透過溶劑萃取而成原精，主要成分是水楊苷，水楊苷在體內代謝後就會轉變成著名的水楊酸，能抗發炎，如：風溼性關節炎、皮膚炎、筋膜炎等。能提振免疫力，還能軟化角質層，收斂毛孔、去除粉刺。

Part

II

Chapter

2

純露指南

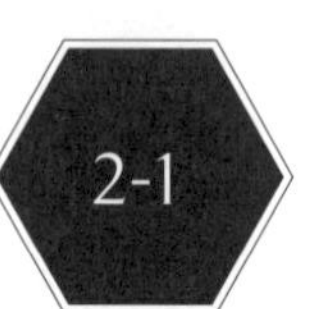

大馬士革玫瑰

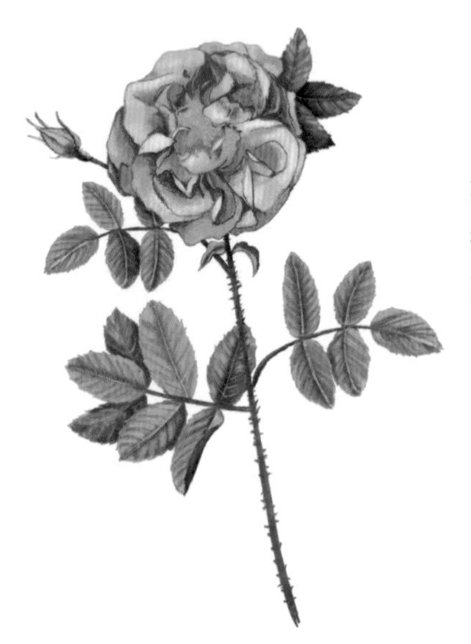

英文俗名	Damask Rose
拉丁學名	*Rosa damascena*
蒸餾部位	花

純露特性

大馬士革玫瑰是少數可萃取出香氣的古老品種，原產地在古波斯（現今的伊朗），現代主要種植於保加利亞與土耳其，所以這兩產區的玫瑰又分別叫做保加利亞玫瑰、土耳其玫瑰。在回教世界中，玫瑰是地位崇高的植物，教徒們經常將玫瑰純露使用於祭拜前的淨身儀式。

玫瑰純露非常適合用來保養臉部的皮膚，是絕佳的皮膚保溼劑，尤其是熟齡、缺水、疲憊暗沉的壓力性肌膚問題，通常會建議使用未經稀釋的純露調合面膜粉溼敷全臉，或是直接以化妝棉沾純露溼敷來補充臉部的水分。

苯乙醇是玫瑰香氣的代表成分，因為易溶於水，所以玫瑰純露中的苯乙醇含量更多。此種化學分子對於腦部的諸多神經傳導物質，例如多巴胺（快樂傳導物質）、血清素（平靜傳導物質）等具有調節的效果，所以臨床上玫瑰純露適合處理情緒困擾的個案。日常飲用玫瑰純露能夠平衡荷爾蒙系統，對於青春期的少女及更年期的婦女，能平衡其內分泌失調的問題，亦可調節自主神經系統，讓人在吸聞玫瑰芬芳時，也綻放發自內心的微笑。

選購重點

玫瑰純露的酸鹼值約 pH 4.1～4.4，穩定性高，適當保存通常可維持一到二年的最佳保鮮期。市售的玫瑰純露可能會以天竺葵純露來魚目混珠，而以護膚為主的玫瑰花水也可能添加了酒精，導致酸鹼值改變，且不宜飲用。因此為了更多元的使用方式，建議消費者選購有信譽保障的精油品牌。

側重屬性

- **生理療效：**養肝、修護黏膜組織、平衡荷爾蒙、改善壓力性肌膚問題。
- **心理療效：**使人愉悅、活在當下、鎮靜與安撫。

代表配方

- **活在當下的旅行純露配方：**將玫瑰、高地薰衣草、羅馬洋甘菊的純露，以等比例調合，或依個人氣味喜好調整，為旅行時的絕佳選擇。裝在噴瓶外用，可處理保溼、抗過敏、燙傷等問題。也適合將玫瑰純露加入咖啡、水果茶等飲品中，能提升香氣，帶來華麗的口感。

2-2 橙花

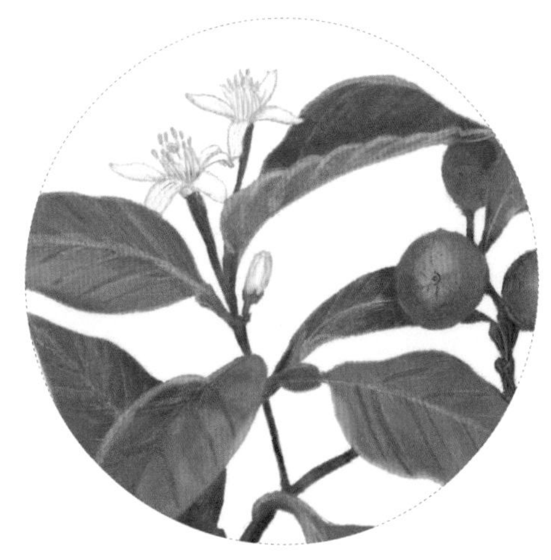

英文俗名	Neroli
拉丁學名	*Citrus aurantium bigarade*
蒸餾部位	花

純露特性

橙花是柑橘界的公主，其純露與精油一樣給予人明亮、清新、典雅的感覺。它是重要的消炎用純露，也能夠穩定中樞神經系統，並且平撫消化道相關問題，例如脹氣、胃酸過多、食道逆流等。對於有上癮症困擾的人，橙花純露亦能發揮其正向的抗憂鬱作用，輔助患者提振情緒。

在護膚方面，橙花純露能夠收斂毛細孔，淡化斑點，美白效果甚至比玫瑰純露要佳，適合處理油性、脆弱、敏感的肌膚。

飲用橙花純露能平撫懷孕期婦女忐忑不安的情緒，也可以與百里香、岩玫瑰純露混合後保養分娩時所產生的傷口，可以用來進行溫水坐浴或是做成沖洗噴劑，能幫助傷口癒合及預防感染。對於初生的嬰幼兒，適量橙花純露加入牛奶或飲用水中飲用，可以平撫他們受到驚嚇的情緒；嬰幼兒感冒發燒時，可將純露輕拍在臉、額頭、後頸，幫助降低體溫。橙花是使用範圍非常廣泛的一款純露。

橙花精油的氣味沉靜優雅，其純露氣味同樣令人感覺脱俗而忘憂，特別建議對於玫瑰純露的氣味興趣缺缺的人，一定要來試試橙花純露。

選購重點

pH 值約 3.8 ～ 4.5，穩定性高，最佳保鮮期約二年。市售的橙花純露主要為苦橙花純露，當品質精良時，氣味幾乎與精油如出一轍。

側重屬性

- **生理療效**：消炎、美白、調節消化系統。
- **心理療效**：抗憂鬱、平撫驚嚇、愉悦。

代表配方

- **回春之水**：橙花純露、玫瑰純露，以等比例調合，或依個人喜好調整，用來護膚或飲用，能讓體膚維持極佳狀態。
- **退燒配方**：橙花純露、羅馬洋甘菊純露、高地薰衣草純露，以 3：2：3 的比例調合，加入溫水中，再用毛巾沾溼，輕綁於幼童的小腿肚上，隨著毛巾緩緩變涼，即能帶走幼童的過熱體溫，退燒效果奇佳。

香蜂草

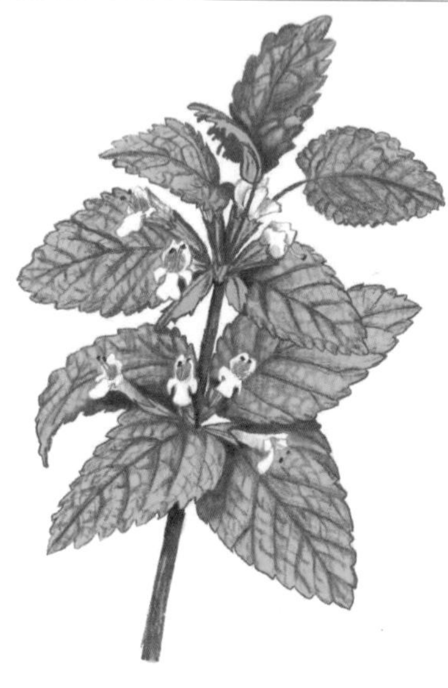

英文俗名	Melissa / Lemon Balm
拉丁學名	*Melissa officinalis*
蒸餾部位	全株藥草

純露特性

由於香蜂草精油的萃取率低，價格居高不下，有些廠商會採「反覆循環」蒸餾以提升精油產值，這種條件下所生產的香蜂草純露，品質就不會太好。但若是放棄精油、直接收集純露，品質就會大大提升，因為其有效成分的親水性高，大部分溶解在純露中，讓保存期限和功效大幅提高，成為香蜂草純露一大特色。

從中世紀開始就有修士以香蜂草純露製作酒精飲料，每日飲用能延年益壽。若將香蜂草純露加入飲用水中，能強化水的甜蜜口感，並可消滅病原體，提升免疫系統。每日3～4茶匙飲用，能舒緩各種神經疼痛，而在一般保養中，香蜂草純露也可用在感冒、發燒發冷的患者身上。

對於婦女來說，略帶酸甜的香氣是解除孕吐、噁心的舒適氣味，也能從情緒和生理層面對抗經痛、經前症候群、經期情緒低落，因此在南歐，香蜂草又稱作「開心」植物，兼具使人欣喜又沉靜的力量，更年期情緒煩躁也適合使用。

抗發炎、抗菌力佳，可溼敷眼睛，讓結膜炎、瞼緣炎消腫。直接飲用則能舒緩腸胃痙攣、結腸炎、盲腸炎的疼痛。

在護膚方面，香蜂草純露適合油性、痘痘肌膚，能抗菌消炎。另外，抗氧化、清新肌膚的功效，可安撫過敏、起疹、溼疹與皰疹。

選購重點

pH 值約 4.8～5.0，穩定性高，最佳保鮮期約二年。由於同樣是以檸檬醛為主，香蜂草純露很常被混摻檸檬香茅純露。純正的香蜂草純露有蜂蜜與檸檬般的甜酸花香，而檸檬香茅就只有草酸味。

側重屬性

- **生理療效**：抗感染、抗發炎、止痛、鎮靜、助消化、滋補神經。
- **心理療效**：安撫過大的壓力、平撫神經質。

代表配方

- **注意力不集中（過動）的飲用水配方**：香蜂草純露 30ml ＋歐洲赤松純露 10ml ＋飲用水 1,000ml。每日飲用，可以改善精神上的不集中和騷動不安。

矢車菊

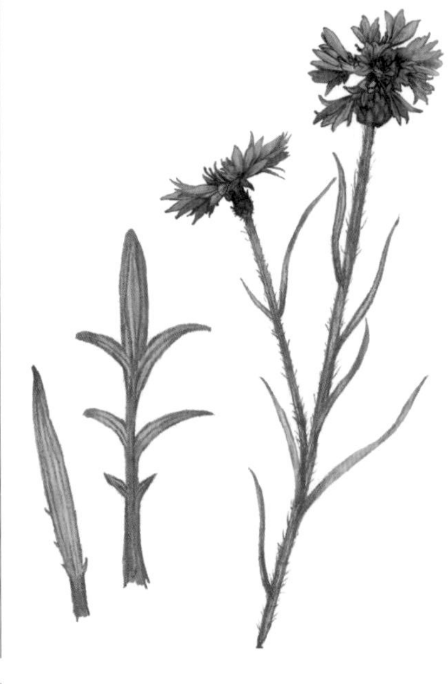

英文俗名 Cornflower / Bachelor's Button

拉丁學名 *Centaurea cyanus*

蒸餾部位 開花藥草

純露特性

菊科矢車菊屬的植物，常見於南歐田野邊，葉片互生、狹長形，開著美麗的藍色花朵。據傳少女們會將矢車菊摘取下來，壓平放在內衣裡，若過了一小時，花瓣依然平坦沒有扭曲，就表示即將遇見自己的另一半了，所以矢車菊的花語為「遇見幸福」，也可得知英文俗名「單身漢的鈕扣」（Bachelor's Button）的由來。

矢車菊純露能當成天然的洗眼液，將疲勞、紅腫、搔癢的雙眼清洗乾淨，恢復明亮，也才能夠清楚看見自己的幸福。所以到空氣汙染嚴重的地方，或者需長時間盯著電腦螢幕，可將矢車菊純露置於已消毒好的眼藥水滴瓶中，隨時拿起來潔淨、舒緩雙眼。也適合與羅馬洋甘菊或德國洋甘菊調合在一起，配戴隱形眼鏡的人非常適合此配方，但比較建議取下隱形眼鏡再滴入，另外也要注意配戴隱形眼鏡的時間不宜過久。

用途多元的矢車菊純露，也可作為皮膚與髮質的保養。其顯著的保溼效果，可讓乾燥、脆弱、暗沉的肌膚與秀髮，恢復水漾般的光澤。另可與岩玫瑰純露、檀香純露搭配，溼敷於眼部周圍，撫平惱人的魚尾紋。

選購重點

pH 值約 4.7 ～ 5.0，穩定性中等，最佳保鮮期約一年。

側重屬性

- **生理療效：**消炎、保溼。
- **心理療效：**明亮淨化、緩解焦慮、歡樂幸福。

代表配方

- **眼睛淨化液：**將矢車菊純露、羅馬洋甘菊純露，以 1：1 的比例，放入已消毒過的眼藥水滴瓶中，當眼睛稍有不適即可使用，讓人隨時保持眼睛的清澈與舒適。此配方也可依個人需求再稀釋於無菌的生理食鹽水中。

羅馬洋甘菊

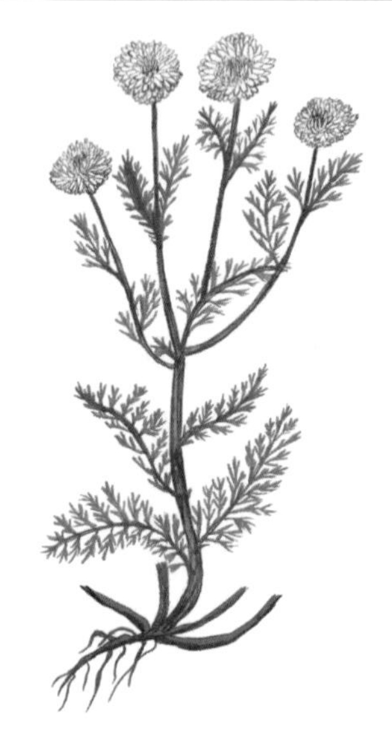

英文俗名 Roman Chamomile

拉丁學名 *Chamaemelum nobile*

蒸餾部位 花

純露特性

羅馬洋甘菊純露是嬰幼兒的御用芳香小護士。初來乍到這世界的新生兒，會遇到大大小小的成長痛，例如在適應環境時的不安，包著尿布的溼悶感或導致尿布疹，以及接觸性皮膚炎、異位性皮膚炎、過敏性鼻炎等惱人問題，或是腸胃不適、感冒發燒、開始長牙的腫痛等等。由於嬰兒的皮膚非常敏感脆弱，所以溫和的羅馬洋甘菊純露反而比精油來得更適切，可以搭配薰衣草純露，用溼敷的方式，或者添加在飲用水或泡澡水中，不僅可舒緩不適感，更能讓嬰兒感覺浸淫在媽媽的細心保護中，難怪羅馬洋甘菊又名「母親草」。

帶來如母親般呵護的羅馬洋甘菊純露，極適合用於神經系統，可說是收驚、止怒、安撫的最佳配方之一。若發現自己在面對小孩（或家人、同事）時，稍有發生不如預期的狀況就常暴怒，不妨多審視自己是什麼原因這麼容易生氣？當一個錯誤已經發生時，發再大的脾氣也於事無補，大聲責罵只會讓小孩更加害怕，而且臨床發現常被憤怒情緒攻擊的小孩，長大後可能也用此方式對待周圍的人，反而造成更大的困擾。羅馬洋甘菊純露與香蜂草純露、岩玫瑰純露調合後使用，可協助人在面對情緒爆炸的關鍵時刻，將憤怒降溫，多了包容，願與對方一起承擔責任。

除了皮膚與神經系統方面的功效，羅馬洋甘菊與矢車菊、德國洋甘菊、香桃木純露皆為適合用來洗眼的純露。長期需要緊盯電腦螢幕的人，可用羅馬洋甘菊來溼敷眼部，或當眼藥水來清洗眼部；對於眼球旁布滿紅絲，或感染結膜炎的不適感，也有絕佳的療效。

選購重點

pH 值約 3.0～3.3，偏酸，穩定性很高，最佳保鮮期約二年以上。

有些人認為若其氣味偏青草味，不似淡淡蘋果香，則品質較不好，但農產品原本就易受天候環境影響而有不同的狀況。若希望有更多元的使用方式，建議選購有信譽保障的品牌。

側重屬性

- **生理療效**：鎮靜、消炎、安撫中樞神經。
- **心理療效**：平撫情緒、化解恐懼。

代表配方

- **退燒配方**：羅馬洋甘菊純露、岩玫瑰純露，以 1：1 的比例調合，取化妝棉沾溼後敷額頭。

因為發燒是免疫大軍正在驅趕入侵的細菌、病毒時的主要身體反應，若太快速退燒反而會阻礙免疫大軍的作戰，所以要用緩和的退燒方式來協助。此配方與用法，是非常適合家有嬰幼兒的保健處方。另可將此配方 1.5ml 加入 100ml 溫水中，裝入奶瓶讓嬰兒飲用，其抗菌、抗病毒作用可一起協助免疫大軍。

- **尿布疹配方**：羅馬洋甘菊純露、真正薰衣草純露，以 1：1 比例調合，再與水對半稀釋，置於玻璃噴瓶中。當換尿布時，先噴灑在手中，再輕拍嬰兒的屁股，可改善並舒緩皮膚紅腫的不適。
- **居家小動物的泡澡配方**：羅馬洋甘菊純露、真正薰衣草純露，以 1：1 比例調合，再取 20ml 加入小型泡澡盆的水中。此配方尤其適合每次洗澡就想逃跑的貓咪，强效鎮靜的兩大純露可幫助貓咪瞬間安靜下來，乖乖洗澡。

杜松

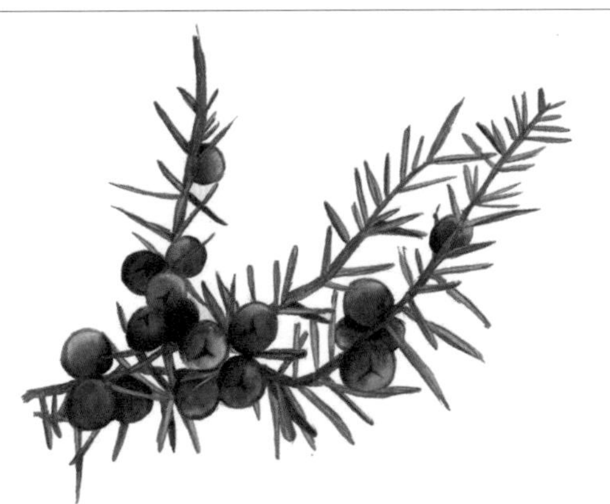

英文俗名	Juniper Berry
拉丁學名	*Juniperus communis*
蒸餾部位	漿果

純露特性

杜松純露的口感不算美味，木頭的氣味帶著些微苦澀的刺激感，但是利尿效果很好，是絶佳的利尿劑。無論是精油或純露，杜松都具有强烈的利腎功能，能處理各種水分滯留的問題，例如水腫、尿液遲滯等。它的收斂效果絶佳，能使肌肉組織收縮，釋放出身體多餘的水分。如果想要有計畫地幫身體排毒或是減重，可將飲用杜松純露放入執行表中。

護膚方面，杜松純露最適合油性肌膚，可與橙花、薄荷等純露混合後作為臉部化妝水，能夠淨化及收斂毛細孔，也很適合作為男性鬍後水。

杜松純露也可以促進循環，用來處理痛風、風溼及關節炎等相關症狀，除了日常飲用外，亦可搭配絲柏、永久花純露熱敷身體關節處，來減緩疼痛感並幫助體液循環。

身體工作者或能量療癒者請注意了，杜松純露非常適合用來淨化磁場，它能驅散沉重混濁的能量，提升場域力量，可以在任何覺得需要的時候噴灑於空間中，用來泡澡也是效果極佳。

選購重點

pH 值約 3.3 ～ 3.6，但穩定性較低，如因保存不當，酸鹼值改變將易生雜質，最佳保鮮期約一年，建議與穩定性强的純露一起搭配使用。

側重屬性

- **生理療效**：利尿、抗橘皮組織、調理痛風、風溼及關節炎。
- **心理療效**：淨化心靈與氣場。

使用禁忌　嚴重的腎臟疾病患者與膀胱無力者，應避免使用。

代表配方

- **泡浴配方**：杜松純露 20ml ＋杜松精油 3 滴＋檸檬精油 3 滴＋岩蘭草精油 5 滴＋ 15ml 乳化劑或分散劑＋適量天然海鹽，混合均勻後加入熱水池中，用來泡澡可以淨化身體與低頻能量，提升正向能量。

2-7 金縷梅

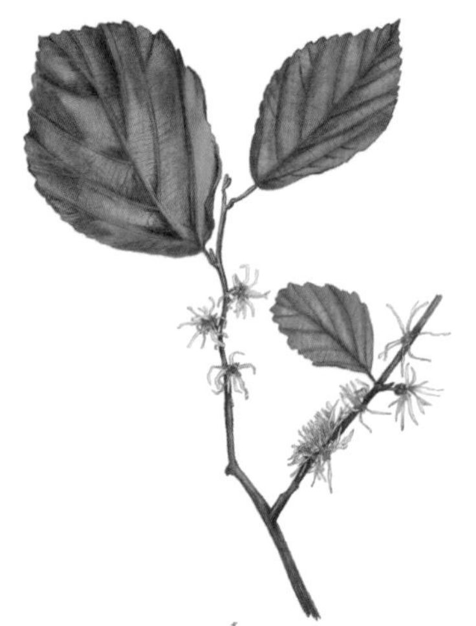

英文俗名	Witch Hazel
拉丁學名	*Hamamelis virginiana*
蒸餾部位	枝葉

純露特性

金縷梅科金縷梅屬的植物，主要產於北美，是落葉灌木，植株高約 5 公尺，冬天會開著芬芳的花，金黃色像細長彩帶般散開的花瓣，在寒冬中更顯得異常美麗。它也是印地安人生活常備的神奇藥草，古早文獻曾記載北美印地安人會將金縷梅樹皮及葉片搗碎，製成藥膏，專門處理傷口、痔瘡、發炎紅腫皮膚等問題，現今市面上也會發現許多含有金縷梅萃取物的保養品。

由金縷梅蒸餾所得的純露，功效也不惶多讓，是非常著名的抗氧化及收斂性強的純露，所以很適合作為男性的鬍後水。另外對於皮膚紅疹、搔癢、脫皮、龜裂等狀況，也有絕佳的舒緩效果。筆者曾於海邊游泳時，不小心被礁岩刮傷，傷口上還沾有沙子，剛好手邊有金縷梅純露與岩玫瑰純露調合的噴霧，便拿來沖洗傷口，發現傷口癒合狀況頗佳，而當時會調此配方的原意是皮膚在烈陽與海風的侵襲下必有受損，想作為敷臉面膜，結果反而在緊急狀況成了消毒良藥。

靜脈曲張與痔瘡問題也是金縷梅的拿手項目，可採用溼敷患部或坐浴的方式，即使懷孕時也適用，會讓人感覺身體都舒展開來，就像金縷梅花朵那舒展的金黃彩帶，不畏寒冬依然盛開著。

選購重點

pH 值約 4.0 ～ 4.2，穩定性不如其他純露，最佳保鮮期約一年內，所以必須十分注意保存方式，建議與穩定性強的純露一起搭配可延長使用期限。

由於藥房也會販售同樣命名為金縷梅純露的產品，但它是含有酒精的，與這裡提到的金縷梅純露使用方式相當不同，兩者需要特別區分，故建議購買有信譽的精油大廠牌。

側重屬性

- **生理療效**：消炎、促進傷口癒合。
- **心理療效**：舒展、回春。

代表配方

- **痔瘡與靜脈曲張配方**：金縷梅純露 15ml ＋絲柏純露 10ml ＋德國洋甘菊純露 5ml，調合後裝在玻璃噴瓶中，直接噴灑肛門口，或如廁時噴灑在衛生紙上再用來擦拭。另可把此配方噴在不織布上，溼敷在患部約 10 分鐘。

義大利永久花

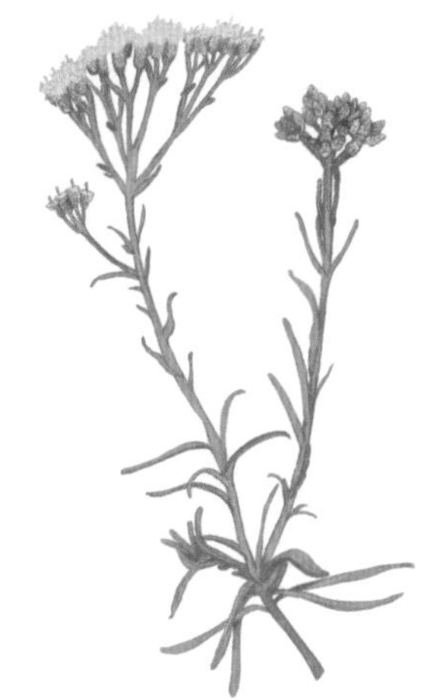

英文俗名	Immortelle
拉丁學名	*Helichrysum italicum*
蒸餾部位	花

純露特性

永久花純露的氣味不若其精油那麼强烈，而是在淡淡的醇香中帶著藥草植物獨有的微苦味，口感亦是。它是一款用途非常廣泛的純露，最受人稱頌的是能處理任何形式的瘀傷，不管是氣瘀或血瘀，都可在短期內見到絕佳療效。臨床上多以口服來化解氣血循環不佳所導致的堵塞，例如傷筋動骨的創傷（骨折或癒後調養）。若有血腫的問題，也可用溼敷的方式，讓皮下組織的瘀血浮於表面，加速復原（例如術後皮膚護理及碰撞傷）。搭配永久花精油一起使用，效果更顯著。

永久花純露也是處理女性生殖機能的良方，長期使用能解除子宮内膜異位、肌瘤及經痛等問題，若能搭配其他相關精油及純露協同使用，會發現它非常令人感動的功效。

雖不如其他花朵類純露來得芬芳，但是用在護膚上的成效相當傑出，最適合用來溼敷眼睛，可以淡化黑眼圈。搭配橙花純露使用於全臉，淡化斑點的效果更加倍。

永久花純露的能量特殊，依照順勢療法的觀點，低劑量使用時更偏向心靈療效，可化解情緒瘀傷，安慰痛失親人或重大事故所導致的失落感。將幾滴永久花純露加入礦泉水中，充分搖晃後飲用；或是以棉球沾溼，有規率地輕拭胸口處，持續 10 ～ 15 分鐘，可以漸漸化解鬱結胸口的情緒。

選購重點

pH 值約 3.5 ～ 3.8，穩定性高，經適當保存至少可維持二年以上的最佳保鮮期。

側重屬性

- **生理療效**：促進皮膚再生、改善黑眼圈、化瘀、通經絡。
- **心理療效**：化解身心靈各層面的塊壘，解除悲傷。

代表配方

永久花純露的功效廣泛，但不如精油強烈，因此最好搭配其他的精油與純露使用，會有很好的「引藥」效果。以下列出幾個配方：

- **極佳的消炎止血配方**：永久花純露、岩玫瑰純露，以等比例混合，適用於所有輕微出血的狀況，可以溼敷或是漱口（牙齦出血）。
- **促進肝臟代謝配方**：永久花純露、格陵蘭喇叭茶純露、胡蘿蔔籽純露，以 2：2：1 的比例混和，再稀釋於飲用水中，長期飲用可以利肝腎。

2-9 鼠尾草

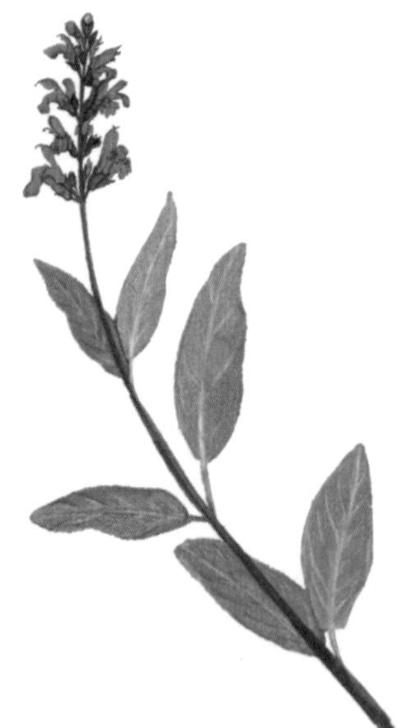

英文俗名 Sage

拉丁學名 *Salvia officinalis*

蒸餾部位 全株藥草

純露特性

鼠尾草自古就被視為具神奇療效的知名藥草，而中古世紀的女巫藥方裡也多含有鼠尾草，當時民風保守，婦女私密問題多求助於祕方，現今科學也證實鼠尾草可以改善婦科問題，像是經期不順、不孕、更年期不適等。相對較溫和的鼠尾草純露也具有此類療效，故為婦女常備純露之一。例如將胡椒薄荷純露、鼠尾草純露、玫瑰純露，以等比例調合，再稀釋於飲用水中，能有效平衡荷爾蒙與情緒。

由於鼠尾草純露可刺激血液循環，促進淋巴流動，也具有利尿效果，非常適合在排毒療程中內服或外用，有助於消除水腫、解除慢性疲勞症候群。另外，也很適合處理感冒前兆喉嚨附近的淋巴腫脹，由於具有化解黏液的強效，可與薰衣草純露搭配作為喉嚨噴霧，化解喉嚨的痰液，消除淋巴腫脹。

市面上常看到主打著鼠尾草成分的爽身噴霧，鼠尾草純露也具有此效果，因為可以調節自律神經系統，減少排汗量，故適合與薄荷純露調合，作為腋下與腳底的爽身配方。此配方也相當適合處理上台演講時的神經緊張，或者讀書考試時需要的精神提振，可噴灑於臉部，讓頭腦瞬間清澈，充分感受這中古世紀便被推崇的神聖植物。

選購重點

pH 值約 3.9～4.2，穩定性很高，最佳保鮮期約二年以上，因此市面上會看到與不易保存的薄荷純露調合一起販售。為求更多元的使用方式，建議選購有信譽保障的精油品牌。

側重屬性

- **生理療效**：調節荷爾蒙、平衡自律神經系統、促進淋巴流動、消解黏液、除痰。
- **心理療效**：神智清明。

使用禁忌

懷孕初期與嬰幼兒不宜。

代表配方

- **婦科化瘀配方**：鼠尾草純露 10ml ＋永久花純露 10ml ＋大馬士革玫瑰純露 10ml，裝於噴瓶中，每日在約 250ml 的溫開水中噴 10 下之後飲用，有助將經期血塊排乾淨。若曾經動過婦科手術，例如子宮肌瘤的切除，也可以使用此配方，將體內的瘀血排除乾淨，至少要使用三個月，這段期間每使用三星期便休息一星期，當腹部瘀血清乾淨時，也會有意想不到的瘦身效果。

相關純露

- **快樂鼠尾草純露** Clary Sage

植物學名 *Salvia sclarea*，是女性必備的純露之一，只是保存期的變化很大，建議搭配其他穩定性高的純露（例如鼠尾草純露）一起調合使用，可以處理經前症候群的心情起伏、經痛、經期不定等問題。若說鼠尾草純露給人一種清明的感覺，那麼快樂鼠尾草純露帶有佛手柑香的伯爵茶氣息，就宛如給予人們溫暖歡樂的節慶感，故適合與馬鬱蘭純露、香蜂草純露調合，能幫助人們驅散憂鬱與寂寞。

真正薰衣草

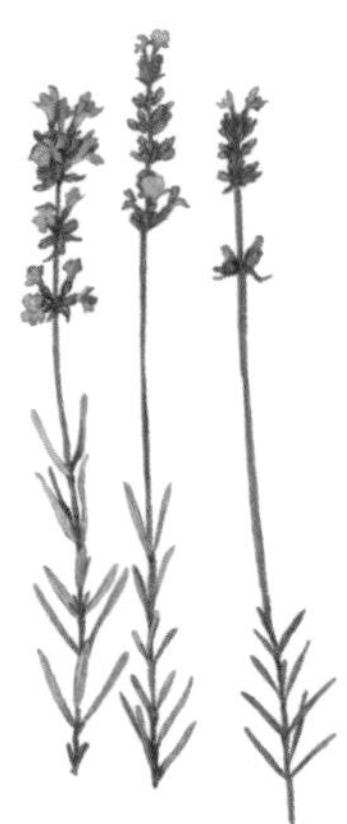

英文俗名	Lavender
拉丁學名	*Lavandula angustifolia*
蒸餾部位	開花的藥草

純露特性

由於薰衣草精油的氣味太深植人心，所以初聞到薰衣草純露的香氣時，大眾的接受度高，不過它的口感較不討喜，以致於滿多人選擇外用。但實際上仍然可以飲用，市面上有些甜點或飲料會加入了薰衣草純露，以增添淡淡薰衣草香。

外用的效果十分突出，如同薰衣草精油的萬用特性，是旅行時的最佳良伴。將薰衣草純露裝入小玻璃噴瓶，隨身攜帶，噴灑臉部或暴露在外的手腳，是絕佳的鎮靜消炎劑，舉凡曬傷、過敏、起疹、發癢、蚊蟲叮咬、割傷、擦傷等，都有很好的療效。筆者曾在夏天前往法國普羅旺斯旅遊，除了在戶外烈陽下會時時噴上薰衣草純露，每晚必會製成面膜，加強溼敷臉

2-10 真正薰衣草

部，其清涼鎮靜的作用，消除了旅行時的疲憊與燥熱感，也讓皮膚保持在最佳狀態。

真正薰衣草純露適合各種膚質，是居家保健的必備純露之一。常與羅馬洋甘菊搭配，作為嬰兒的泡澡、尿布疹、好好睡的配方，當然也很適合較大的孩童，尤其常在戶外玩耍造成的皮膚擦傷或切割傷，可以將薰衣草純露當作消毒清洗劑，除了可促進傷口癒合，還能安撫受到驚嚇的情緒。薰衣草純露非常溫和，相當適合孕婦使用，可搭配香蜂草純露、馬鬱蘭純露，舒緩焦慮緊張、頭痛或腸道痙攣的不適狀況。

選購重點

pH 值約 5.6～5.9，穩定性佳，最佳保鮮期約二年。對皮膚的效用極佳，但市面上會出現添加酒精或其他防腐劑的薰衣草純露所做的皮膚保溼噴霧，此舉已經改變了薰衣草純露本身的酸鹼值且不宜飲用，並讓原本溫和適合各式膚質的薰衣草純露也難保不會出現不適現象，故建議使用無任何添加的純露，並請購買有信譽的品牌。

側重屬性

- **生理療效**：鎮靜消炎、安撫中樞神經系統。
- **心理療效**：被無條件的愛支持。

代表配方

- **曬後美白面膜配方**：作法是先將壓縮面膜紙放在小碗中，再將薰衣草純露與大馬士革玫瑰純露以 1：1 比例調合倒入，待面膜紙膨脹，便可敷在臉部，除了鎮靜紅腫的皮膚，也有美白功效。

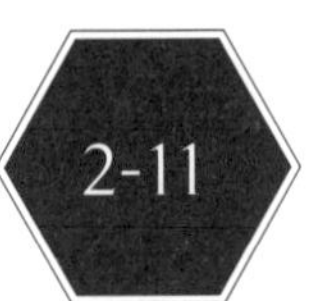

2-11 岩玫瑰

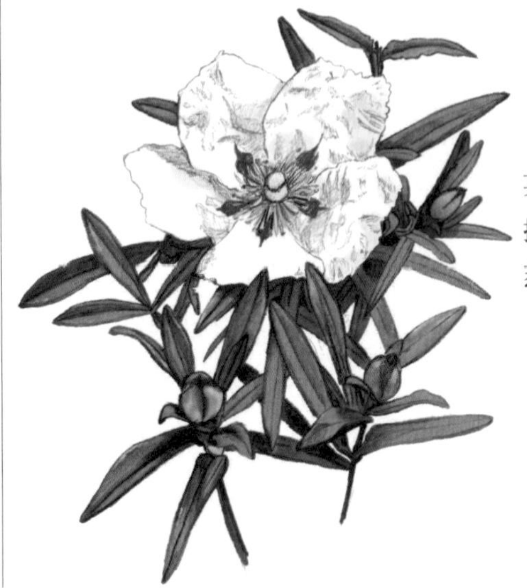

英文俗名	Cistus / Rock Rose
拉丁學名	*Cistus ladaniferus*
蒸餾部位	葉片、樹脂

純露特性

岩玫瑰的花朵像是稍帶皺褶的衛生紙，但純露卻是著名的抗皺專家，原因在於 pH 值約 2.9～3.1，是純露當中酸度最高者，具有絕佳的收斂效果，可收縮調理毛細孔，專治讓女性最害怕顯老的皺紋，尤其是擾人的眼周魚尾紋。

岩玫瑰純露的收斂性、促進傷口癒合、止血效果都極佳，所以是在進行外科手術後不可或缺的癒後調理配方。其精油的效果更佳，但對於某些不適用高濃度精油的人或動物來說，純露反而是相當好的選擇。筆者曾經協助一隻遭遇大撕裂傷而縫了 30 針的貓咪進行術後保養，便給予岩玫瑰純露、大馬士革玫瑰純露、高地薰衣草純露、橙花純露、大西洋雪松純露，調合添加在其飲用水中，此配方除了淡化岩玫瑰純露較酸的特性，而增添美味口感，並有助其內部傷口癒合以及抗菌的處理，同時能安撫貓咪在受傷過程中所受的驚嚇。

岩玫瑰純露搭配永久花純露，對於子宮內膜異位、子宮肌瘤、經血量過大，具有顯著的療效。

選購重點

pH 值約 2.9 ～ 3.1，穩定性非常高，最佳保鮮期約二年以上。岩玫瑰純露的氣味，雖沒有精油那麼豐富强烈，但仍有那特殊的餘香，選購時可辨識得出。

側重屬性

- **生理療效**：收斂、止血。
- **心理療效**：釋放最深沉的糾結情緒。

代表配方

- **回春抗皺配方**：岩玫瑰純露、檀香純露，以等比例調合，置於玻璃噴瓶中。使用時噴灑在化妝棉上，溼敷在眼睛周圍，建議此時靜臥在床上，順便做些眼球運動，約 10 分鐘後便可取下。此配方也很適合作為刮體毛之後的收斂保養，若不小心刮傷造成輕微傷口，此配方也有助傷口迅速癒合。

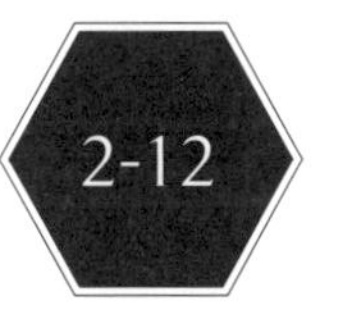

德國洋甘菊

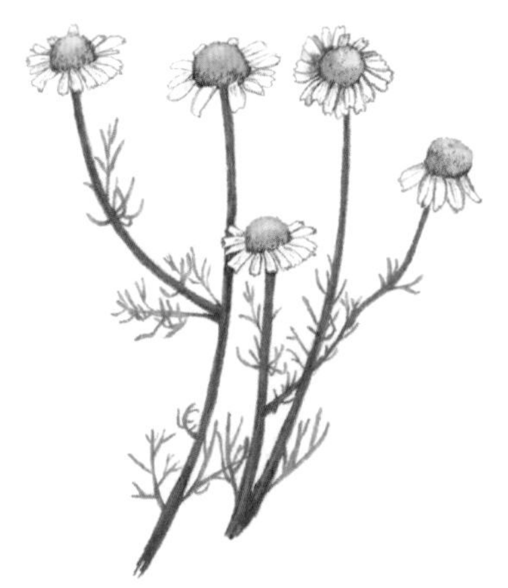

英文俗名	German Chamomile
拉丁學名	*Matricaria recutita*
蒸餾部位	花朵

純露特性

德國洋甘菊的花朵長相總讓人有種童趣感，白色花瓣包圍著特別突出的球型黃色花心，彷彿許多小飛碟穿梭於草叢間。這是歐洲人最常飲用的藥草茶，市面上販售的洋甘菊茶多是指德國洋甘菊，而不是羅馬洋甘菊。

德國洋甘菊純露也有類似其精油的療效，最顯著是處理因神經系統影響的消化不適，可强力安撫腸道痙攣，甚至對於胃潰瘍也有幫助。患有慢性疼痛的人，常會造成夜晚睡眠品質不佳，這時不妨多飲用德國洋甘菊純露，藉由它强力的安神效果，讓人放鬆而一夜好眠。

另外，其優越的消炎及抗菌消毒效果，可以加速傷口癒合與安撫發炎狀況，所以大到嚴重灼傷、燙傷，小到輕微曬傷、皮膚發紅、出疹子、搔癢，都適合使用德國洋甘菊純露來處理。其抗黴菌的效果也不錯，溼疹、乾癬、尿道炎、陰道炎皆適用，若症狀較嚴重時，建議搭配野馬鬱蘭純露、桉油樟（羅文莎葉）純露、側柏醇百里香純露、茶樹純露等，作全面性的調養。

2-12 德國洋甘菊

以氣味來比較，羅馬洋甘菊純露比德國洋甘菊純露的氣味甜美許多，所以羅馬洋甘菊更適合孩童使用。不過遇到較為棘手的問題時，還是優先選擇德國洋甘菊純露，尤其是嚴重的溼疹、接觸性皮膚炎或者腸胃炎。成人使用的效果也很好，特別適合個性容易焦慮緊張的人，因為人在放鬆時，想像力通常也較豐富，故當身心不再繃緊，原本棘手的事情也會有不一樣的出口。

選購重點

pH 值約 4.0～4.1，穩定性不錯，最佳保鮮期約一到二年。

側重屬性

- **生理療效**：消炎、抗過敏、安撫中樞神經、助消化。
- **心理療效**：靜定、安神。

代表配方

- **提振身心且全面抗感染的保養配方**：德國洋甘菊純露 4ml ＋側柏醇百里香純露 4ml ＋茶樹純露 4ml ＋桉油樟（羅文莎葉）純露 4ml ＋野馬鬱蘭純露 4ml ＋礦泉水 1000ml，作為每日飲用水。此配方很適合預防感冒、提振免疫系統，孕婦幼兒也可使用。

2-13 月桂

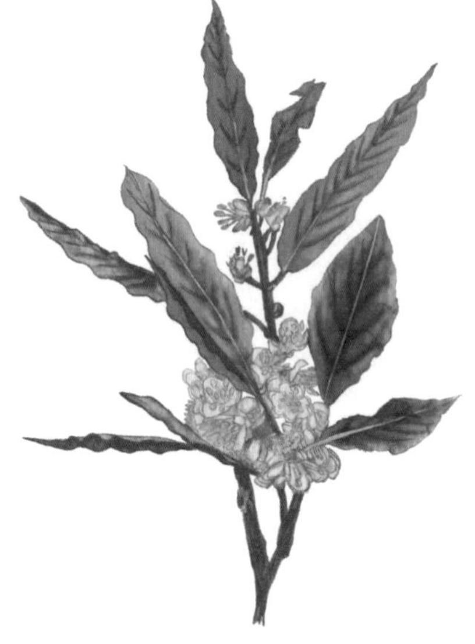

英文俗名	Bay Laurel
拉丁學名	*Laurus nobilis*
蒸餾部位	葉片

純露特性

月桂純露的氣味與原植物非常相似，綠色調香氣中帶點嗆辣的後勁，很能提振情緒。它的酸鹼值約 pH 4.9～5.2，雖然很接近皮膚的酸鹼度，但是因為其中所含水溶性成分種類的差異，可能會讓皮膚感覺有一點刺激，最好能先用植物油打底，再拿純露來敷臉，適合代謝差或失去彈性的膚質。

月桂純露最主要的功效在於改善阻塞的淋巴系統，尤其是因為長期勞累、免疫下降而產生的淋巴結問題，在持續飲用 2～3 週後即可有效緩解症狀，如果能搭配月桂精油持續按摩以促進循環，淋巴腫脹的問題甚至會在短期之內消失。

月桂純露也是回春純露，它能處理因生理老化而產生的各種問題，包括風溼性關節炎、自律神經失調，以及預防阿茲海默症等老年疾病。月桂純露的能量屬性振奮且強烈，能安撫自憐的情緒，張開雙手迎向陽光。

最後要提一下月桂純露在日常生活中的其他用途。乾燥的月桂葉是湯類料理的重要香料，它爽利的氣味可讓濃湯不會過分膩人，也能幫助消化。儘管有許多純露也具有上述相同功效（例如茴香純露），但是月桂純露的無可取代之處，在於它非常適合用來烹煮食物，去腥效果頗佳，適合加入魚湯與雞湯裡提味，製成沾醬的口感也很清爽，有興趣的朋友可以嘗試看看。

選購重點

pH 值約 4.9 ～ 5.2，酸度不高，天然防腐的效果不強，品質易受保存條件的影響而變質，建議最好能在一年之內使用完畢。

側重屬性

- **生理療效**：改善淋巴的阻塞、處理退化性的生理問題。
- **心理療效**：具有陽性能量，能提振情緒，使生命保持流暢。

代表配方

- **回春之水配方**：將月桂、歐洲赤松、冬季香薄荷、格陵蘭喇叭茶的純露，依 3：2：1：1 的比例調合，每次取 10ml 加入水中飲用。月桂純露搭配其他同類型純露的協同作用，適合調理因自然老化而產生的身體機能減退，或因過度操勞而導致的早衰現象。若再搭配上述配方的複方按摩油來按摩身體，效果更佳。

香桃木

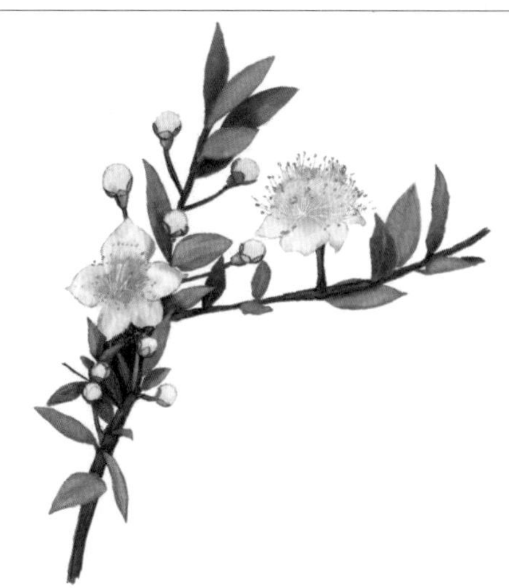

英文俗名	Myrtle
拉丁學名	*Myrtus communis*
蒸餾部位	葉片

純露特性

香桃木純露的氣味清新柔美，口感極佳，予人一種置身山林的感覺，長期飲用對潤喉效果很好，適合工作需要經常用到喉嚨的人，例如歌手、老師。香桃木具有止咳化痰、舒緩鼻腔阻塞的功效，是感冒時的必備純露之一。對於體質比較敏感的人，尤其是長期為季節性支氣管炎所苦的人，可以在敏感季節來臨前，搭配土木香純露飲用，可預防「災情」過於嚴重。

護膚方面，香桃木純露最適合油性肌膚，特別是油脂分泌過多、常與痘痘結下不解之緣的人，可以搭配白松香、苦橙葉、沒藥等精油來調理皮膚，達到收斂毛孔、消炎及控油的效果。方法是將上述精油調成約 3% 的臉部按摩油，用於全臉或是局部塗抹，再配合香桃木純露溼敷，效果奇佳。

香桃木純露，與德國洋甘菊、羅馬洋甘菊、矢車菊等純露，同被視為適合做眼部清洗劑的純純露，能夠降低眼壓、清潔眼部、消炎抗感染；從臨床上也發現香桃木純露能夠清潔毛孔、滋養睫毛，讓毛髮健康生長。

選購重點

pH 值約 5.7 ～ 6.0，穩定性不如其他純露好，而且香桃木純露的桉油醇含量高，容易氧化變質，所以建議最好能在一年之內使用完畢。

側重屬性

- **生理療效**：保養呼吸道系統、消炎、化痰。
- **心理療效**：清涼降火、化解鬱悶。

代表配方

- **口腔保健配方**：香桃木、桉油樟（羅文莎葉）、茶樹、薰衣草的純露，以等比例調成複方純露，每次取 10ml 加入水中飲用，一天數次。嚴重時亦可再放入 1 茶匙的海鹽漱口，早晚各一次，能夠治療感冒、喉嚨發炎、腫痛等症狀，並且維持口腔清潔，避免毒素累積體內。

馬鬱蘭

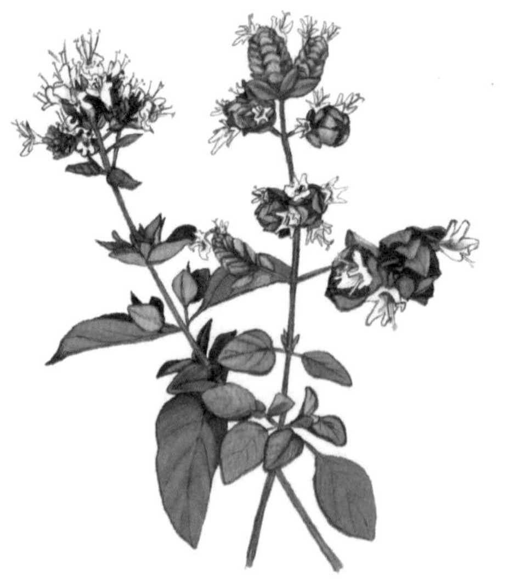

英文俗名	Marjoram
拉丁學名	*Origanum majorana*
蒸餾部位	全株藥草

純露特性

馬鬱蘭純露功效非常萬用且溫和，是家用必備純露之一，可以安定神經，還能抗腸胃痙攣、防止抽筋，恰好都是懷孕期中常見的問題，孕婦可以常飲用。心血管問題或是妊娠高血壓，也能使用馬鬱蘭純露來處理，搭配薰衣草純露或香蜂草純露，還能緩解神經緊張、焦慮等負面情緒問題。

在肌肉骨骼方面，搭配西洋蓍草或山金車純露，做成熱敷包，能讓扭傷的關節或是腫脹的足踝，加速循環與消炎。

淨化肝臟則是馬鬱蘭純露的重要特色，經常飲用能激勵肝臟酵素解毒，以及淨化膽囊，在 2002 年加拿大的研究 *，B 型肝炎患者可用於每日保養，降低肝炎風險。肝硬化、腫瘤患者也能飲用，是相當溫和的保養純露。

選購重點

中文俗名容易與「野馬鬱蘭」混淆，但兩種純露的香氣相差甚大，很容易就能分辨，馬鬱蘭比較甜美可口，能中和各種難喝怪味純露的口感，購買前請認清拉丁學名。

* Lin, L.T., Liu, L.T., Chiang, L.C., & Lin, C.C. (2002, Aug). In vitro anti-hepatoma activity of fifteen natural medicines from Canada. *Phytotherapy Research*, 16(5), 440-444.

側重屬性

- **生理療效**：抗腸胃痙攣、淨化肝臟。
- **心理療效**：消除焦慮緊張。

代表配方

- **頭痛失眠熱飲**：馬鬱蘭純露 35ml ＋薰衣草純露 5ml ＋羅馬洋甘菊純露 5ml，加入 250ml 的溫熱水中，每 15 分鐘喝一口，直到不再頭痛（或睡著）。若晚上不喜歡喝水，或怕一直上廁所的人，可取數片化妝棉沾滿上述配方純露，溼敷在前額（熱敷的效果更好），至少敷一個小時，也能減輕頭痛。

相關純露

- **野馬鬱蘭純露** Oregano

植物學名 *Origanum vulgare*，雖然純露的氣味還是有辛辣感，但是並沒有如精油對皮膚的刺激性，純露的酚類含量雖少，卻不影響其抗菌力，適合在病體虛弱時飲用，有助身體抵抗病毒。pH 值約 4.2 ～ 4.4，穩定性很高，最佳保鮮期約二年以上。

2-16 馬鞭草酮迷迭香．樟腦迷迭香．桉油醇迷迭香

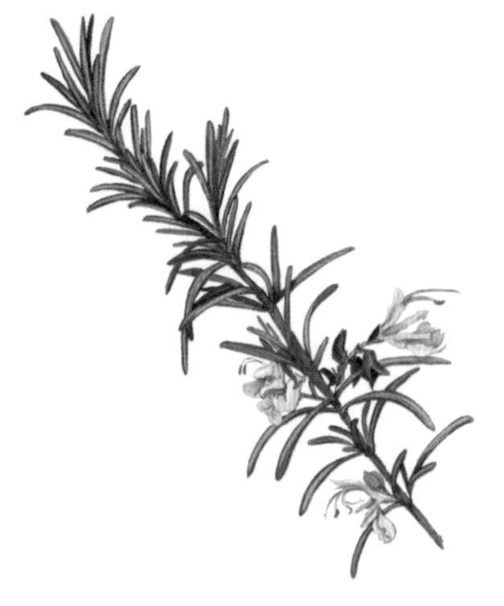

英文俗名	Rosemary CT verbenone
拉丁學名	*Rosmarinus officinalis* ct.verbenone
蒸餾部位	開花的全株植物

純露特性

三種 CT 型的迷迭香純露都有共通特色，就是消除黏液、抗氧化、助消化。馬鞭草酮迷迭香的特殊強項，是能幫助肝臟解毒與抗充血。由於其精油單價較高，純露相對便宜許多，再加上純露的溫和特性，可以直接口服來激勵肝臟，所以在芳療應用上，更常使用馬鞭草酮迷迭香的純露來保養肝臟。

由於激勵了肝臟代謝、膽汁分泌，喝完此純露後身體會有種輕盈感，可能變得容易餓，整體消化速度加快，也具有利尿的效果。胃功能不好的人可以常喝此純露，健胃整腸的效果非常好。

應用於皮膚上，樟腦迷迭香純露主打醒膚、拉提、抗皺等效果，馬鞭草酮迷迭香純露則能舒緩惱人的皮膚病，如乾癬、溼疹、粉刺、粗糙。採用溼敷或輕拍的方式，能讓落屑發癢的狀況改善，每日持續使用，能促進新皮生長。如果使用蒸臉或熱敷的方式，純露會幫助清潔毛孔後，讓粉刺浮出，收縮毛孔，增加肌膚細緻度與亮度。

選購重點

三種迷迭香氣味都具備一種銳利的花草香，程度依輕重來看是：樟腦＜馬鞭草酮＜桉油醇。一般市面上標籤「迷迭香純露」，多是樟腦迷迭香純露，唯有特別寫出「verbenone」才是馬鞭草酮迷迭香純露，其價格比較高，建議選購有信譽保障的精油品牌，才不會購買到混摻或造假的純露。

側重屬性

- **生理療效**：養肝利膽、調理肝炎和肝衰弱、淨化排毒、化痰、消除黏液、緩解鼻竇炎和中耳炎、淨化肌膚、促進肌膚再生。
- **心理療效**：爽颯、通暢。

使用禁忌

雖然沒有明確證據指出具有提升血壓的作用，但是對於有妊娠高血壓的患者，盡量不要飲用任何一款 CT 型的迷迭香純露，是較為保守的做法。

代表配方

- **芳香養肝露**：馬鞭草酮迷迭香純露 2ml ＋月桂純露 2ml ＋圓葉當歸（或格陵蘭喇叭茶）純露 2ml ＋胡椒薄荷純露 2ml ＋甜羅勒純露 2ml ＋飲用水 500ml。每日早上飲用一杯，對於 B 型肝炎帶原、已經有肝病的患者，這是一個溫和的配方，不會有精油按摩後造成的疲累感，也無須擔心會造成肝臟更大負擔。純露性情溫和可以緩效地幫助消化，以及降低肝臟充血、幫助肝臟解毒。但是必須持之以恆喝半年以上，若是曾經長期服藥（如類固醇）的患者，建議持續喝一年以上，才會明顯感到藥物排出體外的效果。

胡椒薄荷

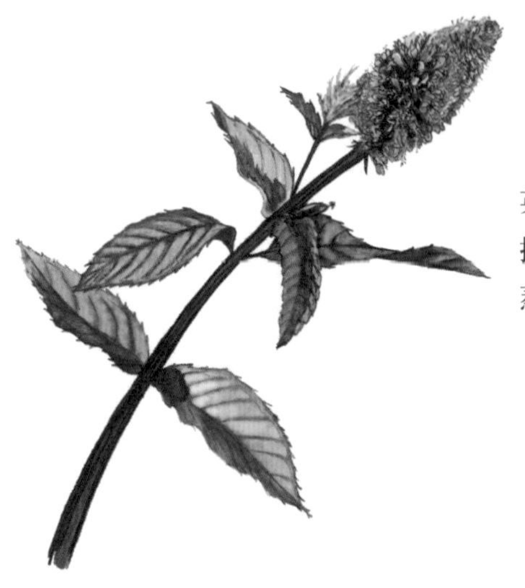

英文俗名	Peppermint
拉丁學名	*Mentha piperita*
蒸餾部位	全株藥草

純露特性

胡椒薄荷精油中那股清涼強勁的氣味，在純露中也同樣顯著。其精油具有助消化、養肝排毒、提神醒腦的作用，薄荷純露也有這些療效，而且相對於純精油來得安全。

薄荷純露加入飲用水稀釋後，會化成美妙且振奮人心的香甜氣息，於早晨飲用，可驅散想躲回溫暖被窩的念頭，又能幫助排便順利，以輕盈沒負擔的身體迎接美好一天的開始。若選用薄荷純露加上迷迭香純露，更是提振精神的絕佳飲品，無須擔憂咖啡因造成身體負擔，讓人在沉悶會議中依然精神百倍，甚至有助創意發想、擬出嶄新計畫。

在油膩飽食後，容易產生脹氣、腹痛等消化不適的問題，甚至出現令人困擾的口臭，都可藉由飲用薄荷純露來改善。它也是著名的養肝純露之一，適合與馬鞭草酮迷迭香純露、杜松純露、岩玫瑰純露、胡蘿蔔籽純露來調合，用於長期養肝排毒計畫，可有效改善服藥過度、痛風、皮膚斑點暗沉，以及毛孔粗大的問題。

消炎鎮定則是薄荷純露另一強項，可處理過敏或蚊蟲叮咬造成的皮膚不適，甚至發炎紅腫的痘痘，都可藉由溼敷或噴灑純露來舒緩。

綜合以上功效將發現，薄荷純露相當適合少男少女，是青春期的必備款純露之一，除了可以改善發炎痘痘的困窘與不適，也有助於念書時的專心與精神上的提振。

選購重點

pH 值約 6.1 ～ 6.3，穩定性不如其他純露，最佳保鮮期約一年之內，建議開封後盡快使用完畢。

市面上也會出現添加酒精或其他防腐劑的薄荷純露來作為肌膚噴霧，但此舉已改變了薄荷純露本身的酸鹼值，且不宜飲用。若希望純露能夠兼具內服與外用，使用方式天然又多元，建議選購有信譽的精油品牌。

側重屬性

- **生理療效**：助消化、養肝排毒、鎮靜清涼、提神醒腦。
- **心理療效**：振奮人心、驅散陰霾。

使用禁忌

建議孕婦與三歲以下幼兒不宜直接口服未經稀釋的純露。

代表配方

- **早安茶飲**：胡椒薄荷純露 1 茶匙＋馬鞭草酮迷迭香純露 0.5 茶匙＋松紅梅蜂蜜 1 茶匙＋溫開水 250ml，充分調勻，非常適合早晨飲用，除了有助消化，更可養肝排毒，提振免疫力。
- **隨身攜帶噴霧**：將 10ml 的薄荷純露裝於 10ml 的玻璃噴瓶中，需要提振精神時可噴灑於臉部，飯後想保持口氣清新可直接噴灑於口腔內，它同時是皮膚紅腫、發癢、過敏時的急救鎮靜良方。

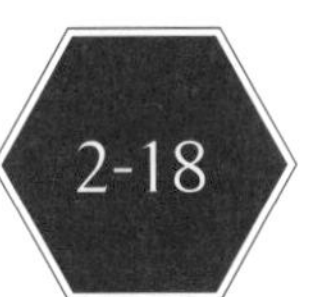

2-18 檀香

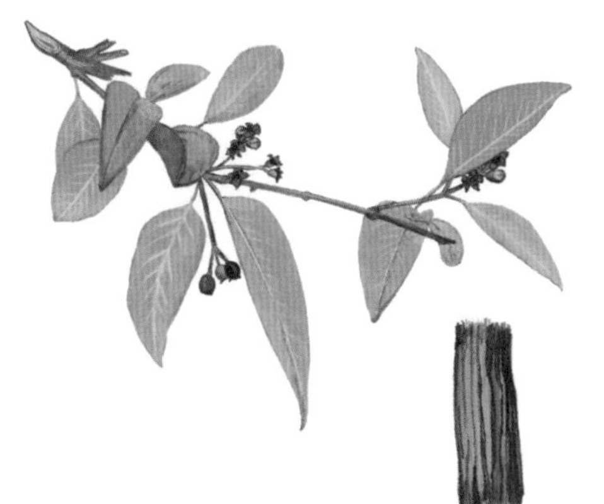

英文俗名	Sandalwood
拉丁學名	*Santalum album*
蒸餾部位	木質

純露特性

純露的氣味就像聞到檀香原木般清香，絕對不會讓人搞錯，這是因為檀香主要氣味來源的檀香醇易溶於水，所以在純露中也含有微量的此成分。檀香純露是很好的免疫系統滋補劑，而

2-18 檀香

而且能對抗各種發炎，舉凡是消化系統、神經系統或是生殖泌尿系統的發炎感染問題都有不錯的療效，無論是內服或是外用，皆能有效緩解因為發炎感染所導致的不適，建議可以加入飲用水中作為日常保養。檀香精油對於皮膚的功效絕佳，純露也同樣卓越，尤其對於敏感脆弱肌膚、臉部微血管破裂等現象，以及粉刺、酒槽發紅、眼皮乾燥等狀況，可將檀香純露溼敷在問題部位，或製成保溼噴霧，作為化妝水使用。

檀香純露對於情緒與心靈的安撫效果也不錯，將之噴灑於環境中，可以安撫躁動不安的情緒，掃除憂鬱，給人穩定的力量，有助於內在步調的調整。

檀香純露也可以使用在寵物身上，家裡有養貓的人，最擔心公貓因泌尿道感染而導致腎衰竭，可在其飲用水中添加一點檀香純露作日常保養。

選購重點

pH 值約 5.9 ～ 6.0，穩定度高，最佳保鮮期約二年。

檀香純露的氣味淡雅，就像是原木香，但因高度經濟價值而容易被不肖商人混摻，若聞到高昂濃郁的氣味，可能是用了人工合成的檀香香精，與水或酒精混合而成。由於護膚功效佳，市面上也會有添加酒精或其他防腐劑的檀香純露來作為保溼噴霧，但此舉已改變了檀香純露的酸鹼值，且不宜飲用，為求更多元的使用方式，建議選購有信譽的精油品牌。

側重屬性

- **生理療效**：消炎、護膚、抗黴菌。
- **心理療效**：提升靈性、雲淡風輕。

代表配方

- **抗生殖泌尿道感染配方**：檀香純露 15ml ＋玫瑰天竺葵純露 15ml，置於玻璃噴瓶中，可作為預防生殖泌尿道感染的噴劑，除了放置在家中廁所間備用，也請多準備一瓶隨身攜帶。若有膀胱炎或陰道炎的狀況，可採飲用法來改善，將此配方加入 500ml 的開水中，於一天之內飲用完畢，持續約三星期。

茴香

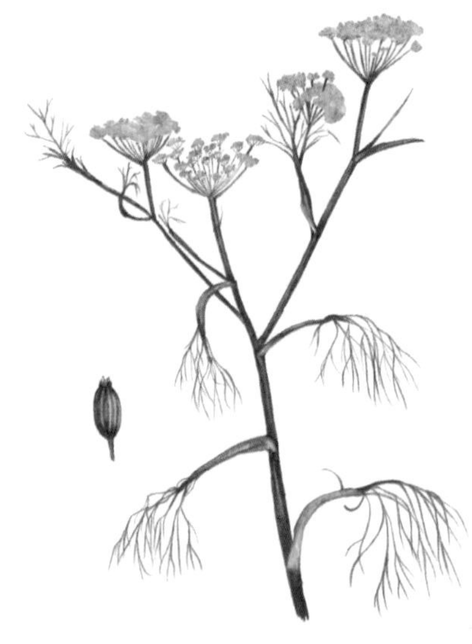

英文俗名	Fennel
拉丁學名	*Foeniculum vulgare*
蒸餾部位	種子

純露特性

茴香是相當著名的古老藥用植物，也是修道院中僧侶必種的養生植物之一。人們發現母羊喜歡食用茴香，可促使奶量變多且品質變佳；讓哺育的婦女食用，也能夠促進乳汁分泌，加上口感香甜的茴香純露又能促進消化，在充分吸收營養之後更好轉化成乳汁提供給嬰兒。若嬰兒有腸胃脹氣問題，可以一滴純露稀釋在溫水中，輕拍在嬰兒腹部上，可促進腸胃蠕動。

茴香純露也有助婦女調節荷爾蒙，尤其是更年期婦女，可與檀香純露、玫瑰天竺葵純露調合，稀釋於飲用水中，能放鬆心情、助眠；此配方也可做成臉部噴霧，改善臉部潮熱發紅；或做成陰道灌洗劑，來處理念珠菌感染問題。

選購重點

pH 值約 4.0～4.1，穩定性中等，最佳保鮮期約一到二年。

側重屬性

- **生理療效**：促進乳汁分泌、健胃、調節荷爾蒙。
- **心理療效**：放鬆情緒、怡然自得。

使用禁忌

幼兒不宜直接口服未經稀釋的純露。

代表配方

- **增加乳汁配方**：茴香純露 20ml ＋檀香純露 10ml ＋玫瑰天竺葵純露 10ml ＋礦泉水 1000ml，於接近預產期的前一星期時開始飲用。另外在哺育期間可多按摩胸部，保持乳腺的暢通，並做好消化系統的保養，保證乳汁分泌順暢。

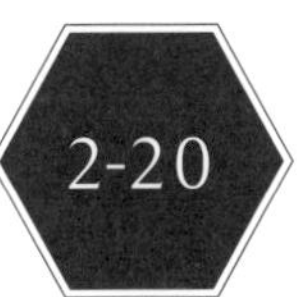

歐洲赤松

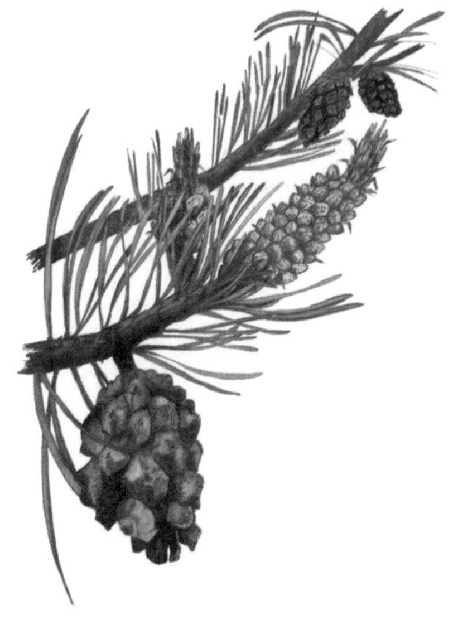

英文俗名	Scotch Pine
拉丁學名	*Pinus sylvestris*
蒸餾部位	針葉

純露特性

歐洲赤松又名蘇格蘭松，為高海拔植物，一般生長在海拔 1,000～2,500 公尺，氣味清新强烈。它的純露氣味少了針葉的凜烈，比較接近樹脂的甜香。相對於其他松科、柏科純露，歐洲赤松純露的穩定性較高，是非常有效的調理型純露，能滋補神經系統，以調節腎上腺素的方式來幫助身體機能代謝，提振免疫系統，抗壓效果良好。

歐洲赤松純露常能扮演「樞紐」的角色，具有啓動身體機能的功效，因此很適合與其他純露

2-20 歐洲赤松

合併使用，例如搭配黑雲杉能夠刺激腺體；搭配月桂可調理淋巴系統；搭配香桃木則能調理呼吸系統。再次驗證芳香療法著重的是分工合作，而不是單打獨鬥。

松科的純露具有陽剛能量，能很快提振低落的情緒，歐洲赤松更是其中翹楚，彷彿用浩然正氣來照亮黑暗角落，給予人們強大的支持力量。

目前科學實驗研究，飲用歐洲赤松純露能調整心循環系統，也就是降血壓、降血脂、降膽固醇，具有輔助調理的功效。

選購重點

pH 值約 4.0～4.2，穩定性高，最佳保鮮期約二年以上，如果變質時，液體會呈現混濁的灰色。

側重屬性

- **生理療效**：提升免疫系統、抗壓、消炎抗菌。
- **心理療效**：走出低潮、提升陽氣。

代表配方

- **緩解肌肉痠痛噴霧配方**：先將歐洲赤松、黑雲杉（或月桂）、橙花的純露，以 3：3：2 的比例調成複方純露 80ml，再加入苦橙精油 2 滴以及檸檬香茅精油 2 滴和酒精 5ml，充分混合後即成清爽舒暢的身體噴霧，可於體能低落時或運動前後使用，能夠瞬間提升能量，消除肌肉疲勞與痠痛。

Part II

Chapter 3

植物油指南

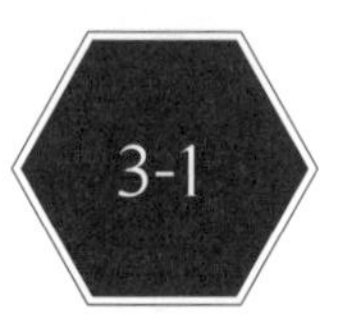

南瓜籽油

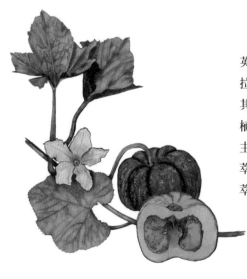

英文俗名	Pumpkin seed oil
拉丁學名	*Cucurbita maxima* / *Cucurbita pepo*
其他俗名	金瓜、飯瓜
植物科屬	葫蘆科南瓜屬
主要產地	奧地利、匈牙利
萃取部位	種子
萃取方式	冷壓

外觀特徵

蔓性草本植物，黃色果肉可入菜，種子內皮為黃綠色。

植物油特性

南瓜籽油又被美食專家譽為「綠色黃金」，以彰顯它的高營養價值。最著名療效是預防男性前列腺疾病，此病與前列腺內含鋅量減少有關，而南瓜籽油中含有豐富的鋅，常攝取可以補充人體不足，再加上含有植物固醇，對於腫大或衰弱的前列腺有助益。

南瓜籽油也相當適合男女老幼作為優質脂肪酸的攝取來源，能夠降低血糖與膽固醇，並有效提升體力與腦力。對於經常外食的忙碌現代人，南瓜籽油將是重要的營養補充品。

選購重點

南瓜籽油為深褐綠色，油質濃稠厚重且香氣十足，選購時最好能夠先試吃、試聞。

代表成分

亞麻油酸 45%、油酸 30%、飽和脂肪酸 15%、維生素 E、鋅。

側重屬性

- **生理療效**：預防前列腺肥大、強化性荷爾蒙、幫助受孕。

使用禁忌

無。

代表配方

因為黏稠的特性，南瓜籽油在芳療應用上，較少拿來按摩，多拿來口服。南瓜籽油＋橄欖油＋紅花籽油，比例依個人喜好，調成複方植物油，於每日晨起空腹口服 3 ～ 5ml，可補充優質脂肪酸。特別是計畫懷孕的夫妻，建議每日口服持續 2 ～ 6 個月，讓夫妻雙方補充足夠營養，可強化體質也增強性欲。

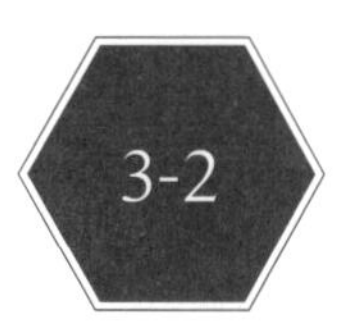

大麻籽油

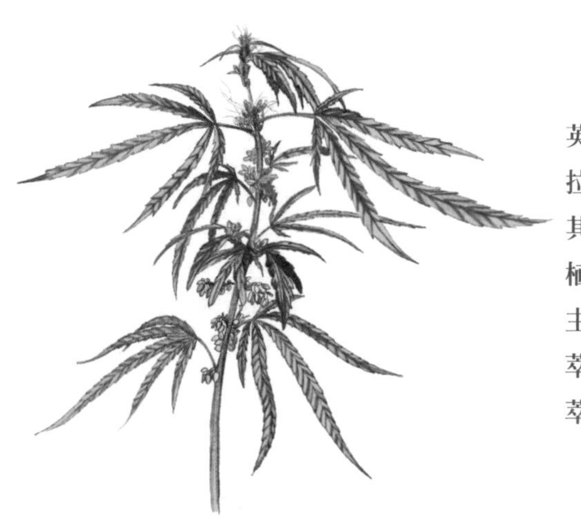

英文俗名	Hemp seed oil
拉丁學名	*Cannabis sativa*
其他俗名	草、老鼠尾、麻仔
植物科屬	大麻科（或桑科的亞科）大麻屬
主要產地	德國、中國、美國
萃取部位	種子
萃取方式	冷壓

外觀特徵

雌雄異株，莖直立，密生細毛，葉柄長且呈凹槽狀，掌狀深裂複葉，葉瓣為奇數，葉緣呈鋸齒狀。

植物油特性

大麻，原生於中亞，是生命力強韌的一年生草本植物，地球上大部分溫帶和熱帶地區都能生長。它極早就出現在人類歷史中，除了用於醫療，也是經濟作物，其韌皮纖維可紡織成麻布、麻繩或造紙；種子可榨油、當飼料，是療癒力很強的植物。

提起大麻常令人聯想到毒品，但其實有些品種並無毒性成分，可製造毒品的大麻通常是指印度大麻，會產生迷幻快感的成分是四氫大麻酚（THC），主要存於大麻的雌花、樹脂、葉片中。

大麻種子並不含 THC 成分，將之冷壓榨油即得珍貴的大麻籽油。含有豐富的 Ω3、Ω6、Ω9、飽和脂肪酸，且 Ω6 和 Ω3 的比例約 3:1，是極適合人體所需的黃金比例，又能在細胞表面形成微帶負電的薄膜，可以阻隔細菌毒素的入侵。細胞膜如果健康、通透性佳，能強化訊息傳導物質傳遞與接收的能力。所以大麻籽油可以強化內分泌、免疫系統，適合體力衰退或久病纏身的人，用來調整體質、補充體力。也可平衡神經系統，例如神經性皮膚炎的患者，可用來處理因為焦慮所引發的皮膚發紅、過敏等問題。因此療效卓越的大麻籽油，最近幾年風靡了歐美各國，並成為各種滋潤保養品的主成分之一。大麻籽油對皮膚龜裂具有深層修護及保溼效果，普遍被用在護手足霜中。

選購重點

大麻籽油為綠棕色，略有堅果和藥草的氣味。

不飽和脂肪酸含量較多（尤其 Ω3）的植物油，較容易氧化，瓶口常因此產生白色顆粒，可以用酒精擦掉白色顆粒，並倒出瓶內最上面的一層油後繼續使用。

代表成分

α－次亞麻油酸 20%、亞麻油酸 55%、油酸 12%、飽和脂肪酸 10%。

側重屬性

- **生理療效**：平衡神經系統，調理內分泌系統，強化免疫系統。對皮膚具有深層滋潤與保水作用，能調理乾性、不穩定或敏感性肌膚。

使用禁忌

無。

代表配方

大麻籽油＋胡桃油＋榛果油，比例依個人喜好，調成複方植物油，於每日口服 1 湯匙，可活化腦部、神經系統、皮膚系統，補腎溫肺潤腸。

對於身心壓力很大並影響人際互動不良的個案，可透過補充大麻籽油，强化細胞膜的健康，並幫助個案了解，所面臨的問題總是和自我遭逢有關，先從喜歡自己來著手，可以無入而不自得。

橄欖油

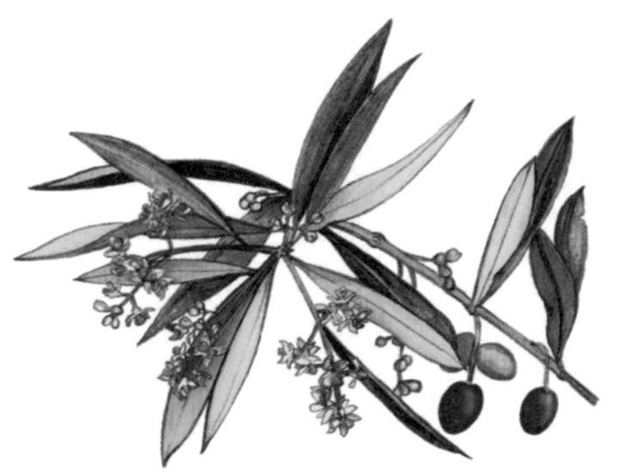

英文俗名	Olive oil
拉丁學名	*Olea europaea*
其他俗名	油橄欖、齊墩果
植物科屬	木樨科木樨欖屬
主要產地	法國、西班牙、義大利、葡萄牙、摩洛哥
萃取部位	果實的果肉
萃取方式	冷壓

外觀特徵

常綠喬木，高約 8 ～ 10 公尺，主幹具有多節和纏繞生長的特色。枝葉很繁密，鮮綠的葉子對生，呈橢圓形。花微小，呈白色。橄欖果實是一種小的核果（野生者更小），顏色會由綠轉為紫黑。

植物油特性

橄欖樹的枝節彎曲，且常為老樹（樹齡可達數百年），彷若飽受風霜的模樣，很能適應地中海型的乾燥氣候。橄欖果實雖小，但結實纍纍時非常壯觀，是重要的經濟作物，可生產橄欖油。所以自古被當地人視為上天給的禮物，並有富饒、祝福、神聖的象徵，橄欖枝則代表和平。

對於橄欖油的品質，歐盟有一套明文規定的分級標準。等級依序是天然冷壓初榨、特級、天然、一般，最差等級是將壓榨後的渣渣再用化學方式精煉出殘留油質，只適合作皂或工業用途。最高品質的橄欖油產量很少，常是當地人就優先消費光了。雖有分級制度，但市面上仍容易有混攙情形，建議選購有信譽的品牌。

橄欖油的 Ω9 油酸含量多，油質飽滿豐厚，適合口服，具有降低血脂的作用。再加上天然冷壓所含的珍貴成分（例如橄欖多酚），有助保持血液通暢、血壓穩定，故橄欖油是預防心血管疾病的絕佳食用油。地中海地區人們常將橄欖油沾在麵包吃，再配合適量飲用紅酒，該地區的心血管疾病發生率降低許多。橄欖油在攝氏 140 度左右會變質，故用於日常料理時，只適合涼拌沙拉或低溫烹調。

外用時，對皮膚有絕佳的滋養效果，並能舒緩肌肉疼痛或發炎。也是重要的清潔用油，和卸妝油、手工皂的最佳基礎油。

選購重點	根據不同的產地與等級，各有其獨特的風味。建議多從色澤、香氣與口感，親身來評選。橄欖油的色澤偏綠，因為保留了微量的葉綠素。油質飽滿，口感豐厚，低溫時會變得稠密。香氣方面則可比照品紅酒的方式，以杯子盛裝橄欖油，輕輕搖晃後，嗅聞杯內的油香，然後小啜一口油，讓它停留在脣齒之間，感受其口感。
代表成分	油酸 75%、亞麻油酸 10%、飽和脂肪酸 12%。
側重屬性	• **生理療效**：預防心血管疾病、皮膚淨化排毒。
使用禁忌	無。
代表配方	• **排毒清潔配方**：橄欖油與芝麻油、椰子油並稱為三大排毒用油。將這三種植物油調勻後，適合每日通勤族、上班族、或經常化妝、油性肌膚、敏感肌膚等人士，用來卸妝、進行頭皮淨化或全身用油。 • **消除壓力配方**：橄欖油＋胡桃油，比例依個人喜好，調成複方植物油，對於飽受壓力困擾的人，建議每日早晚口服 1 湯匙，效果很好。

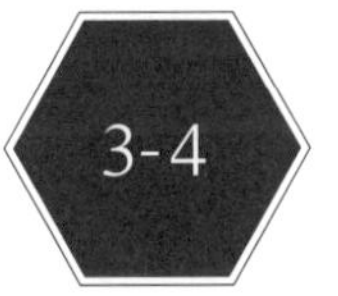

向日葵油

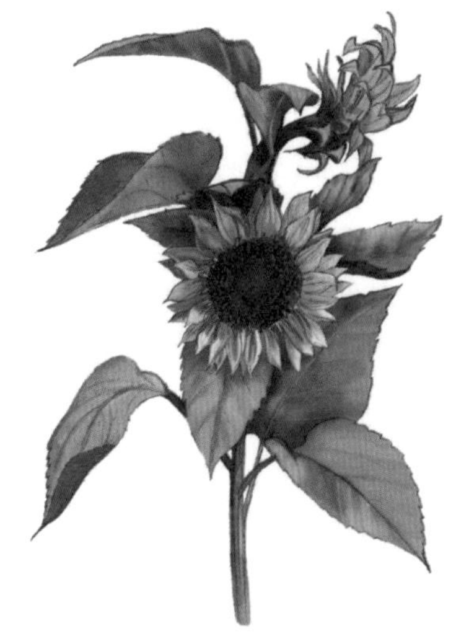

英文俗名	Sunflower oil
拉丁學名	*Helianthus annuus*
其他俗名	太陽花
植物科屬	菊科向日葵屬
主要產地	法國、美洲、東歐
萃取部位	種子
萃取方式	冷壓

外觀特徵	植株高大，約 3 公尺高；花形巨大，可達 30 公分寬，其實它是由眾多花序聚集而成，外圍似花瓣的是純黃色的舌狀花序，中心則由千百朵小花苞（管狀花序）組成，當小花苞全部開完後，顏色就會由黃轉暗，結成粒粒葵花籽。
植物油特性	向日葵原產於美洲，三千年前南美洲原住民已有栽種使用，將種子烤過後可供食用，花朵的萃取物則被視為有催情效果。約 16 世紀才傳至歐洲，讓更多人認識到向日葵油的豐富營養價值。 含有多量的不飽和脂肪酸（亞麻油酸）、維生素 E，很適合當食用油，讓身體補充優質脂肪酸，降低體內膽固醇。外用時，向日葵油的觸感細緻、質地輕爽，是很棒的按摩基底油，適

合各種膚質。特別是它能引入太陽的正面能量，協助掃除心底陰霾，勇敢去追求自己的夢想與幸福。

選購重點

市面上供烹飪用的向日葵油是經過高度精煉，而芳療等級的冷壓向日葵油含有多量不飽和脂肪酸，保存不易，與空氣接觸後容易氧化變質，若與其他植物油調合，可延長保存期限。

代表成分

亞麻油酸 65%、油酸 20%、飽和脂肪酸 10%、維生素 E。

側重屬性

- **生理療效**：親膚性高、延展度佳，很適合當按摩的基底油。

使用禁忌

無。

代表配方

向日葵油＋摩洛哥堅果油＋胡桃油，比例依個人喜好，調成複方植物油，每日早晚口服 1 湯匙，能保養消化道、心血管、神經系統。可處理便祕、腸躁問題，改善腸道的免疫系統、促進黏膜再生，為腸胃帶來陽光能量。

3-5 椰子油

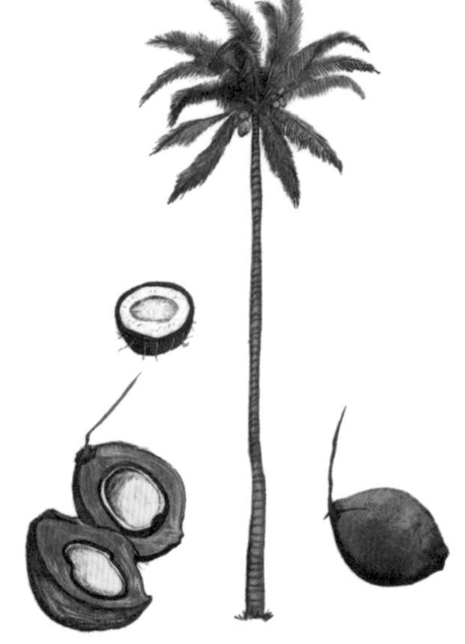

英文俗名	Coconut oil
拉丁學名	*Cocos nucifera*
其他俗名	可可椰子
植物科屬	棕櫚科椰屬
主要產地	東南亞以及其他熱帶沿海地區
萃取部位	白色的果肉
萃取方式	冷壓，也有溶劑萃取

外觀特徵

樹形高大，可達 20～30 公尺高，葉子僅生長在樹頂，樹幹有明顯的環狀葉痕。果實有綠色硬殼、厚纖維質、棕色內核，裡面才是白色椰汁與果肉。

植物油特性

椰子樹適合生長在低緯度、炎熱、潮溼的沿海地區，不但是熱帶風情的象徵樹，更具有高度的經濟價值。果實裡可產出椰奶、椰乾、壓榨出椰子油，外殼纖維可拿來作為編織材料，葉子也被當地居民當作屋頂建材，可說從頭到腳都有用途。

椰子油的成分，大多是飽和脂肪酸，油質非常穩定，可耐高溫煎煮，且容易保存，在攝氏 24 度以下會凝固成奶油狀，也可拿來加入精油製作成栓劑。

其重要成分月桂酸，能夠在人體內轉化為抗菌、抗病毒的物質，抑制許多細菌及黴菌，例如造成胃潰瘍的幽門螺旋桿菌，或皰疹、流感病毒，故椰子油能強化皮膚及腸黏膜的生態系統。臨床實驗發現椰子油也具有抗腫瘤的功效，可作用在細胞膜上保護細胞不受腫瘤侵犯。

外用於按摩時，椰子油的滲透力極佳，很容易被皮膚吸收，並帶給肌膚滑潤的感覺，是很多人做芳療按摩的首選用油。

選購重點

因應椰子油在攝氏 24 度以下即凝固的特點，市售油品通常會使用廣口瓶裝，方便消費者使用。除了芳療體系外，在有機商店也很容易買到椰子油，建議選擇香氣清淡、色白的油品（香味太重有可能是加了人工香精）。

代表成分

飽和脂肪酸：月桂酸 50%、肉豆蔻酸 20%、棕櫚酸 10%。

側重屬性

- **生理療效**：一般性的滋潤肌膚、提高基礎代謝率、消除皮膚紅腫、改善神經性皮膚炎。

使用禁忌

無。

代表配方

- **排毒配方**：椰子油具有強大的吸附力，是皮膚排毒的首選。建議每個月選擇一天，用椰子油來進行身體的大掃除。做法是將椰子油、芝麻油及橄欖油，以 1 : 1 : 1 的比例調勻後，厚厚的塗抹一層在身體與頭皮上，靜待 15 ～ 20 分鐘之後沖洗乾淨。單用椰子油來進行，效果也不錯。

月見草油

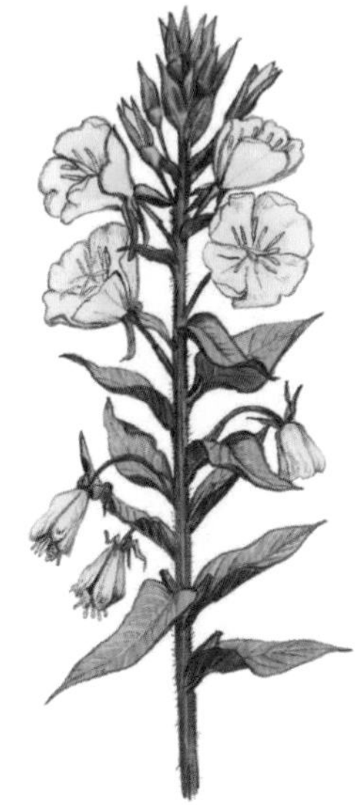

英文俗名	Evening Primrose oil
拉丁學名	*Oenothera biennis*
其他俗名	晚櫻草、待宵草
植物科屬	柳葉菜科月見草屬
主要產地	法國、中國、美國、墨西哥
萃取部位	種子
萃取方式	冷壓

外觀特徵

多年生草本植物，莖直立，葉呈條狀披針形，美麗的黃色花，夜開而晨閉故得其名。

植物油特性

原產於北美洲，當地的印地安人極早就發現月見草的功效，廣泛應用於問題皮膚的醫療上。之後美洲與歐洲開始貿易，月見草輾轉飄洋散播到歐洲，大量生長，因此很普遍見到。

月見草油中最招牌成分是 γ－次亞麻油酸（GLA），只有極少數植物油含有，非常珍貴，具有調節前列腺素、止痛、消炎的功效。口服月見草油對於經前症候群、內分泌失調、問題皮膚、情緒不穩定等的幫助很大。

選購重點　冷壓的優質月見草油，呈現漂亮的琥珀色，它含有 90% 以上的不飽和脂肪酸，其中 γ－次亞麻油酸的比例高低是選購的重點。

代表成分　γ－次亞麻油酸 10%、亞麻油酸 70%、油酸 10%、飽和脂肪酸 8%。

側重屬性
- **生理療效**：調節前列腺素、止痛、消炎、躁動不安、經前症候群。

使用禁忌　無。

代表配方
- **調整體質配方**：月見草油＋黑種草油＋大麻籽油，比例依個人喜好，調成複方植物油，於每日早晚口服 1 湯匙，適合用來調整體質，處理女性經前症候群，穩定情緒，改善敏感性肌膚。

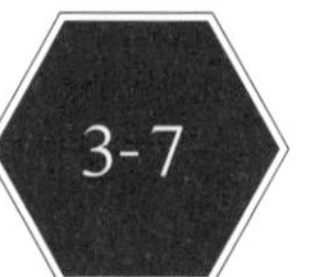

大豆油

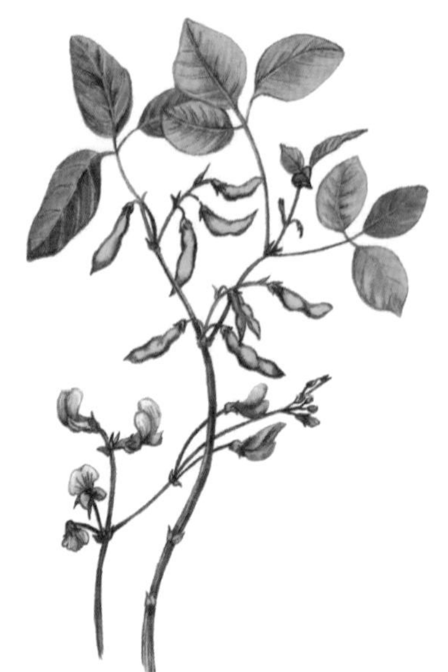

英文俗名	Soybean oil
拉丁學名	*Glycine max Merrill*
其他俗名	依外殼或種皮顏色分為黃豆、青豆、黑豆
植物科屬	蝶形花科大豆屬
主要產地	法國、美國、巴西、阿根廷、中國、印度
萃取部位	種子
萃取方式	冷壓

外觀特徵　根部有根瘤（根瘤菌能固氮），主莖高約 1 公尺，開蝶形花，豆莢有毛，內含 3、4 顆黃色豆子。

植物油特性　大豆原產於中國，已有數千年的人類栽種歷史，它營養價值高、價格便宜又方便取得，是補充植物性蛋白質的重要農作物，因此深入東方國家的飲食中，並衍生許多豆類加工製品，如豆腐、豆漿、醬油等，而豆渣或大豆磨粉後也常用於禽畜飼料。豆科有生長快速的特性，大豆的生命力很旺盛，經濟價值極高，故歐美國家現今也廣為栽種，出口量很大。

大豆油的營養成分高，含有 Ω3、Ω6、Ω9 和飽和脂肪酸，並有植物固醇，如大豆甾醇、卵磷脂，能降低人體內的血脂、膽固醇，預防心血管疾病，並有益於腦和神經系統，適合當現代人的營養補充油。同時富含植物雌激素，能保持皮膚彈性、延緩老化、調節內分泌，尤其是更年期婦女的保健，口服大豆油很重要。

選購重點 市面上很常見到大豆油，但多半是精煉方式取得，能耐高溫而作為烹飪用油。芳療則建議使用冷壓天然萃取大豆油，保留更多營養成分，口服或外用的效果更佳。

代表成分 亞麻油酸 55%、油酸 22%、α－次亞麻油酸 8%、飽和脂肪酸 15%。

側重屬性
- **生理療效**：有益於心腦血管系統、延緩老化、處理更年期婦女症狀。

使用禁忌 無。

代表配方 大豆油＋月見草油＋琉璃苣油，比例依個人喜好，調成複方植物油，於每日早晚口服 1 湯匙，可用來調節更年期問題，減肥瘦身，穩定情緒起伏。

3-8 沙棘油

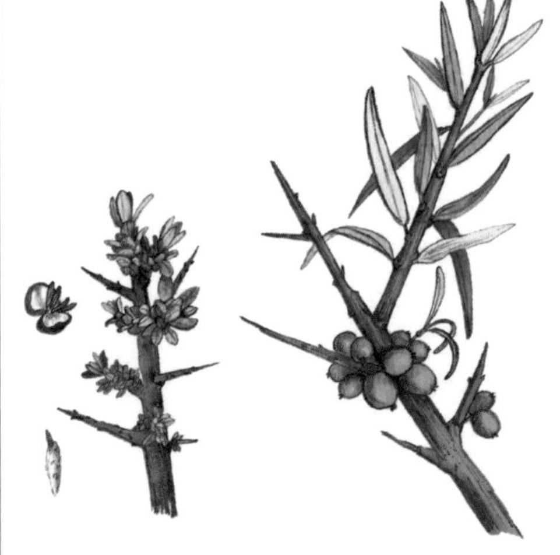

英文俗名	Sea Buckthorn oil
拉丁學名	*Hippophae rhamnoides*
其他俗名	醋柳
植物科屬	胡頹子科沙棘屬
主要產地	中國、俄羅斯
萃取部位	果實或種子
萃取方式	冷壓

外觀特徵 多年生的落葉灌木，葉片狹長，葉背呈銀白色。雌雄異株，會開淡黃色小花，漿果為橙黃色。

植物油特性 沙棘，是地球上相當古老的植物之一，耐受力非常強，既耐寒又抗旱，無論是高原、漠地，或是貧瘠、風沙、鹽鹼化土地、溫差大等等極嚴酷的環境與氣候條件下，沙棘均能存活。其根系密集，能防止土壤沖蝕、固存土地養分，適合用於水土保持、恢復地力。目前主產於中國大陸的蒙古地區。

沙棘具有高度的營養價值，漿果可以直接食用，萃成沙棘油後，氣味香甜、口感極佳，有類似果汁或果醬的感覺，很適合淋在沙拉或麵包上食用。除了擁有優良的脂肪酸，還富含

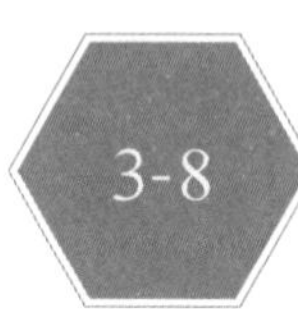

3-8 沙棘油

營養成分，如維生素 E、類胡蘿蔔素等，具有強大的療效、充沛的能量，也是近年來新興的美容聖品，尤其能滋養與修補受損的皮膚，適合用於灼燒傷或術前癒後的肌膚保護油，受日光曝曬後的鎮定調理油，以及處理任何難纏的皮膚問題。

沙棘油的應用很多元，可提振免疫力，並在人體細胞膜上形成強大防護網，免受其他外來攻擊或自由基的傷害，具有抗癌功效，能抑制皮膚癌。

選購重點

有分成果實或種子來萃油，沙棘果油的顏色呈鮮豔的橘色，帶有水果香氣。沙棘籽油則顏色偏黃，沒有水果香氣。

代表成分

- **沙棘果油**：棕櫚油酸（palmitoleic acid，是不飽和脂肪酸）25%、棕櫚酸（Palmitic acid，是飽和脂肪酸）30%、油酸 20%、微量成分。
- **沙棘籽油**：α－次亞麻油酸 30%、亞麻油酸 33%、油酸 15%、微量成分。

側重屬性

- **生理療效**：美白、淡斑、保溼、修護、抗自由基、提升免疫力。

使用禁忌

使用純沙棘油時，其中的天然色素，容易讓衣物染色，或讓塗抹後的皮膚變橘黃，但它是溫和無害的，無須擔憂，反而還具有加強皮膚防禦的功能。使用時稍加留意染色問題即可，或者加入其他較清爽的植物油中稀釋調勻。

代表配方

沙棘油＋玫瑰籽油＋雷公根油，比例依個人喜好，調成複方植物油，外用可修復皮膚，處理斑點、曬傷、細紋、疤痕等問題。

沙棘油營養豐富，又帶有甜美的果香，很適合搭配其他滋補型植物油來口服。或使用於烹調上，例如製作蔬果沙拉時，在優格或調味醬中加入幾滴沙棘油，讓顏色更討喜且滋味香甜，大人小孩都喜歡。

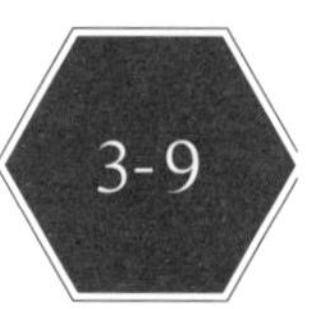

3-9 芝麻油

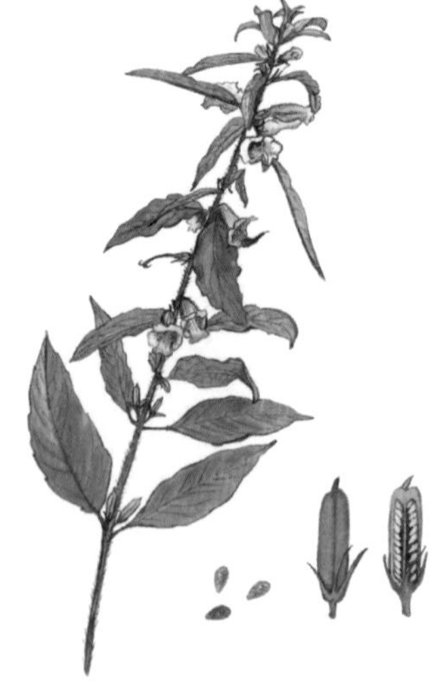

英文俗名	Sesame oil
拉丁學名	*Sesamum indicum*
其他俗名	油麻、胡麻
植物科屬	胡麻科胡麻屬
主要產地	法國、中國大陸、台灣、委內瑞拉、蘇丹、印度
萃取部位	種子
萃取方式	冷壓

外觀特徵	一年生草本植物，全株長著茸毛，莖直立，高約 1 公尺。開著筒狀四瓣的花，白色到紫色都有，種子細小呈扁橢圓形。
植物油特性	芝麻遍生於全球的熱帶和溫帶地區，在幾千年前的印度、中國、美索不達米亞等古文明國家，即有大規模的栽種與應用，中醫典籍也記載芝麻的諸多療效。 芝麻油含有比例差不多的 Ω9 與 Ω6，以及多種抗氧化成分，油質較穩定、不易變質，相對地很適合處理老化脆弱的皮膚，和免疫、代謝的問題。芝麻油有益神經系統，又是傳統上重要的護膚油，溫熱後塗抹全身，有助細胞排除毒素，並帶來神清氣爽的效果，在面臨低潮和情緒起伏大時，不妨多使用芝麻油來淨化身心。也適合用來處理自體免疫系統疾病，如紅斑性狼瘡、類風溼性關節炎，以及各種皮膚問題，如乾癬、牛癬等。
選購重點	市面上常見到精煉的芝麻油，即烹調用的麻油或香油，通常是先炒過又高溫榨取以增加萃油率，並帶有濃郁香氣以及偏深油色；而冷壓芝麻油的氣味和油色都比較清淡，但保留更多營養成分，在芳療上建議選購後者。
代表成分	油酸 40%、亞麻油酸 45%、飽和脂肪酸 12%、微量成分。
側重屬性	• **生理療效**：促進皮膚代謝、排毒、處理自體免疫系統疾病、改善皮膚問題。
使用禁忌	無。
代表配方	著名的淨化用油之一，常與橄欖油、椰子油一起調成複方植物油。單用芝麻油時，若能溫熱，觸感跟效果都更棒，是印度傳統療法中的淋油淨化方式。

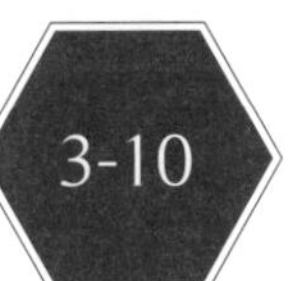

3-10 黑種草油

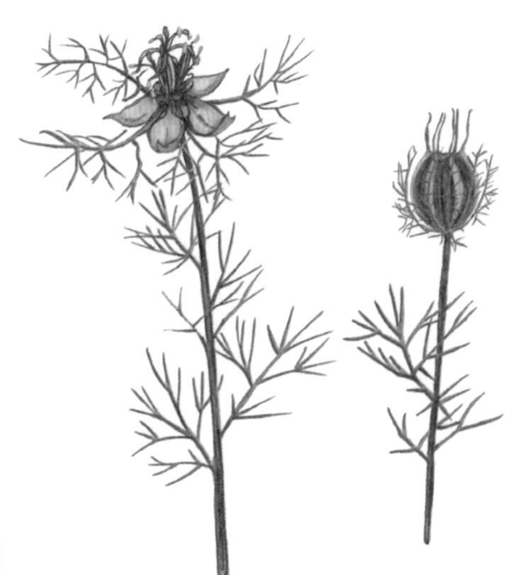

英文俗名	Black Cumin seed oil
拉丁學名	*Nigella sativa*
其他俗名	茴香花、霧中的愛
植物科屬	毛茛科黑種草屬
主要產地	埃及、印度、中東
萃取部位	種子
萃取方式	冷壓

外觀特徵	一年生草本植物，高約 50 公分，葉片如髮絲狀，開紫藍色花，蒴果內含漆黑色種子，因而得其名。
植物油特性	黑種草是中東和印度地區的著名香料，常灑在麵包上增添風味。印度傳統醫學用來當消化良藥，可驅脹氣，減緩胃絞痛，阿拉伯世界人們做成聞香包，可提神醒腦，處理頭疼、鼻塞，讓呼吸順暢。 黑種草油是冷壓植物油，不是浸泡油，卻含有約 1% 的精油成分，非常特別，這使得它氣味很強烈，也不容易變質。而黑種草油的熱性特質，最適合用於消化、免疫、女性機能等常需要「火力」的部位。它富含多元不飽和脂肪酸，能提振免疫力，抗過敏，尤其加上黑種草酮，能舒緩氣喘、咳嗽、溼疹、花粉熱等症狀。其中的百里香氫醌，能激勵膽汁分泌，適量口服黑種草油能保護腸道黏膜，改善消化道問題。而女性機能方面，回藥中記錄黑種草可通經催乳，處理經痛問題。
選購重點	具有强烈的香料氣味，口感略苦。
代表成分	亞麻油酸 55%、油酸 23%、飽和脂肪酸 15%、多種精油成分。
側重屬性	• **生理療效**：抗過敏、溼疹，緩和關節炎、經痛，抗腫瘤，提升消化力、免疫力。
使用禁忌	無。
代表配方	• **調理女性機能配方**：黑種草油 10ml ＋唇形科百里香屬的複方精油（包括牻牛兒醇百里香、龍腦百里香、檸檬百里香、熏陸香百里香、冬季百里香）共 4 滴，塗抹於腹部、腰椎附近，能保養子宮，處理女性機能問題。

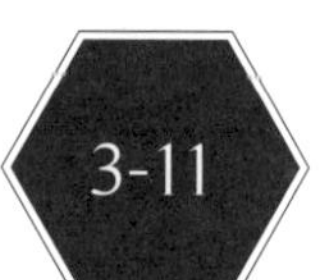

山金車浸泡油

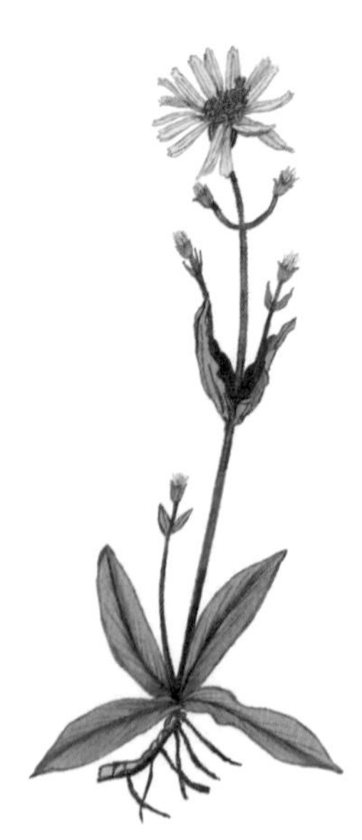

英文俗名	Arnica Macerate oil
拉丁學名	*Arnica montana / Arnica officinalis*
其他俗名	阿尼菊
植物科屬	菊科山金車屬
主要產地	法國
萃取部位	花朵
萃取方式	浸泡在橄欖油中

外觀特徵

多年生植物，具匍匐的根狀莖與直立地上莖，會開雛菊狀的黃橘色花，主要生長在中南歐、中亞、北美的森林、溼地、雪線斜坡等處。

植物油特性

山金車自古即為專治跌打損傷、抗瘀血的著名藥草。傳統中南美洲的印地安人會用山金車的萃取液，來處理各種瘀傷、扭傷。在歐洲的順勢療法中，它也是重要製劑，用來止痛、消炎。

山金車油則是一種浸泡油，作法是採收山金車的盛開花朵，鋪放於空曠處，讓花朵自然曬乾到沒水分狀態，然後放入有機冷壓橄欖油內，封罐大約二星期，再過濾掉花渣，即完成山金車浸泡油。因為是浸泡油的緣故，所以內含植物精油和許多大分子成分，例如百里酚、倍半萜內酯、類黃酮、多醣類等。山金車浸泡油具有抗菌特性，並能促進血液循環、消炎止痛、激勵再生、治療瘀血，其角色就像是植物油中的永久花。

山金車浸泡油促進循環的特性，很適合當作按摩油，用來保養關節或肌肉的勞損、提振免疫系統；也有廠商製成油膏或軟膏，作為消腫止痛的居家良藥；也常被製成護腿足霜、護眼霜，具有消除藍黑色瘀斑或褪黑眼圈的作用。

選購重點

浸泡油中的基底油品質也是很重要，建議選購有信譽的品牌。

代表成分

百里酚、倍半萜內酯、山金車素、類黃酮、多醣類、多種精油成分。

側重屬性

- **生理療效：**促進血液循環、消炎止痛，極適合處理瘀血、扭傷、腫脹、肌肉勞損。

使用禁忌

不可內服，也不適合用於開放性傷口處。

曾有些特殊個案對山金車浸泡油出現過敏現象，故建議使用前先做皮膚敏感測試。

代表配方

- **活血化瘀配方：**山金車浸泡油 10ml ＋永久花家族的複方精油（包括義大利永久花、窄葉永久花、苞葉永久花、鷹草永久花、光輝永久花）共 6 滴，這算是活血化瘀的加乘配方，塗抹按摩可用來處理肌肉痠痛，保養關節、筋骨問題。

聖約翰草浸泡油

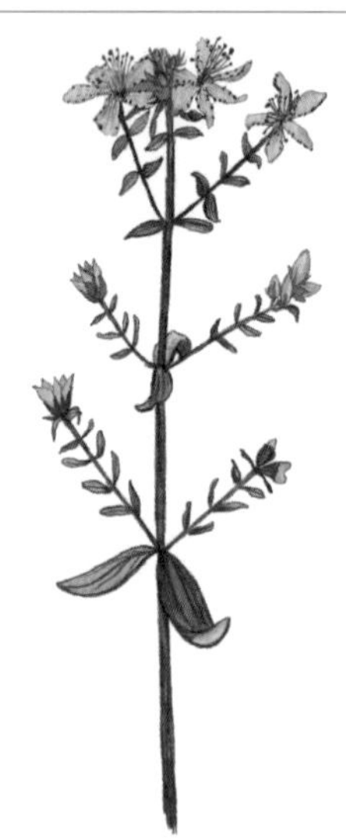

英文俗名	St. John's Wort oil
拉丁學名	*Hypericum perforatum*
其他俗名	貫葉連翹、金絲桃忘憂草
植物科屬	藤黃科或金絲桃科連翹屬
主要產地	法國、澳洲
萃取部位	花朵
萃取方式	浸泡在橄欖油中

外觀特徵

多年生木質莖之草本植物，植株約1公尺，花朵如星形叢生，各有5片鮮黃色帶斑點的花瓣、以及很多的長雄蕊。

植物油特性

原生長於歐洲、北非、西亞，是隨處可見的路邊野草。傳說聖約翰草的名字由來，乃搓揉黃色花瓣會有紅色汁液，被古代人認為像是聖經中聖約翰殉道時的鮮血，且該植物約在聖約翰的誕生日6月24日前後盛開，故得其名。人們相信它能驅邪、庇佑且具療效，在十字軍東征期間，最常用來治療傷口。

聖約翰草浸泡油中含有金絲桃素、偽金絲桃素（此兩者具有強力的抗菌、抗病毒作用）、胡蘿蔔素、類黃酮、鞣酸／單寧酸、多種精油等。可治療傷口、抗菌消炎、促進循環，適合塗抹於潰瘍、燒燙傷、疹子、風溼、腰痛、痛風、關節炎、肌肉拉傷、瘀血與腫瘤的患部。

聖約翰草另一知名療效是穩定神經、抗沮喪，被譽為治療憂鬱症的重要藥草。聖約翰草浸泡油彷彿把太陽注入其中，能帶給人被溫暖陽光擁抱的愉悅自在，以及正面保護力量。對於有睡眠困擾、更年期、緊張焦慮的個案，其安撫放鬆的效果極佳。

選購重點

油色深紅，帶有獨特的香料味。浸泡油中的基底油品質也很重要，而浸泡過程的工法將大大影響有效成分的多寡，建議選購有信譽的品牌。

代表成分

金絲桃素、偽金絲桃素、胡蘿蔔素、類黃酮、鞣酸／單寧酸、多種精油成分。

側重屬性

- **生理療效**：治療任何傷口、潰瘍、發炎、燒燙傷、曬傷、蚊蟲叮咬、疹子、瘡痂。
- **心理療效**：抗焦慮、抗沮喪、抗憂鬱、助眠。

使用禁忌

輕微的光敏性（口服或大量使用藥草萃取物可能有光敏性疑慮，但浸泡油外用則影響小）。由於浸泡油本身已有微量精油成分，與其他精油調合時注意劑量不要太高。

代表配方

聖約翰草浸泡油＋杏桃仁油＋玉米胚芽油，比例依個人喜好，調成複方植物油，適合外用來處理神經失調所產生的皮膚問題。

3-13 金盞菊浸泡油

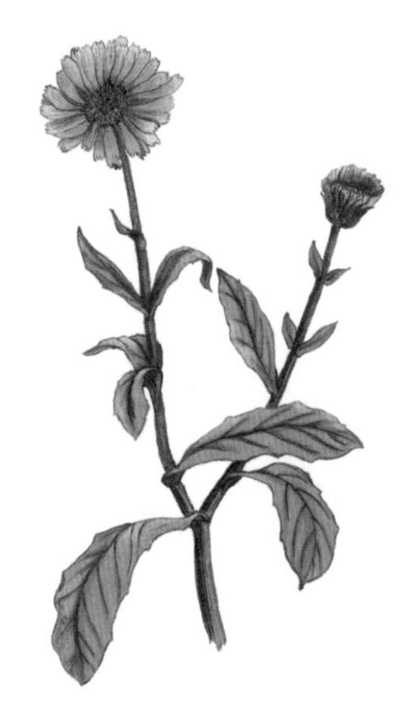

英文俗名	Calendula oil
拉丁學名	*Calendula officinalis*
其他俗名	常春花
植物科屬	菊科金盞菊屬
主要產地	德國、法國
萃取部位	花朵
萃取方式	浸泡在甜杏仁油或橄欖油中

外觀特徵

一或二年生草本植物，高約 50 公分，葉互生，開金黃或橘色花朵。

植物油特性

原產於南歐和北非，現今廣泛被引種到世界各地，常當作觀賞花卉栽培。其葉和花瓣可食用，也可作為染料和藥用，古代常用來處理創傷、止血、通經、止痛、消炎、改善靜脈曲張，或處理皮膚疾病。

金盞菊的浸泡油含有多種精油成分，能抑菌、抗發炎、加速傷口癒合、修護組織、淡化疤痕、促進細胞再生、強化新陳代謝，適合用來當各種問題皮膚的基底油。它也能軟化角質，保養龜裂或敏感脆弱肌膚，適合當手足護理油。金盞菊植株需要充足的陽光，其趨光生長的特性，彷彿能幫助人們驅散迷霧陰鬱的情緒，對抗心中無法解決的衝突，故呼應它特別適合過敏體質或敏感肌膚的人。

選購重點

浸泡油中的基底油品質也是很重要，建議選購有信譽的品牌。

代表成分

多種精油成分、胡蘿蔔素。

側重屬性

- **生理療效**：處理各種皮膚疾病、敏感性肌膚、嬰幼兒肌膚問題如尿布疹。

使用禁忌

無。

代表配方

金盞菊浸泡油 10ml ＋菊科家族的複方精油（包括德國洋甘菊、羅馬洋甘菊、菊花、野洋甘菊、金盞菊）共 4 滴，塗抹於患部或胸前，適合處理過敏或免疫系統問題。

瓊崖海棠油

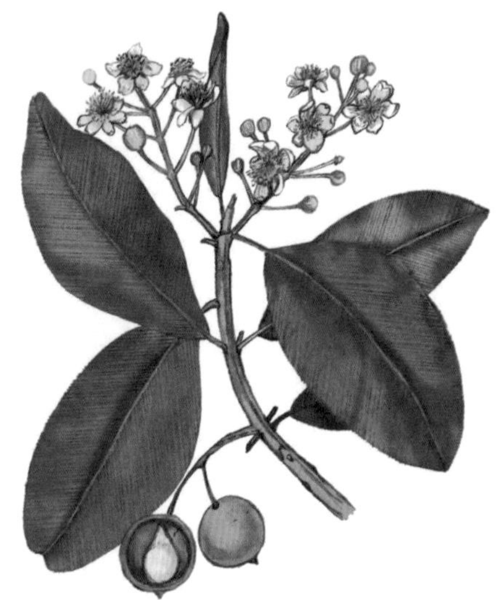

英文俗名	Tamanu oil
拉丁學名	*Calophyllum inophyllum*
其他俗名	紅厚殼、胡桐、依諾飛倫
植物科屬	藤黃科胡桐屬
主要產地	馬達加斯加島、海南島及台灣恆春海岸
萃取部位	果仁
萃取方式	冷壓

外觀特徵

常綠大型喬木，葉片硬厚，呈長橢圓形，葉脈平行且明顯。開白花，球形核果，種子可榨油。

植物油特性

瓊崖海棠是印度洋和太平洋沿岸的熱帶原生植物，在台灣也常見其欣欣向榮的姿態。太平洋島嶼原住民傳統藥用於止痛、抗發炎、幫助傷口癒合。

瓊崖海棠油是冷壓植物油，卻含有多種精油成分，百里酚、萜烯類、醇類、芳香酸，以及很重要的明星成分：吡喃香豆素衍生物，具有抗腫瘤的潛力，而雙吡喃香豆素，可以抑制彈性蛋白酶，也就是能預防皺紋和皮膚鬆垮。但不含呋喃香豆素，不用擔心光敏性。長期用來按摩，會讓皮膚較有彈性，它也是著名的生髮用油，對於髮膚的回春效果非常卓越。臨床作用還有強力消炎、活血、改善靜脈曲張、修復疤痕組織、抗菌、抗病毒、處理皮膚感染。

選購重點

初榨、冷壓、未過濾的瓊崖海棠油呈墨綠色，濃稠略帶黏性，具強烈的藥草氣味，甚至有一點沙沙的結晶物質（即前述香豆素大分子使然）。

代表成分

油酸 30%、亞麻油酸 38%、飽和脂肪酸 25%、多種精油成分。

側重屬性

- **生理療效**：抗菌、消炎、修護疤痕。

使用禁忌

無。

代表配方

瓊崖海棠油＋金盞菊浸泡油＋荷荷芭油，比例依個人喜好，調成複方植物油，適合處理過敏肌膚、黴菌感染等問題。

雪亞脂

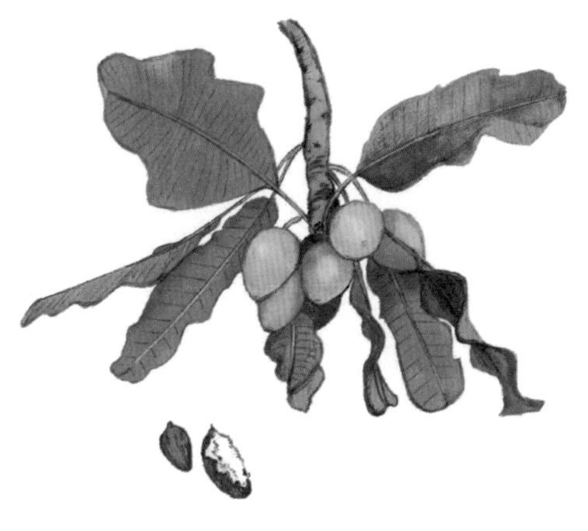

英文俗名	Shea Butter
拉丁學名	*Butyrospermum parkii*
其他俗名	乳油木、乳油果、乳油木果脂
植物科屬	山欖科牛油果屬
主要產地	西非、中非
萃取部位	種子
萃取方式	傳統手工壓榨（將果實去殼磨碎後，在大鍋裡加入水煮沸，期間一直攪拌直到油水分離，取出浮在上層的油，等待凝固即成）。

外觀特徵

樹形高大可達 15 公尺，卵形的果實如李子大小，種子含豐富油脂。

植物油特性

雪亞脂是非洲特產植物，廣泛應用於食品及醫藥上，當地人傳統拿來護髮、護膚、治療外傷及各式皮膚疾病，甚至還可食用，是當地人食物中的油脂來源之一。時至今日，拜一些知名護膚品牌的宣傳之賜，雪亞脂已經成了家喻戶曉的護膚明星，甚至有以雪亞脂為名發展出來的一系列品牌。

深究這個明星植物油裡的成分，最具療效代表的是三萜烯醇，它能夠強力修復皮膚，調節角質層。不論是溼疹或乾癬造成的角質不均，或是單純的乾燥落屑，雪亞脂的修護力可說是植物油裡的第一名。使用時的觸感，像是在皮膚表層形成一層薄膜，但又不過度滋潤致痘，所以當任何肌膚問題發生時，都可選擇雪亞脂。再加上它常溫時為固態的特性，很適合拿來加入精油調配成油膏，或是與其他油脂調成複方植物油，方便攜帶又有療效。

選購重點

有一些市售的雪亞脂會使用己烷來萃取，並經過脫色除味的手續，這種精煉過的雪亞脂，顏色雪白，質地柔滑，沒有任何氣味，不宜食用。假如希望買到未精煉、僅用傳統手工壓榨的天然成品，記得挑選顏色偏灰黃，且摸起來會有凝結的小顆粒的雪亞脂。

代表成分

三萜烯醇、尿囊素、飽和脂肪酸 40%、油酸 50%、亞麻油酸 5%。

側重屬性

- **生理療效**：緩解神經性皮膚炎、調節角質狀況（適用各種乾癬與溼疹）、輔助受傷及發炎肌膚癒合、亮白肌膚。

使用禁忌

無。

代表配方

- **孕婦除紋配方**：雪亞脂＋甜杏仁油＋油菜籽油，比例依個人喜好，調成複方植物油，可作孕婦保養用油，預防妊娠紋。
- **異位性皮膚炎止癢配方**：雪亞脂具有良好的修護作用，拿來處理異位性皮膚炎的發癢特別有效，將薑黃、德國洋甘菊與真正薰衣草精油各 3 滴，滴入 10ml 的雪亞脂中攪拌均勻，再塗抹於癢處。

荷荷芭油

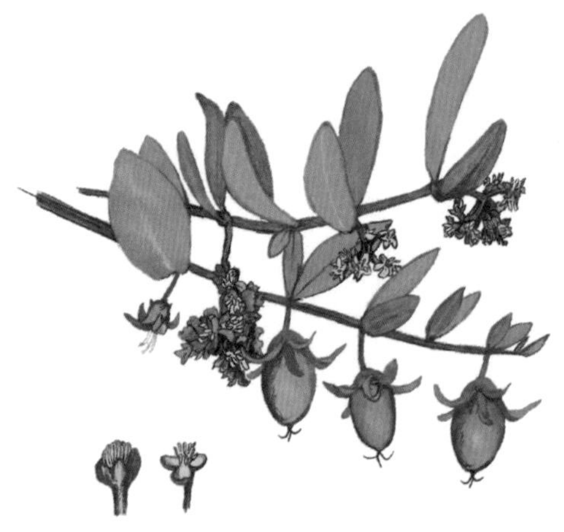

英文俗名	Jojoba oil
拉丁學名	*Simmondsia chinensis*
其他俗名	西蒙得木、油蠟樹、山羊果、咖啡莓
植物科屬	西蒙得木科西蒙得木屬
主要產地	以色列、加州、墨西哥
萃取部位	果實
萃取方式	冷壓

外觀特徵

葉片對生，呈肥厚革質狀，帶藍綠色。開黃色花朵，果實成熟時會由綠轉棕色。

植物油特性

荷荷芭原生於墨西哥西北方的乾燥沙漠地帶，這種植物長得很慢，栽種後需要 5 到 6 年才會結出果實。在如此乾旱貧瘠的生長背景下，荷荷芭油帶有高度抗氧化、耐高溫、油質穩定的特點。在攝氏 7 度以下時會凝固，但只要恢復常溫就回到液態，且這種型態上的變化並不會影響品質。它的保存期限很長，幾乎不會產生油耗味，因此常被用作高品質按摩油的基底油。

荷荷芭油裡有 50% 以上是植物液態蠟，與人體皮脂的結構十分近似，使用在肌膚上，能夠形成很好的防護膜，既強化皮膚本身，又不會對皮膚帶來負擔。保溼、隔離、修護的表現都在水準以上，適用於所有的肌膚。此外，它還能防止陽光直射，具有 SPF 4 的防曬效果。

選購重點

精煉過的荷荷芭油呈現透明無色，未精煉的荷荷芭油則為金黃色液體狀，以芳香療法的角度而言，選擇未精煉的油品較佳，因此購買時須注意觀察顏色。

代表成分

液態蠟。

側重屬性

- **生理療效**：一般性護膚（親膚性最佳，對所有類型的皮膚都有益）、護髮、防曬。

使用禁忌

由於荷荷芭油中 50% 為液態蠟，因此不建議口服。

代表配方

由於荷荷芭油不易變質、保存期限長，故適合拿來稀釋並保存昂貴珍稀的精油，例如花朵類精油。作法是將剛買來的 1ml 玫瑰精油，放入可容納 5ml 的瓶身，再用荷荷芭油注滿，即稀釋五倍後，視此為單方純油，拿來稀釋調香。

甜杏仁油

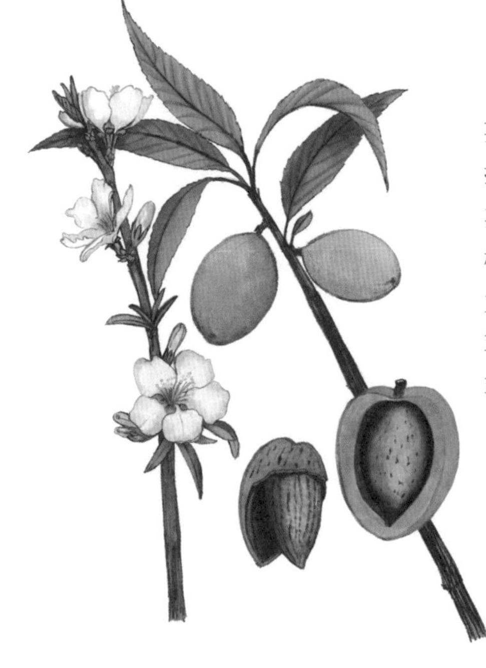

英文俗名	Sweet Almond oil
拉丁學名	*Prunus amygdalus* var. dulcis
其他俗名	杏仁油
植物科屬	薔薇科李屬
主要產地	地中海型氣候區、北非、加州
萃取部位	核仁
萃取方式	冷壓

外觀特徵

春天開粉紅色或白色小花，果實呈橄欖狀，有淡綠色細毛覆蓋。

植物油特性

杏仁樹的栽種歷史已經有數千年了，引進歐洲後，從十幾世紀起就是王公貴族拿來製作乳霜的原料。英國植物學家傑拉德（John Gerard, 1545-1611）曾在著作《藥草誌》（*Generall Historie of Plantes*）裡描述，甜杏仁油能使皮膚細嫩光滑，並可清除臉上的斑點或面皰。

這是一種質輕、柔美並滋養的植物油，整體呈現淡黃色。由於油酸比例高，使得甜杏仁油的觸感及延展性極佳，適合拿來進行按摩，能夠軟化膚質，滋養乾燥的肌膚，也常用來處理手足指甲粗皮問題。對於過敏或嬰幼兒皮膚，也有很好的舒緩效果。

選購重點

市面上買到的甜杏仁油，常會摻雜苦杏仁油；苦杏仁在高溫壓榨時，其中的苦杏仁苷會轉變成劇毒氫氰酸，所以一定要購買冷壓油。倘若不確定該廠商的品質時，建議外用按摩就好，不宜內服。

代表成分

油酸 65%、亞麻油酸 25%、維生素 D。

側重屬性

- **生理療效**：乾性或敏感皮膚的發癢、脫皮、落屑、龜裂等症狀；軟化指甲周圍硬皮；乾癬、溼疹的護理。

使用禁忌

除非買到值得信賴品牌的冷壓甜杏仁油，否則不建議口服。

代表配方

- **修護手足配方**：甜杏仁油以修護手足而聞名，直接將甜杏仁油塗抹於手足指甲上，再戴上棉質手套入睡，可以讓硬皮軟化，並改善脫皮現象。

昆士蘭堅果油

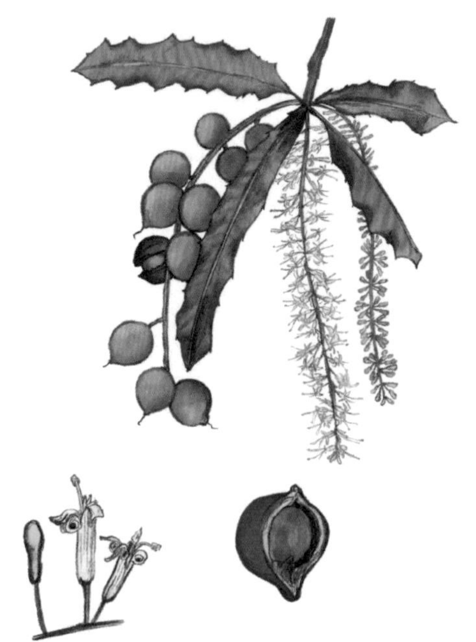

英文俗名	Macadamia oil
拉丁學名	*Macadamia integrifolia / Macadamia ternifolia*
其他俗名	夏威夷堅果油、澳洲胡桃油
植物科屬	山龍眼科昆士蘭堅果屬
主要產地	澳洲、夏威夷
萃取部位	果仁
萃取方式	冷壓

外觀特徵

葉片的邊緣是刺狀，摸起來扎手。開淡粉色的花，花形纖弱柔美。果仁外面包覆一層堅硬的棕色外殼，殼外還有一層綠色的皮。

植物油特性

昆士蘭堅果樹，原生於澳洲，其果仁香氣濃郁、口感細緻，是當地原住民的常用食材。18世紀移民者來到澳洲後，開發為人工培育的經濟作物，作為美味零食或運用於甜點烘焙，所萃油脂也成為美容保養的昂貴原料。

昆士蘭堅果油的油質清淡、延展度與親膚性高，運用在芳香療法按摩中，可迅速被皮膚吸收，同時又能在皮膚表面形成一層保護膜，可延緩皮膚與細胞老化，穩定性佳，具抗氧化、保溼、滋潤、細胞修復的作用，無論是熟齡肌膚、油性和面皰肌膚皆適用。其氣味不太刺激，觸感也不黏膩，不會覆蓋精油氣味，是很棒的基底油或滋養油。也很適合用來口服，氣味香、口感佳。

選購重點

昆士蘭堅果油的保存度佳，不易變質，具有淡淡堅果香，建議選購未精煉的油，營養價值更高。

代表成分

油酸 55%、棕櫚油酸 20%、飽和脂肪酸 10%。

側重屬性

- **生理療效**：抗氧化、保溼、滋潤、修復細胞、延緩老化、護理頭皮。

使用禁忌

無。

代表配方

昆士蘭堅果油＋桃仁油＋百香果油，比例依個人喜好，調成複方植物油，適合油性肌膚或脆弱敏感肌膚（例如嬰幼兒或頭皮屑問題）調養的基底油。

3-19 鱷梨油

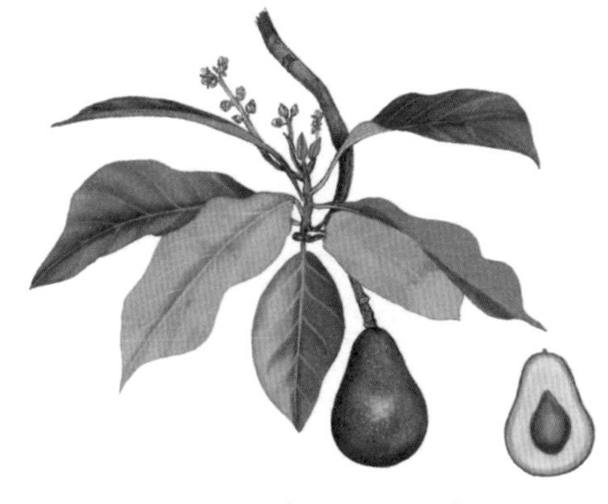

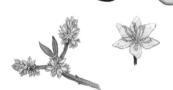

英文俗名	Avocado oil
拉丁學名	*Persea americana*
其他俗名	酪梨、牛油果、油梨、樟梨
植物科屬	樟科鱷梨屬
主要產地	中美洲、墨西哥、南非
萃取部位	果肉
萃取方式	冷壓

外觀特徵

樹皮灰褐色，具深縱溝。葉片是長橢圓形，花朵為淡黃色，帶有清香。果實碩大呈卵形，內含一枚大顆種子，果皮是光亮的綠色，熟成時發皺，變深褐或紅紫色。果肉則為乳黃色，富含植物性油脂，可供食用。

植物油特性

鱷梨是原生於中南美洲的高大樹種，墨西哥原住民的種植歷史極早，除供作高營養食物外，也應用於醫療與保養上。鱷梨果實在綠色時即採收，等待熟軟才能食用，果肉富含蛋白質與脂質，不含膽固醇，有保健功效；還具特殊成分能保護果實免受外在環境破壞，並能延緩熟成或敗壞，所以鱷梨油很穩定、不易氧化、容易保存。當然也有助保護人類的脆弱肌膚。

鱷梨油的滋潤度高，延展性佳，具有快速滲透皮膚、易被吸收的優點，有助鎖住水分、促進細胞再生，很適合用於乾燥與老化的皮膚，孕婦皮膚乾癢，預防妊娠紋，或製成冬季保養用油、修護型面霜等，讓皮膚保持柔順、彈性與活力。若屬於一般性肌膚，則建議將它與其他植物油對半調合，讓質地變得滑順些，使用時可減少負擔。鱷梨油的觸感豐潤，有助讓人感受到强烈的身體存在感，加一點在按摩油中，很適合用於較難親近或不願與人接觸的個案上。

選購重點

冷壓未精煉的鱷梨油並不多見，因為萃取過程麻煩。化妝品工業偏好精煉的鱷梨油，顏色較淺，為淡黃色，也較不影響其產品的最後成色。但芳療等級建議使用未精煉的冷壓鱷梨油，顏色較深，偏綠色。

代表成分

油酸 68%、亞麻油酸 12%、棕櫚油酸 4%、飽和脂肪酸 12%。

側重屬性

- **生理療效**：用來保養脆弱、乾裂、脫屑、冬季癢、老化等肌膚。

使用禁忌

無。

代表配方

鱷梨油＋小麥胚芽油＋米糠油，這是很滋潤的複方植物油，適合用於冬天保養，或修護脆弱乾裂、老化肌膚。

3-20 榛果油

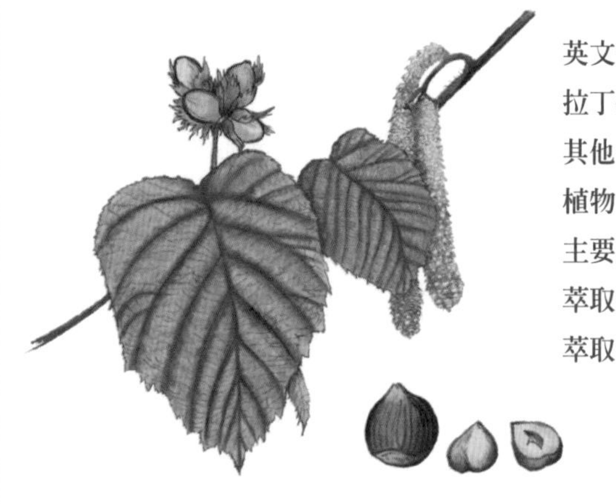

英文俗名	Hazelnut oil
拉丁學名	*Corylus avellana*
其他俗名	山板栗
植物科屬	樺木科榛屬
主要產地	法國
萃取部位	果仁
萃取方式	冷壓

純露特性

小型落葉樹，高約3公尺，雌雄同株異花，長狀下垂的黃色花穗是明顯特徵，果實帶有硬殼，內為富含油脂的芳香堅果。

植物油特性

榛果樹原生於歐洲，有著美麗優雅的葉片、花朵及果實，被認為具有纖細敏銳的能量特質，因此在歐洲有很多關於榛果的傳説，例如古凱爾特人視為智慧之果；歐洲人常當作護身符，以保衛生命健康；就連鮭魚迴游時還能記得出生地的路，也被賦予傳説是因為鮭魚父母吃了掉入河中的榛果，而保有智慧與記憶。其實這些傳説正呼應了榛果的豐富營養成分。

榛果的香氣優雅迷人，常被運用於高級的甜點烘焙上。榛果油所含的油酸比例高，適合用來按摩，觸感很細緻，能帶給人豐富的感官覺知、以及愉悦滿足的感受。適合各種膚質，能讓乾燥敏感的肌膚得到滋潤保養，又因為具有輕微的收斂作用，可減緩皮膚出油速度，也適合油脂分泌旺盛的人使用。

選購重點

口感很細緻，氣味清香宜人，帶有甜點般優雅的堅果香。

代表成分

油酸75%、亞麻油酸10%、飽和脂肪酸7%。

側重屬性

- **生理療效**：有益於腦和神經系統，呵護滋養皮膚，增進感官覺知。

使用禁忌

對堅果過敏的人請避用。

代表配方

榛果油的香氣宜人，觸感細膩，頗能刺激感官與情欲，適合當作護膚的基礎油，能呵護細緻的臉部或寵愛全身肌膚。

其他植物油

- **琉璃苣油** Borage oil

拉丁學名 *Borago officinalis*，紫草科，常見於歐洲。藍紫色的星狀小花，是其最美麗的特徵。植物油由種子冷壓而得，所含的珍貴 Ω6 成分 γ－次亞麻油酸（GLA）約占 22%，是植物油中含量最高者，比月見草油更高將近一倍以上，所以療效强，但氣味也更濃重。口服能夠舒緩壓力、提振免疫力，治療心血管疾病、神經性皮膚炎與慢性疼痛，也可以改善經前症候群的各種不適，外用則可以治療溼疹、異位性皮膚炎、脂漏性皮膚炎與神經性皮膚炎，還能細緻肌膚，在皮膚保養用油內加入 10% 左右即可見效。因容易氧化，建議開封後盡快使用完畢。

- **摩洛哥堅果油** Argan oil

拉丁學名 *Argania spinosa*，山欖科，僅產於摩洛哥。傳統上會將採摘下來的堅果在空氣中風乾熟成，再把果肉退去，將堅果的核仁經由冷壓法而得出堅果油。風乾去除果肉的步驟有時可以用機器取代人力進行，但是壓榨核仁取得堅果油的步驟卻還是需要依賴人力完成，因此摩洛哥堅果油的價格並不便宜，堪稱是「北非的液體黃金」。摩洛哥堅果油含有油酸 40% 與亞麻油酸 35%，另外還含有維生素 E（α－生育酚）與植物固醇，口服可以幫助身體抗氧化、消除自由基，有研究指出能有效預防癌症與心血管疾病，還能降低膽固醇，外用能夠保護皮膚，增强皮膚的抵抗力與滋潤角質層，很適合有皮膚頑疾的人作為日常保養用油。

- **胡桃油** Walnut oil

拉丁學名 *Juglans regia*，胡桃科，原生於中亞與歐洲地區。植物油由核仁冷壓而得，主要成分是亞麻油酸 55%、油酸 20%、α－次亞麻油酸 10%，與維生素 B1、B2、B3、菸鹼酸，口服可以降低膽固醇，減低冠狀動脈疾病的發生，還能提振免疫系統，為大腦補充必需脂肪酸，很適合小孩與孕婦食用。由於價格高，加上烹煮後會破壞其營養成分，建議可用冷拌的方式食用。因容易氧化，建議開封後盡快使用完畢。

- **杏桃仁油** Apricot Kernel oil

拉丁學名 *Prunus armeniaca*，薔薇科。植物油由核仁冷壓而成，主要成分是油酸 70%、亞麻油酸 25%。它比甜杏仁油更清爽細膩，觸感宜人，適合油性或敏感、受損的肌膚。其香氣淡雅，保溼又滋潤，適合當手作保養品的基礎油。也極適合搭配花香調精油，因為從植物能量學的角度來看，特別能喚起個案較女性柔美的那一面。

- **桃仁油** Peach Kernel oil

拉丁學名 *Prunus persica*，薔薇科，原產於中國，桃子是廣受歡迎的甜美水果。植物油由核仁冷壓而成，主要成分是油酸 65%、亞麻油酸 20%、飽和脂肪酸 8%、維生素 E，因為質地清爽好吸收且低致敏，又帶有淡淡的水蜜桃香氣，很受保養品廠商的青睞，可以滋潤皮膚，幫助維持肌膚彈性、撫平細紋，又可以減低發癢、紅腫的感覺，不論是熟齡或敏感肌膚都可以使用。

其他植物油

- **雷公根浸泡油** Centella infused oil

拉丁學名 *Centella asiatica*，繖形科，在印度、中國與非洲皆是重要的傳統藥用植物。浸泡油通常可用甜杏仁油或是向日葵油浸泡而得，含有積雪草苷、三萜烯酸，可以收斂傷口、消炎、收縮血管、淡疤，常被用來治療燙傷、潰爛或是嚴重的創傷，也能促進循環、治療靜脈曲張，因為具有加速細胞更新、抗氧化與緊實肌膚的功效，許多强調抗老化或回春的保養品中，也會添加雷公根浸泡油作為有效成分。

- **可可脂** Cocoa Butter

拉丁學名 *Theobroma cacao*。主成分是 65% 飽和脂肪酸（硬脂酸和棕櫚酸）、油酸 35%，與雪亞脂同為固體狀的油脂，帶有淡淡的可可香氣，硬度比雪亞脂硬，較少拿來直接使用，較常作為唇膏、肥皂、化妝品等的添加劑。

- **玫瑰籽油** Rose Hip seed oil

拉丁學名 *Rosa rubiginosa*，薔薇科，主要產地在智利，一般稱為野玫瑰，與玫瑰是不同品種。植物油由人工摘採的野玫瑰果種子冷壓而成，主成分是亞麻油酸 40%、α－次亞麻油酸 35%、油酸 15%，還含有微量的維生素 A 原、E，使得它成為護膚聖品，可以軟化角質、平衡油脂分泌、增加血液循環，還能預防與抑制皮膚的發炎反應，加上可以重建皮膚的結締組織，因此對於陳年傷疤或是生長紋、妊娠紋都有淡化的功效，即使和其他植物油混合使用也能有很好的療效。因容易氧化，建議開封後盡快使用完畢。

- **葡萄籽油** Grape seed oil

拉丁學名 *Vitis vinifera*，葡萄科，主要產於法國，中國近年來也有生產。植物油由葡萄種子萃取，在歐洲常是葡萄酒廠的副產物，但不建議選擇溶劑萃取，而要選冷壓萃取的。它有高量的亞麻油酸約 70%、油酸 15%、飽和脂肪酸 10%，並且含有可以强力抗氧化的多酚──原花青素（OPC），因此成為抗老回春的聖品。口服葡萄籽油可以改善心血管疾病，提振免疫力，外用則可以活化細胞、促進細胞更新、緩解皮膚或是肌肉關節的發炎反應。質地清爽，很適合怕油感的人使用。

- **油菜籽油** Rapeseed oil

拉丁學名 *Brassica napus*，十字花科，主要產地在加拿大與歐洲。植物油由種子冷壓而得，主要成分是油酸 60%、亞麻油酸 20%、α－次亞麻油酸 8%，也含有維生素 E 與 K，口服能夠調節血脂、降低膽固醇，具有保護心血管的功效，外用則能夠滋潤皮膚，强化角質層，適合皮膚比較脆弱的人作為日常保養用油。

- **紅花籽油** Safflower seed oil

拉丁學名 *Carthamus tinctorius*，菊科，紅花是人類歷史上古老的作物之一，可做染料或藥用。紅花籽油的營養價值類似於向日葵油，含有亞麻油酸 75% 和油酸 13%，可以降低膽固醇、保養心血管系統、預防阻塞、促進新陳代謝，又含有維生素 E，可以幫助身體消除自由基，能防癌抗衰老，也能夠保護皮膚，加速細胞更新。因容易氧化，建議開封後盡快使用完畢。

- **石榴籽油** Pomegranate seed oil

拉丁學名 *Punica granatum*，千屈菜科石榴亞科，原生於亞洲，主要產於地中海區。植物油由種子冷壓而得，主要成分是石榴酸，這個特殊成分使得石榴籽油具有絕佳的抗氧化力，可以對抗自由基、保護心血管系統、降血糖、對抗癌症與提振免疫功能，並且含有植物激素，可以緩解更年期症狀，如：情緒波動、熱潮紅、夜汗、性欲低以及陰道乾澀，還可以平衡因壓力造成的緊張情緒。外用同樣有卓越的效果，可以治療疤痕、改善乾燥粗糙的問題，是很好的皮膚修護用油，因產量不多且價格昂貴，可與其他高效能油混合使用，如：沙棘油、甜杏仁油、摩洛哥堅果油等。

- **百香果油** Passion fruit seed oil

拉丁學名 *Passiflora edulis*，西番蓮科，原生於南美洲與非洲。植物油由種子冷壓而得，主要成分是亞麻油酸 75%、油酸 12%、胡蘿蔔素、維生素 A、鎂、磷等微量成分，使得它具有極佳的護膚效果，能夠幫助肌膚抵抗自由基，減緩膠原蛋白流失的速度，維持緊緻，質地清爽又能保溼，非常適合熟齡與痘痘肌膚使用。因為能抗菌、抗病毒，也可以用來做頭皮的清潔與保養，口服則有鎮定、消炎、抗痙攣的功效，很適合氣喘、咳嗽等呼吸道痙攣的疾病作為日常保健食用。

- **小麥胚芽油** Wheat germ oil

拉丁學名 *Triticum aestivum*，禾本科，世界各地多可種植。小麥胚芽自古被譽為「生命的寶庫」，小麥胚芽油是由小麥胚芽經過冷壓而得，在促進健康上也是強而有力的助手。小麥胚芽油含有亞麻油酸55%、油酸15%、α-次亞麻油酸7%，以及大量的維生素E與脂肪伴隨物，抗氧化力佳，口服可以改善疲勞、促進新陳代謝、降低膽固醇、預防心血管疾病、舒緩疼痛，甚至是提振憂鬱的情緒，外用則是可以修護肌膚（特別是妊娠紋）、預防老化，還能提高皮膚的免疫力，改善皮膚慢性發炎與敏感的狀態。因為味道較重，不習慣者建議可與其他植物油搭配使用。

- **玉米胚芽油** Corn germ oil

拉丁學名 *Zea mays*，禾本科，世界各地多有種植，但產量最高是在美國。植物油由玉米胚芽壓製而成，但市面上比較常見的是熱壓法或溶劑萃油法，而營養價值較高的則是冷壓而得者，主要成分是亞麻油酸 55%、油酸 30%、飽和脂肪酸 15%，以及維生素 E。口服能夠降低膽固醇、防止心血管疾病的發生，強身健體抗衰老，外用則可以滋潤皮膚、防止老化、促進血液循環與淡斑。因容易氧化，建議開封後盡快使用完畢。

- **米糠油** Rice bran oil

又稱玄米油，主要產地在日本與東南亞地區，是亞洲地區很常見的烹飪用油。水稻的拉丁學名 *Oryza sativa*，禾本科。糙米去掉粗糠後，附著在米上薄薄一層的外皮就是米糠，植物油就是由米糠冷壓而得，主要成分是油酸 40%、亞麻油酸 35%、棕櫚酸 18%，口服可以降低膽固醇，減低心血管疾病的罹病風險之外，因含有一個很重要的成分 γ-米糠醇（γ-oryzanol，又叫穀維素），連續服用4到6週還可以緩解更年期熱潮紅的不適與舒緩疼痛，外用則是可以滋潤肌膚、軟化角質、美白淡斑，質地清爽且溫和，適合敏感肌膚及嬰幼兒使用。

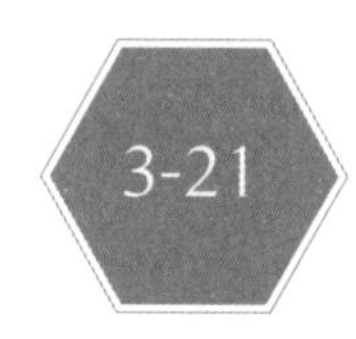

其他植物油

- **紫蘇籽油** Perilla seed oil

拉丁學名 *Perilla frutescens* 或 *Perilla ocymoides*，脣形科，原生於日本、韓國與中國，是可入藥也可入菜的植物。植物油由種子冷壓而得，主要成分是 α－次亞麻油酸 60%、亞麻油酸 15%、油酸 12%，口服可以保養心血管系統、腦部與眼睛，外用則是可以作為熟齡與敏感肌膚的日常保養用油，長時間使用可以撫平細紋、消炎、抗過敏，穩定皮膚狀態。

- **奇亞籽油** Chia seed oil

拉丁學名 *Salvia hispanica*，脣形科，原生於南美洲，自古以來便是用來補充體力的作物，西方人稱之為「超級食物」或「奇蹟種子」。植物油由種子冷壓而得，主要成分是 α－次亞麻油酸 60%、亞麻油酸 20%，口服能夠降低膽固醇、預防心血管疾病，抑制發炎反應、改善慢性疼痛，並提高身體代謝率；外用則是可以滋潤皮膚、緩解皮膚發癢，適合敏感肌膚使用。

- **非洲生命樹油** Baobab oil

拉丁學名 *Adansonia digitata*，又名非洲猢猻樹或猴麵包樹，錦葵科木棉亞科，原生於非洲，是古老且長壽的樹種，可存活五、六千年，全株植物都可入藥，擁有極高的藥用價值。植物油由種子冷壓而得，含有幾乎等比例的飽和脂肪酸（硬脂酸、棕櫚酸）30%、油酸 35%、亞麻油酸 30%，及微量的維生素 A、D、E。外用可以軟化角質，增加皮膚彈性，加强保溼與修護受損皮膚，可以作為乾燥的頭髮、指甲與脣部的護理用油。因為質地較黏稠，建議與其他植物油混合使用，非洲生命樹油約占 10% 即可有不錯的效果。

- **亞麻薺油** Camelina oil

拉丁學名 *Camelina sativa*，十字花科，原生於歐洲與中亞，是很古老的產油植物，已有數千年的歷史。它常常跟亞麻生長在一起，加上亞麻薺油也跟亞麻籽油一樣富含 Ω3，加上又含有強力抗氧化的成分，比亞麻籽油更穩定、更容易保存，在歐洲是取代亞麻籽油的首選，被譽為新一代的亞麻籽油。植物油由種子冷壓而得，主要成分是 α－次亞麻油酸 35%、亞麻油酸 20%、油酸 15%、維生素 E，所含有的維生素 E 是植物油中數一數二高的，可想而知其抗氧化效果也是數一數二好。服用亞麻薺油可以預防心血管疾病、抑制身體的發炎反應、提振免疫力，還可以消除自由基，延緩身體老化，外用則可以保護皮膚不受紫外線或 X 光的傷害，還可以治療皮膚炎、溼疹、牛皮癬等頑疾，建議可將亞麻薺油與其他植物油以 1 : 9 的比例調合使用。

- **辣木油** Moringa oil

拉丁學名 *Moringa oleifera*，辣木科，原生於印度與非洲，早在數千年前埃及人就將辣木油作為防曬油使用。植物油由種子冷壓而得，主要成分是油酸 70% 以及維生素 A、E，可以改善皮膚乾燥脫屑的狀況，用來按摩頭皮與頭髮，也可以達到滋養抗屑的功效。而辣木油最主要的價值在於它極佳的抗氧化能力，使用在天然保養品中可以抗菌防腐，不需額外添加防腐劑，因此受到許多天然保養品牌的愛戴。

- **印度楝樹油** Neem oil

拉丁學名 *Azadirachta indica* 或 *Melia azadirachta*，楝科，主要生長於印度，是著名的阿輸吠陀藥用植物。植物油由果實種子冷壓而得，呈深褐色，富含印楝素（Azadirachtin），是其特殊氣味的來源。在印度當地也很少拿來口服，主要都是用來製作保養品、香皂等外用產品，能夠驅除蚊蟲、抗菌、抗病毒，還可以治療皮膚問題，如：面皰、刀切傷、溼疹、頭皮屑等，還能抑制發炎反應，緩解肌肉關節的疼痛。印度楝樹油的驅蟲效果，也很適合使用在寵物的身上。

- **印加果油** Sacha inchi oil

拉丁學名 *Plukenetia volubilis*，大戟科，原生於祕魯的亞馬遜雨林區，已種植好幾世紀，是當地原住民的重要糧食。植物油由種子冷壓而得，不飽和脂肪酸的含量高達 80%，其中 α-次亞麻油酸又占了一半以上，另外也含有維生素 E、A，口服印加果油可以提高免疫力、降膽固醇、預防心血管疾病與糖尿病、降低腹部脂肪、增進智力，還可以提振憂鬱情緒、抗發炎，外用則可以保溼、抗老化、細緻肌膚，加上質地清爽好吸收，很適合敏感與乾燥肌膚使用。

- **酸楂樹油** Andiroba oil

拉丁學名 *Carapa guianensis*，楝科，原生於南美洲，南美印第安人會用酸楂樹油來去除頭蝨與治療皮膚潰瘍。植物油由種子冷壓而得，主要成分是油酸 50%、亞麻油酸 10%、棕櫚酸 28%，具有強力抗發炎與止痛的功效。關節炎的患者可以將其溫熱後按摩患部，能夠緩解肌肉與關節疼痛，還可以治療傷口、牛皮癬與溼疹，若是有耳朵的不適，如：中耳炎，也可以滴 1 ～ 2 滴酸楂樹油到耳朵裡面，也能改善症狀。

- **巴西堅果油** Brazil nut oil

拉丁學名 *Bertholletia excelsa*，玉蕊科，原生於巴西，平均壽命可以長達 500 年之久，是少數全野生栽種的作物之一，當地使用巴西堅果油來治療胃痛與肝臟問題。植物油由種子冷壓而得，主要成分是油酸 40%、亞麻油酸 35%，以及維生素 A、D、E，最特別的是還有硒。硒是很重要的微量元素，抗氧化能力約維生素 E 的 50 倍以上，和維生素 E 共存時更可以使抗氧化的效果加成。巴西堅果油可以做烹飪用油，口服可以養肝、治療胃痛、降低膽固醇、預防心血管疾病；外用可以作為受損髮質的護髮油，讓頭髮柔順有光澤，用於皮膚可以增加彈性、提高皮膚的亮度，也可以治療溼疹與乾癬。

- **巴巴蘇油** Babassu oil

拉丁學名 *Orbignya oleifera* 或 *Attalea speciosa*，棕櫚科，原生於南美洲。植物油由核仁冷壓而得，主要成分是 80% 飽和脂肪酸（月桂酸 50%、肉豆蔻酸 20%）、油酸 12%、維生素 E 與植物固醇。和椰子油類似，室溫下呈現固體狀，早期無論是食用或是工業用，都被拿來當作椰子油的替代品，但它所含的脂肪酸能夠有效地抗過敏，改善敏感造成的紅癢與乾燥，用於頭皮保養還可以強化髮根與恢復頭皮健康，因此漸漸受到化妝品工業的重用。

3-21

其他植物油

- **布荔奇果油** Buriti oil

拉丁學名 *Mauritia flexuosa*，棕櫚科，原生於南美洲，在巴西一帶被譽為「生命之樹」。植物油由果實冷壓而得，主要成分是油酸 70%、飽和脂肪酸（棕櫚酸）18%，且含有 β- 胡蘿蔔素和維生素 E，極佳的抗氧化能力可以保護皮膚不受紫外線傷害，加上有很好的滋潤效果，可以修護疤痕，舒緩疼痛，很適合作為燙傷或是皮膚嚴重創傷的治療用油，其溫和的特性也被廣泛使用在嬰兒的舒緩乳霜中，可以治療異位性皮膚炎與尿布疹。

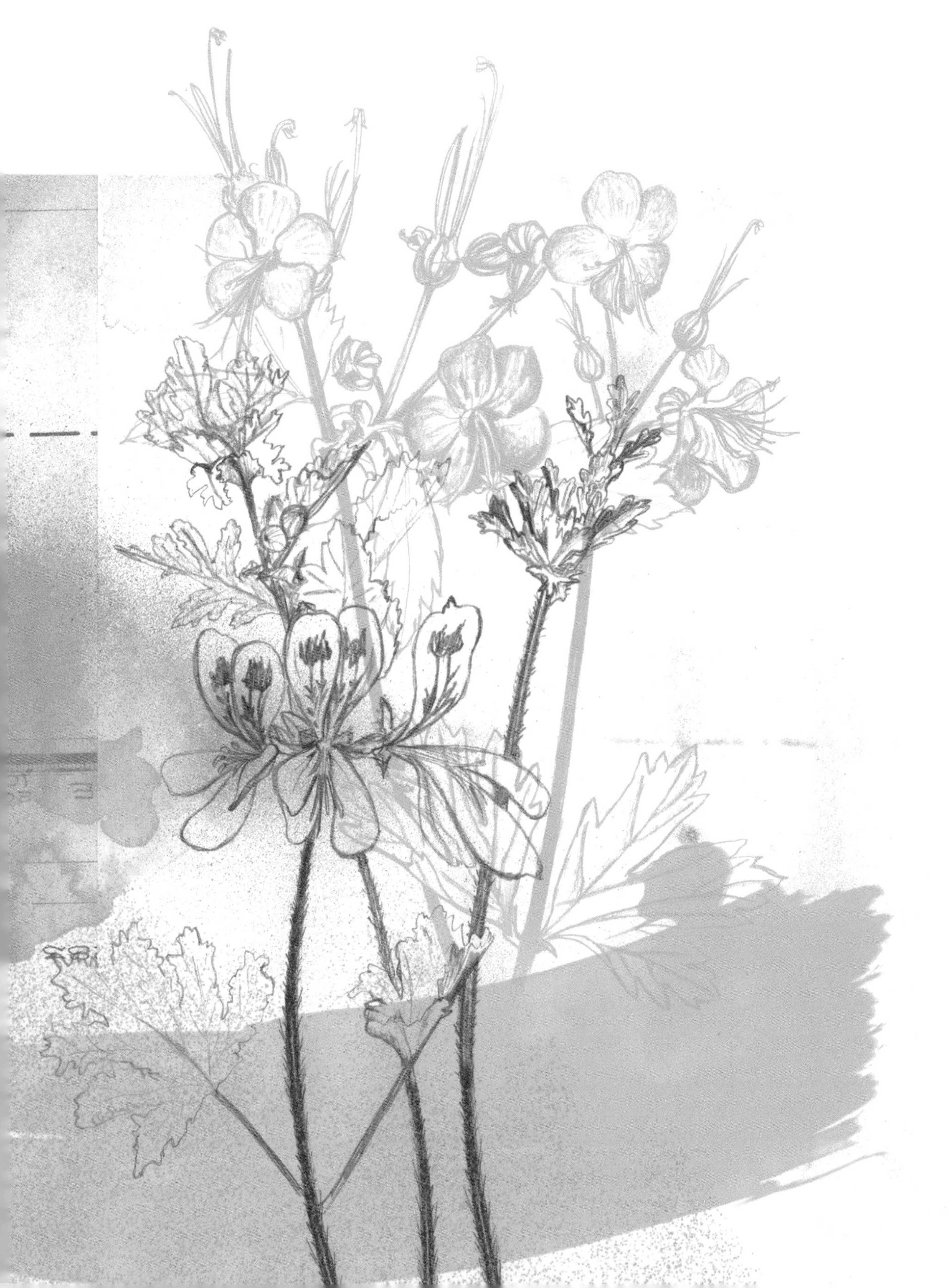

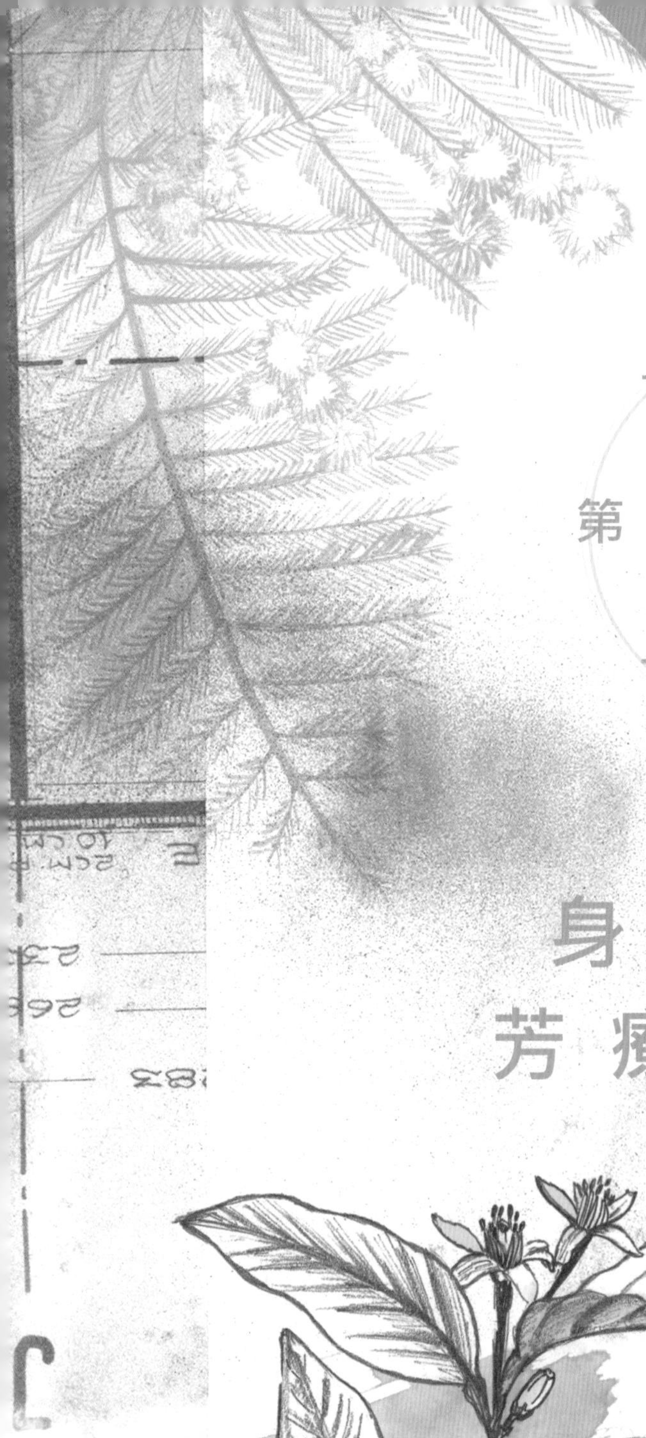

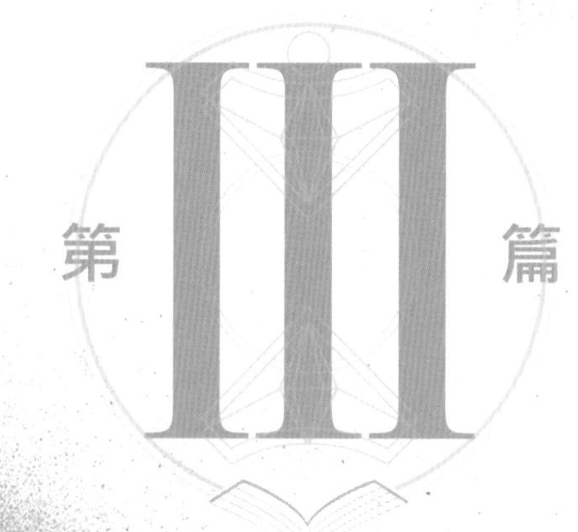

常見 身心問題 芳療處方箋

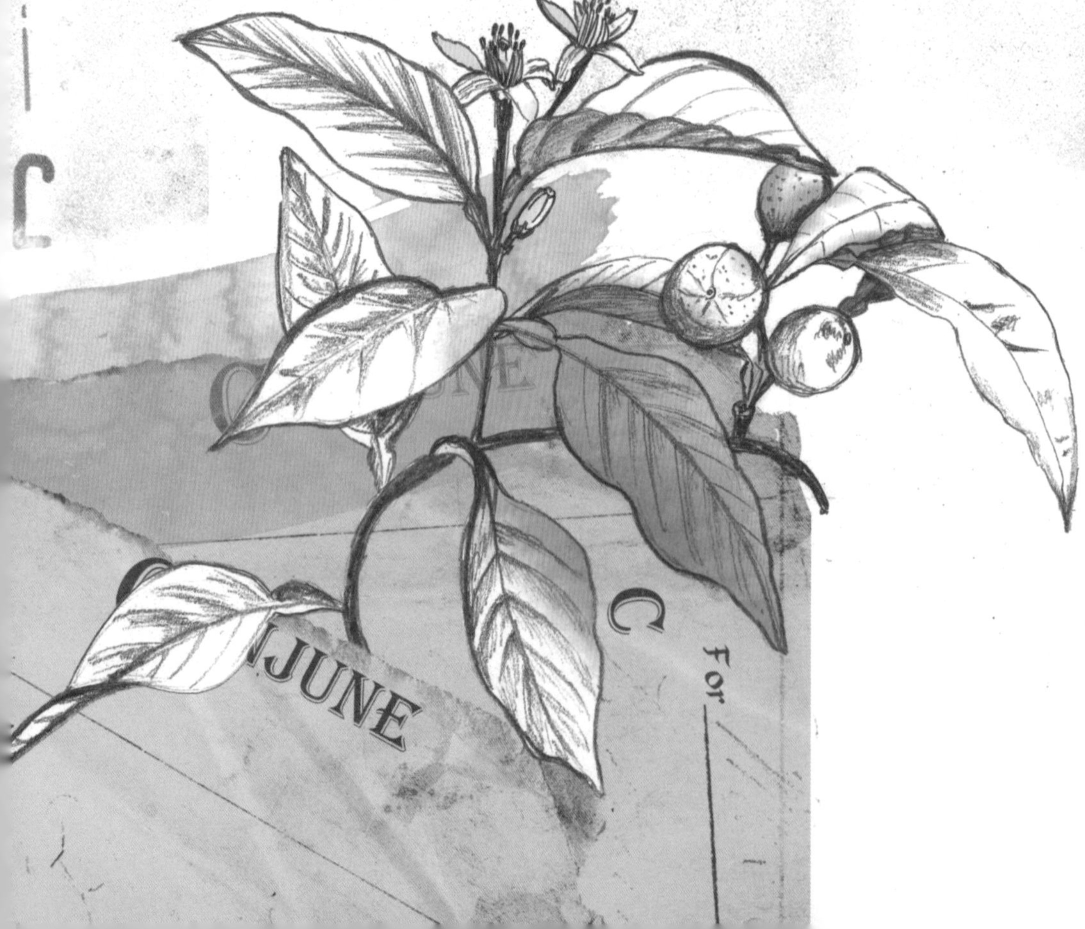

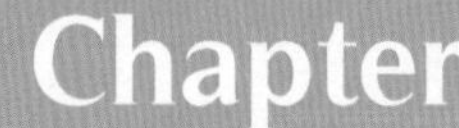

1

神經 & 免疫系統

神經系統主要包含兩大部分：中樞神經系統與周邊神經系統。中樞神經系統是由腦和脊髓構成，掌管著身體各系統的溝通協調與反應；周邊神經系統則是由12對腦神經與31對脊神經組成，掌管器官、內分泌腺體的恆定，以維持生命，不受意志控制。因此，神經系統可算是身體主要發號施令的長官，一旦失調，身體的各部分就會產生錯亂、脫序，無法應付環境的變化。

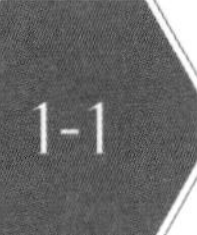

1-1 頭痛

頭痛是臨床上常見的一種症狀，頭痛發生時可以先試著釐清是顱內痛或是顱外痛，若是顱內痛則有可能是腦子裡長了東西，譬如腦瘤或腦部出血，此種情況較嚴重可能需開刀治療。

而顱外痛則屬於緊張性頭痛，大多是肩頸肌肉緊繃造成頭部血液循環不良與缺氧所導致；緊張性頭痛的原因與壓力、焦慮、憤怒、思慮過多、睡眠不足、受寒等有很大的關係。

頭痛的患者要特別注意心血管循環問題、日常生活作息，飲食有度，盡量避免抽菸喝酒，並做適度合宜的運動。而精油在處理頭痛的問題上，主要是以促進血液循環、幫助身體溫暖與神經放鬆為主，神經系統與精油之間特別能彼此呼應，是芳香療法的療癒重點，配合適當的按摩手法尤其會有加乘效果。

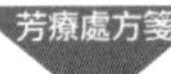

芳療處方箋

1 丁香花苞2滴＋零陵香豆1滴＋肉豆蔻1滴＋甜羅勒1滴＋梅耶薰衣草2滴＋豆蔻1滴，調成複方純精油，可以1～2滴純油按摩頭皮，也可加入植物油（濃度5～10%），以輕緩的節奏按摩肩斜方肌與全頸部。

2 穗甘松2滴＋高地薰衣草2滴＋快樂鼠尾草1滴＋花梨木1滴＋阿拉伯茉莉1滴＋綠桔2滴，調成複方純精油，可以1～2滴純油按摩頭皮，也可加入植物油（濃度5～10%），以輕緩的節奏按摩肩斜方肌與全頸部。

3 芳香白珠8滴＋薑10滴＋鼠尾草4滴＋高地迷迭香5滴＋安息香3滴＋荷荷芭油30ml，以輕緩的節奏按摩頸肩、頭皮。

注意事項

1. 處方1與處方3，孕婦不宜。
2. 按摩時，應以輕緩的節律讓神經系統能接收得到，而達到放鬆的效果，請避免力道過大或過於急躁。

1-2

偏頭痛

偏頭痛也是常見的頭痛類型之一，但並非真的只有「痛一邊」，實際上偏頭痛是可能發生在整個頭部的。引起偏頭痛的機轉目前尚未被證實，但是壓力、外來的刺激、睡眠不足等因素，可能使神經節或神經元敏感，進而再與其他系統交互作用，產生激烈且反覆性的疼痛，情況嚴重者甚至會有想吐的情形。另外，荷爾蒙也是影響偏頭痛的原因之一，女性罹患偏頭痛的機率是男性的兩三倍。

偏頭痛發作時，休息是最好的緩解方式，安靜舒適的環境有助於神經系統的穩定，適度地按摩太陽穴也能夠減緩痛覺。想要預防偏頭痛，良好的生活習慣是必要的，像是睡眠充足、少吃刺激的食物、規律的運動等，飲食上也可以多補充必需不飽和脂肪酸，以修補受損的神經細胞，如南瓜籽油、胡桃油、琉璃苣油、月見草油等。使用精油作為輔助也是不錯的選擇，主要是以促進血液循環、止痛與調節自律神經、舒緩放鬆、改善情緒為主。

芳療處方箋

1

摩洛哥玫瑰1滴＋檸檬薄荷2滴＋快樂鼠尾草1滴＋沒藥1滴＋岩玫瑰1滴＋穗甘松2滴，調成複方純精油，可以1～2滴純油按摩頭皮，也可加入植物油（濃度5～10%），以輕緩的節奏按摩肩斜方肌與全頸部。

2

檸檬馬鞭草1滴＋橙花2滴＋檸檬細籽1滴＋墨西哥沉香2滴＋阿拉伯茉莉1滴＋香桃木1滴，調成複方純精油，可以1～2滴純油按摩頭皮，也可加入植物油（濃度5～10%），以輕緩的節奏按摩肩斜方肌與全頸部。

3

岩蘭草15滴＋德國洋甘菊5滴＋沒藥10滴＋琉璃苣油15ml＋月見草油15ml，這是一款全方位氣場穩定用油，除了促進血行之外，更可鎮靜安撫神經系統。

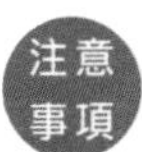

上述複方純精油，也很適合拿來擴香嗅聞。

1-3

慢性疲勞症候群

慢性疲勞症候群可算是近年來非常盛行的文明病，在西醫的診斷上是指排除已知疾病及過度勞動所引起的疲勞後，連續長達6個月以上原因不明、無法解釋的重度疲勞感或身體不適。正常來說，疲勞感多半是暫時的，在適當的休息後便能恢復精神與體力；如果已有充分休息或足夠的睡眠時間，日常生活中還是覺得疲憊、精神無

1-1 頭痛 | 1-2 偏頭痛 | 1-3 慢性疲勞症候群 | 1-4 憂鬱／躁鬱症 | 1-5 胸悶心悸 | 1-6 失眠 | 1-7 過動／自閉 | 1-8 帶狀皰疹 | 1-9 口唇皰疹 | 1-10 長期壓力衍生症 | 1-11 僵直性脊椎炎 | 1-12 紅斑性狼瘡

法集中、記憶力衰退、肌肉痠痛、淋巴結腫脹、沮喪、易怒等症狀，就要注意是否患有慢性疲勞症候群了！

想要擺脱慢性疲勞症候群的侵擾，適度地釋壓是必要的，最好是在賣力工作之餘，也保有良好的生活習慣，以釋放日常生活中累積的無形壓力。運動是非常好的方式，其他如泡澡、呼吸調息、多接近大自然等也有幫助。長期感到虛弱無力也意味著免疫系統的低下，在精油的選擇上，可以用些補氣、激勵、提升免疫力的油，如富含酚類、單萜烯類、單萜醇類、氧化物類的油。隨時補充含有純露的飲用水，也能幫助體內毒素代謝、調節整體機能。

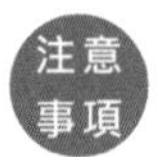

芳療處方箋

1 茶樹 10 滴＋橙花叔醇綠花白千層 5 滴＋松紅梅 4 滴＋香脂果豆木 4 滴＋苦橙葉 7 滴＋聖約翰草浸泡油 10ml ＋橄欖油 20ml，可塗抹於全身或是尾椎、胸部。另外按摩腳底後泡腳也是很好的保健方式。

2 加拿大鐵杉 10 滴＋阿拉伯茉莉 3 滴＋桉油醇迷迭香 6 滴＋丁香花苞 5 滴＋沉香醇百里香 6 滴＋甜杏仁油 30ml，按摩全身或尾椎，有強大抗自由基的作用，同時帶來勇氣、魄力與擔當。

3 穗甘松 8 滴＋薑 5 滴＋髯花杜鵑 3 滴＋丁香花苞 4 滴＋依蘭 10 滴＋月見草油 10ml ＋荷荷芭油 20ml，按摩全身或局部，可以讓所有的神經傳導物質都到位，給予強大的支持力量。

注意事項

1. 處方 2 與處方 3，孕婦不宜。
2. 丁香花苞對皮膚、黏膜具有刺激性，劑量不宜過高。

1-4 憂鬱／躁鬱症

憂鬱症與躁鬱症是近年來曝光率極高的情感性精神障礙，大家開始對於情緒與身體的連結有了新的體會，更重視「心理影響生理」這個觀念。憂鬱症與躁鬱症的差別在於：憂鬱症患者的情緒是一直處於極端低落的狀態，而躁鬱症則是極端低落與過度激昂交互發生，也就是會有比較大的情緒起伏。每個人都有壓力大、焦慮、沮喪、情緒低落等比較負面的時候，正常的情況下，只需要休息一下、重新調整後，便能恢復到正常，但若是極端低落或是過度激昂的情緒持續兩個週以上，就必須正視是否罹患了憂鬱症或躁鬱症。長期累積的負面情緒會影響大腦神經傳導的分泌與接收，舉凡工作壓力、生活壓力、童年記憶、人際關係、現代社會的人情淡漠等，都是誘發罹病的原因，另外像是基因、體質等先天因素，也可能增加罹患憂鬱症或躁鬱症的機率。

大部分的人對於要去「精神科」掛號看診

有著莫名的抗拒感，所以已有許多醫院將「精神科」更名為「身心科」。若是已有憂鬱／躁鬱情緒卻置之不理，則有可能影響到日常生活，甚至是周圍的人。憂鬱症患者典型的行為就是退縮、沒有自信、悲觀、依賴，嚴重者可能會出現社交隔離；躁鬱症患者的行為一般比較激動，躁期行為如：亢奮、易怒、自大、多話、亂花錢、容易與人發生衝突等，鬱期行為則與憂鬱症的行為雷同，對於人際關係的影響比較大。不管是憂鬱或躁鬱症，都與腦內神經傳導物質的分泌與接收出了問題有關，所以在用油的方向上，可以善用富含單萜烯類與倍半萜烯類及花香調的精油，補充富含Ω3、Ω6、Ω9的冷壓植物油，也可以强化神經、內分泌細胞，讓神經傳導物質正常分泌、受體接收功能無誤。只要能夠把握治療的黃金時間，憂鬱症與躁鬱症幾乎都能夠治癒。

芳療處方箋

按摩油

調成複方純精油，可以純油 1 ～ 2 滴塗抹胸口，也可加入植物油稀釋，早晚塗抹於全身或局部。

1 髯花杜鵑 6 滴＋葡萄柚 10 滴＋丁香花苞 3 滴＋依蘭 4 滴＋阿拉伯茉莉 7 滴。

2 岩玫瑰 5 滴＋黃玉蘭 5 滴＋橙花 10 滴＋摩洛哥玫瑰 5 滴＋香草 5 滴＋玫瑰籽油 30ml。此處方可加强塗抹頸胸、全臉。

3 檸檬細籽 3 滴＋阿拉伯茉莉 5 滴＋摩洛哥玫瑰 5 滴＋檸檬馬鞭草 10 滴＋墨西哥沉香 3 滴＋乳香 4 滴。

4 依蘭 4 滴＋岩玫瑰 10 滴＋桉油樟（羅文莎葉）2 滴＋沒藥 5 滴＋真正薰衣草 4 滴＋檀香 5 滴。

芳療處方箋

植物油

調合以下植物油，每天早上起床空腹與睡前各口服 1 茶匙。此三處方可交替使用。

1 大麻籽油 20ml ＋琉璃苣油 20ml ＋月見草油 10ml ＋南瓜籽油 30ml ＋胡桃油 20ml。

2 摩洛哥堅果油 30ml ＋月見草油 10ml ＋琉璃苣油 10ml ＋大豆油 20ml ＋胡桃油 20ml。

3 黑種草油 30ml ＋昆士蘭堅果油 10ml ＋大麻籽油 40ml ＋月見草油 10ml ＋鱷梨油 10ml。

芳療處方箋

純露

將下列處方加入 1,000ml 水中，於一日內喝完。

1 大馬士革玫瑰純露 5ml ＋香蜂草純露 10ml ＋德國洋甘菊純露 5ml ＋穗甘松純露 5ml ＋檀香純露 2ml ＋岩蘭草純露 3ml，可幫助安神。

2 大馬士革玫瑰純露 5ml ＋岩玫瑰純露 2ml ＋格陵蘭喇叭茶純露 2ml ＋杜松純露 1ml ＋聖約翰草純露 10ml ＋乳香純露 5ml，抗憂鬱、助眠。

注意事項

1. 按摩油的處方 1，孕婦不宜。
2. 丁香花苞對皮膚、黏膜具有刺激性，劑量不宜過高。

1-5 胸悶心悸

近年來，生活型態有了些變化，不僅是生活壓力的增加、飲食習慣的轉變、生活的步調更加緊湊，罹患心血管疾病的人數也變多了，而胸悶與心悸便是心血管疾病的警訊，不容忽視。除了疾病引起之外，心理因素引發的胸悶心悸也很常見。因為胸腔與心臟與「愛」和「情感宣洩」有很深的連結，包括是否愛自己、價值認同，以及失衡時產生的負面情緒，例如焦慮、憂鬱、恐懼、過度悲傷、壓力過大等，皆可能引起胸悶心悸的症狀，此類型的人也多伴隨有自律神經失調的各種症狀。

當有胸悶心悸的症狀時，盡快就醫確認病因是非常重要的。平常的保健，不外乎規律的作息、保有釋壓的管道、少吃刺激性的食物，雖然是老生常談，卻是不變的真理。在芳香療法的輔助上，用油方向可以朝抗焦慮、抗憂鬱、舒緩放鬆、增加呼吸深度的方向來選油，如醛類、酯類、苯基酯類、酚醚類、倍半萜烯類等。

芳療處方箋

按摩油

將以下處方調成複方純精油，可以純油 1 ～ 2 滴塗抹胸口，也可加植物油稀釋，早晚塗抹於全身或局部、尾椎、下腹、腳底。

1 古巴香脂 1 滴＋檸檬馬鞭草 2 滴＋花梨木 3 滴＋茴香 1 滴＋快樂鼠尾草 1 滴。

2 永久花 2 滴＋馬纓丹 1 滴＋檸檬薄荷 2 滴＋爪哇馬鞭草 1 滴＋快樂鼠尾草 1 滴。

3 香蜂草 2 滴＋檸檬馬鞭草 1 滴＋摩洛哥藍艾菊 1 滴＋永久花 1 滴＋佛手柑 2 滴＋真正薰衣草 1 滴。

芳療處方箋

純露

將下列處方加入 1,000ml 水中，於一日內喝完。建議處方交替飲用。

1 大馬士革玫瑰純露 10ml ＋橙花純露 10ml ＋岩玫瑰純露 10ml。

2 香蜂草純露 15ml ＋快樂鼠尾草純露 10ml ＋馬鬱蘭純露 5ml。

注意事項

按摩油的處方 3，孕婦不宜。孕婦也不建議未稀釋直接塗抹純精油。

1-6 失眠

愈來愈多人受到睡眠障礙的困擾，使得精神科門診的看診數也跟著升高！良好的睡眠品質是身體健康的根基，當長期睡眠不足或是失眠時，許多器官與系統就會開始出現問題，失眠可以是疾病的結果，也可以是導致身體不適的原因。失眠的成因很多而且複雜，可能是生理性、心理性，或是受到環境改變、睡前所做的活動等的影響。另外，失眠也呼應內心有深度的焦慮、恐懼，不妨探索一下「這段期間是否有什麼正在困擾著你」！

想要改善睡眠品質，除了調整生活的步調與心境之外，睡前兩小時也是非常關鍵的時刻。睡覺前若是接觸太多的刺激，例如電腦、電視，就有可能使得腦部過度活躍，即使到了休息時間也停不下來，所以睡前兩小時，請盡量以舒緩的活動為主，像是把室內燈光調暗、聽輕柔的音樂、按摩、泡澡、冥想、調整呼吸、適度伸展拉筋等等，都有助於睡眠的改善。助眠也是芳香療法的強項之一，可以選用既能幫助消化又可放鬆神經的酚醚類、酯類、苯基酯類，還有很重要的倍半萜類。若是累到睡不著，則要先用富含單萜烯的歐白芷根來補氣，或是單純又有圓滿感的柑橘類香氣，也有意想不到效果！

芳療處方箋

按摩油

將以下處方調成複方純精油，可以純油 1 ~ 2 滴塗抹胸口、頭皮，或是睡前環境的熏香。也可加在植物油中，早晚塗抹於全身或局部。

1 丁香花苞 4 滴＋零陵香豆 3 滴＋甜羅勒 5 滴＋真正薰衣草 8 滴＋苦橙葉 10 滴。

2 洋茴香 2 滴＋茴香 3 滴＋小茴香 3 滴＋甜羅勒 5 滴＋肉豆蔻 5 滴＋佛手柑 10 滴。

3 穗甘松 2 滴＋薑 6 滴＋髯花杜鵑 4 滴＋丁香花苞 4 滴＋依蘭 10 滴＋萊姆 4 滴。

4 茴香 4 滴＋快樂鼠尾草 8 滴＋香脂果豆木 4 滴＋岩蘭草 4 滴＋檀香 6 滴＋檸檬馬鞭草 4 滴。

芳療處方箋

植物油

調合以下植物油，每天早上起床空腹與睡前各口服 1 茶匙。以下處方可交替使用。

1 大麻籽油 50ml ＋榛果油 25ml ＋胡桃油 15ml。

2 琉璃苣油 40ml ＋月見草油 40ml ＋南瓜籽油 20ml。

芳療處方箋

純露

稀釋於 1,000ml 的開水中，於一天內飲用完。以下處方可交替使用。

1 玫瑰純露 10ml ＋岩玫瑰純露 5ml ＋格陵蘭喇叭茶純露 5ml ＋聖約翰草純露 5ml ＋乳香純露 5ml。

2 玫瑰純露 5ml ＋香蜂草純露 10ml ＋德國洋甘菊純露 5ml ＋穗甘松純露 10ml。

注意事項

1. 按摩油的處方 1 與處方 2，孕婦不宜。處方 3 與處方 4，孕婦若要使用，可將處方 3 的丁香花苞拿掉，處方 4 則將茴香拿掉。
2. 丁香花苞對皮膚、黏膜具有刺激性，劑量不宜過高。
3. 若有失眠問題者請避免在睡前一小時內飲用純露，以免夜尿的情況更導致睡眠的中斷。

1-7 過動／自閉

過動症與自閉症都與腦部的發育缺陷有關。過動症的全名是「注意力不足過動症」，由此可看出注意力不足是重要特徵，主要致病原因是由於大腦所分泌的多巴胺與正腎上腺素不平衡，使神經傳導異常，訊息的接受也跟著錯亂，大部分與遺傳有關，其他如早產、腦傷、生產造成的產傷等，也可能造成過動症。自閉症是一種發展性的障礙，由腦部異常所致，此類病患多有不同輕重程度的人際關係障礙、語言理解與表達障礙、行為表現異常等，主要的致病原因尚未明確，但可能與病毒感染、遺傳、產傷等有關。

過動兒與自閉兒的營養保健，可以大腦的營養補給為主，多攝取富含 DHA、維生素 B 群的食物，可以幫助腦細胞的新陳代謝。家中有過動兒或是自閉兒，父母其實也承受不少壓力，建議可使用芳香療法作為輔助，父母與孩童一同使用，用油方向以提升神經傳導物質細胞受體的活性，來幫助學習障礙和過動的幼童，以及調節腦部神經傳導物質的失衡或不足現象，最重要的用法就是補充多元不飽和脂肪酸如胡桃油、月見草油、榛果油等。精油則選富含氧化物類、單萜烯類、單萜醇類的油，幫助腦部氣血循環與提升血液含氧量。

芳療處方箋

按摩油

1 茶樹 8 滴＋綠花白千層 5 滴＋沉香醇百里香 8 滴＋百里酚百里香 5 滴＋大西洋雪松 4 滴＋大麻籽油 10ml ＋荷荷芭油 20ml，每天早晚按摩背部、頭部，包含整條脊椎通路。

2 桉油樟（羅文莎葉）5 滴＋甜橙 8 滴＋苦橙葉 5 滴＋檀香 3 滴＋膠冷杉 4 滴＋歐洲冷杉 5 滴，調成複方純精油，可以純油 1 ～ 2 滴塗抹頸、胸、頭部，另可加植物油稀釋，按摩全身或局部。

3 岩玫瑰 10 滴＋羅馬洋甘菊 2 滴＋花梨木 5 滴＋玫瑰天竺葵 8 滴＋乳香 5 滴＋玫瑰籽油 30ml，按摩全身或局部。

芳療處方箋

植物油

調合以下植物油，每天早上起床空腹與睡前各口服 1 茶匙。此兩處方可交替使用。

1 摩洛哥堅果油 40ml ＋向日葵油 30ml ＋胡桃油 30ml。

2 南瓜籽油 50ml ＋月見草油 50ml。

芳療處方箋

純露

將以下純露稀釋在 1,000ml 飲用水中飲用，幫助代謝體內毒素，調節訊息系統紊亂現象。

1 大馬士革玫瑰純露 5ml ＋岩玫瑰純露 5ml ＋香蜂草純露 10ml ＋羅馬洋甘菊純露 5ml ＋橙花純露 5ml。

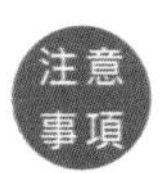

按摩油的處方 1，孕婦、餵母奶的婦女與 6 歲以下兒童皆不宜。

1-8

帶狀皰疹

帶狀皰疹的特徵如其名，水泡以帶狀分布於皮膚，所以俗稱為「皮蛇」、「纏腰火丹」，常伴隨劇烈的疼痛，是由水痘帶狀皰疹病毒所引起。得過水痘的人當中，約有 20% 在免疫力低下時，潛藏在體內的水痘病毒會趁虛攻擊神經結，導致神經的發炎疼痛，所起的水泡便是沿著神經的走向生長，才有「帶狀」的分布現象。

罹患帶狀皰疹初期，皮膚可能會有刺痛、灼痛感，接著在皮膚表面起疹子，這些疹子會進一步演變成水泡，甚至是血泡，然後結痂，正常的情況下帶狀皰疹只會生長在身體的同一邊，但是免疫力特別低下的人，例如剛做完化療、愛滋病患者，則有可能蔓延到全身。

若有疑似症狀，建議盡快就醫治療。在治療的方向上，多以抗病毒、止痛、消炎為主，要有充分的休息，並且避免刺激性的食物。芳香療法的輔助上也不脫抗病毒、止痛、提升免疫力，另一個選擇用油的重點就是預防疤痕產生，例如玫瑰籽油、雷公根浸泡油、瓊崖海棠油等。

芳療處方箋

按摩油

急症時，可每半小時塗抹一次患部。

1 丁香花苞 10 滴＋岩玫瑰 20 滴＋桉油樟（羅文莎葉）10 滴＋沒藥 10 滴＋穗花薰衣草 10 滴＋聖約翰草浸泡油 30ml，濃度約 10%。

2 蜂香薄荷 5 滴＋玫瑰天竺葵 10 滴＋大馬士革玫瑰 10 滴＋橙花 5 滴＋瓊崖海棠油 30ml。

芳療處方箋

純露

不稀釋直接貼敷患部或噴霧在患部。適合在帶狀皰疹發作時，因劇烈疼痛以至無法碰觸或按摩的個案上。也可稀釋於 1,000ml 的開水中，於一天內飲用完。下列處方可交替使用。

1 玫瑰純露 5ml ＋香蜂草純露 5ml ＋德國洋甘菊純露 10ml ＋穗甘松純露 2ml ＋檀香純露 5ml ＋岩蘭草純露 3ml。

2 玫瑰純露 5ml ＋香桃木純露 5ml ＋桉油樟（羅文莎葉）純露 5ml ＋永久花純露 5ml ＋高地薰衣草純露 5ml ＋金縷梅純露 5ml。幫助整體的免疫力、消腫、收口。

芳療處方箋

植物油

可用來替換按摩油處方中的植物油部分。以下處方可交替使用。

1 玫瑰籽油 10ml ＋沙棘油 5ml ＋雷公根浸泡油 15ml。

2 荷荷芭油 15ml ＋金盞菊浸泡油 15ml。

注意事項

1. 按摩油的處方 1，孕婦不宜；若需使用，可把丁香花苞拿掉。
2. 丁香花苞對皮膚、黏膜具有刺激性，劑量不宜過高。

1-9 口唇皰疹

口唇皰疹是一種病毒性的皮膚疾病，主要是由單純皰疹病毒引起的復發性疾病。當體溫過熱、睡眠不足、過度疲勞、懷孕、經期前、消化系統失調等導致免疫力較低下的時候，便容易誘發此病，幼童與年輕女性是口唇皰疹好發的族群。

口唇皰疹多發生在皮膚黏膜組織的接界處，如口鼻、口角、嘴唇邊緣，以針頭大小般的群聚水泡呈現，會有燒灼感，約一週左右可康復，若免疫力持續不佳或是患部照護不當，則有可能導致水泡破裂、潰爛、感染，延長病程與患部結痂色素沉澱的問題。口唇皰疹會透過唾液傳染，須特別小心。想要預防口唇皰疹的發生，提升免疫力絕對是重要的關鍵，要保有良好的生活習慣，早睡早起，避免刺激、口味重的食物，均衡攝取蔬果，補充維生素，並注意口腔衛生才能防止病毒的入侵。

用油可以清熱解毒、除溼、滋陰補氣、抗病毒止痛為主；另外，多食用富含 Ω3、Ω6、Ω9 的冷壓植物油如：大麻籽油、琉璃苣油、月見草油、南瓜籽油、胡桃油，可以強化神經、內分泌、免疫細胞，讓整體的通訊系統暢行無礙！

芳香療法

1 歐白芷根 4 滴＋馬纓丹 4 滴＋丁香花苞 4 滴＋桉油樟（羅文莎葉）8 滴＋檸檬香桃木 5 滴＋蜂香薄荷 5 滴＋金盞菊浸泡油 30ml，早晚塗抹全身及多次塗抹患部。

2 玫瑰草 3 滴＋橙花叔醇綠花白千層 8 滴＋茶樹 5 滴＋花梨木 4 滴＋岩玫瑰 5 滴＋沒藥 5 滴＋甜杏仁油 30ml，早晚塗抹全身及多次塗抹患部。

3 花梨木 10 滴＋橙花 5 滴＋廣藿香 5 滴＋檀香 5 滴＋岩蘭草 5 滴＋月見草油 15ml ＋琉璃苣油 15ml，一天多次塗抹患部。

1. 處方 1，孕婦不宜。
2. 丁香花苞對皮膚、黏膜具有刺激性，劑量不宜過高。

1-10 長期壓力衍生症

適當的壓力可以化為動力，幫助人成長或是度過難關，但過度的壓力對身體而言就是隱形的毒素！長期的壓力可能使得掌管腦部快樂感覺的血清素（serotonin）分泌失常，而出現沮喪、憂鬱等負面情緒，免疫系統的運作也與壓力有關，處於高壓情況之下的人，免疫力較低，容易感冒生病，另外像是記憶力衰退、失眠、落髮、內分泌失調、胃酸分泌過多、肥胖、潰瘍、肌肉緊繃痠痛、糖尿病、心血管疾病、新陳代謝變慢等，也都是十分常見的症狀。

找到屬於自己的釋壓管道是非常重要的，平常就要維持身心靈的平衡，若是等到已經出現失衡的狀態才要亡羊補牢，就得花更多的時間來回復。瑜伽、呼吸訓練、泡澡、慢跑、按摩與冥想，都是很好的減壓活動，幫助身體維持在健康的狀態。芳香療法上也可以多方向的用油，像是增加身體的代謝速度、活化內分泌系統、提振免疫力、幫助放鬆。

芳療處方箋

薰香 **氣味能夠直接影響大腦，使用以下處方薰香，有助營造較輕鬆的氛圍，舒緩緊繃的情緒，給人開心的感受。**

1 真正薰衣草 1 滴＋醒目薰衣草 1 滴＋佛手柑 1 滴。

2 葡萄柚 1 滴＋檸檬 2 滴＋苦橙 1 滴。

3 檸檬細籽 1 滴＋香桃木 1 滴＋摩洛哥玫瑰 1 滴。

芳療處方箋

按摩油 **早晚塗抹於全身或局部。利用塗油按摩的時間，好好感受身體緊繃僵硬的地方，試著放鬆。**

1 玫瑰草 3 滴＋暹邏木 4 滴＋花梨木 10 滴＋岩玫瑰 3 滴＋沒藥 4 滴＋橙花叔醇綠花白千層 6 滴＋甜杏仁油 30ml。

2 古巴香脂 4 滴＋檸檬馬鞭草 10 滴＋花梨木 5 滴＋茴香 5 滴＋快樂鼠尾草 6 滴＋向日葵油 30ml。

3 玫瑰 8 滴＋茉莉 3 滴＋橙花 5 滴＋檸檬馬鞭草 6 滴＋墨西哥沉香 5 滴＋檸檬細籽 3 滴＋荷荷芭油 30ml。

芳療處方箋

純露 **稀釋於 1,000ml 的開水中，於一天內飲用完。幫助排水、消化、活動、代謝。**

1 玫瑰純露 5ml ＋迷迭香純露 5ml ＋胡椒薄荷純露 5ml ＋鼠尾草純露 10ml ＋羅馬洋甘菊純露 5ml。

2 玫瑰純露 5ml ＋香蜂草純露 10ml ＋德國洋甘菊純露 5ml ＋穗甘松純露 5ml ＋檀香純露 5ml。

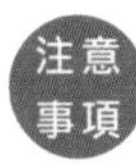

按摩油的處方 2，孕婦不宜。

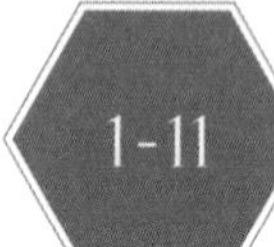

僵直性脊椎炎

僵直性脊椎炎是一種好發在青壯年（特別是男性）的自體免疫系統疾病，是風溼病的一種，最常侵犯脊椎、關節，甚至是周圍的軟組織，使得活動受到限制，呈現僵硬、挺直、沒有彈性的樣子。

僵直性脊椎炎的典型症狀是下背痠痛（可能延伸至臀部肌肉）、晨間脊椎僵硬、關節腫痛與變形，少數患者的病症會有非關節肌肉的症狀，如：虹膜炎、心瓣膜炎、肺炎、腎炎等。

僵直性脊椎炎的西醫用藥，脫離不了消炎止痛，嚴重者可能需要開刀才有辦法恢復正常的活動方式。一般輕微患者的最佳治療方法就是運動，溫和、緩慢的活動可以幫助肌肉的柔軟，也能預防脊椎與關節的變形，並且緩和全身僵硬的不適。運動時不宜勉強自己，循序漸進才不會適得其反。用油方向可以消炎止痛、促進循環、增加筋骨活動範圍、提升免疫力為主。

芳療處方箋

按摩油

早晚塗抹於全身或局部。

1 歐洲赤松 4 滴＋檸檬尤加利 4 滴＋檸檬香茅 6 滴＋芳香白珠 6 滴＋薑 10 滴＋瓊崖海棠油 10ml ＋芝麻油 20ml。

2 西洋蓍草 4 滴＋檸檬尤加利 8 滴＋芳香白珠 6 滴＋肉豆蔻 2 滴＋月桂 6 滴＋德國洋甘菊 4 滴＋橄欖油 30ml。

3 永久花 4 滴＋肉桂葉 8 滴＋多香果 3 滴＋一支黃花 5 滴＋野馬鬱蘭 5 滴＋摩洛哥藍艾菊 5 滴＋聖約翰草浸泡油 15ml ＋橄欖油 15ml。

芳療處方箋

植物油

調合以下植物油，每天早上起床空腹與睡前各口服 1 茶匙。以下處方可交替使用。

1 橄欖油 40ml ＋月見草油 30ml ＋琉璃苣油 30ml。

2 大麻籽油 40ml ＋黑種草油 40ml ＋月見草油 20ml。

芳療處方箋

純露

稀釋於 1,000ml 的開水中，於一天內飲用完，連續飲用三週，休息一週。以下處方可交替使用。

1 玫瑰純露 15ml ＋迷迭香純露 10ml ＋胡椒薄荷純露 5ml。

2 鼠尾草純露 10ml ＋西洋蓍草純露 15ml ＋羅馬洋甘菊純露 5ml。

3 杜松純露 10ml ＋胡椒薄荷純露 5ml ＋黑雲杉純露 15ml。

注意事項

按摩油的處方 1 與處方 2，孕婦不宜。

1-12 紅斑性狼瘡

紅斑性狼瘡與風溼性關節炎的成因雷同，皆是由自體免疫系統失調所引起的慢性疾病，女性得到此病的機率比男性高。主要症狀是患者的鼻翼兩側會有如同蝴蝶般的紅斑，且多合併關節腫痛的問題。造成紅斑性狼瘡的原因很多，例如：遺傳、病毒感染、壓力、女性荷爾蒙等。而紅斑性狼瘡的症狀非常多元，每位患者的症狀都不一定相同，舉例來說：發燒、食欲不振、光敏性的皮膚紅疹、口腔鼻腔潰瘍、肌肉痠痛、血小板低下等，嚴重者可能侵犯中樞神經系統、肺臟、心臟、腎臟。

紅斑性狼瘡的治療是條漫漫長路，需要患者耐心的配合，除了服藥控制的基本方式之外，尚需配合飲食、生活作息與運動。飲食宜清淡，少吃精緻化的食物，因無法曬太陽，所以可多攝取富含鈣質及維生素D的食物，並維持固定的運動習慣以免骨質疏鬆，但記得做好防曬，避免讓自己曝曬在陽光下；生理上與心理上的壓力也會使病況惡化，維持平衡的生活也是紅斑性狼瘡患者的重要功課。用油的選擇，可以消炎止痛、促進循環、提升免疫力、放鬆減壓、皮膚的保護與修復為主。

芳療處方箋

按摩油

早晚塗抹於全身或局部。

1 永久花10滴＋道格拉斯杉6滴＋鷹爪豆6滴＋完全依蘭8滴＋月見草油10ml＋橄欖油20ml。

2 穗甘松4滴＋薑6滴＋髯花杜鵑3滴＋丁香花苞3滴＋完全依蘭6滴＋岩玫瑰8滴＋琉璃苣油10ml＋小麥胚芽油20ml。

3 岩玫瑰5滴＋羅馬洋甘菊4滴＋花梨木8滴＋檸檬馬鞭草8滴＋橙花5滴＋橄欖油30ml。

4 大馬士革玫瑰6滴＋歐白芷根5滴＋檸檬薄荷8滴＋茶樹8滴＋小茴香3滴＋鱷梨油5ml＋向日葵油25ml。

芳療處方箋

植物油

調合以下植物油，每天早上起床空腹與睡前各口服1茶匙。以下處方可交替使用。紅斑性狼瘡的患者，可能會有皮膚乾燥、緊繃的問題，也可以使用植物油處方塗抹，舒緩肌膚的不適。

1 月見草油30ml＋琉璃苣油30ml＋大豆油40ml。

2 南瓜籽油30ml＋橄欖油50ml＋紅花籽油20ml。

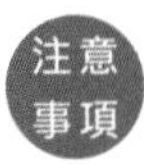

1. 按摩油的處方2與處方4，孕婦不宜。
2. 因皮膚狀況脆弱，使用按摩油前，建議先做肌膚的敏感測試，以免刺激。

Part III

Chapter 2

呼吸系統

呼吸系統的疾病多因病毒或細菌感染引起，目前對於病毒感染的問題，尤其最常見的感冒，多是以「症狀控制」來減輕負擔，等待身體自癒。而中國傳統醫學在這領域有長久且豐富的臨床經驗，所以這章節也會加入中醫的觀點，讓大家不只抗病更知如何調養身體。在中醫的架構中，氣及血的循環是維持人體運作的重要機能。而「氣」的流動是以食物消化產生的「胃氣」開始，經由足陽明胃經傳導於肺臟，與天地之氣（空氣）結合形成「衛外之氣」，再通過足太陽膀胱經輸布，提供全身抵禦外邪的能量。正因肺臟處於衛氣循環的樞紐位置，呼吸系統的狀態便與這幾個部位的協同運作息息相關。因此在處理一般呼吸道問題時一併關照身體其他部位，對於症狀的改善與預防都會更有效果。

2-1 感冒（傷風）

在西方醫學裡，感冒是由數百種各式病毒引起上呼吸道感染症狀的統稱，而不是由特定的單一病原引發。目前西醫對於感冒的治療是採「症狀控制」的方式，也就是在等待免疫系統將病毒消滅的過程中，以藥物減輕身體的不適。免疫功能正常的人，不需服用藥物也可在 4～10 天內自癒；但身體虛弱者則有可能因整體免疫低落導致中耳炎、下呼吸道感染等併發症。

從中醫的觀點，當人身體強健，感冒時只要多加注意保養，就能產生衛氣排邪，這也就是為何泡熱水澡發汗會有助於復元的原因。值得注意的是，看似不太嚴重的感冒，卻在中醫裡被視為萬病的根源。若身體虛弱無法抵抗外邪，又疏於養護治療，邪氣便會侵入各個經絡臟腑，產生嚴重的病變，甚至有些中醫學派認為感冒是導致癌症的根本原因。

感冒時，建議多喝熱水，最好能搭配清淡飲食，避免攝取過多肉類、油脂及乳製品，改以五穀蔬果為主食來減輕身體的負擔，加速復元。在芳香療法的輔助上，可選擇性質較溫熱的精油按摩全身，幫助出汗，出汗發熱時要盡量避風吹以免再次感冒。

接下來介紹的多個症狀都可能由感冒所引起，這點與中醫的看法相當類似，所以千萬不要輕忽小小的感冒！

芳療處方箋

按摩油

初有感冒症狀時，按摩全身後泡澡，以精油的溫熱性質來幫助身體產生衛氣，可加強塗抹於腹部與脊椎兩側。

1. 中國肉桂 5 滴＋卡奴卡 10 滴＋蜂香薄荷 10 滴＋芝麻油 30ml。
2. 桉油樟（羅文莎葉）10 滴＋芳樟 10 滴＋中國肉桂 3 滴＋印度肉桂 2 滴＋荷荷芭油 30ml。
3. 沉香醇百里香 10 滴＋巨冷杉 8 滴＋澳洲尤加利 5 滴＋美洲野薄荷 3 滴＋荷荷芭油 30ml。

1. 處方 1 與處方 2，孕婦不宜。
2. 肉桂對皮膚、黏膜具有刺激性，劑量不宜過高。

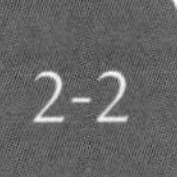

2-2 流行性感冒

普通感冒與流行性感冒同樣會引起急性上呼吸道感染，但兩者的病原體不同，前者由多種不同病毒引起，後者的病原則是特定的「流行性感冒病毒」。

流行性感冒在臨床上已被確定有 A、B、C 三型，尤其是 A 型，在冬天到初春易有季節性的大流行。這三種流感的外顯症狀大同小異，只是在單一症狀的輕重程度略有不同而已。除了同樣有上呼吸道感染的症狀外，流行性感冒的病程發展會較為突然且迅速，症狀也會比一般感冒來得強烈，譬如高燒及強烈頭痛，甚至是全身性的疼痛，身體虛弱的病患也較容易引起嚴重的併發症。

目前對流感的治療大多是以症狀控制為主，雖然也可以透過注射免疫球蛋白來預防，但流感病毒的變異相當快速，一旦變種就會使疫苗變得無用武之地。因此透過調整作息與養成健康的生活習慣來提升自身免疫能力，才是最根本的預防之道。

在中醫裡沒有流行性感冒的概念，但隨著歲時更迭，外在環境條件改變，會引起季節性的感冒病症。冬日風邪會挾帶寒氣進入體內，除了傷風感冒會有的症狀外，還可能導致全身脈氣循環不通暢，而產生全身性的痠痛，特別容易發生在腰背與關節。寒邪傷人，身體自會生熱抗邪，但由於天寒肌表密閉無法散熱，必發高燒並會出現類似落枕的頭痛、肩頸背痛。

因此中醫在用藥上，趁風寒邪尚未侵入臟腑經脈前，只要讓風寒與體內高熱隨汗水發表出人體，即可退燒痊癒了。流感發作時，可挑選溫熱並具有抗病毒效果的精油來協助並提升身體的自癒能力。

芳療處方箋

1 桉油樟（羅文莎葉）10 滴＋蘇剛達 10 滴＋印度肉桂 5 滴＋橄欖油 15ml ＋芝麻油 15ml，按摩全身後泡澡協助發汗、提振免疫，可加强塗抹於腰部與脊椎兩側。

2 檸檬香桃木 8 滴＋野馬鬱蘭 5 滴＋綠花白千層 10 滴＋馬纓丹 3 滴＋甜杏仁油 30ml，可用來按摩全身，並加强於脊椎兩側與淋巴節處。亦可作為平時强化免疫的預防保養用油。

注意事項

1. 處方 1，孕婦不宜。
2. 肉桂與野馬鬱蘭對皮膚、黏膜具有刺激性，劑量不宜過高。

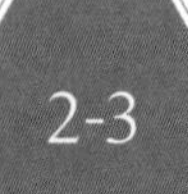

2-3 夏季暑溼型感冒

有沒有在夏天感冒的經驗呢？和其他季節不同的是，除了感冒的不適症狀外，因為氣溫悶熱難耐，尤其是在溼度較高的地區，一旦流汗不小心吹到冷氣、風扇，將感覺更不舒服。相較於西方主流醫學將上呼吸道感染統一稱為感冒，在中醫的架構中，雖然症狀相似，但暑溼型的感冒卻有相當不同的成因！

「溼溫」是天地間的水因氣溫熱蒸而上浮，經由呼吸進入身體產生的疾病。溼氣在肺中瘀阻，因此會感到胸悶滿脹、微熱昏倦，甚至有喘促咳嗽的症狀。除此之外，溼氣隨著循環所到之處也容易阻塞經脈導致頭、頸、腰、背及全身的關節痠痛，與感冒風邪的頭痛、肩頸僵硬略有不同，此型感冒的患者，舌苔也會比較白厚，若是體內火氣較旺則會有咽喉腫痛情形。正因為症狀的成因與一般外感風邪不同，處理病症的方向就會以除溼清熱為主。

芳療處方箋

按摩油

塗抹全身後入浴泡澡，可促進發散。

1 綠花白千層 10 滴＋沼澤茶樹 5 滴＋野馬鬱蘭 5 滴＋冬季香薄荷 10 滴＋橄欖油 15ml ＋芝麻油 15ml，可加强塗抹於胸腹以及關節痠痛處，幫助排除過多溼氣。

2 薄荷尤加利 10 滴＋多苞葉尤加利 5 滴＋馬鞭草酮迷迭香 10 滴＋樟腦迷迭香 5 滴＋橄欖油 15ml ＋芝麻油 15ml。

3 中國肉桂 5 滴＋丁香花苞 5 滴＋巨冷杉 5 滴＋美洲野薄荷 5 滴＋沉香醇百里香 10 滴＋荷荷芭油 30ml。

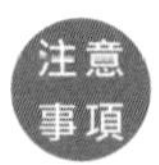

注意事項

1. 處方 1 與 3，孕婦禁用。
2. 冬季香薄荷、野馬鬱蘭、中國肉桂與丁香花苞對皮膚、黏膜具有刺激性，劑量不宜過高。

2-4 中暑

西醫對中暑的定義是：身體處於高溫的環境下，導致中樞神經的體溫調節發生障礙，體溫急速上升卻沒有排汗跡象，有時也會伴隨著頭痛、噁心與腹瀉。這一系列的症狀在中醫裡被稱為「陰暑」，大多是因夏日過於貪涼避熱所引起。

一般而言，夏季時地表的水氣蒸發至空氣中，使身體毛孔張開，體內的暑熱就會隨著汗水外散。但現代人常處於空調房內，寒氣趁隙而入，暑熱又受寒壓抑而不得出，外寒內熱交作，因而產生中暑症狀，高溫不退兼有上吐下瀉。此外，時常飲用冰涼飲料，或是喜愛在夏日沖洗冷水澡而讓體內充滿寒氣的人，也同樣是容易中暑的危險族群。

在熱浪襲人的夏日裡，預防中暑最好的方式就是要保持身體適當的排汗，不要長時間曝曬於烈日下，也不過度使用空調、電扇，更要節制生冷冰品。如同《時病論》在〈暑傷〉篇章所言：「陰寒襲人者，快而莫知，莫知則犯之者多。」小心別為了貪得一時涼快，而替自己埋下中暑的起因。若發生中暑現象，記得先移至陰涼處休息，多補充水分或是鹽水，身上的衣物如果導致呼吸困難，也請先解開或移除。

芳療處方箋

按摩油

晚上睡前或感到燥熱不適時塗抹全身或軀幹部位。

1 萊姆 10 滴＋野洋甘菊 10 滴＋穗花薰衣草 10 滴＋荷荷芭油 30ml。

2 胡椒薄荷 10 滴＋野洋甘菊 15 滴＋茶樹 5 滴＋椰子油 20ml ＋芝麻油 10ml。

芳療處方箋

純露

將以下複方純露加入 1,000ml 的溫水中，徐徐飲用，一天內飲用完畢。

1 羅馬洋甘菊純露 15ml ＋金縷梅純露 5ml ＋檸檬馬鞭草純露 10ml，這是很適合夏日口服的純露配方，消暑效果更好。

2 歐白芷根純露 10ml ＋歐洲赤松純露 5ml ＋黑雲杉純露 5ml ＋岩玫瑰純露 10ml。

2-5 咳嗽／祛痰

咳嗽是呼吸道的自我保護機制，透過咳嗽來排除病菌、外來異物或過多的黏液。但咳嗽成因錯綜複雜，除呼吸系統外，甚至胸腔、腹腔問題，如胃食道逆流等也都可能引發，所以才有俗語說：「土水怕抓漏，醫生怕治嗽。」依成因的不同，合併咳嗽出現的其他症狀也會有所差異。最常見的，如一般感冒引起，常會合併流鼻水、發燒、痰；而肺炎、支氣管炎導致的咳嗽則會帶有哮喘聲息；若沒有感冒症狀而無故咳嗽多日，最好就醫檢查是否因其他器官病變所引發。

《內經．咳論篇》中提到：「五臟六腑皆令人咳，非獨肺也。」寒、熱、痰、火、瘀、虛等各種不調症狀在肺中出現，皆有可能致咳。不過，臨床上常見有聲帶痰的咳嗽，多數是因脾胃受溼浸引起，是謂「脾胃為生痰之源，肺為儲痰之器」，儘管中醫所說的痰不能單純的理解成呼吸道的黏液，但咳嗽的痰液卻絕對包含在其中。加上脾胃狀態非常容易受飲食影響，尤以肉類、乳品最容易使胃氣混濁，難以四布，反成生痰之本，咳嗽之源。要改善咳嗽帶痰甚至單純多痰的症狀，除了清除肺中黏液以外，調脾理胃也是相當重要的一部分。

芳療處方箋

止咳

白玉蘭 10 滴＋銀合歡 7 滴＋零陵香豆 5 滴＋晚香玉 8 滴＋向日葵油 30ml，有咳嗽症狀時塗抹於頸部一帶，用有行氣、抗痙攣效果的甜蜜香氣來舒緩不適。

芳療處方箋

祛痰

1

大根老鸛草 5 滴＋馬纓丹 5 滴＋印蒿 8 滴＋桉油醇迷迭香 7 滴＋荷荷芭油 30ml，塗抹於胸腹脊椎部位並按摩，尤其是在剛出現感冒症狀、有痰的感覺時就使用，可幫助身體提升免疫力，也可加速痰的排出。

2

每日用藍膠尤加利純露 10ml ＋牛膝草純露 10ml ＋香桃木純露 10ml，加入 500ml 溫水中，頻繁飲用。

注意事項

孕婦請使用純露處方。

2-6 喉嚨痛／咽喉炎

咽喉是重要的免疫器官，周圍布滿淋巴組織，可以保護呼吸道和食道不受病毒和細菌的侵入。當感染造成淋巴組織發炎，使得咽喉熱痛紅腫，進食不順，就是所謂的咽喉炎。多數咽喉炎都是感冒病毒引起的病徵之一，因此跟感冒一樣，不需服用消炎藥也能痊癒，以藥水塗抹「消毒」大多只是心理治療，實質效果不大。

值得注意的是，咽喉炎並不會引發咳嗽，咳嗽是屬於氣管的問題。但喉嚨痛可能是由於咳嗽使得喉嚨持續受到刺激用力而導致的痛癢感。此外，常伴隨喉嚨痛出現的痰則是來自於氣管或鼻腔，並非因咽喉發炎產生的。因此在處理喉嚨痛伴隨咳嗽、痰的狀況時，一定要連帶注意呼吸道其他部位。

以中醫的觀點來看，多數的喉阻咽痛都是感冒的併發症狀之一，當衛氣之水不足致火，或其他因素導致火氣上炎至咽喉部位，就會有腫痛難以吞嚥的現象。若是經常感覺有異物的慢性咽喉炎，像是喉頭卡有一顆梅核嚥不下也吐不出，則很類似中醫裡的梅核病，是外病感邪久而入裡，火氣將胃中之水蒸化為痰，沾黏於咽喉之故。因此，當有喉嚨痛的情況發生時，除了維持健康作息提升免疫以外，盡量避免吃煎炸等會上火刺激的食物，也是幫助復元的好方法。

芳療處方箋

按摩油

塗抹按摩於頸部胸口一帶。

1

娜娜薄荷 5 滴＋美洲野薄荷 10 滴＋德國洋甘菊 5 滴＋野洋甘菊 5 滴＋甜杏仁油 30ml。

2 月桂5滴+桉油樟（羅文莎葉）5滴+穗花薰衣草5滴+真正薰衣草10滴+橄欖油30ml。

芳療處方箋

漱口水

將以下複方精油加入10ml的伏特加酒或蜂膠酊劑中，再加入90ml的蒸餾水或是鼠尾草純露中，調製成漱口水母酊劑。使用時，取用5ml母酊劑加入溫水中稀釋，用來漱口1到2分鐘，一天三次。

1 藍膠尤加利10滴+綠花白千層6滴+百里酚百里香2滴+野地百里香2滴。

2 桉油醇迷迭香5滴+月桂5滴+檸檬5滴+真正薰衣草5滴。

2-7 中耳炎

急性中耳炎是最常見的感冒併發症之一。平常呼吸道中的細菌與人體相安無事，但在感冒期間免疫力低下，就很容易造成中耳感染發炎。這時通常會感到聽力變差、耳朵疼痛，嚴重一點也會發燒或化膿。中耳炎可能造成永久性聽力損害或引發更嚴重的併發症，但只要早期發現並處理得當，絕大部分的病患都可以完全痊癒。不過，由於沒有明確的外顯症狀，加上小孩的表達能力不佳，嬰幼兒的中耳炎常常會被忽略而延誤治療。因此當家中小孩出現躁動不安、頻頻抓扯耳朵的舉動時，可能已有中耳炎的情形了，家長要多加留意（請參考「孕期／嬰幼兒篇：小兒感冒」）。

在中醫的觀點裡，大多數的中耳炎也是由感冒引起，起因是體內抵抗外邪的熱夾雜了火氣導致耳中氣脈脹破，衛氣外洩而形成水狀分泌物。若置之不理等到潰流膿血，外邪早已深入其他經絡臟腑引發病變。

由此可見，中耳炎的發生不只是耳道的問題，同時也代表著身體免疫機能低落。所以除了處理耳部的不適症狀外，一定要注意整體調養。

芳療處方箋

1 澳洲藍絲柏、暹邏木、小葉鼠尾草（或是柏科+唇形科鼠尾草屬精油），等比例調製成複方純精油，以無菌棉球沾取後置於耳道中，每兩小時更換一次。

2 以棉花棒沾取頭狀薰衣草純精油，每兩小時塗抹耳道一次。此配方孕婦、嬰幼兒、癲癇患者不宜。

3 真正薰衣草、西班牙野馬鬱蘭，以等比例調製成複方純精油，以棉花棒沾取，每兩小時塗抹耳道一次，此處方孕婦不宜。

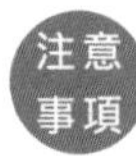

1. 棉球置於耳道內不可過深，以方便取出為宜。
2. 耳道黏膜組織用油需注意劑量，不宜過高。
3. 請勿將純油直接「滴入」耳朵。

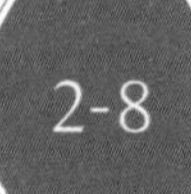

支氣管炎／肺炎

大多數急性支氣管炎及肺炎的起因，與中耳炎類似。在嚴重的感冒或感染以後，自身免疫系統功能虛弱，無法抵禦病毒或細菌的侵襲，而產生下呼吸道感染。

當支氣管發炎腫大及黏液增加，便會阻塞氣道，使人呼吸不順、咳嗽，呼吸時也有喘鳴的聲音。一般而言，免疫功能正常的人會在兩週內痊癒，但若治療不當而使炎症繼續蔓延至肺泡，使痰轉黃稠、量增加，且有發燒、咳嗽、呼吸困難症狀，就是轉成肺炎了，情況就十分麻煩。病原進入肺泡中，身體已經沒有太多關卡可以阻擋它們進入血管散布全身，若不及時治療，嚴重的肺炎可能危及生命。

在中醫裡，肺炎與支氣管炎也同樣被視為感冒引起的續發症狀之一。當外邪久滯，肺部積熱，便會產生上氣喘逆，胸膈脹滿，咳嗽痰多等症狀。

芳療處方箋

按摩油

塗抹按摩於頸部胸口一帶。

1

土木香 5 滴＋阿密茴 2 滴＋西伯利亞冷杉 10 滴＋桉油醇迷迭香 3 滴＋橄欖油 10ml ＋荷荷芭油 20ml，每天 2 ～ 3 次塗抹於整個胸頸部位並按摩。也可用空掌做背部扣擊，使肺與支氣管中的痰液鬆動，有助將痰咳出。

2

歐洲冷杉 10 滴＋膠冷杉 5 滴＋喜馬拉雅冷杉 5 滴＋荷荷芭油 30ml，適合支氣管長期發炎或吸菸者塗抹於胸頸部位並按摩，亦可作為平常預防呼吸系統疾病的保養用油。

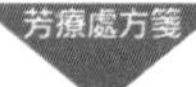

純露

將以下複方純露加入 1,000ml 的溫水中，徐徐飲用，一天內飲用完畢。

1

藍膠尤加利純露 10ml ＋香桃木純露 10ml ＋牛膝草純露 5ml ＋醒目薰衣草純露 5ml。

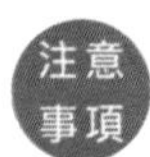

土木香幫助排除黏液的效果非常強，使用初期可能產生較為強烈的咳嗽，建議降低劑量使用。

2-9

鼻過敏

鼻過敏的典型症狀，是在早晨或溫度較低的時候發生噴嚏不斷的症狀，並可能整天都有鼻塞、流鼻水的現象。花粉、塵蟎、毛屑、牛奶、雞蛋都是常見的過敏原，尤其在季節轉換的時候特別容易發生。目前西醫是使用抗組織胺藥物來減低過敏反應，嚴重者會施以鼻神經截除手術來治療過敏症狀。

在中醫的病理架構中，風寒、氣血不足、脾胃寒溼都會引起噴嚏鼻水等症狀，但要產生典型鼻過敏症狀，大多是因脾胃問題所引起。胃腑中充滿透過食物消化而成的胃氣，預備運化滋養全身。但現代飲食多奶多冰，寒涼之氣會將胃氣凝結為水或成痰飲，使胃傷於溼。當痰飲過多壅積至肺，加上氣運不順，只要一不小心稍稍感受風寒便開始打噴嚏並帶有大量鼻水黏液，因此會顯得症狀在氣溫變化時特別容易發作，又容易漸歇性復發。且脾胃溼寒會表現在眼周，就像是沒睡飽的黑眼圈，看起來沒精神。

雖然有諸多療法都能暫時舒緩鼻過敏的不適，但在處理症狀的同時，一併改變飲食習慣來調養脾胃系統，例如避免食用過多的冰品及乳製品，才是治本之道！

芳療處方箋

1 匍匐牛膝草5滴＋摩洛哥藍艾菊5滴＋膠冷杉5滴＋金盞菊浸泡油30ml，每天早晨起床或進入空調較強的空間時，取適量塗抹鼻腔中。症狀嚴重時可密集使用，約每一小時塗抹一次。氣候較冷的時候除了使用按摩油，也可以佩戴口罩避免冷空氣直接進入呼吸道。

2 黑胡椒10滴＋蒔蘿15滴＋海茴香5滴＋芝麻油10ml＋橄欖油20ml，每天以溫暖除溼的香料類精油按摩腹部，是溫胃養脾的最好方式。

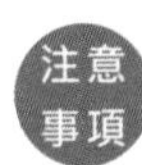

鼻腔黏膜組織用油需注意劑量，不宜過高。

2-10 鼻竇炎

鼻竇是位於眼鼻附近與鼻腔相通的多個空腔部位，當鼻黏膜有發炎、腫脹，阻塞了鼻竇的開口，導致分泌物堆積，就很有可能引發鼻竇炎。急性的鼻竇炎最常是因感冒反覆感染引起，會有鼻水、鼻塞、頭面疼痛，以及全身倦怠等症狀，疼痛的部位會因發炎的鼻竇不同而有差異。目前醫學上對慢性鼻竇炎發病原因仍然未完全了解，有部分是源起於細菌感染。而與急性鼻竇炎不同之處，在於發病的時間較長，可能長達兩個月至一年以上，且有鼻竇蓄膿的症狀。目前西醫對治兩種鼻竇炎都是以抗生素治療為主，若治療效果不佳，尤其是慢性鼻竇炎患者，則會以穿刺手術將鼻竇內沖洗乾淨，協助身體自癒。

鼻竇炎的症狀在中醫裡被稱為「鼻淵」，是指鼻流膿涕如泉水下滲，是外感風邪在體內鬱積過久而轉化成熱，使肺中的水氣蒸散進入腦部所導致。除了頭痛之外，還會有昏倦、發燒等症狀。當淤塞在腦部的水氣循鼻梁鞍部（鼻竇空腔部位）的孔外泄以降腦壓，患者便會感到疼痛且鼻水不止。在中醫的治療上，會以清疏頭頂之熱為治療方向。若失於調理，使熱邪一直瘀困在體內，就會使鼻腔內的分泌物必化清為濁，膿涕滯留於鼻腔之中，嗅覺就會變得遲鈍，聞不到味道，治療起來也較為複雜。

芳療處方箋

鼻腔清洗劑

以性質通透的精油清洗鼻腔，將以下按摩油配方隔水加熱至比體溫稍高，取 3 ～ 5ml 仰頭緩緩滴入鼻腔中。停留一分鐘後低頭使油流出，或讓油流至喉部吐出，有助於鼻竇空腔中黏稠的積液流通排出。或是直接沾取塗抹於鼻腔，也有助緩解鼻腔壅塞的不適。

1 南木蒿 5 滴＋艾草 2 滴＋印蒿 5 滴＋藍膠尤加利 3 滴＋白玉蘭 2 滴＋芝麻油 30ml。

2 頭狀薰衣草 5 滴＋安息香 2 滴＋摩洛哥藍艾菊 3 滴＋甜杏仁油 30ml。

注意事項

1. 鼻腔黏膜組織用油需注意劑量，不宜過高。
2. 處方中的艾草與頭狀薰衣草含有單萜酮類，孕婦與嬰幼兒不宜，可改成高地牛膝草。

Part III

Chapter 3

消化系統

人體為了維持生命及身體各種功能的正常運作，需要不停吸收及代謝各種物質，例如蛋白質、脂肪及多醣類，因此必須以進食的方式來攝取能量。而食物中所含的這些有機營養物質，通常分子都很大，無法直接被人體吸收，需經過消化作用，將大分子分解成簡單的小分子，例如胺基酸、脂肪酸、單醣等，才能為人體吸收及運用。因此消化及吸收食物分子的器官被稱為消化系統，而整個消化系統又可分成消化道及消化腺兩大部分。

消化道是由口腔延伸至肛門的管道，從食道開始一直到直腸，大約九公尺長，主要是執行消化、吸收，以及將身體無法再使用的殘渣排出體外。而消化腺則是負責分泌消化液的腺體，包括了肝臟、胰臟、唾液腺、胃及小腸等器官。

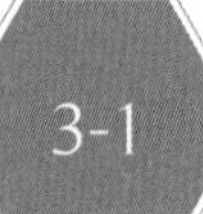

3-1 口腔保健

消化從牙齒咀嚼食物開始，不良的口腔衛生習慣會導致牙齒表面附著許多由唾液、食物殘渣及細菌交集而成的物質（例如牙菌斑），並且經常會因為鈣化而產生牙結石，而細菌代謝出毒素後與人體免疫系統產生反應就會引發感染，臨床上最常見的口腔感染是牙齦炎及牙周病。患者可能會感覺牙齦腫脹，嚴重時會產生牙齦萎縮並破壞牙根結構而動搖脫落，因此隨時保持口腔及牙齒的清潔與衛生是很重要的。

芳療處方箋

芳香漱口水

1 取 20g 的乾燥丁香花苞加入 100ml 的伏特加酒中浸泡兩週以上，過濾後即成丁香花苞母酊劑，浸泡愈久氣味愈佳。使用前將母酊劑與水以 1：3 的比例調成漱口水，每次用 2 湯匙的漱口水倒入半杯溫水中，每日早晚或飯後漱口以維持口腔的芳香與衛生。

2 印度楝樹油 5ml ＋芝麻油 45ml，調成複方植物油，每天早晚漱口 10 分鐘再吐掉，可吸附口腔內重金屬等許多雜質，及預防感染。因為印度楝樹油的口感略苦，若不喜歡者可再降低比例，或換成椰子油。

芳療處方箋

預防牙周病

1 葡萄柚 10 滴＋茶樹 10 滴＋沉香醇百里香 10 滴，混合均勻成為複方精油，可加入上述的複方植物油中，塗抹在牙齦上並適度按摩，可預防細菌感染及牙齦萎縮。

芳療處方箋

牙痛急救

1 以棉花棒沾取 1 滴丁香花苞精油，抹在疼痛牙齒的孔洞上，可局部止痛，或以羅馬洋甘菊精油熱敷患處，可緩解慢性疼痛。

2 如果牙齒已產生膿腫，可將德國洋甘菊 20 滴＋茶樹 10 滴＋月桂 10 滴＋沒藥 10 滴，調成複方精油，以 1 至 2 滴純油塗抹患處周圍，或是加入上述植物油按摩後熱敷患處。

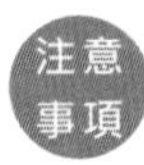

牙齒如果持續發炎疼痛，仍請尋求牙醫治療。

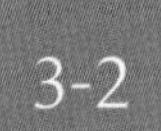

3-2 嘴破／口腔潰瘍

口腔的健康與否是消化系統的第一道防線，也是整體免疫的風向球。一般常見的口腔潰瘍，常好發在身體或情緒突然面臨激增的壓力時，譬如熬夜、加班、考試。其他像是女性生理期前後（荷爾蒙分泌波動），或是蔬菜水果攝取不足（營養攝取不均衡）所導致的免疫機制不協調等，也是發生口腔潰瘍的原因，通常一週左右即會自行痊癒。因為潰瘍傷口所造成的疼痛讓人難以忍受，因此建議患者可以植物油塗抹患處，或是以弱酸性的純露漱口來保護口腔黏膜，即可減輕疼痛感。若是因為碰撞或是摩擦所造成的割傷，也適用於上述方式來保養口腔。

另外一種口腔潰瘍是屬於病毒感染口腔黏膜所造成的症狀，臨床常見的有皰疹病毒和念珠菌感染（鵝口瘡）。另外，腸病毒及水痘病毒也會造成嬰幼兒的口足手感染。這些病毒性感染，一開始可能在口腔裡長出一到數個小水泡，破皮之後病毒開始在黏膜上漫延，傷口會非常疼痛，嬰幼兒可能不吃東西也不喝水，並且哭鬧不休，需要特別注意。感染型的口腔潰瘍，建議要搭配抗病毒的精油，以及舒緩相關症狀的精油。

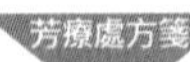

1 印度楝樹油、聖約翰草浸泡油，以 1：4 的比例調成複方植物油，可兼具殺菌與促進傷口癒合之效。每日使用此配方塗抹潰瘍處三次，可以保護口腔黏膜，舒緩疼痛，以及預防感染。

2 高地薰衣草、桉油樟（羅文莎葉）、永久花、金縷梅純露，以等比例調成複方純露，每日早晚及飯後漱口，可殺菌、抗感染、消炎、收斂傷口，並且維持口腔酸鹼平衡。

3 茶樹 10 滴＋松紅梅 10 滴＋月桂 10 滴＋岩玫瑰 5 滴＋佛手柑 20 滴＋高地薰衣草 20 滴，調成約 3ml 的複方精油，於每次漱口時將 1 到 2 滴加入上述複方漱口水中，可以抗病毒感染，修護黏膜組織。

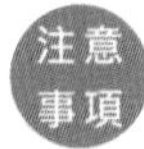

1. 當同一個部位的口腔潰瘍持續三週以上都不見好轉，並且連帶有變色、硬化、腫大或是潰瘍增生等現象時，病症可能與口腔癌有關，請盡早到醫院做進一步的檢查。
2. 有一些病毒感染不是源發自口腔黏膜感染，而是源於其他更複雜的病源，例如梅毒、淋病、肺結核、帶狀皰疹等，也有可能以口腔潰瘍的形式展現，需要更精確的治療，要特別注意。

3-3 脹氣

滿多人有脹氣的困擾，臨床症狀包括腹痛、腹脹、排氣（打嗝與放屁）等。胃腸脹氣的成因很多，主要來源有三：1. 經由口腔吞入空氣，例如用餐過於匆忙或是說話速度太快；2. 由腸道產生氣體，例如消化不良、乳糖不耐症等；3. 經由血液擴散入腸道。重要的是現代人生活忙碌，在日常的壓力下，常有憂鬱與焦慮的情緒發生，這些情緒因子也非常容易影響到胃腸消化及個人進食習慣，需要特別注意。

嚴重脹氣的原因則更加複雜，可能牽涉到人體器官功能性障礙，例如肝炎，需要經由醫師確診後再來對症下藥。

追根溯源，許多腸胃疾病都跟腸道益菌的菌叢數有關，所以適度地補充乳酸菌來改善腸道環境，讓腸內菌叢平衡也是很好的方法。

芳療處方箋

1 豆蔻精油 1 滴加入 1 茶匙冷壓植物油口服，急症時也可以滴 1 滴在手背上舔舐，可有效舒緩脹氣等相關問題。

2 紅桔 5 滴＋橙花 3 滴＋豆蔻 2 滴＋芫荽 3 滴＋蒔蘿 3 滴，調成複方精油來擴香，氣味溫暖平和，可以放鬆焦慮的情緒。亦可加入 10ml 的芝麻油中，按摩腹部，能改善打嗝、脹氣和消化不良等問題。此配方很溫和，老人與小孩也可以使用。

3 洋茴香 2 滴＋甜羅勒 3 滴＋茴香 3 滴＋甜橙 5 滴＋小茴香 2 滴＋芝麻油 10ml，用來按摩腹部，消解脹氣效果奇佳。

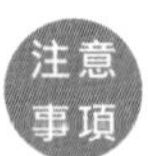

注意事項

1. 處方 3，孕婦與嬰幼兒不宜。
2. 嚴重脹氣者，建議及早就醫檢查。

3-4 胃潰瘍

食道、胃、十二指腸等消化道的內壁充滿了黏液，這些黏液一方面能保護管壁，一方面也能幫助分解身體所攝入的各種養分，但是當胃酸開始侵蝕這些黏液時，就很容易形成損傷，一般統稱為消化性潰瘍。胃潰瘍即是在胃酸過多的狀態下，侵蝕了胃壁黏膜造成了胃壁反覆糜爛的狀況，幽門螺旋桿菌是胃潰瘍的主要感染來源，它會引起發炎，久治不癒則會演變成慢性胃炎。一般常見的症狀為胃部持續悶痛或脹痛，嚴重時會有灼熱的刺痛感，最後可能會引發血便、胃出血及胃穿孔等，是臨床上常見但絕對不可輕忽的病症之一。

患者在日常生活中盡量避免讓自己處於高

壓之下，過大的壓力會讓消化系統變得遲鈍，拉長食物與消化酸液停留在胃中的時間，而刺激性食物也會使潰瘍處感到疼痛。另外也要避免菸酒，健康的身體應該是由自己來維護的。

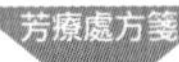
芳療處方箋

1 熏陸香 3 滴＋豆蔻 3 滴＋肉豆蔻 3 滴＋德國洋甘菊 5 滴＋芫荽 5 滴，調成複方精油。此處方具有消炎的療效，可以用來熏香，也可以加入 15ml 植物油來按摩加强功效。

2 藏茴香 3 滴＋山雞椒 3 滴＋大高良薑 5 滴＋加州胡椒 5 滴＋紅桔 5 滴，調成複方精油，可以用來熏香，也可加入 15ml 的芝麻油或是摩洛哥堅果油中，即成具止痛效果的複方按摩油。

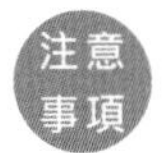
注意事項

1. 孕婦若要使用，請先將處方 1 的肉豆蔻拿掉，處方 2 的藏茴香拿掉。
2. 建議胃潰瘍的患者一定要就醫治療，並搭配芳香療法來協助後續保養。

3-5 胃食道逆流

隨著生活型態的改變，工作壓力大、飲食不正常、過度攝取酒精與咖啡因等，使得胃食道逆流也晉升為現代人常見的文明病之一。

胃的頂端與底部各有開口，分別是：賁門與幽門。正常來說，賁門括約肌只有在吞嚥時打開，平常都是關閉的，若是賁門括約肌鬆弛，無法完全閉合時，胃液逆流到食道，就會造成食道黏膜的損傷，也可能會有胸口灼熱的感覺，也就是常聽到的「火燒心」。長期下來，還可能會出現喉嚨痛、久咳不癒、聲音沙啞等症狀。

想要改善胃食道逆流，可從生活習慣做起。飲食方面，咖啡、茶、酒精、高脂肪食物、甜食、辛辣物等具有刺激性的食物，都容易引起胃酸過度分泌，應減少攝取；不暴飲暴食，吃飽後不要立刻平躺，若是一定得躺著時，可以用枕頭把頭部與上背部墊高。抽菸與肥胖也是胃食道逆流的主因之一，要特別注意。

芳療處方箋

1 錫蘭肉桂純露 10ml ＋羅馬洋甘菊純露 5ml ＋芫荽純露 5ml，加入 1,000ml 水中，於一日內喝完，此處方進行三週後，休息一週。

2 薑 15 滴＋薑黃 5 滴＋古巴香脂 5 滴＋真正薰衣草 5 滴＋橄欖油 20ml ＋椰子油 10ml，調成複方按摩油，每兩小時塗抹在不舒服處，直到症狀緩解。

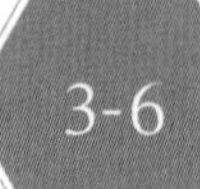

3-6 暴飲暴食

中國人喜歡熱鬧，逢年過節、親友聚餐經常會飲食過量而導致腸胃負擔。這種暫時性的暴飲暴食會讓胃袋來不及消化食物，使食物滯留在腸胃裡，消化不良而引發腹瀉、脹氣及毒素累積，且會導致胃酸過多，很容易造成消化性潰瘍，影響身體健康。

另一種暴飲暴食的原因則比較複雜，患者可能會用過度進食的方式來紓解自身情緒壓力，事後也可能引發罪惡感而再把食物催吐出來，導致食道被胃酸灼傷，如此的惡性循環對於患者的身心將帶來不可彌補的傷害。

大多數的患者是屬於暫時性的暴食而產生腸胃不適，可用香料類的精油如茴香、豆蔻、胡椒薄荷來處理；但是情緒性的暴食則需要用到可關照患者情緒的精油，花香類精油如玫瑰、橙花等，會是很好的選擇。

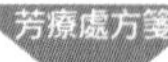

芳療處方箋

1 如果只是暫時性的暴食而造成的消化不良及脹氣，可口服 1 滴豆蔻或是胡椒薄荷精油，通常很快能舒緩症狀。另外可在飯後搭配飲用甜羅勒純露。

2 豆蔻 3 滴＋肉桂 3 滴＋芫荽 5 滴＋香草 5 滴＋廣藿香 3 滴＋芝麻油 10ml，調成複方按摩油，用來按摩腹部。

3 橙花 5 滴＋檸檬細籽 3 滴＋檸檬馬鞭草 5 滴＋佛手柑 5 滴＋山雞椒 5 滴，調成複方精油，可以用來薰香，或加入植物油中按摩全身，舒解焦慮不安的情緒。

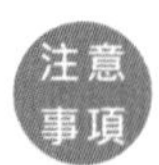

注意事項

1. 處方 1 的胡椒薄荷精油，孕婦不宜口服。處方 2 拿掉肉桂，孕婦即可使用。
2. 暴飲暴食不只傷害腸胃，心因性的暴食症則更加傷害身心，如果有無法克制食欲而造成經常性的暴飲暴食，請盡快尋求親友和醫院的協助。

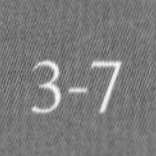

3-7 腸胃炎

夏天是腸胃炎的好發季節，通常是因為吃了不乾淨的食物而感染胃腸黏膜。臨床症狀包括腸胃絞痛、嚴重嘔吐、腹瀉、發燒及盜汗。感染原因很多，大部分是細菌（例如大腸桿菌）及病毒（例如輪狀病毒）的感染，也有可能是原蟲感染或是攝取到有毒物質。

老人與嬰幼兒因抵抗力較差，得到腸胃炎時可能引發的身體症狀會較一般人更嚴重，譬如脫水及電解質不平衡等併發症，要特別注意。另外，個人的衛生習慣與腸胃炎的關係非常密切，想要預防腸胃炎，最好的方式就是養成飯前及如廁後洗手的習慣，可以降低腸胃炎發生的機率。

芳療處方箋

1 岩玫瑰3滴＋德國洋甘菊5滴＋桉油樟（羅文莎葉）5滴＋肉豆蔻3滴＋花梨木5滴＋聖約翰草浸泡油10ml，按摩腹部或全身，可以抗菌、抗病毒、消炎及緩解腹瀉。

2 黑胡椒3滴＋佛手柑10滴＋龍艾3滴＋冬季香薄荷5滴＋百里酚百里香5滴＋聖約翰草浸泡油30ml，按摩腹部或全身，可以舒緩腹瀉脫水、虛弱萎靡等症狀。

注意事項

1. 以上兩處方，孕婦不宜。
2. 腸胃炎伴隨嚴重腹瀉、發燒及盜汗，可能會導致身體脫水及電解質不平衡等現象，嚴重時會對生命構成威脅，如發生以上狀況，請務必盡速就醫治療。

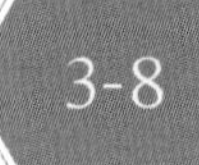

3-8 腹瀉

當腸道吸收水分及養分的功能發生障礙，例如因外來病菌而造成腸道黏膜受感染，或是腸道蠕動過於亢奮時，將導致食物與水分未經消化吸收，就快速排出體外，即造成腹瀉，也就是俗稱的拉肚子。

造成腹瀉的原因有兩種，一種是感染型腹瀉，也就是細菌、病毒、真菌、寄生蟲所引發的病狀，臨床最常見的是沙門氏菌與葡萄球菌感染。另一種原因則是非感染型的腹瀉，發生的原因很多，例如肚子著涼、內分泌失調、腸道益菌失調、心理壓力等。腹瀉時，可先暫停攝食，或以流質食物為主，並適時補充一些鹽水或運動飲料，預防電解質的流失，待腹瀉的狀況緩解之後，可試著吃白粥或是清淡的鹹粥，等到完全恢復後再依正常習慣進食。

芳療處方箋

1 中國肉桂2滴＋肉豆蔻3滴＋綠花白千層5滴＋德國洋甘菊5滴＋紅桔5滴＋芝麻油20ml，調成複方按摩油，依順時鐘方向按摩腹部。此配方為效果強大的抗感染配方，適合腸胃型感染所導致的腹瀉個案。

2 黑胡椒3滴＋岩玫瑰3滴＋丁香花苞3滴＋甜羅勒5滴＋甜橙5滴＋零陵香豆2滴＋聖約翰草浸泡油20ml，調成複方按摩油，依順時針方向按摩腹部。此配方可為心理壓力所導致的腹瀉問題，提供良好的放鬆與支持。

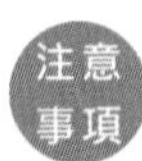

注意事項

1. 以上兩處方，孕婦不宜。
2. 一般腹瀉不需就醫，但嚴重腹瀉時會導致身體脫水、電解質不足，請盡快就醫。

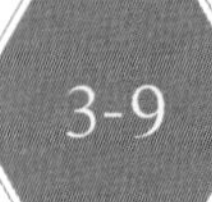

3-9 便祕

當大腸的肌肉無法正常運作，導致糞便無法順利排出體外時，即有可能造成便祕。

以西醫的觀點來判斷，一週內排便次數少於三次、排便時感覺困難、糞便呈硬結狀，或是便後有排不乾淨的感覺時，就可能是便祕。

除了器官性的病變及飲食問題之外，情緒因素也會導致便祕，尤其是生活節奏快速、容易情緒緊張的人，很有可能忽略便意，或是造成腸道緊縮，長期下來就會成為一種生理習慣。

芳香療法對於處理便祕的建議是口服冷壓植物油以及按摩，可以選用一些能夠促進腸道蠕動與紓解痙攣的精油按摩，同時安撫情緒及放鬆腸道；另外，柑橘屬的精油能夠促進神經傳導物質，以調節身體的荷爾蒙，進而改善腸胃問題。

芳療處方箋

植物油

1 摩洛哥堅果油、芝麻油、胡桃油，以等比例調成複方植物油，每日早晨空腹口服 1 茶匙，潤腸效果極佳，可以改善腸躁和便祕。

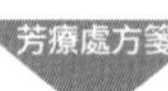

按摩油

1 黑胡椒 5 滴＋蒔蘿 3 滴＋檸檬葉 2 滴＋樟腦迷迭香 3 滴＋甜橙 5 滴，再加入 20ml 的上述複方植物油做成按摩油，每日按摩腹部。

2 錫蘭肉桂 3 滴＋乳香 3 滴＋山雞椒 5 滴＋香草 3 滴＋紅桔 6 滴，調成複方精油，拿來薰香或是加入按摩油中加强效果。此處方氣味溫和甜美，可以放鬆情緒與腸道。

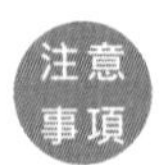

注意事項

1. 按摩油處方孕婦不宜；若要使用，可將按摩油處方 1 的樟腦迷迭香拿掉，處方 2 的錫蘭肉桂拿掉。
2. 使用精油按摩腹部來緩解便祕，搭配熱敷包效果更佳。但孕婦不宜熱敷。

3-10 糖尿病

糖尿病是一種代謝異常的慢性疾病，因胰島素功能不全，無法將葡萄糖轉化成能量供身體使用，而造成血液中葡萄糖濃度過高。一般人空腹血糖值為 80 ～ 100mg/dl，超過 126mg/dl 即診斷為糖尿病，主要的病症有「三多」：多吃、多喝、多尿。西醫將糖尿病分成兩種：第一型糖尿病為早發型，患者早年即發病，為先天胰島素分泌不足或缺乏，患者一定得注射胰島素。第二型糖尿病，多為中、老年發病，患者通常有體胖、血脂過高等問題，常伴隨心血管及末稍神經併發症，其消化道仍會分泌胰島素，只是不能有效轉化葡萄糖，因此臨床上可能只有三分之一的人需要注射胰島素。第二型糖尿病是當今最常見的疾病之一。另外，妊娠性糖尿病、葡萄糖耐受性不良等患者，可能為糖尿病的潛在族群，對這些人來說，健康的飲食及適當的運動是格外需要重視及加强的。

第二型糖尿病的患者在心理因素上，可能會有「掌控性」的人格特質，也就是外表看起來很親和，但其實內在是嚴格且充滿權威性的人，對於這類個案來說，「願意放手」是很重要的心理課題。

芳療處方箋

1 玫瑰 5 滴＋花梨木 10 滴＋依蘭 2 滴＋山雞椒 5 滴＋高地薰衣草 10 滴，調成複方精油，每日擴香，或是滴 1 滴在手心湊鼻吸聞，再以順時鐘的方向緩緩按摩胸口，可舒緩急燥或憤怒的情緒，心平氣和地放下心中所思。

2 快樂鼠尾草 5 滴＋檸檬馬鞭草 3 滴＋薑 3 滴＋樟樹 3 滴＋安息香 5 滴＋芝麻油 30ml，每日塗抹手、足、肩背，可以促進循環，調整內分泌，提升睡眠品質。

3 歐洲赤松 10 滴＋髯花杜鵑 3 滴＋欖香脂 3 滴＋肉桂皮 10 滴＋甜羅勒 4 滴＋橄欖油 10ml＋荷荷芭油 20ml，每日塗抹於脊椎兩側，可促進循環與調整內分泌。

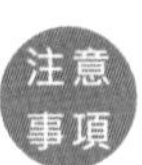

1. 處方 3，孕婦不宜。
2. 糖尿病患者除了會有多食、多飲、高血壓問題，嚴重時亦會影響到末梢神經，而有手痠腳麻、傷口不易癒合等問題。這類患者也很需要家人的注意及關心，家屬或是主要照顧者如能多用精油幫助個案按摩，會很有療癒力。

3-11 肝臟養護

肝臟是人體最大的消化腺，也是最大的解毒器官。它能分泌膽汁幫助消解脂肪，並且對腸道所吸收的營養物質進行合成（例如合成蛋白質、將葡萄糖轉變成肝醣、將脂肪酸轉變成脂蛋白及膽固醇）以供貯存或以利身體運用。它也負責身體的解毒、新陳代謝，並協助各器官間所需養分的循環及轉換。以口服精油為例，精油經口腔及消化道至小腸被吸收，然後經肝門靜脈來到肝臟，有些芳香分子經分解後再由全身循環至特定的器官被利用，剩下的芳香分子則代謝後由尿液、呼吸、汗液、大腸等途徑排出體外。

肝臟是人體如此重要的器官，好好保養肝臟就是一件很重要的事情。尤其肝臟本身沒有痛覺神經，就算發炎也不會覺得疼痛，所以當病變產生讓身體有感覺時，通常症狀已經很嚴重了。不過即使如此，身體還是有它獨特的通報系統。肝臟的溝通管道就是皮膚及呼吸道，當肝臟過度運作或產生堵塞時，免疫系統便會發出警訊，此時就很容易感冒，或是皮膚開始出現問題或過敏現象，以促使患者能好好休息，這時正是保養肝臟的重要時機。

養肝護膽可算是芳香療法的一個强項，例如檸檬、大馬士革玫瑰、側伯醇百里香、胡椒薄荷、圓葉當歸等，主要功效是激勵肝細胞代謝，加强身體的排毒功能。另外，養肝護膽的精油也適用於臉部美白，因為真正有光采的膚質，其實是建基於良好的肝臟代謝功能上！

芳療處方箋

口服

1 日常保養可選用養肝精油，每次1滴加入1茶匙橄欖油或南瓜籽油中，每日早晨空腹口服。

2 若是慢性疾病或久病初癒，可能因長期服用藥物而顯得元氣不足，此時口服精油也是很好的癒後調養方式，但不要選用太過强烈的精油，以免虛不受補。可選擇胡蘿蔔籽或側柏醇百里香等比較溫和滋補的養肝精油來慢慢調養身體。

芳療處方箋

按摩油

1 胡椒薄荷6滴＋甜羅勒10滴＋葡萄柚10滴＋零陵香豆4滴＋芝麻油15ml＋椰子油15ml，按摩全身，可促進肝臟代謝，激勵膽汁分泌。

2 側柏醇百里香、馬鞭草酮迷迭香、圓葉當歸、大馬士革玫瑰，以等比例調成複方精油，可使用在熱敷包上，或是稀釋成按摩油塗抹腹部，除養肝利膽之外，亦能處理消化系統問題以及感冒初期的不適。此配方為强效配方，使用後最好能適度的休息，讓身體慢慢恢復元氣。

芳療處方箋

熱敷包

當肝臟負擔過重或是已產生病變，使用熱敷包來幫助肝臟代謝（包括促進膽汁分泌及排除毒素）會是不錯的方法，製作方式如下：

step 1 準備一條棉製毛巾，以及一條保暖效果好的布巾（可使用圍巾）備用。

step 2 準備一盆熱水（約75℃），將上述精油處方滴入水中，快速將毛巾浸溼擰乾（或先用毛巾箱加熱，亦可使用微波爐加熱1分鐘，再滴上精油），外層包上保暖的布巾，熱敷於肝臟對應區域（右季肋區和腹上區）。

step 3 熱敷時間為每天一次，一次30分鐘，如毛巾變乾或降溫，可重覆上述步驟反覆進行。

1. 以口服精油來養肝是非常有效且便利的方式，唯獨需注意長期使用時，單一處方不要超過一個月。養肝的精油很多，可以選擇幾種交替使用，或是每使用三週請停用一週，以利身體更有效率地運作。
2. 使用熱敷包時，建議可先將配方按摩油塗抹肝臟對應區，再熱敷，最後用薄被覆蓋全身，效果更佳。
3. 口服精油養肝與肝敷法，孕婦皆不適合。

3-12 暈車／嘔吐

人體的運動是一連串的身體協調機制共同合作完成的，因此當外在環境不斷搖晃、變動，容易讓大腦與身體的知覺、感官、運動機制無法協調運作而產生不平衡感，此時就很容易產生暈眩的感覺，甚至引發一連串的噁心、嘔吐、頭痛、臉色蒼白、冒冷汗等身體反應，西醫統稱為動暈症，也就是俗稱的暈車、暈船、暈機。研究報告顯示，2 至 15 歲的孩童、氣血循環不足的女性，以及孕婦是比較容易暈車的族群。

以芳香療法來緩和暈車想吐的症狀十分快速有效，不論是拿來吸聞，或是塗抹在頭部、耳後、胸口、胃區，都能迅速調節神經系統，安撫掌管平衡的中耳感覺受器，舒緩反胃想吐的感覺。暈車時應盡量維持外在環境的一致性，例如不再搖來晃去，要眼望遠方，或是停下來休息，呼吸新鮮空氣，嚴重時可以保持安靜的躺臥，並在使用芳香精油後小睡一下，讓大腦神經與身體恢復平衡。

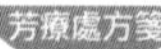

芳療處方箋

1 胡椒薄荷 1 滴加入 1 茶匙的芝麻油或橄欖油中口服，能迅速舒緩症狀。若遇緊急情況，找不到植物油而要口服精油時，請將 1 滴胡椒薄荷滴在手背上舔舐。

2 高地薰衣草 10 滴＋歐白芷根 5 滴＋香桃木 10 滴＋胡椒薄荷 10 滴＋佛手柑 20 滴，調成複方精油，可以拿來擴香或滴在衛生紙上吸聞，需要時亦可口服，1 滴複方精油加入 1 茶匙植物油。

3 史密斯尤加利 3 滴＋吐魯香脂 6 滴＋爪哇香茅 6 滴＋粉紅葡萄柚 15 滴＋荷荷芭油 30ml，塗抹在頭部、耳後、胸口、腹部，也可以將調好的按摩油置入滾珠瓶中，方便旅行中隨身攜帶使用。

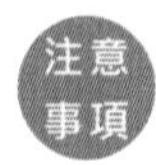

當暈車症狀較嚴重時，患者可能會對氣味過度敏感，反而聞完更想吐，此時可改為口服 1 滴精油，即可有效舒緩症狀。孕婦與 6 歲以下的兒童不適合口服精油，請特別注意。

Part III

Chapter 4

肌肉＆骨骼系統

4-1 落枕 | 4-2 扭傷 | 4-3 挫傷 | 4-4 肌肉痠痛 | 4-5 抽筋 | 4-6 肌筋膜炎 | 4-7 腕隧道症候群／媽媽手 | 4-8 痛風 | 4-9 退化性關節炎 | 4-10 類風溼性關節炎

肌肉與骨骼系統扮演著支撐身體、保護內臟、產生動作的重要角色。肌肉系統主要是由三種不同的肌肉所構成：骨骼肌、平滑肌與心肌，身體透過這三種肌肉的運作，除了產生運動之外，還能夠製造熱量，以維持生命機能。當肌肉與骨骼系統出現問題時，活動就會受到不同程度的限制，影響到生活起居，因此平時的保養是非常重要的！

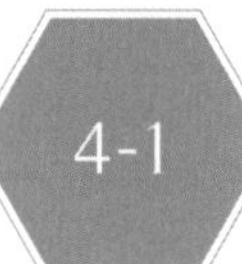

4-1 落枕

每個人或多或少都有落枕的經驗，一覺醒來之後，發現頸部僵硬，無法自由活動，只能維持某一特定姿勢，數天到數週才會痊癒。落枕其實是頸部肌肉急性發炎，與長期姿勢不良（包含站姿、坐姿、睡姿）、枕頭高度不適當、呼吸道感染引起周圍肌肉發炎、睡眠時溫差太大導致肌肉痙攣、過度勞累、脊椎錯位等原因有關。

落枕如果發生得很突然且劇烈疼痛，建議可先用冰敷的方式緩解；若是緩慢發生，則可熱敷，並且局部按摩。

急性落枕的處理很重要，若沒有在第一時間治療，可能會演變成慢性肌肉發炎，並且反覆發作，而愈早妥善治療，愈能避免復發的機率。其實，落枕還扮演著提醒的角色，下次若再發生落枕的情況，可以問問自己：「這陣子是不是太忙了，而忽略照顧自己呢？」

芳療處方箋

急性期

1 檸檬尤加利 7 滴＋樟樹 5 滴＋芳香白珠 10 滴＋西洋蓍草 8 滴＋山金車浸泡油 30ml，急性落枕時，於冰敷後使用，若是慢性落枕，可塗抹後再熱敷，一天至少塗抹四次。

芳療處方箋

恢復期

1 高地杜松 4 滴＋史泰格尤加利 8 滴＋檸檬香茅 8 滴＋永久花 10 滴＋山金車浸泡油 30ml，於落枕的肌肉恢復期使用，一天至少塗抹四次。

2 芳香白珠 7 滴＋安息香 6 滴＋永久花 10 滴＋薑 7 滴＋瓊崖海棠油 10ml ＋荷荷芭油 20ml，與處方 1 交替使用。

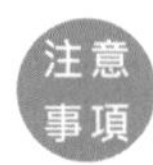

注意事項

急性期處方，孕婦不宜。

4-2

扭傷

扭傷，指的是「軟組織」的損傷，軟組織包括韌帶、肌腱、肌肉、血管等。受傷時可能會產生關節的錯位，使得周邊微血管破裂、韌帶纖維斷裂等，導致患部腫脹、疼痛，也可能會有瘀青、無法活動的情形。造成扭傷的原因，多為運動傷害、肌肉過度疲勞與不當使用，常發生在腳踝、手腕、腰部、膝蓋與髖骨。

扭傷的緊急處理原則為 R.I.C.E.：

1. 休息（Rest）：首先要讓患部休息，避免再做大範圍的活動。
2. 冰敷（Ice）：剛受傷時先冰敷，讓血管收縮，舒緩腫脹的情形，並緩解疼痛。
3. 加壓（Compression）：加壓可使腫脹不繼續擴大，但也不宜過度，若肢體麻木或發紫，就表示加壓過度，須作調整。
4. 抬高肢體（Elevation）：可促進血液回流，減少腫脹。

急性期過後，則可改以熱敷來幫助血塊的溶解與排除。扭傷時建議還是盡快就醫，檢查是否有深層的韌帶、肌肉傷害，必要時可裹上石膏幫助固定與復原。

※ 使用精油時，熱敷的吸收效果較好，冰敷則較差。

芳療處方箋

急性期

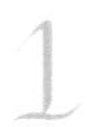

檸檬香茅 5 滴＋檸檬尤加利 10 滴＋芳香白珠 5 滴＋西洋蓍草 5 滴＋德國洋甘菊 2 滴＋瓊崖海棠油 5ml ＋荷荷芭油 10ml，急性期時可頻繁塗抹於扭傷處，一天至少四次。

芳療處方箋

恢復期

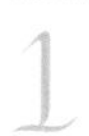

檸檬香茅 10 滴＋史泰格尤加利 5 滴＋綠桔 5 滴＋永久花 10 滴＋山金車浸泡油 30ml，恢復期使用，一天塗抹四次。

2

岩玫瑰 5 滴＋醒目薰衣草 5 滴＋真正薰衣草 10 滴＋羅馬洋甘菊 5 滴＋永久花 10 滴＋山金車浸泡油 30ml，與處方 1 交替使用。

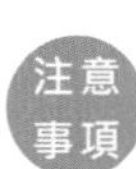

注意事項

急性期處方，孕婦不宜。

4-3

挫傷

挫傷是指皮下軟組織受鈍力（跌倒、撞擊等）作用所造成的傷害，一般是沒有外傷，但可能會有微血管破裂、血腫（瘀青）、疼痛的表現。受傷當下，建議馬上停止一切活動，治療先以散瘀消腫與防止發炎為主，再來要注意深層的組織是否有受到傷害，如果有，不可忽略深層疤痕的治療，以免造成組織纖維化，影響日後的活動，甚至造成慢性疼痛。

芳療處方箋

按摩油

1 岩玫瑰 4 滴＋芳香白珠 8 滴＋醒目薰衣草 10 滴＋永久花 5 滴＋德國洋甘菊 3 滴＋山金車浸泡油 30ml，塗抹於患部及周圍，頻繁塗抹，一天至少四次。

2 永久花 15 滴＋大西洋雪松 5 滴＋喜馬拉雅雪松 5 滴＋瓊崖海棠油 10ml ＋聖約翰草浸泡油 20ml。

3 永久花 15 滴＋道格拉斯杉 10 滴＋鷹爪豆 5 滴＋髯花杜鵑 5 滴＋山金車浸泡油 30ml，作為恢復期的保養用油，一天至少四次，塗抹於患部。可與處方 2 交替使用。

芳療處方箋

純露

1 鼠尾草純露 20ml ＋永久花純露 30ml ＋山金車純露 30ml ＋檸檬香茅純露 20ml，混合以上純露，為患部溼敷。

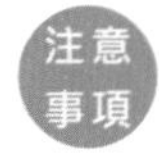

注意事項 若挫傷發生的部位是胸腔、腹腔或頭部，建議直接到醫院接受檢查，以免發生血腫與內臟損傷的情況。

4-4 肌肉痠痛

造成肌肉痠痛的原因有很多，不單只有使用過度才會造成痠痛，其他如天氣變化、服藥等也可能導致。肌肉痠痛可分「急性」與「遲發性」兩部分來討論：急性肌肉痠痛，是指運動期間或是運動後休息一下就感覺到痠痛，多與乳酸的堆積有關，一般稍作休息或是輔助按摩、熱敷即可恢復；但遲發性肌肉痠痛是發生在運動後一兩天，多與肌肉使用過度，造成組織或是纖維輕微斷裂有關，痠痛不適的症狀約可在五至七天自然緩解，若配合按摩與熱敷也有助於恢復。

要預防肌肉痠痛，事前的暖身非常重要，除了可以做暖身操及伸展運動之外，也可在事前選擇能增强肌耐力的精油保護肌肉，運動過後也要做些幫助肌肉緩和的伸展動作，以及塗抹有助舒緩肌肉疼痛、加速乳酸排除的精油，這些都可降低運動過後肌肉疼痛的狀況發生。

芳療處方箋

運動前保養

運動前塗抹於全身或是會運用到的肌肉群。

1 高地杜松 5 滴＋史泰格尤加利 10 滴＋檸檬香茅 10 滴＋沼澤茶樹 5 滴＋山金車浸泡油 30ml。

2 檸檬香桃木 10 滴＋檸檬香茅 5 滴＋檸檬尤加利 10 滴＋聖約翰草浸泡油 30ml。

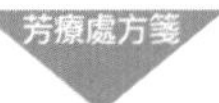

芳療處方箋

運動後保養

運動後按摩肌肉痠痛處，再做熱敷。

1 歐洲赤松 5 滴＋髯花杜鵑 5 滴＋肉桂皮 10 滴＋甜羅勒 5 滴＋橄欖油 30ml。

2 野馬鬱蘭 2 滴＋冬季香薄荷 2 滴＋印度藏茴香 1 滴＋野地百里香 1 滴＋百里酚百里香 2 滴＋荷荷芭油 30ml，以 1 ～ 2% 的濃度作為保養用油，加强塗抹於肌肉處，按摩過後再去泡澡效果更佳。

芳療處方箋

心因性肌肉痠痛

1 中國肉桂 2 滴＋丁香花苞 2 滴＋穗甘松 3 滴＋纈草 3 滴＋蛇麻草 6 滴＋依蘭 10 滴＋荷荷芭油 30ml，適合因壓力大造成的心因性肌肉痠痛緊繃者，塗抹於痠痛處，稍加按摩後泡澡。

注意事項

運動後保養與心因性肌肉痠痛的處方，孕婦不宜。

4-5 抽筋

抽筋其實就是臨床上所說的「肌肉痙攣」。造成抽筋的原因很多，一般比較常見的是電解質不平衡、運動過量、血液循環不良與脊椎受到壓迫，少數慢性病的藥物也可能造成抽筋的情況。當抽筋發生時，務必先停止當下的動作，緩緩地將肌肉拉直，並且溫和按摩痙攣的部位，太過猛烈的動作可能使肌肉拉傷，輔助溫熱敷或是選擇性質溫暖的精油塗抹、按摩，也可緩解抽筋後的肌肉疼痛。

預防抽筋的方法很多，列舉幾項如下：運動前做好暖身與拉筋；注意鈣、鎂、鉀的攝取；大量流汗前先補充水分與電解質；運動時不宜穿太緊的衣服；睡前做伸展操可預防睡覺時的抽筋；避免維持同樣的姿勢太久等，都有助於預防抽筋的發生。

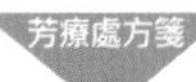

芳療處方箋

1 中國肉桂 5 滴＋錫蘭肉桂 5 滴＋丁香花苞 5 滴＋神聖羅勒 2 滴＋椰子油 30ml，塗抹在抽筋的肌肉上，溫和按摩。

2 芳香白珠 7 滴＋樟腦迷迭香 8 滴＋檸檬香茅 7 滴＋德國洋甘菊 3 滴＋薑 3 滴＋荷荷芭油 30ml，按摩抽筋後的肌肉，可幫助放鬆與止痛。

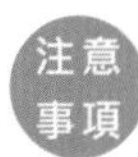

注意事項

1. 以上兩處方，孕婦不宜。
2. 如果經常無故抽筋，可能表示身體有異狀，應該盡快到醫院做檢查，以免延誤治療。

4-6 肌筋膜炎

肌筋膜炎指的是肌肉、筋膜非因細菌感染的發炎，長期姿勢不良、慢性疲勞都有可能造成，再加上天氣變化與壓力，也會使症狀加重。

初期的症狀多是輕微的痠痛，可以在適當活動與揉捏後得到舒緩，但是若不改變生活的型態或解除壓力源，則可能加重病情，嚴重者甚至會影響到睡眠品質及生活功能。急性發作期沒有妥善治療，會轉成慢性發炎，治療上的難度也會增加。

肌筋膜炎中，常見的是頸肩筋膜炎、腰背部筋膜炎與足底筋膜炎。頸肩筋膜炎的症狀是頸部與上背部疼痛、僵硬、活動受限，肩胛骨也可能有緊繃感。腰背部筋膜炎的症狀是腰部與下背部肌肉緊繃、僵硬，疲累時更會有明顯的疼痛。足底筋膜炎多為慢性造成，包含長時間走路、跑步等，若選擇的鞋子不適當（如高跟鞋），就會造成足底肌肉發炎，症狀是腳底踏地有如針氈。規律的活動肌群、復健與針灸是早期治療的好方法，消炎止痛、促進循環也是治療的重點。

芳療處方箋

1 史泰格尤加利 10 滴＋檸檬香茅 5 滴＋綠桔 5 滴＋醒目薰衣草 10 滴＋荷荷芭油 30ml，早晚塗抹於僵硬痠痛處，可配合肌肉的揉捏與伸展。

2 檸檬香桃木 10 滴＋野馬鬱蘭 7 滴＋綠花白千層 8 滴＋鼠尾草 5 滴＋荷荷芭油 30ml，全身塗抹後泡澡，一週至少三次，有助於改善慢性疲勞的狀態。

3 纈草 4 滴＋多香果 3 滴＋香蜂草 5 滴＋馬鬱蘭 8 滴＋真正薰衣草 10 滴＋荷荷芭油 30ml，進行全身按摩，可加强於肩頸與脊椎兩側。

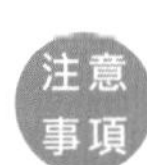

處方 2 與處方 3，孕婦不宜。

4-7 腕隧道症候群／媽媽手

「腕隧道」指的是由手腕骨和韌帶所形成的狹窄空間，有正中神經通過，正中神經是與拇指的活動，以及拇指、食指、中指與部分無名指的感覺有關，當正中神經受到壓迫時，這些部位都會受影響，產生痠麻、刺痛感，也就是所謂的「腕隧道症候群」，嚴重者會影響到日常生活。

造成腕隧道症候群的原因很多，像是疾病（糖尿病、內分泌疾病、風溼性關節炎等）、手腕常做重覆性工作（打電腦、工廠作業員等）、懷孕，都有可能引發。輕度的症狀如麻木、疼痛，而且可能會在夜間加劇；

中度的症狀如持續性麻木、疼痛、無法做細微的動作、手握不緊等；重度的症狀如失去感覺、活動受限、疼痛延伸到手肘與肩膀。

預防勝於治療，不論在家或是工作中，要時時觀察是否有手腕使用不當的情況，避免一直進行重覆性的動作，若無法避免也記得要適時休息，平常也可多訓練手腕肌肉，以增加手腕的耐受度。

芳療處方箋

1 檸檬尤加利10滴＋樟樹5滴＋芳香白珠8滴＋西洋蓍草7滴＋荷荷芭油30ml，塗抹整隻手，並於手腕局部熱敷加强，舒緩疼痛。

2 藍膠尤加利5滴＋澳洲尤加利5滴＋史密斯尤加利10滴＋綠花白千層5滴＋山金車浸泡油30ml，塗抹並按摩手腕，一天至少四次。

3 薑黃5滴＋薑10滴＋古巴香脂5滴＋一枝黃花5滴＋荷荷芭油30ml，頻繁塗抹於疼痛處，可減輕痛感。

4-8 痛風

痛風是因體內的普林（或稱嘌呤）代謝異常，導致尿酸堆積於關節處所產生的代謝性疾病，可稱作代謝性關節炎。因其疼痛的感覺如風在身體流竄，另一説法是連風吹過都感到痛，故俗稱「痛風」，又因好發於富貴之人，所以又稱為「富貴病」、「帝王病」。痛風也與遺傳、性別（男高於女）、年齡（好發於中年，但日漸年輕化）、飲食習慣有關。

尿酸是普林代謝的終產物，尿酸產量太多以及排泄太少，堆積在關節處，便導致痛風。初期可能只於下肢單一關節發作；急性發作會有紅、腫、熱、痛的症狀，且最常發生在大拇趾，可能會痛到無法行走；慢性發作則是因尿酸長期累積形成尿酸石，堆積在關節、內臟、皮下組織，而有關節變形的問題，甚至影響腎臟功能。

痛風患者的日常生活習慣很重要，例如維持運動習慣（不宜太劇烈），避免體重過重，另外飲食習慣也非常重要，少吃高普林的食物（如內臟、海鮮等）、少喝酒、多喝水、少吃油炸物等。若能養成良好的生活與飲食習慣，可以預防及減少痛風發作的次數。

芳療處方箋

按摩油

1 歐洲赤松10滴＋欖香脂5滴＋肉桂皮10滴＋甜羅勒5滴＋橄欖油15ml＋甜杏仁油15ml，塗抹於患部，一天至少四次。

2 野地百里香 5 滴＋月桂 8 滴＋安息香 5 滴＋薑 12 滴＋聖約翰草浸泡油 15ml ＋橄欖油 15ml，急性期請頻繁塗抹。

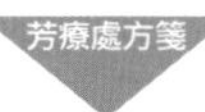
芳療處方箋

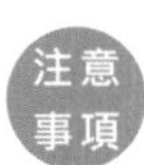
純露

1 馬鞭草酮迷迭香純露 5ml ＋杜松純露 10ml ＋胡椒薄荷純露 5ml ＋胡蘿蔔籽純露 10ml，混合以上純露，加入 1,000ml 水中，一日內喝完，連續飲用三週後休息一週。

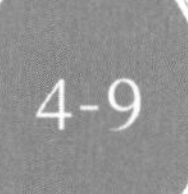
注意事項

按摩油處方，孕婦不宜。

4-9 退化性關節炎

退化性關節炎是一種因關節軟骨的磨損，進而影響到滑液囊與硬骨所導致的老化疾病。隨著年齡的增長，身體無法產生足夠的蛋白多醣與膠原蛋白來補充關節軟骨的彈性，軟骨在無法避免磨損，又來不及補充的情況下，就會造成退化性關節炎。除了年齡之外，像是雌激素含量過高也會破壞軟骨，所以女性患者的比例比男性高，其它還有肥胖、外傷、過度使用等，也都是造成退化性關節炎的危險因子。

罹患退化性關節炎的初期並不會感到疼痛，一般都是等到傷及深處才會有疼痛的感覺，早上睡醒時會有僵硬感，天氣變化時，關節也容易有脹痛的感覺，多數患者是因為疼痛難耐，影響到日常活動才到醫院尋求治療。

退化性關節炎的治療以非藥物的治療為主，像是減重、適當運動與溫度的調節。過重的體重會使關節負擔過重，適當的運動（有氧運動、伸展運動或太極拳）可以使軟骨吸收滑膜液的養分，而溫差的變化會加重關節處的腫脹，所以這類的非藥物治療才是預防退化性關節炎惡化的主要措施。藥物性的治療則以止痛為目標，及在關節注射玻尿酸以增加潤滑。

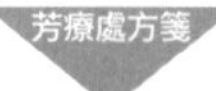
芳療處方箋

按摩油

1 野地百里香 3 滴＋月桂 5 滴＋安息香 5 滴＋薑 10 滴＋水仙 7 滴＋聖約翰草浸泡油 30ml，塗抹於關節處，作為平常關節保養用油。

2 藍膠尤加利 8 滴＋香桃木 8 滴＋西洋蓍草 7 滴＋祕魯香脂 7 滴＋聖約翰草浸泡油 30ml，疼痛時可加強塗抹。

3 歐洲冷杉 5 滴＋西伯利亞冷杉 5 滴＋歐洲赤松 10 滴＋黑雲杉 10 滴＋榛果油 30ml，平時進行全身性按摩，可降低發炎的機率。

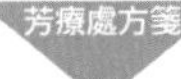

純露

1 月桂純露 20ml ＋聖約翰草純露 20ml ＋岩蘭草純露 10ml，混合以上純露，加入 1,000ml 水中，一日內喝完，連續飲用三週後休息一週。

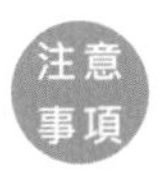

注意事項

按摩油的處方 1 與處方 2，孕婦不宜。

4-10 類風溼性關節炎

類風溼性關節炎是一種自體免疫系統失調所導致的疾病，身體所產生的抗體不但殺死壞的細胞，連帶消滅好的細胞，造成系統結構的破壞。最常侵犯四肢的小關節，特別是滑膜處，不過身體其他部位也有可能會受到侵犯，屬於全身性的疾病。此外，對稱性的侵犯也是主要特點。

類風溼性關節炎可能發生在任何一個年齡層，但特別好發於中年女性，為非遺傳性疾病。初期會以全身性的症狀表現，可能有全身無力、倦怠、關節紅腫熱痛、低燒、全身痠痛等，因為症狀多為慢慢出現，所以常被忽略。急性的症狀表現則可能為高燒、關節疼痛難耐、行動受到限制等。

治療上會以減輕關節疼痛與僵硬，以及避免惡化為主要方向。輕度患者，會以衛教配合止痛藥物與非類固醇抗發炎藥物為主；中度患者，會在關節注射類固醇，以及採用免疫調理的藥物；重度患者則需要配合多種免疫調理藥物與外科手術進行治療。有許多精油具有調節免疫系統的功效，可以選擇此類功能的精油，以減緩病程的演進，平時多攝取含有 Ω3 脂肪酸的植物油，也可幫助舒緩疼痛症狀。

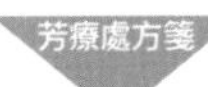

按摩油

塗抹患部有助於緩解疼痛。平日保養，於早晚各塗抹一次，若是急性期，可頻繁塗抹。

1 野地百里香 5 滴＋月桂 7 滴＋安息香 5 滴＋薑 8 滴＋水仙 5 滴＋橄欖油 10ml ＋聖約翰草浸泡油 20ml。

2 大馬士革玫瑰 5 滴＋歐白芷根 10 滴＋檸檬薄荷 5 滴＋茶樹 7 滴＋小茴香 3 滴＋橄欖油 30ml。

芳療處方箋

純露

可同時配合內服與外用治療。內服方式是將下列處方加入 1,000ml 水中，於一日內喝完，飲用三週後休息一週。外用則是將下列處方溫熱溼敷患部。

1 桉油樟（羅文莎葉）純露 10ml ＋側柏醇百里香純露 5ml ＋德國洋甘菊純露 10ml ＋茶樹純露 5ml。

2 沉香醇百里香純露 5ml ＋綠花白千層純露 5ml ＋高地杜松純露 10ml ＋西洋蓍草純露 5ml ＋白玫瑰純露 5ml。

芳療處方箋

植物油

早上起床空腹與晚上睡前各口服 1 茶匙，此處方需長期服用才看得到效果。

1 黑種草油 10ml ＋大麻籽油 10ml ＋月見草油 10ml。

注意事項

按摩油的處方 1 與處方 2，孕婦不宜。

Part III

Chapter 5

循環系統

5-1 靜脈曲張／痔瘡 | 5-2 腿部浮腫／水腫 | 5-3 手腳冰冷 | 5-4 高血壓 | 5-5 低血壓 | 5-6 術後淋巴腫／水腫

循環系統主要的成員包含心臟、動脈、微血管、靜脈與淋巴管，也可稱為心血管系統。此系統可以透過血液的運輸，來輸送全身的養分、氧氣與荷爾蒙，進行新陳代謝以排除廢物與二氧化碳，並且具有調節體溫、維持 pH 值的恆定，以及抵抗外物入侵的功能，與免疫功能息息相關。

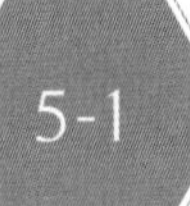

5-1 靜脈曲張／痔瘡

靜脈曲張是臨床上常見的靜脈疾病，主要是淺層靜脈的彎曲與擴張造成，分為原發性及次發性兩種。原發性主要是因為瓣膜功能不良，加上靜脈管壁失去彈性，使得血液回流障礙，靜脈壓力上升；次發性則主要是由外傷或深層靜脈血栓等引起。靜脈曲張最常見的是下肢靜脈曲張，其他部位例如發生在男性的精索，則稱為精索靜脈曲張；如果發生在食道，則稱為食道靜脈瘤；如果發生在直腸，就是廣為所知的痔瘡。

靜脈曲張的大部分症狀都是發生在病灶處，像是鈍痛、腫脹、燒灼感。慢性靜脈曲張也會影響外表的美觀，除了水腫之外，如皮膚色素沉積造成外觀呈藍色或褐色、皮下組織纖維化造成皮膚質感改變等等不同程度的表現。靜脈曲張如果發生在下肢，可能在長時間站立後，產生腿部水腫、疲勞、肌肉痠痛、緊繃等不適，可以靠穿著彈性襪、抬腿、冷熱交替淋浴的方式來緩解。如果發生在直腸（痔瘡），則可能會有肛門口痛、癢，甚至是解便後出血的症狀，平常可多攝取高纖蔬果、多喝水、多運動。精油在處理靜脈曲張的問題，主要是以促進淋巴循環與收斂為主。以靜脈曲張來說，「預防」才是最好的治療方式。

芳療處方箋

肢體靜脈曲張

使用下列配方，配合淋巴按摩手法效果會更好。

1 高地杜松 15 滴＋檸檬香茅 5 滴＋茶樹 5 滴＋葡萄柚 5 滴＋甜杏仁油 30ml。

2 杜松漿果 6 滴＋絲柏 10 滴＋格陵蘭喇叭茶 4 滴＋檸檬 5 滴＋沒藥 5 滴＋荷荷芭油 30ml。

芳療處方箋

痔瘡

1 綠花白千層 10 滴＋廣藿香 10 滴＋克萊蒙橙 10 滴＋瓊崖海棠油 15ml ＋橄欖油 15ml，將調好的油塗於患部，可配合坐浴，每日 10～15 分鐘。

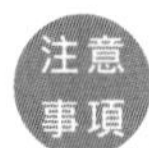

1. 按摩靜脈曲張的肢體時，切勿太大力且勿深壓，尤其是嚴重靜脈曲張的部位，施力過大反而會增加患部壓力，適得其反。
2. 進行坐浴前，務必將肛門清洗乾淨，以免造成生殖泌尿道或是肛門傷口的感染。

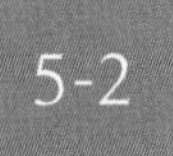

腿部浮腫／水腫

腿部浮腫是現代人常遇到的問題，特別是女性。引起浮腫的原因有很多，例如：腎臟病、心臟病、內分泌疾病等，但浮腫不一定都與疾病有關，有時候只是單純的生理表象而已。

當長時間維持同一姿勢：久坐、久站、長時間行走、蹲下，都容易造成下肢的血液回流受阻，使得體液堆積而產生浮腫，一般在適當休息後就能恢復。

女性在生理期前，也容易感覺到身體、四肢的腫脹，等到月經來潮時，腫脹的感覺就會慢慢消退。

新陳代謝比較差的人，也容易感覺到肢體的浮腫，像是體重過重、不愛運動、常熬夜的人。

另外，飲食習慣也與浮腫息息相關，浮腫多與體內的水、鈉滯留有關，口味重（高脂高鹽）的人會比口味清淡（低脂低鹽）的人更容易有浮腫的問題，因此低脂低鹽的食物才是比較健康的飲食原則。要改善腿部浮腫問題，除了飲食上的改變之外，足浴與按摩也是很好的改善方式。

芳療處方箋

按摩油

1 絲柏 10 滴＋葡萄柚 15 滴＋高地牛膝草 5 滴＋荷荷芭油 30ml，與靜脈曲張的保養一樣，可搭配淋巴手法按摩雙腿，按摩後可準備一盆溫水泡腳，效果更好。

2 檸檬香桃木 5 滴＋檸檬細籽 8 滴＋檸檬香茅 5 滴＋檸檬尤加利 7 滴＋山金車浸泡油 30ml，與處方 1 交替使用。

芳療處方箋

純露

將下列處方加入 1,000ml 水中，於一日內喝完，作為每日保養。

1 馬鞭草酮迷迭香純露 10ml ＋杜松純露 10ml ＋胡蘿蔔籽純露 10ml。

2 胡椒薄荷純露 15ml ＋格陵蘭喇叭茶純露 15ml。

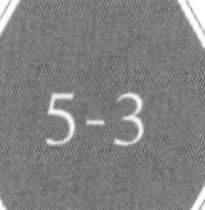

5-3 手腳冰冷

許多人在冬天都有手腳冰冷的困擾。以西醫的觀點來看，手腳冰冷多和心血管系統有關，因血液透過心臟打出輸送到全身，紅血球攜帶氧氣透過循環系統到達肢體末梢，在此過程中會產生熱能，可使手腳溫暖，若是心血管系統出了問題，便會使血液循環受到阻礙，造成手腳冰冷，而情緒緊繃、壓力過大、內分泌失調、疲倦也是造成心血管調節出現問題的導因。以中醫的觀點來看，則多與氣虛、血虛有關，使得氣血運行不順、血液量不足以供應至肢體末梢，遂造成冰冷。現在很多女性強調身體的輕盈纖瘦，拼命減肥，導致體重過輕，能夠保溫的脂肪太少，加上過度的減肥易造成內分泌失調，自律神經調節不順暢，也容易出現手腳冰冷的問題。

想處理這個毛病，改善身體的循環是最重要的，像是健走、慢跑、甩手、爬樓梯等運動，都可以溫和地促進血液循環，使身體暖和。久坐辦公室的人，建議每過一段時間，可以離開座位走動，或是原地活動伸展，如此也能改善手腳冰冷的狀況。想利用芳香療法處理手腳冰冷，可以促進循環與溫暖性質的精油，作為選油的標準。

芳療處方箋

按摩油

1　歐洲赤松 10 滴＋髯花杜鵑 6 滴＋肉桂皮 6 滴＋甜羅勒 8 滴＋芝麻油 30ml，可塗抹於全身或是尾椎；當感冒覺得體寒或是經痛時，也可使用此配方，達到暖身與緩解疼痛的功效。

2　野馬鬱蘭 5 滴＋冬季香薄荷 5 滴＋野地百里香 3 滴＋百里酚百里香 3 滴＋芝麻油 15ml＋椰子油 15ml，與處方 1 交替使用。

芳療處方箋

純露

將下列配方加入 1,000ml 水中，於一日內喝完，作為每日保養。

1　歐白芷根純露 20ml＋歐洲赤松純露 10ml。

2　香桃木純露 15ml＋絲柏純露 10ml＋藍膠尤加利純露 5ml。

注意事項

按摩油的處方，孕婦不宜。

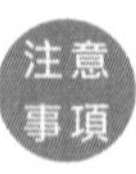

5-4 高血壓

血壓是血液衝擊動脈血管壁所造成的壓力，此壓力也是造成血液可以運送到全身的主要動能。世界衛生組織定義血壓高於160/95mmHg 即為高血壓。高血壓又可分為原發性與續發性：原發性高血壓目前原因不明，但與遺傳、年齡、飲食習慣、生活習慣有關；續發性高血壓則是由疾病（內分泌疾病、腎臟病、心血管疾病等）、懷孕、藥物（交感神經興奮劑、類固醇等）所引起。高血壓可能會產生頭痛、疲倦、肩頸僵硬、臉部潮紅、手腳麻痺、耳鳴等症狀，但因每個人的感受能力不同，所以也有可能有高血壓，但是沒有任何不適，此情況更要好好監測血壓，以免血壓過高而不自知。高血壓如果不加以控制，很容易產生併發症，如中風、心臟病、腎臟病及視力模糊。養成良好的飲食習慣與正常的生活作息是最好的保養方式，多吃新鮮食物、少油、少鹽、少糖、戒菸、戒酒、體重不宜過重、每周維持至少三次的運動、保持心情平靜、充分休息，輔助芳香療法來降低血壓，可以從緩解血管收縮與抗痙攣來著手，如此一來便能降低高血壓惡化的機率。

芳療處方箋

按摩油

早晚塗抹全身或腳底。

1 萊姆 10 滴＋維吉尼亞雪松 8 滴＋穗花薰衣草 12 滴＋荷荷芭油 30ml。

2 穗甘松 3 滴＋纈草 3 滴＋依蘭 8 滴＋維吉尼亞雪松 5 滴＋真正薰衣草 5 滴＋荷荷芭油 30ml。

注意事項

精油具有平衡的特質，不需擔心使用過多導致血壓降太低的問題。

5-5 低血壓

一般成人當血壓低於 90/60mmHg，老年人低於 100/60mmHg，即為低血壓。低血壓可分為：原發性、續發性與姿勢性低血壓。原發性低血壓主要是與遺傳有關；續發性低血壓主要與疾病有關，如心肌梗塞、暫時性大出血、甲狀腺功能低下等；姿勢性低血壓是只有臥姿變成直立姿勢時，血壓明顯下降，收縮壓下降大於 20mmHg 或舒張壓下降大於 10mmHg，此狀況便稱為姿勢性低血壓。低血壓可能會產生頭昏、眼花、四肢冰冷、注意力減退、腹瀉、便祕、胸悶等症狀。和高血壓一樣，也有人一點症狀都沒有，因此監測血壓是最重要的。低血壓的人要有充分的休息，多運動，多補充營養，可多攝取一些鹽分來提高血壓，避免突然改變姿勢及久站，促進身體的循環也可以幫助血壓回升。

芳療處方箋

按摩油

1 中國肉桂 10 滴＋蜂香薄荷 7 滴＋泰國蔘薑 5 滴＋椰子油 15ml ＋向日葵油 15ml，早晚塗抹於全身或腳底。

2 薄荷尤加利 1 滴＋樟腦迷迭香 1 滴＋馬鞭草酮迷迭香 1 滴，低血壓時直接嗅聞，可幫助快速恢復。

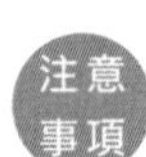

1. 以上兩處方，孕婦不宜。
2. 處方 2，癲癇患者與幼兒不宜使用。
3. 精油具有平衡的特質，不需擔心使用過多導致血壓過度升高。

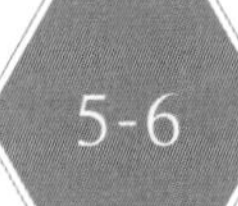

5-6 術後淋巴腫／水腫

淋巴系統是身體調節體液以及對抗外來細菌的保護者，也是循環系統的一部分。淋巴系統包括淋巴管、淋巴結、淋巴液及器官（扁桃腺、脾臟、胸腺）。淋巴水腫主要是因為淋巴液、廢物及組織蛋白不正常的堆積，淋巴系統功能異常，使得淋巴無法處理這些過多的水分及廢物造成腫大、發炎，甚至組織纖維化的問題。許多人在手術後會出現淋巴水腫的問題，特別是癌症患者，因為大範圍切除淋巴結，或是放射線治療照射淋巴結，使得淋巴功能低下，影響組織液回流至心臟的能力，淋巴液堆積在組織中，時間久了，就會引起淋巴管腫大，進而造成肢體腫大。

一般術後淋巴腫大情形，有可能發生在手術後數周之內，也有可能是術後一兩年才會出現的後遺症，因此癌症患者要有心理準備，手術後開始做些預防措施，例如多運動促進淋巴循環，因為肌肉的收縮也是淋巴循環的重要推手；避免壓迫到肢體，減少配戴飾品（戒指、手環等）的頻率；患部避免提重物，造成局部壓迫；按摩水腫處，促進淋巴液的流通以及避免廢物堆積。以芳香療法做手術後保養，可以著重在免疫力的提振與減少水腫狀況的發生。

芳療處方箋

按摩油

1 綠花白千層 10 滴＋鼠尾草 5 滴＋野馬鬱蘭 5 滴＋瓊崖海棠油 10ml ＋聖約翰草浸泡油 20ml，可進行全身性或局部性的淋巴按摩。

2 藍膠尤加利 6 滴＋澳洲尤加利 6 滴＋史密斯尤加利 8 滴＋綠花白千層 5 滴＋香桃木 5 滴＋荷荷芭油 30ml，與處方 1 交替使用。

芳療處方箋

純露

將下列處方加入 1,000ml 水中，於一日內喝完，作為每日保養。

1 香桃木純露 10ml ＋絲柏純露 15ml ＋牛膝草純露 5ml。

2 檸檬香茅純露 10ml ＋永久花純露 20ml。

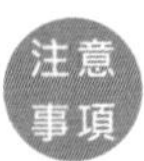

1. 按摩油的處方 1，孕婦不宜。
2. 傷口若未完全癒合，先避開傷口處，可從肢體末梢開始按摩，等到傷口癒合後再進行大範圍的按摩。

Part III

Chapter 6

生殖&泌尿系統

生殖系統具有創造新生命、分泌荷爾蒙的重要功能。而男性與女性的生殖系統構造很不一樣，男性的生殖系統多位於體外，如：睪丸、陰莖，女性則主要位於體內，如：子宮、卵巢。
泌尿系統負責尿液的製造、儲存與排放，包括腎臟、輸尿管、膀胱與尿道。男女的泌尿系統構造也略有不同，男性的輸精管與輸尿管的出口相同，而女性的陰道與尿道則是不同的開口，且女性的泌尿道比男性的短，因此泌尿道感染的情況會比男性來得常見。
這兩大系統的器官大多位於骨盆腔，若是受到細菌感染，則可能引發骨盆腔感染，平日的保養不容忽視。

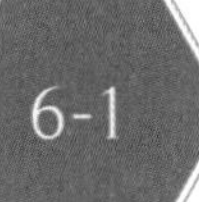

6-1 外陰部搔癢／發炎

外陰部搔癢是很令人難為情的問題，搔癢的症狀會一直想抓，但抓了怕傷害到脆弱的黏膜組織，不抓又叫人難以忍受。但是切記勿抓，抓了只會讓患部更癢喔！
造成陰部搔癢的原因很多，一般像是沐浴用品、衣物清潔劑的殘留、生理用品的品質，另外如懷孕、停經、服用抗生素、口服避孕藥以及陰部的疾病（溼疹、黴菌感染等），都可能造成陰部搔癢。白色念珠菌、陰道滴蟲是女性陰部感染的常見菌種。
要如何避免這惱人的外陰部搔癢問題呢？沐浴時溫柔清潔陰部肌膚，不過度搓揉、不使用太刺激的洗劑，穿上內褲前，務必把陰部拭乾，貼身衣褲也務必要晾乾並定期曬太陽，以免細菌孳生。如果已經感染，切記不要抓它，因為抓的動作可能會傷害到陰部皮膚，也可能引發發炎反應，讓患部更癢。
精油有很好的抗菌效果，再搭配具有安撫、止痛（癢是輕微的痛覺）功效的精油，就能改善陰部搔癢與發炎的問題。可在沐浴後塗上含有精油的按摩油，不僅能消滅討厭的菌種，也可消除惱人的異味，又可達到止癢的效果，一舉數得。

芳療處方箋

1 玫瑰草 2 滴＋多苞葉尤加利 1 滴＋松紅梅 1 滴＋ FCF 佛手柑 1 滴＋荷荷芭油 30ml，早晚塗抹於外陰部。

2 若是狀況嚴重者，甚至已出現難聞味道的分泌物，可用玫瑰草 4 滴＋松紅梅 5 滴＋茶樹 3 滴＋波旁天竺葵 3 滴＋古巴香脂 2 滴＋神聖羅勒 3 滴＋荷荷芭油 100ml，將衛生棉條浸泡後塞入陰道，最好是早、中、晚各換一次，如果不方便，至少晚上一定要使用，因為可以停留於陰道內的時間較久。

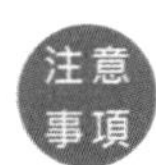

注意事項

1. 女性的陰道及外陰部都是由脆弱的黏膜組織構成，因此在精油的劑量上宜低，建議在 1% 以下，避免造成刺激。

2. 塗抹精油後，可能會有分泌物增加的情況，此為正常現象，不用太緊張，持續使用幾天後就會改善。

6-2 經前症候群

經前症候群（premenstrual syndrome），簡稱 PMS，是很多女生的困擾，指的是在經期來潮前約 4 ～ 14 天，因為荷爾蒙變化導致女性身體出現不適或是情緒起伏很大的現象。一般來說，來經後這些不適的症狀就會消退，直到下一次月經前 4 ～ 14 天才又會出現。常見的症狀如頭痛、乳房脹痛、疲倦、食欲大增、便祕、腹瀉、水腫、情緒低落、暴躁易怒、睡眠障礙等。

現代女性常需要兼顧家庭與事業，蠟燭兩頭燒的結果，很容易覺得有壓力，再加上個人體質的差異，就容易發生經前症候群的症狀。當然也有天生麗質，從未經歷過如此難熬時期的幸福女人。常有人覺得這些不舒服，忍到月經來後就好了，因此從未打算治療它，但若是已經影響到正常生活（干擾工作表現、無法專心考試、與人發生摩擦等），則需要好好正視經前症候群所帶來的不便。

想要改善經前症候群的問題，多休息以及適當的飲食是必要的。可多吃蔬菜水果，補充富含Ω3的食物（鮭魚、鯖魚、秋刀魚、沙丁魚、亞麻仁油、堅果），補充維生素與礦物質（維生素 B6、維生素 C、維生素 E、鎂、鈣），少吃油炸類，減少咖啡因、酒精的攝取。此外，多運動也可刺激腦內啡的分泌，達到減輕壓力，提振情緒的效果。

緩解經前症候群症狀的精油選擇，可以從緩解生理症狀與心理症狀兩部分下手。安撫鎮靜特性明顯的酯類，以及帶有明快性質的單萜烯類都是很棒的幫手。

芳療處方箋

1. 杜松漿果 4 滴＋大西洋雪松 4 滴＋薰衣鼠尾草 4 滴＋桂花 1 滴＋快樂鼠尾草 7 滴＋聖約翰草浸泡油 30ml，於月經前一週，每日塗抹全身後泡澡。若沒有時間泡澡，至少塗抹全身並按摩。
2. 白千層 3 滴＋克萊蒙橙 12 滴＋廣藿香 9 滴＋真正薰衣草 6 滴＋甜杏仁油 30ml，情緒開始起伏時，塗抹於心輪與尾椎，也可裝在滾珠瓶隨身攜帶。
3. 經前症候群期間口服純露，歐白芷根純露 5ml ＋歐洲赤松純露 10ml ＋穗花薰衣草純露 5ml ＋岩玫瑰純露 10ml，稀釋於 1,000ml 的飲用水中，一天內喝完，來經後可先暫停服用。
4. 大麻籽油 40ml ＋胡桃油 30ml ＋琉璃苣油 30ml，早上空腹與晚上睡前各服用 1 茶匙。

6-3 經期異常

女性的生理週期有一定的規律性，雖然每個人不盡相同，但一般來說每位女性大致上都能掌握自己的週期規律，包含週期的天數、經血量，甚至是經血顏色。正常的月經週期通常是 28 天，提早或延後一週都還算正常的範圍。經期異常大致有下列幾種狀況：無月經、經血過少或是經期少於兩天、經血過多或經期多於七天、周期過短（小於 21 天）、周期過長（大於 35 天）、兩次週期間出血、亂經。

造成經期異常的原因非常多，例如患有子宮疾病、荷爾蒙失調、甲狀腺功能異常、血液疾病、肥胖、過瘦，或是受到藥物、生活習慣、壓力、子宮內膜刮除術（墮胎）、子宮內避孕器的影響等等。可以先分辨自己是什麼原因造成經血異常，再來對症下藥或調整生活型態，才能夠根本解決各種經血問題。

另外，經期紊亂也是常見的女性問題。造成經期紊亂的原因，大多與壓力、情緒或是環境改變有關，這些因素造成荷爾蒙分泌異常，影響到生理週期。務必至醫院檢查，排除是否有器官上的疾病，如子宮肌瘤、子宮內膜癌、子宮瘜肉等問題，以免耽誤治療時間。

芳療處方箋

1 貞節樹純露 5ml ＋岩玫瑰純露 10ml ＋檸檬馬鞭草純露 5ml ＋天竺葵純露 10ml，適用經血過多者，來經前一週服用，稀釋於 1,000ml 的飲用水中，一天內喝完，來經期間暫停服用。

2 鼠尾草純露 10ml ＋永久花純露 10ml ＋玫瑰純露 10ml，適用經血過少者，來經前一週服用，稀釋於 1,000ml 的飲用水中，一天內喝完，來經期間暫停服用。

3 洋茴香 10 滴＋香草 5 滴＋岩蘭草 7 滴＋神聖羅勒 8 滴＋月見草油 10ml ＋荷荷芭油 20ml，適用經期混亂者，來經前一週，早晚按摩腹部，直到月經來為止。

注意事項 孕婦不宜。

6-4 子宮內膜異位／經痛

子宮內膜異位是很常發生在生育年齡女性的疾病，雖然不是太急迫地威脅生命，但因容易復發，而且易破壞女性生殖機能，因此無法忽視。子宮內膜是位於子宮的最內層襯裡細胞，會隨著月經週期荷爾蒙的變化而增厚與剝落，內膜的剝落出血就是所謂的月經。當子宮內膜組織長在子宮之外的部位，就稱為子宮內膜異位。子宮內膜異位可能會造成經痛、經期不規律、經血過多、腹脹、經期腹瀉、巧克力囊腫、性交疼痛、下背痠痛、不孕等不同程度的問題，也有雖罹患子宮內膜異位，但一點症狀也沒有的情況存在。一般臨床的治療方向多以降低症狀為主，如緩解疼痛、治療不孕。

想改善子宮內膜異位與經痛的問題，可以從調整荷爾蒙的方向著手。口服純露與植物油是很好的選擇。純露中含有較少量的芳香分子，使用上相對地安全，且效果一點也不輸精油，而好的植物油具有不飽和脂肪酸，能夠促進體內激素的分泌，也具有緩解疼痛與發炎的效果，持續服用一段時間，便能有明顯的感受。

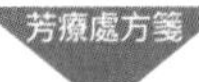

1 鼠尾草純露6ml＋永久花純露12ml＋檸檬香茅純露6ml＋岩玫瑰純露6ml，稀釋於1,000ml飲用水中，一天之內飲用完，持續飲用三週後休息一週。期間可觀察身體的變化，再評估是否要進入下一階段的口服純露療程。

2 黑種草油25ml＋大麻籽油35ml＋月見草油40ml，早上空腹與晚上睡前各服用1茶匙。

注意事項

最基本的預防措施就是在發現前述症狀時，便到醫院做檢查，及早治療。

6-5 子宮肌瘤／卵巢囊腫

子宮平滑肌瘤是常見女性骨盆腔腫瘤，簡稱子宮肌瘤，主要是因為受到雌激素的刺激，使子宮內纖維增生所導致，很幸運的是九成以上都是良性，且病變成惡性的機率不高，因此不需要太擔心。子宮肌瘤好發於30～45歲女性，特別是未生過小孩或是不孕者。臨床症狀如經血量多、經痛、骨盆腔慢性疼痛、不正常出血、性交疼痛；若肌瘤太大，則容易壓迫到泌尿系統、腸子，造成排尿困難、頻尿、便祕、下肢水腫等。沒有症狀的子宮肌瘤患者，則只需每三到六個月定期複檢，不一定需要採取積極的治療方式，待停經之後，因為雌激素的分泌減少，肌瘤便會漸漸縮小。

卵巢囊腫是卵巢腫塊的一種，另一種是卵巢瘤，前者全為良性，後者約兩成是惡性。卵巢囊腫是液體聚積在卵巢所形成的，因此俗稱「水瘤」。最常見的類型是功能性囊腫，包含濾泡囊腫、黃體囊腫、多囊性卵巢等，多與荷爾蒙的分泌有關，基本上功能性囊腫症狀大多很輕，如腹脹、下腹不適，如同子宮肌瘤一般，若不是非常大（臨床上的標準是10公分以下），只需要「觀察」，不需要動手術切除卵巢，大多在幾個月內就會自然消失。

芳療處方箋

1 歐芹 6 滴＋貞節樹 8 滴＋波旁天竺葵 10 滴＋神聖羅勒 6 滴＋荷荷芭油 30ml，早、中、晚按摩腹部。

2 黑種草油 30ml ＋大麻籽油 30ml ＋南瓜籽油 40ml，早上空腹與晚上睡前各服用 1 茶匙。

注意事項 避免使用具有類雌激素效果的精油。

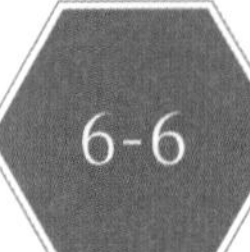

6-6 更年期症候群

女性卵巢的功能會隨著年齡增長而逐漸下降，女性荷爾蒙也會跟著減少，直到不具有生育能力為止，這段期間就是所謂的「更年期」。大部分的女性停經時間約在 45 歲至 58 歲之間。由於荷爾蒙的波動，不管是心理上還是生理上都可能造成許多變化與影響，像是潮紅、盜汗、陰道乾澀、肩頸痠痛、睡眠障礙、焦慮、暴躁、記憶力減退等，甚至是提醒了許多女性「我已年華老去」，開始對自我的價值產生疑慮與不安。

更年期症候群並非女性獨有，男性也有更年期症候群！只是男性的發生時間較不一定，每個人的狀況也不太一樣，而且不如女性的症狀明顯，但不代表男性就沒有更年期的困擾。男性的更年期症狀主要是因為男性荷爾蒙減少所引發，症狀如注意力不集中、易疲累、排尿困難、性功能障礙、性欲降低、心跳加快、睡眠障礙、憂鬱、焦慮等。臨床上對於男女更年期症候群的治療，西醫是以荷爾蒙補充法為主，但目前發現若長時間服用恐有罹癌危險（攝護腺癌、乳癌等）。維持正常的生活作息、多補充具有類荷爾蒙成分的食物（如山藥、韭菜），多運動，保持心情愉快，才是更年期保健的最好方式。

在芳香療法的運用上，女性的更年期問題，除了使用可以調整雌激素的精油之外，也可多選擇能喚醒女性特質的精油，以及讓她具有愛的感覺的氣味。男性的更年期問題，可選擇具有提振、補氣效果的精油。

口服植物油也是更年期保健很重要的一種方法，可以減緩腦細胞的老化，也有調節神經系統、預防攝護腺肥大、安撫情緒的效用。

芳療處方箋

女性更年期

1 貞節樹（果）7 滴＋波旁天竺葵 10 滴＋龍腦百里香 5 滴＋神聖羅勒 6 滴＋大馬士革玫瑰 2 滴＋甜杏仁油 30ml，沐浴後，以上述按摩油按摩陰部。

2 黃玉蘭 9 滴＋乳香 6 滴＋銀合歡 3 滴＋葛羅索醒目薰衣草 12 滴＋荷荷芭油 30ml，必要時塗抹於胸前，可安撫情緒的波動。平時也可裝在滾珠瓶隨身攜帶。

3 月見草油 40ml ＋琉璃苣油 30ml ＋大豆油 30ml，早上空腹與晚上睡前各服用 1 茶匙。

芳療處方箋

男性更年期

1 歐洲赤松 12 滴＋黑雲杉 7 滴＋肉桂皮 5 滴＋甜羅勒 6 滴＋橄欖油 10ml ＋向日葵油 20ml，早上出門前塗抹在腎臟對應部位（後腰區）。

2 南瓜籽油 50ml ＋橄欖油 20ml ＋紅花籽油 30ml，早上空腹與晚上睡前各服用 1 茶匙。

6-7 不孕

有正常性關係，沒有避孕的情況下，一年內無法自然受孕即稱為不孕。造成不孕的原因，男女雙方皆有可能，所以如果要做不孕症的治療，應該男女雙方一起接受檢查，互相了解原因之後，再一起治療，度過接下來辛苦的求子生活。

不孕症的治療在中西醫皆有擅長的部分。西醫較著重於器官功能的檢查：女性的子宮卵巢功能是否正常、輸卵管是否通暢、內分泌有無正常等；男性的精蟲數量與活動量是否達到標準、生殖泌尿系統檢查、輸精管是否通暢、內分泌是否有異常等。但若遇到器官皆正常，卻難受孕的問題，西醫大多束手無策，反而是中醫比較擅長。中醫可以由體質的調整下手，例如女性的不孕可能與痰溼、子宮虛寒、脾虛、肝氣鬱結、血氣不順等有關；男性則可能是腎氣不足、疲累、縱欲過度有關。因此現在有愈來愈多醫院在不孕症的治療上，開設中西醫聯合門診，雙管齊下，達到更好的效果。治療不孕的過程十分辛苦，夫妻間如能互相體諒、照顧，盡量保持心情輕鬆愉快，也能使過程更加順利，早日迎接家中新成員的來到。荷爾蒙與情緒的調理，是使用芳香療法治療不孕症的主要目標。

芳療處方箋

1 女性調理用油：肉豆蔻 10 滴＋德國洋甘菊 5 滴＋芫荽 7 滴＋快樂鼠尾草 8 滴＋大馬士革玫瑰 2 滴＋甜杏仁油 30ml，全身塗抹後泡澡，擦乾身體後再加強塗抹於生殖區與外陰部。

2 男性調理用油：大馬士革玫瑰 2 滴＋小茴香 5 滴＋歐白芷根 10 滴＋檸檬薄荷 5 滴＋龍腦百里香 8 滴＋甜杏仁油 30ml，塗抹於腹部、腰部，並以手搓背部靠近腎臟的地方。

3 南瓜籽油 40ml ＋橄欖油 30ml ＋月見草油 30ml，夫妻同時服用，早上空腹與晚上睡前各服用 1 茶匙。

4 零陵香豆 2 滴＋快樂鼠尾草 8 滴＋丁香花苞 2 滴＋摩洛哥茉莉 5 滴＋荷荷芭油 30ml，於行房前使用，可幫助夫妻放鬆，打開身體感官，享受愉悅過程而非只感受生子的壓力。

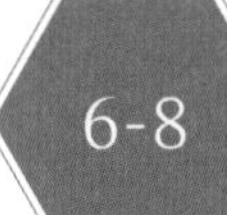

6-8 雄激素過盛

雄激素，也就是一般所稱的男性荷爾蒙，不單只存在於男性體內，女性也會分泌雄激素（同樣地，男性也會有雌激素）。雄激素過高在男性與女性的生理上會反映出不同的問題。

以男性來說，最常見的就是攝護腺肥大與雄性禿；在女性身上，常見的則是體毛較多、臉泛油光、皮膚粗糙、青春痘、月經不規則、不孕、體重增加等。無論是男女性，過高的雄激素也容易有性欲過强、侵略性明顯等情形。

至於是什麼原因造成女性體內的雄激素分泌過旺呢？生活壓力過大、作息不正常、偏好油膩飲食等，都是造成雄激素分泌過盛的因素。若長期有前述各種症狀，可至醫院抽血檢驗荷爾蒙濃度，看看是否是雄激素在作祟。

要降低過盛的雄激素，其實可以靠飲食來調整，藉由雌激素的補充以平衡雄激素，但不建議補充人工荷爾蒙。另外，建議可以多補充堅果類（亞麻油酸）、豆類（大豆異黃酮）、山藥、茴香、海藻、葛根等食材。男性朋友不用擔心食用之後會有雌激素過多的問題，適當地補充雌激素，可以減緩攝護腺肥大的問題喔！

芳療處方箋

1 大豆油 40ml ＋月見草油 35ml ＋芝麻油 25ml，早上空腹與晚上睡前各服用 1 茶匙。

2 南瓜籽油 30ml ＋橄欖油 20ml ＋榛果油 20ml ＋向日葵油 30ml，早上空腹與晚上睡前各服用 1 茶匙。

3 大馬士革玫瑰純露 5ml ＋橙花純露 5ml ＋岩玫瑰純露 5ml ＋快樂鼠尾草純露 5ml ＋茴香純露 10ml，稀釋於 1,000ml 的飲用水中，一天內喝完。

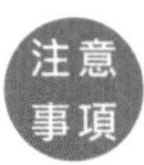

注意事項：處方 3 於月經期間請暫停服用。。

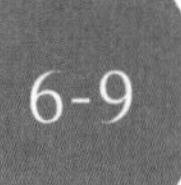

6-9 女性緊實保養

一談到陰道鬆弛，大部分人最直接聯想到的就是「自然分娩」，但自然分娩並非造成陰道鬆弛的主要原因，膀胱脫垂、直腸脫垂也都有可能，即使沒有生過小孩、沒有膀胱脫垂、直腸脫垂的疾病，陰道的肌肉與皮膚也有可能會隨著年齡漸長，出現老化現象，而有鬆弛、皺褶的情形。另外像是搔癢、與貼身衣物的摩擦，則會造成陰部色素沉澱。所以平常在保養身體時，也別忘了保養私密處的肌肉與肌膚。想保持陰道的緊實度，可多做「凱格爾運動」，藉以訓練骨盆底的肌肉群，不只可以增加陰道緊實度，也可以預防漏尿的情況，是最直接且有效的方法。芳香療法精油在此部分的幫助，比較著重在陰道肌肉、肌膚的保養。

芳療處方箋

1 黃玉蘭 2 滴＋印蒿 1 滴＋乳香 2 滴＋玫瑰草 1 滴＋沙棘油 10ml ＋金盞菊浸泡油 20ml，沐浴後，塗抹於陰道內及外陰部。

2 快樂鼠尾草2滴＋丁香花苞1滴＋摩洛哥茉莉1滴＋松紅梅2滴＋向日葵油30ml，沐浴後，塗抹於陰道內及外陰部。

3 檀香純露 10ml ＋茴香純露 5ml ＋高地松紅梅純露 10ml ＋馬鞭草酮迷迭香純露 5ml，混合以上純露，如廁後，噴灑於外陰部，或是製成外陰部清潔用溼巾。

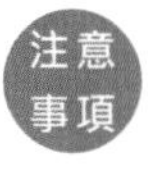

私密處的黏膜組織較脆弱，精油濃度不得超過 1%。

6-10 男性萎靡保養

男性的萎靡，也就是俗稱的「陽痿」、「不舉」。造成男性性功能障礙的原因很多，譬如雄激素的不足、老化、血管硬化、尿道炎、攝護腺炎、過勞、心理因素等。若有勃起方面的問題，可以先釐清原因為何，因為心因性的性功能障礙與器質性的性功能障礙，治療的方向完全不同，先搞清楚原因，再選擇治療的方式，才能真正對症下藥。

養成運動的習慣，少喝酒、少抽菸，維持好的體力與心情，也可以降低性功能障礙的發生。平常多攝取具有補氣、補腎、防止陽痿的食物，例如韭菜、淡菜、羊肉、海藻、海參、鰻魚、蝦子等，若是血管性的性功能障礙者，也可喝四物湯，因其中成分能活血補血，可增加血流量，幫助勃起，不局限在女性的補身。

芳療處方箋

1 大根老鸛草 8 滴＋冬季香薄荷 4 滴＋肉豆蔻 8 滴＋龍腦百里香 10 滴＋橄欖油 15ml ＋椰子油 15ml，塗抹於尾椎，有壯陽補腎的功效。

2 鳶尾草 10 滴＋阿拉伯茉莉 10 滴＋艾草 2 滴＋依蘭 3 滴＋龍腦百里香 5 滴＋甜杏仁油 30ml，互相為伴侶塗抹全身，可特別加强在尾椎與腹部。

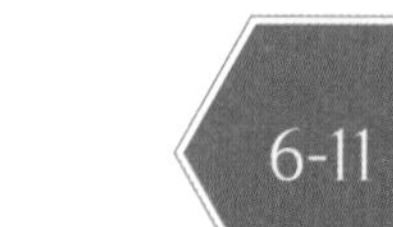

6-11 性病預防

狹義的性病是指經由親密接觸後，所感染的生殖系統疾病，但隨著社會愈來愈開放，罹患性病的部位已不局限在生殖系統，其它如唇、舌、肛門、皮膚，都有可能感染性病。健康的性行為模式以及保持生殖器的清潔，是保護自己與伴侶不感染性病的不二法門。所謂的健康性行為模式，包含固定性伴侶、全程使用保險套等；使用保險套或是要求伴侶使用保險套，不只是保護對方也是保護自己的積極方式。保持生殖器的清潔可以防止性疾病的傳播，也可以避免伴侶發炎，男女在做愛前後應做好清潔，不但可以降低感染的機率，也不會讓異味壞了性致。

芳療處方箋

1 檸檬香桃木 2 滴＋野馬鬱蘭 1 滴＋綠花白千層 2 滴＋鼠尾草 1 滴＋荷荷芭油 30ml，沐浴後，塗抹於私密處，男女通用。

2 多苞葉尤加利 1 滴＋佛手柑 2 滴＋茶樹 1 滴＋松紅梅 2 滴＋向日葵油 30ml，沐浴後，塗抹於私密處，男女通用。

3 沉香醇百里香純露 15ml ＋綠花白千層純露 10ml ＋白玫瑰純露 5ml，加入溫水中，進行坐浴約 10 ～ 15 分鐘。

注意事項

1. 處方 1 與處方 2，孕婦不宜。
2. 私密處的黏膜組織較脆弱，精油濃度不得超過 1%。

6-12 膀胱炎

膀胱炎是最常見的泌尿道感染疾病，但因診斷簡單，治療的方式也不會太複雜，基本上不用太擔心！膀胱炎主要是因為細菌由泌尿道進入，再上行至膀胱，甚至到輸尿管、腎臟，而膀胱本身為袋狀構造，用來儲存尿液，細菌一旦入侵至此，很容易就變成培養細菌的溫床，造成膀胱炎。因膀胱炎多是由尿道炎上行而來，所以患有膀胱炎時，也幾乎都有泌尿道發炎、不適的情況。膀胱炎的症狀如頻尿、排尿困難、排尿時有灼熱感、下腹或腰部疼痛、尿液混濁，嚴重者可能會發燒，若出現發燒的情況，可進一步檢查腎臟是否也受到感染。雖說膀胱炎是常見的泌尿道疾病，但仍可歸納出好發於以下對象：女性、攝護腺肥大者、長期使用導尿管者、免疫功能低下者。女性得到膀胱炎的機率比男性高，是因為生理結構上，女性的泌尿道比男性短，尿道口、陰道口、肛門口的距離也比較近，還有女生比較常憋尿，總合起來女性得到膀胱炎的機率就相對高很多了。

芳療處方箋

1 玫瑰草 1 滴＋松紅梅 2 滴＋佛手柑 1 滴＋綠花白千層 1 滴＋真正薰衣草 1 滴＋金盞菊浸泡油 30ml，女生塗抹於外陰部，男性塗抹於生殖器，加強在尿道口，再以溫水坐浴 15 分鐘。

2 羅馬洋甘菊 4 滴＋岩玫瑰 6 滴＋桉油樟（羅文莎葉）10 滴＋真正薰衣草 10 滴＋聖約翰草浸泡油 30ml，塗抹於下腹部靠近膀胱處，再以熱毛巾，熱敷其上，可緩解膀胱炎引起的疼痛。

6-13 腎臟養護

腎臟是非常重要的器官，它掌管體內的水分調節與電解質平衡，同時分泌紅血球生成素、調節血壓，管理新陳代謝、排毒、排除廢物的機制，包括血液，也會經過腎臟過濾，將廢物以尿液的形式排出體外。

腎臟所處理的「毒素」，包括經由飲食、呼吸，甚至是情緒所引起的無形廢物，長期的毒素累積會對腎臟造成沉重負擔，導致腰痠背痛、容易疲倦、反應慢、落髮、水腫等症狀。

造成腎臟失調的原因很多，例如過度疲勞、過度服藥、腎結石、輸尿管結石、泌尿道感染、急性與慢性腎炎、糖尿病、痛風、高血壓、飲水不足或過量等，腎臟病的早期幾乎沒有症狀，但是仍有一些細微的徵象可以注意，像是尿量的改變、尿液出現泡泡或血尿、身體異常水腫，若有疑似症狀出現，建議做詳細的檢查。

照顧腎臟的方法很簡單，可以從日常生活中做起。以飲食來說，口味盡量清淡、少鹽、少油、少吃刺激性的食物（咖啡、酒、辣）、少吃經過加工的食品，以及避免攝取過多蛋白質。

以外，不濫用藥物，因為不只西藥會對腎臟造成負擔，處理不當的中藥也可能含有傷肝傷腎的成分（例如馬兜鈴酸）。每天喝適量的水，不憋尿，這樣不只可排出體內的廢物，也可以避免泌尿道的感染，減少細菌經由泌尿道上行至腎臟的機會。預防勝於治療，是不變的定理。

芳療處方箋

1 歐洲赤松 8 滴＋高地杜松 10 滴＋檸檬 8 滴＋胡椒薄荷 4 滴＋橄欖油 10ml ＋椰子油 20ml，雙手搓熱後，塗抹於腰腎區，早晚各一次。

2 歐白芷根純露 10ml ＋檸檬薄荷純露 10ml ＋茶樹純露 5ml ＋小茴香純露 5ml，稀釋於 1,000ml 的飲用水中，一天內喝完，喝三週休息一週，再開始新的循環。

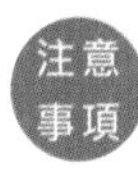

已患有腎病者，精油濃度不宜過高，建議濃度控制在 1% 以下。

Part III

Chapter 7

皮膚系統

皮膚是人體最大的器官，覆蓋全身，具有多種功能。它能夠提供保護，避免人體受到傷害；防水的特性，可防止水分過度散逸；排除廢物；能夠透過各種機制調節體溫，如：排汗、血管的擴張與收縮等；同時具有感覺接受器，能接受壓力與刺激，並且產生反應。健康的皮膚應該是有光澤、溼潤，並且具有彈性的；擁有健康的皮膚，等於建立好身體的第一道防線。

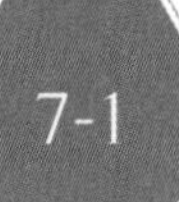

蚊蟲叮咬

每到夏天就要與討厭的蚊蟲展開一場搏鬥，蚊蟲的叮咬不但導致外表不美觀，還會有搔癢難耐，甚至刺痛的問題。

蚊蟲叮咬時會釋放一種毒素，讓人產生過敏反應，會釋放人體內的組織胺與血清素並聚集到蚊蟲叮咬處，造成發炎，而產生紅、腫、熱、痛的情形，嚴重者也可能有起水泡的症狀。

一般來說，不需特別處理即可自動痊癒，但若是糖尿病患、免疫力差的人，或是因奇癢無比而猛力抓患部，導致皮膚發炎潰爛，又沒有做適當的處理，則有發展成蜂窩性組織炎的危險，不能掉以輕心。

要預防蚊蟲的叮咬，可多著淺色衣物，蚊蟲多不愛明亮處，淺色衣物能夠反射光線，達到驅趕蚊蟲的效果。運動完後馬上洗澡也可避免蚊蟲叮咬，人在運動過後體內二氧化碳的濃度增高，二氧化碳的氣味正是蚊蟲被吸引過來的關鍵。

還有，要保持環境的清潔與乾燥，不堆積含水的空瓶與容器，以免變成蚊蟲的溫床。

此外，以中醫的觀點來看，體質偏熱的人也容易吸引蚊蟲。

芳療處方箋

1 史密斯尤加利 12 滴＋吐魯香脂 3 滴＋爪哇香茅 9 滴＋粉紅葡萄柚 6 滴＋荷荷芭油 30ml，調製成隨身攜帶的滾珠瓶，塗抹於蚊蟲叮咬處。

2 檸檬細籽 3 滴＋檸檬香桃木 4 滴＋檸檬香茅 7 滴＋檸檬尤加利 6 滴＋荷荷芭油 30ml，出門前先塗抹於肌膚，可避免蚊蟲叮咬。

3 羅馬洋甘菊純露 10ml ＋金縷梅純露 10ml ＋岩玫瑰純露 5ml ＋檸檬馬鞭草純露 5ml，溼敷於蚊蟲叮咬處，可緩解癢痛並幫助消炎。

7-2

擦傷／開放性傷口

創傷通常分成兩種：開放性與密閉性。開放性傷口的定義是受傷處有血液或是組織液流出，包含擦傷、刀割傷、撕裂傷、刺傷、槍傷等。密閉性傷口的定義是受傷處有血液流出，但未流出體表，只流出循環系統，可能在皮下造成瘀血，也可能沒有任何表象。

皮膚的擦傷是很常見的外傷，通常是指皮膚失去了上皮層，露出表皮層與真皮層，甚至失去部分真皮層的狀況。皮膚是身體防衛的第一道防線，如果受傷了，細菌、病毒、汙染物等外來物就會滲透到身體裡，所以不要小看一點點的小擦傷，如果沒有好好照顧，可能會引發感染！

無論是何種創傷，都要特別注意傷口的清潔以及癒合的情況。第一時間要先止血，然後可用生理食鹽水或是乾淨的水清潔傷口並保持乾燥，可避免日後的感染問題。若是傷口遲遲未能癒合，且持續紅腫、流膿、疼痛，應趕快就醫，以免傷口潰爛或造成蜂窩性組織炎等更嚴重的疾病。

芳療處方箋

1 羅馬洋甘菊純露 10ml ＋岩玫瑰純露 10ml ＋金縷梅純露 10ml，混合以上純露，可作為每日傷口清潔使用，並可溼敷於傷口上，幫助消炎與止血。

2 永久花純露 10ml ＋山金車純露 5ml ＋矢車菊純露 5ml ＋薰衣草純露 10ml，與處方 1 交替使用。

3 沒藥 8 滴＋苦橙葉 5 滴＋白松香 7 滴＋醒目薰衣草 10 滴＋雷公根浸泡油 5ml ＋昆士蘭堅果油 25ml，一天四次塗抹於傷口處，也可做成油膏，睡前塗敷。

注意事項

傷口還處於溼潤狀態時，建議可多使用純露溼敷或清潔，待傷口乾化後再塗抹按摩油以幫助癒合及滋潤皮膚。

7-3

燒燙傷

皮膚是人體最大器官，也是第一道的防衛屏障，皮膚具有感覺、調節體溫、調節水分、保護身體不受外來物（細菌、黴菌等）入侵與感染的功能，因此當皮膚有大面積或是深度損傷時，所影響的範圍不單只是外觀與疼痛而已。

燒燙傷的深度一般可做三度四分法：一度是指表皮燙傷，有紅、腫、觸痛感的情況，約 3 至 5 天可自行癒合，無疤；淺二度是表皮與淺真皮層燙傷，除了紅、腫之外，還有水泡，劇烈疼痛，灼熱感，14 天內可以自行癒合，可能會有淺淺疤痕；深二度是指表皮與真皮深層燙傷，膚色呈淺紅，起白色大水泡，疼痛感較不明顯，需 21 天以上才能癒合，會留下明顯疤痕；三度是指全層皮膚燙傷，皮膚死白或焦黑、乾硬，神經遭破壞，已失去痛覺，無法自行癒合，需仰賴植皮，有功能的障礙。

傷口的治療有幾個原則需要把握：1. 要保持傷口的清潔與保護傷口，避免更嚴重的感染；2. 控制疼痛，減低對日常生活的影響；3. 處理傷口，可評估是否需要植皮或是清創，並且避免疤痕攣縮，減低功能性障礙的發生。

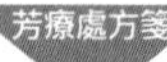

1

真正薰衣草與醒目薰衣草是燒燙傷急救精油的首選，純油使用可減緩疼痛，防止水泡與腫脹，並安撫情緒。

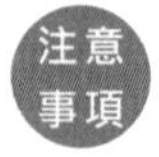

1. 表面積占總體 1%（約患者手掌與五指併攏的大小）之一、二度燒燙傷可自行處理，超過 1% 的一、二度燒燙傷以及三度燒燙傷者，需盡速就醫。
2. 二度、三度燒燙傷口不宜塗敷植物油。

7-4 接觸性皮膚炎／過敏

凡是因為接觸物質所產生的皮膚發炎過敏，都稱為接觸性皮膚炎，可再細分為過敏性與刺激性兩種。

導致過敏性的接觸性皮膚炎物質如漆料、香料、染料、防腐劑、金屬、橡膠、植物等，一般是特殊體質的人才容易發生；刺激性的接觸性皮膚炎，則與接觸到刺激物質有關，如酸、鹼、清潔劑等，發病的時間會因接觸物質的濃度以及使用時間長短而異。

接觸性皮膚炎大多以癢的方式呈現，另外像痛、起水泡、發紅、乾燥、脫皮也是常見的臨床表現。

接觸性皮膚炎該如何預防與治療呢？首先是找出致病因，避免接觸致病的過敏原，若已罹患接觸性皮膚炎，早期的治療可以降低發炎程度，並減少色素沉澱與疤痕的產生。

芳療處方箋

1 荷荷芭油＋瓊崖海棠油＋金盞菊浸泡油，以等比例調合，塗抹於患部。

2 薑黃 3 滴＋綠薄荷 10 滴＋紅花緬梔 5 滴＋紅沒藥 5 滴＋金盞菊浸泡油 30ml，一天四次，塗抹於患部。

3 羅馬洋甘菊純露 10ml ＋金縷梅純露 10ml ＋岩玫瑰純露 5ml ＋真正薰衣草純露 5ml，混合以上純露，每晚溼敷患部。

注意事項 處方 2，孕婦與嬰幼兒不宜。

7-5 異位性皮膚炎／溼疹

異位性皮膚炎又可稱作異位性溼疹，是一種反覆發生、與遺傳有關疾病，且患者多具有過敏體質（氣喘、過敏性鼻炎等）。表現症狀有搔癢、紅色丘疹、水泡、患部溼潤（溼疹），長期反覆發作的話，患部的皮膚則容易因為搔抓而變得粗糙增厚。

異位性皮膚炎是一種慢性的皮膚發炎症狀，在治療上要有耐心，最好生活習慣也能配合，像是盡量不飼養寵物，減低環境中過敏源的濃度；避免過度清潔皮膚，以防皮膚乾燥、搔癢；少玩絨毛玩具、少鋪地毯，減少棉絮、塵蟎的產生；避免環境溫差過大；少吃刺激性的食物；衣物的選擇以棉質為主。只要能夠多花些心思在生活環境的維持，其實就可以將異位性皮膚炎的發作降到最低。

芳療處方箋

1 荷荷芭油 10ml ＋瓊崖海棠油 10ml ＋金盞菊浸泡油 10ml，一天四次，塗抹於患部。

2 月見草油 40ml ＋大麻籽油 30ml ＋黑種草油 30ml，每日起床空腹與睡前各口服 1 茶匙。

3 羅馬洋甘菊純露 10ml ＋金縷梅純露 10ml ＋岩玫瑰純露 5ml ＋檸檬馬鞭草純露 5ml，發癢時可噴於患部，輕拍，或是直接溼敷。

4 薑黃 5 滴＋綠薄荷 5 滴＋紅沒藥 10 滴＋真正薰衣草 10 滴＋月見草油 10ml ＋荷荷芭油 20ml，一日四次塗抹患部。

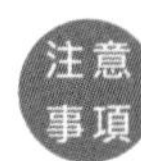

注意事項 處方 4，孕婦與嬰幼兒不宜。

7-6 富貴手

富貴手其實就是手部的「溼疹」，也算是接觸性皮膚炎的一種，多因過度刺激造成皮脂膜損害，而無法留住皮膚水分所引起，又稱為「主婦手」，需要好好休息，不宜做太多家事，享享富貴，所以才有「富貴手」之稱。通常會有乾燥、脫皮表現，嚴重者可能會刺痛、流血，甚至連掌紋都不見，並且延伸到手背。

要預防富貴手，最重要的就是避免接觸刺激性的清潔劑，盡量選擇溫和、天然的洗劑，如果已經罹患富貴手，充分休息是必要的，減少接觸刺激物、減少碰水，洗手洗澡也應以溫水為主，太熱太冷的水溫都不適合，以免愈洗手愈乾。洗完手洗完澡馬上塗抹護手霜或植物油，幫助肌膚保水，給予一層保護膜，能戴上棉質手套休息更好。切記，勿將皮膚科所開立的類固醇油膏當成保養品或護手霜來擦，以免皮膚愈擦愈薄，導致復發機率增高。

芳療處方箋

1　雪亞脂 10ml ＋甜杏仁油 10ml ＋金盞菊浸泡油 10ml，混合後作為隨身攜帶的護手霜，或是以此為基底，加入處方 2、3 之中使用。

2　檀香 8 滴＋胡蘿蔔籽 15 滴＋岩蘭草 10 滴＋廣藿香 7 滴＋處方 1，睡前塗敷於雙手，戴上棉質手套以加速吸收並增加覆蓋度。

3　薑黃 8 滴＋南木蒿 6 滴＋綠薄荷 6 滴＋紅沒藥 10 滴＋處方 1，可作為隨身攜帶的護手霜，想到就擦。

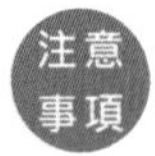

1. 處方 3，孕婦不宜。
2. 單純用植物油便可達到很好的療效，最好在每次碰完水後都能即時幫雙手補充一層保護膜，以防水分的散失導致發癢與刺痛。

7-7 脂漏性皮膚炎／頭皮屑

脂漏性皮膚炎好發於皮脂分泌旺盛的區塊，例如鼻翼、眉毛、T 字部位、頭皮等，其特徵是會紅腫、脫屑、發癢，發生於頭皮時，會有頭皮癢、頭皮油膩與頭皮屑的情況。而其生成原因不明，目前的研究指出可能與皮屑芽孢菌的增生或是遺傳有關。

脂漏性皮膚炎好發於嬰兒期、青春期以及 25 ～ 40 歲的上班族，在季節轉換和壓力大的期間，也容易誘發脂漏性皮膚炎的產生或是惡化。但這個病症很容易治療，所以不需太過擔心，從日常生活開始調整，也能降低脂漏性皮膚炎的復發與惡化，像是避免酒精、咖啡因與辛辣食物；不熬夜；保持心情愉快；多運動等。若已發作，則少用含有酒精成分的保養品，使用具有抗菌效果的洗髮精，皮膚的清潔則盡量選擇弱酸性的沐浴用品，並注意保溼。

芳療處方箋

1 白千層 3 滴＋廣藿香 5 滴＋真正薰衣草 3 滴＋苦橙葉 2 滴＋昆士蘭堅果油 30ml，早晚清潔後，塗抹於患處。

2 玫瑰天竺葵 3 滴＋白松香 1 滴＋沒藥 2 滴＋側柏醇百里香 1 滴＋甜杏仁油 30ml，可與處方 1 交替使用。

3 沉香醇百里香純露＋綠花白千層純露＋西洋蓍草純露＋薄荷純露，以 1：1：1：2 的比例混合，做成隨身攜帶的噴瓶，皮膚癢時以純露噴灑輕拍，可減輕癢痛感。

7-8 細菌感染／蜂窩性組織炎

皮膚是人體最大、分布最廣的器官，它能夠抵禦外來物質的傷害，是第一線的防衛機制。正常的皮膚表面其實有很多細菌，主要有葡萄球菌、大腸菌與鏈球菌等，然而健康的皮膚具有足以抵擋細菌入侵的能力，一點也不需要擔心，但如果皮膚有一些傷口，便是這些細菌入侵的最好機會，可能會進到微血管或是淋巴系統中循環全身。

蜂窩性組織炎即是皮膚深層受到細菌感染的一種疾病，人體的皮下脂肪組織結構如蜂窩狀，因此當受到細菌感染發炎就稱作「蜂窩性組織炎」，會有局部紅、腫、熱、痛的發炎現象。好發於抵抗力差（糖尿病患、愛滋病患、幼兒、老人等）及有開放性傷口者，且多發生在臉部與腿部。

西醫的治療會以抗生素為主，若是膿腫太嚴重則可能進行清創或是切開引流手術。

芳香療法可以作為輔助，來提高免疫力，減低發炎反應，並且促進傷口癒合。對於好發族群而言，平常要保持良好的衛生習慣，若有傷口一定要好好照顧，不要忽略了小傷口也有可能造成嚴重感染的可能性，預防才是最根本之道。

芳療處方箋

1 檸檬香桃木 10 滴＋綠花白千層 10 滴＋鼠尾草 5 滴＋羅馬洋甘菊 5 滴＋荷荷芭油 30ml，全身按摩使用，特別加强於脊椎兩側，有助於免疫力的提振。

2 白千層 5 滴＋克萊蒙橙 10 滴＋廣藿香 5 滴＋佛手柑 10 滴＋荷荷芭油 30ml，塗抹於患部周圍，一天四次。

3 真正薰衣草 10 滴＋醒目薰衣草 8 滴＋佛手柑 5 滴＋德國洋甘菊 4 滴＋羅馬洋甘菊 3 滴＋雷公根浸泡油 5ml ＋沙棘油 5ml ＋荷荷芭油 20ml，塗抹於患部，一天至少四次。

注意事項

處方 1，孕婦不宜。

7-9

黴菌感染／香港腳

皮膚的黴菌感染是非常難纏的，難以根治、反覆發作應該是許多人對此病的共同經驗。人體表淺的黴菌感染可稱為「癬」，主要可分為皮癬菌感染、念珠菌感染與皮屑芽孢菌感染。

皮癬菌是最常見的感染類型，一般多長在指甲（灰指甲、甲癬）、腳趾縫（香港腳，或稱為足癬）、臉（臉癬）、身體（體癬）、頭髮等。

念珠菌則多生長於溼熱環境，常見於男女泌尿生殖道、口腔、鼠蹊部，或是免疫系統低落者也容易被感染。

皮屑芽孢菌常見於軀幹處，偶發於四肢，因感染處的皮膚會呈現白色、淡紅色、褐色的色塊，又被稱作汗斑。

香港腳，是皮癬菌感染中最惱人的，不只是發生在腳趾縫，也可能發生在足跟或足部任何部位。足部被襪子包覆，又長時間悶在鞋子裡，若本身是比較容易流腳汗的人，更會造成足部的溼熱環境，導致黴菌滋生。

香港腳的症狀有起水泡、發癢、脫皮、角質變厚等，要避免用手去抓患部，黴菌才不會藉由手感染到身體其他部位。要預防與治療香港腳，最重要的是保持足部的乾燥與清潔，選擇棉質的襪子，與穿著透氣性較佳的鞋子。

芳療處方箋

1　史泰格尤加利 9 滴＋檸檬香茅 5 滴＋多苞葉尤加利 8 滴＋綠桔 8 滴＋金盞菊浸泡油 30ml，早晚各一次塗抹患部。

2　沉香醇百里香 7 滴＋巨冷杉 5 滴＋美洲野薄荷 8 滴＋萬壽菊 10 滴＋荷荷芭油 30ml，早晚各一次塗抹患部，與處方 1 交替使用。

3　綠薄荷 10 滴＋藏茴香 5 滴＋萬壽菊 10 滴＋樟樹 5 滴，調製成複方精油，急性期的發癢刺痛，可用純油 1 至 2 滴塗抹。

處方 2 與處方 3，孕婦不宜。

7-10

病毒感染／疣

日常生活上有許多的疾病都與病毒脫離不了關係，病毒感染多無症狀，但會產生抗體，稱為隱性感染，少數為顯性感染，也就是有症狀發生又有抗體產生的感染方式。而顯性感染又可再分為兩種類型：急性感染與潛伏性感染，急性感染少數有致命的可能，但多可自行康復；潛伏性感染顧名思義就是病毒潛伏於體內，在免疫力低下時，病毒便會伺機而行，引發症狀。

病毒感染幾乎可發生在全身各部位，例如眼睛、口鼻、呼吸道、消化道、生殖泌尿道、皮膚、神經系統等等，傳染的途徑也很多元，如飛沫傳染、直接傳染（病人與健康的人直接接觸）、間接傳染（蚊蟲叮咬病人或是病人的排泄物後，再去叮咬健康的人）、母親經胎盤垂直傳染給胎兒、經口傳染（吃到含有病毒的東西，或是用碰過病毒的手拿食物吃）等。

疣是濾過性病毒的感染，屬於人類乳突病毒的一種，皮膚增生是其主要特徵，一開始會先產生橢圓或圓形的丘疹，然後慢慢角質化，再逐漸隆起、粗糙，全身都有可能受到感染。

疣基本上是以接觸的方式傳染，有可能是人與人的直接接觸，也可能是健康的人摸到被病人接觸過的東西而被傳染，所以患者應該減少和人共用物品。若疣長在生殖器，請務必勿與他人共用毛巾。一般西醫的處理會使用水楊酸藥品，嚴重者可用電燒、手術的方式處理。

芳療處方箋

1 羅馬洋甘菊 5 滴＋岩玫瑰 10 滴＋檸檬馬鞭草 5 滴＋桉油樟（羅文莎葉）10 滴＋荷荷芭油 30ml，沿脊椎塗抹，早晚各一次。

2 大馬士革玫瑰 5 滴＋檸檬薄荷 6 滴＋茶樹 12 滴＋檸檬 7 滴＋荷荷芭油 30ml，一天四次塗抹患部。

7-11 牛皮癬

牛皮癬，俗稱乾癬，是一種自體免疫失調、容易復發的慢性疾病。罹患此病的話，皮膚會有紅斑及白色鱗屑。牛皮癬不會傳染，所以健康的人不用太擔心，患者也不需刻意避開與人的接觸。導致牛皮癬的原因很多，包括遺傳、環境引發的局部發炎、免疫異常等。

牛皮癬又分為五種：尋常性牛皮癬、膿皰性牛皮癬、紅皮症型牛皮癬、關節性牛皮癬、點滴狀牛皮癬。尋常性牛皮癬是最常見的一種，又稱斑塊狀牛皮癬，初期會有紅色斑點或斑塊；膿皰性牛皮癬較罕見，男性罹病的比例高於女性，患部會長小膿皰、發熱不適；紅皮症型牛皮癬會全身變紅及落屑；關節性牛皮癬顧名思義伴隨著關節炎，導致關節僵硬、疼痛；點滴狀牛皮癬是受到鏈球菌感染而引發。

牛皮癬的西醫治療以口服藥、光療與雷射治療為主，居家的護理要充分休息、飲食均衡、少用肥皂、少抓皮膚、接受適當的日照，另外也可選擇適當的植物油，口服可以幫助鎮定神經，安撫不適的感覺，譬如塗敷患部，可以防止乾燥，也可以促進皮膚癒合與復原，是一個很不錯的選擇。

芳療處方箋

1 羅馬洋甘菊 10 滴+檸檬馬鞭草 5 滴+橙花 5 滴+杏桃仁油 25ml +鱷梨油 5ml，早晚塗抹於患部。

2 檸檬馬鞭草 10 滴+香蜂草 5 滴+小茴香 5 滴+桉油樟（羅文莎葉）5 滴+雪亞脂 10ml +摩洛哥堅果油 20ml，塗抹全身按摩。

3 鱷梨油 8ml +小麥胚芽油 14ml +月見草油 8ml，塗抹於患部可以緩解皮膚的乾燥與龜裂。

4 松紅梅 5 滴+永久花 10 滴+大西洋雪松 10 滴+喜馬拉雅雪松 5 滴+摩洛哥堅果油 30ml，早晚塗抹於患部。

Part III

Chapter 8

孕期／嬰幼兒

孕婦與嬰幼兒是極為敏感與需要被細心呵護的族群。在孕育新生命以及探索新世界這兩個重要階段，身心靈所付出與接收到的訊息，遠超乎想像。芳香療法能溫和緩解身體的不適，也能夠提供心靈溫暖的陪伴與安全感，因此使用芳香療法照顧這兩個族群，真是再適合不過了！

8-1 妊娠紋／肥胖紋

妊娠紋和肥胖紋的生成原因十分相似，都是由於體型大幅改變所造成的疤痕組織。

女性在懷孕時，肚子迅速隆起，皮膚於短時間內被撐開，皮下組織中膠原蛋白以及纖維組織的修補、延展速度，跟不上皮膚撐開的速度，因而造成斷裂。肥胖紋則是因為變胖時，皮下組織的脂肪團將膠原蛋白與纖維組織撐斷的結果。

妊娠紋與肥胖紋較易出現在膨脹比率較高的部位，例如乳房、腹部、臀部、大腿內側等處，外觀上會先以粉紅色、暗紅色的線條與凹陷呈現，銀白色的線條與凹陷已經是組織斷裂修復過後的疤痕了。

妊娠紋與肥胖紋的復原效果不是太好，預防生成才是治療的重點。預防妊娠紋與肥胖紋的生成，最重要的是控制體重與補充膠原蛋白。體重的控制對每個人來說都是很必要的，除了避免妊娠紋或肥胖紋的產生，以一般人來說，體重急速增加容易造成心血管疾病與代謝性疾病，孕婦則可能造成妊娠糖尿與妊娠毒血症等症狀。

膠原蛋白則是皮膚與結締組織中很重要的一種蛋白質，可以提供這些組織強力的支持，並且幫助修護。其來源非常多元，可由食物中攝取，例如魚皮、豬皮、蹄筋、雞腳、海參、山藥、蓮藕等，都是非常好的食材。

芳療處方箋

按摩油

按摩可以滋潤皮膚，促進局部血液循環，並增加皮膚的彈力與張力，同時減低發癢、腫脹的情形。

1 岩玫瑰 10 滴＋乳香 5 滴＋羅馬洋甘菊 5 滴＋真正薰衣草 10 滴＋瓊崖海棠油 30ml。

2 玫瑰草 2 滴＋玫瑰天竺葵 5 滴＋波旁天竺葵 3 滴＋大馬士革玫瑰 3 滴＋橙花 2 滴＋昆士蘭堅果油 30ml。

3 葡萄柚 5 滴＋紅桔（或綠桔）7 滴＋苦橙 5 滴＋萊姆 8 滴＋檸檬 5 滴＋鱷梨油 10ml ＋甜杏仁油 20ml。

芳療處方箋

純露

除了具滋潤度油脂的補充之外，水分的補充也很重要，可在容易產生妊娠紋的區域輕拍純露。

1 檀香純露 20ml ＋高地松紅梅純露 10ml ＋玫瑰天竺葵純露 20ml。

2 乳香純露 20ml ＋岩蘭草純露 10ml ＋矢車菊純露 20ml。

注意事項

孕期妊娠紋即將形成前會有些搔癢症狀，建議此時使用矢車菊純露輕拍緩解，因為抓癢的動作會破壞皮膚膠原纖維的結構，更容易加速疤痕組織的形成。

8-2 孕吐

懷孕初期約 5 到 6 周開始至 12 周左右，大多數的孕婦會有孕吐反應，而孕吐的真正原因其實並不是很明確，但大多從生理上來解釋，可分為三個方向：荷爾蒙、氣味與腸胃機能。

荷爾蒙：懷孕初期人絨毛膜促性腺激素及雌激素迅速升高，孕婦多來不及調適，而造成母體不適。

氣味：孕婦的嗅覺比較敏感，對於氣味的喜好與懷孕前不同，也容易受到環境中的氣味影響與刺激而感到反胃，例如有些人在懷孕時期對於魚腥味特別敏感。

腸胃機能：有些孕婦在懷孕過程中，受到黃體素的影響，使得腸胃蠕動變慢，也較為脆弱，敏感的狀況因人而異，若突然大量進食就容易有反胃不適的症狀。

要避免孕吐，可以從飲食與生活作息兩部分來著手。飲食上盡量清淡，油膩的口感與氣味也容易讓孕婦反胃，並且少量多餐，用餐時減少攝取湯湯水水，同時可多攝取蛋白質與維生素 B6。生活作息上，避免過度疲勞，避開令孕婦感到噁心的氣味源，保持空氣的流通，用餐後不馬上躺下。

通常孕吐的症狀會在懷孕約 14 周時緩解，少部分的人會延續一個月，但也有極少部分的人整個孕期都受到孕吐所苦，或完全沒有孕吐的問題。

在芳香療法的輔助上，由於懷孕時期對氣味的喜好會有些變化，建議以個案本身的喜好作為依據。通常緩解孕吐的精油有薑、胡椒薄荷及柑橘類（柑橘、葡萄油、檸檬與佛手柑）等選擇，使用時建議以複方為主，讓嗅覺在感受上較為豐富，持續對氣味產生新鮮感，可以擴香、塗抹胸腔呼吸道，或是使用精油項鍊，讓人感覺芳香分子總在附近支持著。

芳療處方箋

複方精油

以薰香的方式，緩解孕吐的不適。

1 葡萄柚 5 滴＋萊姆 5 滴＋甜橙 5 滴＋檸檬馬鞭草 5 滴＋歐洲冷杉 10 滴，一般來說柑橘類的味道比較容易被接受。

2 茶樹 5 滴＋胡椒薄荷 10 滴＋馬鬱蘭 5 滴＋羅馬洋甘菊 5 滴＋甜羅勒 5 滴。

3 薑 10 滴＋紅桔 10 滴＋薑黃 5 滴＋古巴香脂 5 滴。

芳療處方箋

按摩油 可將上述處方搭配植物油 30ml 稀釋塗抹。

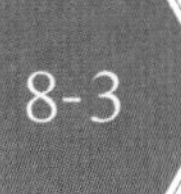

下肢水腫

懷孕期大約在 28 周以後，醫生就會開始檢查孕婦是否有水腫的問題，然而造成孕婦水腫的原因很多，大致可分為生理性水腫與病理性水腫兩大類。生理性水腫最主要是因為妊娠後期的子宮膨大到一定的程度，容易壓迫到腹部右下方的下腔靜脈，造成靜脈血液回流受阻。隨著妊娠周數增加，水腫的現象可能會日益嚴重。水腫好發在孕婦的下肢、腳背與腳踝，通常下午之後感覺較明顯。至於病理性水腫，主要是胎盤分泌的激素會造成體內鈉與水分的滯留，若孕婦合併尿蛋白過高、高血壓或腎臟相關疾病等，處理上需要更加小心，並確認是否是因疾病引起的水腫現象。

想要改善孕期的水腫問題，應避免體重急遽增加，盡量以清淡飲食為主，少鹽、低脂、高蛋白，避免醃漬類的食物，並且維持適度的運動。充分休息，穿著寬鬆舒適的服飾，加強保暖與按摩以促進循環。睡前抬高雙腳 10 ～ 15 分鐘幫助血液回流，左側睡也可避免靜脈回流的壓力。

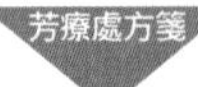

按摩油 每天 2 ～ 3 次的按摩，之後可搭配足浴，增進血液循環。

1 絲柏 5 滴＋杜松 5 滴＋檸檬 10 滴＋甜杏仁油 30ml。

2 史泰格尤加利 10 滴＋檸檬香茅 5 滴＋沼澤茶樹 5 滴＋綠桔 10 滴＋向日葵油 30ml。

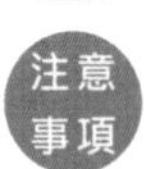

因腳底有較多的器官反射區，按摩以輕柔的淋巴手法即可。

腰痠背痛

孕期婦女隨著時間肚子漸漸隆起，需刻意把身體重心漸往後移以保持平衡，這種長期後仰的姿勢很容易加重腰背的負擔，漲大的子宮，亦會壓迫到孕婦的腰薦椎、髖部的各種肌肉組織與坐骨神經，因此產生讓人坐立難安的痠痛感。

另外，懷孕時荷爾蒙會產生極大波動，其中黃體素更使孕婦的骨盆、關節、韌帶等身體組織漸漸變得鬆弛以方便生產，這些都是造成腰痛的原因，而且愈接近產期，痠痛感愈趨明顯，於是帶給孕期婦女很大的疲累及不適。芳香療法運用在孕期及產後的保養是非常迅速且確實的，有許多精油可以在此時給予孕期婦女很大的支持與幫助。宜人的香氛能舒緩焦慮緊張的情緒，運用精油按摩身體，也能適時解除痠痛及水腫等問題。

芳療處方箋

複方精油

每日擴香，或於任何需要的時候取 1 ～ 2 滴塗抹在胸前、耳後或是手腕上。

1 情緒減壓配方：花梨木 2 滴＋橙花 3 滴＋廣藿香 1 滴＋檀香 2 滴＋檸檬馬鞭草 3 滴。

芳療處方箋

按摩油

1 皮膚減壓配方：雪亞脂 3g ＋荷荷芭油 3ml ＋罌粟籽油 2ml ＋椰子油 2ml，隔水加熱調成複方植物油膏，可直接塗抹在胸、腹、臉的皮膚上。或者再加入橙花 3 滴＋德國洋甘菊 3 滴＋沒藥 2 滴＋岩蘭草 2 滴等複方精油，調成按摩油膏，同樣塗抹在上述區域，可預防妊娠紋。以此處方來保養臉部，更能滋養皮膚，解決保溼、美白、抗敏、止癢等孕期常見的皮膚問題。

2 身體減壓配方：桉油樟（羅文莎葉）3 滴＋檸檬 5 滴＋檸檬香茅 3 ＋苦橙葉 2 滴＋檀香 2 滴＋甜杏仁油或荷荷芭油 10ml，調成複方按摩油，用來按摩全身，可加強腰背與小腿，能有效緩解痠痛、排除水腫。

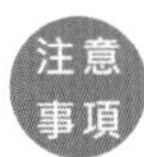

孕婦生產前後都會有腰痠背痛的問題，可於使用精油按摩後再配合熱敷包熱敷，加上適當的伸展運動，加強循環，很快就可以消除身體的痠痛與不適。

8-5 分娩前的準備

準媽媽好不容易熬過十個月，終於要生產了，從第一次的陣痛開始，就揭開了分娩過程的序幕。

分娩的第一個階段由子宮收縮開始，收縮過程中子宮頸開始擴張。整個過程從開始到結束，子宮收縮的時間會不斷變得密集，力道也會愈來愈強，子宮頸從一開始擴張約 1 公分、5 公分，到後期的 10 公分，隨著羊水排出，疼痛感變得更劇烈，對於準媽媽的考驗也愈强。整個分娩個程，產婦會經歷幾種不同的情緒狀態，從一開始的緊張興奮，到專注嚴肅，一直到最後的筋疲力竭，芳香療法都能在身體與心靈方面提供很好的幫助。

分娩前，建議準媽媽好好地洗個溫水澡，可以把一些柑橘類精油，例如甜橙、佛手柑等，滴在洗髮乳中仔細按摩頭皮，再用一些放鬆的精油，例如薰衣草、花梨木等，調成按摩油按摩全身後泡澡，可以舒緩忐忑不安的情緒。

再來可以準備一些能促進子宮收縮的熱性精油，例如茉莉、丁香等，塗抹腹部及後腰，能夠給予產婦足夠的力氣，來面對接下來的挑戰。

剛生產完，建議使用一些安靜平穩的精油，例如檀香、玫瑰天竺葵等，利用擴香來幫助媽媽好好休息。上述這些精油可依使用者的喜好來搭配，從產前開始使用一直持續到產後，相信能給予媽媽們很大的支持和力量。

芳療處方箋

1 宛如新生配方：葡萄柚 5 滴＋萊姆 3 滴＋甜橙 3 滴＋檸檬馬鞭草 5 滴＋歐洲冷杉 3 滴，調成約 1ml 的複方精油，懷孕期間於睡前擴香，亦可滴入洗髮精中按摩頭皮，或在泡澡時熏香用。每日使用可以更新身體能量，汰舊換新，讓準媽媽充滿活力。

2 促進子宮收縮配方：龍艾 10 滴＋零陵香豆 5 滴＋快樂鼠尾草 5 滴＋丁香花苞 5 滴＋摩洛哥茉莉 10 滴＋甜杏仁油 30ml，於預產期前三週開始使用，為生產作準備，陣痛時持續按摩腹部與後腰，幫助子宮收縮，給予產婦信心與力量。

芳香療法是以協助的角度幫助孕婦度過分娩的各個階段，以減輕身體與情緒上的壓力，但無法取代正統醫療對於產婦分娩的專業評斷，請特別注意。

8-6 產後保養

產後最需要注意的，無非是排除惡露與傷口護理。惡露是生產結束後慢慢剝落的子宮內膜，混合著需要排出體外的一些紅、白血球及老舊細胞。

在正常狀況下，惡露一開始是深紅色、較濃稠的液體，萬一排出的惡露是鮮血或夾帶大量的血塊，請一定要去醫院檢查，確認有沒有不正常的出血。惡露的量會愈來愈少，顏色也會愈來愈淡，最後大約在產後兩個月內漸漸消退。在醫院時，有些醫生可能會開子宮收縮劑幫助子宮收縮，回家之後，如果媽媽選擇哺餵母乳，也會促進子宮收縮，這時可能會感覺到下腹一陣一陣疼痛，這是正常的現象，也能幫助媽媽的子宮及早復原。

剖腹產的孕婦，不會有惡露的問題，但是

傷口護理則需更加注意，因為傷口從子宮到皮膚表層分很多層，除了皮膚表面的疤痕要修護外，也要多加休養以利內部的傷口癒合。

以芳香療法的角度來看，產後保養是媽媽一個很好的整體療癒時機，除了華人傳統的坐月子之外，建議產前產後全程使用純露來幫助子宮收縮及會陰保養，利用精油與按摩油來護理傷口，幫助傷口癒合並全面滋補身體。而且芳療的芳香特質還能提早啓發嬰兒的五感覺知，無形中也拉近了嬰兒與媽媽的親密關係。

芳療處方箋

排除惡露

此階段以能幫助身體排除瘀血，以及滋養子宮的精油配方為主，主要效果是促進身體代謝。

1 按摩油配方：永久花 9 滴＋肉桂葉 6 滴＋黃玉蘭 15 滴＋岩玫瑰 6 滴＋聖約翰草浸泡油 15ml ＋荷荷芭油 15ml，塗抹腹部、後腰、雙腿，可激勵代謝，幫助排除惡露，並且滋養子宮。

2 純露配方：鼠尾草純露＋永久花純露＋山金車純露＋檸檬香茅純露＋玫瑰純露，以等比例調成複方純露，每日加在溫水（或月子水）裡飲用，可化解瘀血，使體液流動順暢。

芳療處方箋

會陰保養

可使用純露噴灑會陰，主要效果是抗感染，亦能塗抹複方按摩油來幫助傷口癒合。

1 按摩油配方：岩玫瑰 2 滴＋桉油樟（羅文莎葉）3 滴＋沒藥 3 滴＋醒目薰衣草 5 滴＋檀香 3 滴＋聖約翰草浸泡油 15ml ＋甜杏仁油 15ml，可直接塗抹會陰，能消炎、抗感染，並幫助傷口癒合。

2 純露配方：大馬士革玫瑰純露＋香桃木純露＋永久花純露＋高地薰衣草純露＋金縷梅純露，以等比例調成複方純露，產後最初三天可以將 10ml 的複方純露倒入溫水中坐浴，每日如廁後噴灑清潔會陰，可以舒緩產後傷口不適，並且能夠抗各式感染。

芳療處方箋

傷口護理

選擇剖腹產的媽媽們要特別注意休息，因有外顯的傷口，所以處方會另外加入能修護疤痕的精油。

1 永久花 3 滴＋岩玫瑰 3 滴＋銀合歡 3 滴＋萬壽菊 1 滴＋穗花薰衣草 5 滴＋油菜籽油 3ml ＋甜杏仁油 3ml ＋雪亞脂 4g。先將三種植物油隔水加熱，等到雪亞脂完全融合後，迅速加入精油攪拌均勻，待涼即可。請直接塗抹在傷口及周圍的組織上，能消炎、抗菌、幫助傷口癒合，以及修護疤痕。

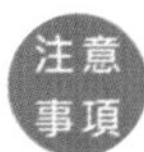

使用複方按摩油與油膏來保養傷口與會陰時，若感覺傷口太過刺激，請與植物油（如：聖約翰草浸泡油等）適當稀釋後再使用。

8-7 尿布疹

嬰幼兒衛生護理，免不了使用尿布來處理嬰兒的排泄物，但潮溼悶熱的環境卻很適合細菌繁衍，導致嬰兒皮膚會出現紅腫發炎的現象，甚至產生痛癢感覺而不舒服，這就是嬰幼兒時期最常發生的尿布疹。

皮膚在潮溼的時候，穿透力較好，加上與尿布的摩擦，可能有破皮的情形，細菌、排泄物更容易對嬰幼兒的皮膚產生刺激。尿液所滋生的真菌及細菌，像是鏈球菌、白色念珠菌、葡萄球菌，平時與人體共生共存，但是當免疫系統薄弱，或像嬰幼兒尚未發育完全時，就容易引發感染。建議可使用純露來溼敷與清潔，再搭配精油做成乳霜或按摩油來塗抹患處，同時能勤換尿布，保持患處清爽乾燥，便是防治的不二法門。

芳療處方箋

1

沉香醇百里香純露＋綠花白千層純露＋橙花純露＋高地薰衣草純露，以等比例混合，當作嬰兒的清潔液，每次更換尿布時溼拍嬰兒的患處，可以預防及治療念珠菌的感染，減輕不適。

2

沉香醇百里香 3 滴＋綠花白千層 2 滴＋玫瑰草 5 滴＋羅馬洋甘菊 3 滴＋雪亞脂 30g ＋油菜籽油 20g ＋甜杏仁油 1 茶匙，隔水加熱製成約 1% 的複方油膏，每次更換尿布時可塗抹在患處。

注意事項

嬰兒的皮膚細緻敏感，身體各器官代謝還沒有發展完備，因此使用精油按摩需要特別注意劑量，通常是 1% 以下。

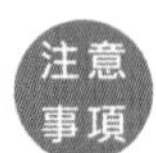

8-8 小兒發燒

引發嬰幼兒發燒的原因很多，大部分是感染所引起，例如流感病毒、皰疹病毒（水痘）、腸病毒等，而嬰幼兒的溫度調節中樞尚未發育成熟，也容易造成體溫過高的情況，另外像是脫水、中暑、注射疫苗、受到驚嚇等，都有可能引發免疫系統過度反應而發燒。

發燒是人體的一種免疫機制，藉著全身性的發熱，可以加強免疫細胞的功能，強化殺死病毒和細菌的能力，是身體自我保護的正常現象。對於嬰幼兒的輕微發燒，家長們無須太過擔心，只要體溫在攝氏 38 度以內，就不用立即施以藥物退燒，可使用一些較簡單與自然的方式來協助寶寶退燒，例如溼敷純露、溫水擦拭；但是當體溫超過攝氏 39 度時，高溫會開始對嬰幼兒身體造成過度負擔，此時則需要使用溫和但更有效的精油來協助寶寶退燒，例如佛手柑、橙花、羅馬洋甘菊等。

芳療處方箋

發燒初期，手腳冰冷時

1 岩玫瑰 3 滴＋羅馬洋甘菊 5 滴＋花梨木 2 滴＋穗甘松 1 滴＋安息香 1 滴＋甜杏仁油 50ml，調成約 1% 的複方按摩油，按摩肚子、脊椎兩側、雙腳，兼具安撫與溫暖的功效。

芳療師小叮嚀

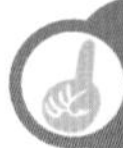

按摩之後可搭配溫暖的泡澡，適度補充水分後讓寶寶安靜休息。

芳療處方箋

全身發熱，感到不適而哭鬧

1 全程使用羅馬洋甘菊、橙花、高地薰衣草等純露，來輕拍或是溼敷小兒臉頰、額頭、後頸等部位，能夠適度散熱，降低高溫帶來的不適。

2 岩玫瑰 3 滴＋桉油樟（羅文莎葉）3 滴＋橙花 3 滴＋高地薰衣草 2 滴＋佛手柑 2 滴＋高地杜松 1 滴＋甜杏仁油 50ml，調成約 1.5% 的複方按摩油，按摩全身，如果寶寶願意也可以泡熱水澡促進精油吸收與代謝，但此時寶寶極度不適所以不需勉强。

芳療師小叮嚀

亦可以上述處方調成複方精油，將 3 ～ 5 滴的複方精油滴入溫熱的水中或是純露中，以溼毛巾沾溼後輕綁在嬰兒的小腿上，溼毛巾會逐漸帶走嬰兒的高溫，達到退燒的效果，此方式也可以使用在胸部或額頭的敷巾上。

芳療處方箋

全身發熱，不斷出汗

1 岩玫瑰 3 滴＋桉油樟（羅文莎葉）3 滴＋羅馬洋甘菊 3 滴＋高地薰衣草 2 滴＋甜橙 1 滴＋檀香 2 滴＋甜杏仁油 50ml，調成約 1.5% 的複方按摩油按摩全身，可搭配泡澡以促進精油代謝，並讓寶寶好好休息。

芳療師小叮嚀

請隨時幫寶寶替換因出汗而濡溼的衣服，保持乾燥，並且補充流失的水分。

注意事項

1. 如果小兒發燒合併有抽筋、呼吸急促（困難）、劇烈的上吐下瀉、皮膚產生紫斑等現象，請仔細觀察小兒反應，並尋求小兒科醫師的治療。
2. 高燒超過攝氏 40 度以上，有可能是嚴重的疾病，例如中樞神經感染（腦炎）、藥物中毒或是敗血症，請立即送醫鑑別原因及治療。

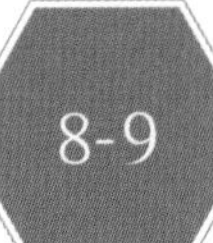

小兒感冒

感冒是臨床常見的一種急性上呼吸道感染，嬰幼兒感冒時的症狀有輕重差別，剛開始可能是打噴嚏、流鼻水，拒絕吞嚥奶水則可能是喉嚨痛，再來的症狀是咳嗽、鼻塞、鼻涕倒流和咽喉膿腫，有時可能會併發嘔吐及腹瀉，甚至引起發燒。

當病毒或細菌感染到嬰幼兒耳朵時，就有可能引發中耳炎，臨床上是小兒感冒常見的併發症。如果輕按嬰兒耳朵的軟骨，嬰兒會拉扯或是閃躲，甚至有疼痛感，就有可能是中耳受到感染了，嚴重時可能會產生中耳積膿，如果放著不管則可能感染到腦部或是損傷聽力，是嬰幼兒感染不可忽視的疾病之一。

使用芳香療法能有效緩解症狀，達到令人滿意的治療效果，一般約 7 天左右可以治癒。

芳療處方箋

咳嗽／膿腫性咽喉炎

1

沉香醇百里香純露＋綠花白千層純露＋高地杜松純露＋大馬士革玫瑰純露＋桉油樟（羅文莎葉）純露，以等比例調成50ml的複方純露，每次取5ml加入牛奶或是溫開水中飲用，可以抗病毒、消炎、化痰。

2

綠花白千層 5 滴＋沉香醇百里香 3 滴＋大西洋雪松 3 滴＋羅馬洋甘菊 3 滴＋真正薰衣草 5 滴，調成複方精油，可用於房間擴香，或是滴入水氧機中保持空氣清潔與溼潤。亦可加入 100ml 的甜杏仁油中，調成 1% 的複方按摩油，塗抹在胸部、背部、肚子及脖子，止咳效果頗佳。

3

桉油樟（羅文莎葉）3 滴＋月桂 3 滴＋紅桔 2 滴＋花梨木 2 滴＋ 50ml 昆士蘭堅果油，調成 1% 的按摩油，塗抹在胸口、上背、脖子等部位，可以止咳、消除腫脹、排除黏液等，搭配局部熱敷，舒緩效果更好。

芳療處方箋

鼻塞／流鼻水

1

澳洲尤加利 5 滴＋穗花薰衣草 5 滴＋白松香 2 滴＋甜橙 5 滴＋真正薰衣草 5 滴，調成複方精油，可於嬰兒洗澡時滴入 2 滴精油，藉由洗澡水的熱蒸氣來做簡易的吸入法，或是用於房間擴香上，可緩解阻塞問題。

2

穗花薰衣草 2 滴＋匍匐牛膝草 2 滴＋摩洛哥藍艾菊 2 滴＋膠冷杉 2 滴＋安息香 5 滴，調成複方精油。然後將雪亞脂 30g ＋油菜籽油 10g ＋雷公根浸泡油 1 茶匙＋沙棘油 1 茶匙，隔水加熱，等到雪亞脂完全融合後，迅速加入複方精油攪拌均勻，待涼即成複方油膏。取適量塗抹在鼻腔下方及鼻翼兩側，可使鼻腔通暢。

芳療處方箋

中耳炎

1

將 1 滴穗花薰衣草精油，滴在棉花棒或是藥用棉球上，小心塗抹耳道或是將棉球置放在耳道裡，每日早晚塗抹或更換棉球一次。

芳療師小叮嚀 

不可將精油直接滴入耳道，以免刺激中耳黏膜導致病情惡化，如症狀持續未好轉，請就醫治療。

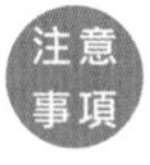

嬰幼兒受到病毒感染時，症狀簡單但病因可能很複雜。因此如果嬰幼兒生病期間持續高燒不退，或是有抽搐現象時，請及早就醫，以免擔誤病情。

Part III

Chapter 9

美容

時至今日，「女為悅己者容」這句話可能需要做些修正了！愛美的風氣，不再只局限於女性，也開始在男性朋友間流行。外表是最直接的第一印象，如何讓自己的樣貌維持在最佳狀態，甚至是保持「無齡」，可真需要好好下一番功夫。此章節所談論的內容，皆不局限於女性，期待將美的觀念以無性別區隔的方式傳達。

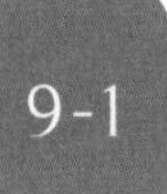

9-1 青春痘／粉刺

「痤瘡」是青春痘的學名，由痤瘡桿菌所引起，好發於青春期，因而有青春痘之稱，但並非是青少年的專利，也可能發生在成人身上。

造成青春痘的原因很多，於青春期產生的原因主要是雄激素的分泌增加，其它常見的如皮脂腺分泌過盛、作息不正常、內分泌失調、毛孔阻塞、飲食習慣不良、家族遺傳、細菌感染等，好發的部位並不局限在臉部，例如頸部、背部、胸口、手臂都有可能會長青春痘。

青春痘的類型可以細分為白頭粉刺、黑頭粉刺、丘疹、膿皰與囊腫。白頭粉刺與黑頭粉刺屬於未發炎型的青春痘，白頭粉刺的顏色接近皮膚，好發於額頭與下巴。黑頭粉刺外觀呈現小黑點，好發在T字部位。丘疹是介於發炎與未發炎間的青春痘，外觀呈現紅色且紮實的小突起，沒有膿液。膿皰與囊腫則是發炎型的青春痘，外觀除了紅腫外，有膿液，觸摸有疼痛感，兩者的差別在於囊腫型的青春痘內含比膿皰型青春痘還要多的細菌，若無好好照顧則可能留下疤痕。

青春痘的照顧，最重要的是保持皮膚清潔，避免用手去觸摸、擠壓，少吃油炸食物，避免熬夜，養成良好的運動習慣，藉由流汗來排除累積於毛孔內的汙垢，都是預防青春痘的好方法。

芳療處方箋

白頭與黑頭粉刺

1 三裂葉鼠尾草 1 滴＋快樂鼠尾草 1 滴＋小葉鼠尾草 1 滴＋狹長葉鼠尾草 1 滴＋荷荷芭油 10ml，早晚洗臉後塗抹於粉刺處，輕輕按摩，可加速汙垢代謝。

2 白千層 2 滴＋克萊蒙橙 1 滴＋廣藿香 1 滴＋落葉松 1 滴＋金盞菊浸泡油 10ml，與處方 1 交替使用。

芳療處方箋

丘疹、膿皰與囊腫

1 沒藥 2 滴＋苦橙葉 1 滴＋白松香 1 滴＋玫瑰天竺葵 2 滴＋荷荷芭油 10ml，早晚洗臉後塗抹於患部，若情況嚴重，可以多次加强於局部。

2 桉油樟（羅文莎葉）純露 15ml ＋德國洋甘菊純露 5ml ＋茶樹純露 10ml，混合以上純露作為化妝水使用，也可溼敷全臉或是局部。

9-2 收斂／縮毛孔

「水煮蛋肌」是許多人夢寐以求的肌膚狀態，但要做到幾近零毛孔真是難上加難，不只要天生麗質，還要後天的維護。而毛孔粗大的原因，不外乎過多的油脂堆積在毛囊、老廢角質堆積、缺水、皮膚老化、生活習慣不良等。

深層的清潔可以清除堆積在毛囊的油脂，也可以幫助老廢角質去除，使毛孔縮小；而充滿水分的肌膚，角質層顯得飽滿透亮，毛孔自然也不明顯。此外，隨著年齡的增長，皮膚的血液循環變差，失去營養，開始變得鬆弛無彈性，多按摩也可以改善臉部的循環。抽菸、喝酒、熬夜更是皮膚的最大敵人，若能避免這類行為，也比較能夠擁有健康的膚況。

芳療處方箋

按摩油

臉部清潔後按摩全臉，可以配合穴點加強。

1 橙花 1 滴＋桔葉 1 滴＋苦橙葉 2 滴＋佛手柑葉 1 滴＋荷荷芭油 10ml。

2 馬鞭草酮迷迭香 1 滴＋高地迷迭香 1 滴＋龍腦迷迭香 1 滴＋桉油醇迷迭香 1 滴＋荷荷芭油 10ml。

3 檀香 1 滴＋胡蘿蔔籽 2 滴＋岩蘭草 1 滴＋廣藿香 1 滴＋荷荷芭油 10ml。

芳療處方箋

純露

平日可當化妝水使用，也可溼敷加強。

1 沉香醇百里香純露＋綠花白千層純露＋高地杜松純露＋西洋蓍草純露＋白玫瑰純露，以 1：1：2：1：1 的比例調合使用。

2 羅馬洋甘菊純露＋金縷梅純露＋岩玫瑰純露＋檸檬馬鞭草純露，以 1：1：2：2 的比例調合使用。

3 鼠尾草純露＋永久花純露＋山金車純露＋薰衣草棉純露＋檸檬香茅純露，以 2：1：1：1：2 的比例調合使用。

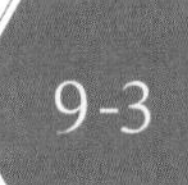

9-3 淡化疤痕

大部分的人都害怕皮膚留下不可抹滅的疤痕，影響外觀，但疤痕是怎麼產生的呢？當皮膚受到外力傷害，為了要讓傷口癒合，身體會啓動一系列的變化來修護，而疤痕就是結締纖維組織。

疤痕會以幾種方式呈現：表淺型疤痕、萎縮型疤痕、肥厚型疤痕、蟹足腫。表淺型的疤痕，一般來說只要皮膚狀況夠健康，生長的速度快於疤痕形成的速度，就不會留下明顯疤痕，即使一開始有些微色素沉澱，也會隨時間拉長而變淡。萎縮型疤痕，會在皮膚表面形成凹洞，主要是因為傷害到皮膚的軟組織，以及製造膠原蛋白的細胞，難自行恢復到原本平整的狀態，最常見的就是痘疤與水痘。肥厚型疤痕，跟受傷的範圍差不多大，是隆起、顏色較深的疤痕，會有癢痛感，與蟹足腫不同的是肥厚型疤痕可能會隨時間自然變小、變平坦，但蟹足腫需靠醫療行為才能恢復。蟹足腫多與體質有關，是由於修護傷口的纖維母細胞過度增生所造成。

雖說只要受傷必會形成疤痕，但若能在受傷的初期做好照顧與治療，是可以減低疤痕色素沉澱或是結締組織纖維增生的問題。

芳療處方箋

受傷前期

1 真正薰衣草 1 滴＋醒目薰衣草 1 滴＋岩玫瑰 1 滴＋永久花 1 滴，受傷當下可以此處方純油滴灑在傷口上，有助消炎、止痛與修護。

2 玫瑰籽油＋雷公根浸泡油＋沙棘油，以等比例調合成複方植物油，待傷口乾化後開始頻繁塗抹，一天至少四次。

芳療處方箋

受傷中、後期

1 荷荷芭油＋瓊崖海棠油＋金盞菊浸泡油，以 1：2：1 的比例調合複方植物油，邊塗抹可邊按摩，預防深部組織糾結。

2 藍膠尤加利 10 滴＋澳洲尤加利 10 滴＋綠花白千層 5 滴＋白千層 5 滴＋玫瑰籽油 30ml，加強塗抹疤痕處，促進細胞新生與傷口色素代謝。

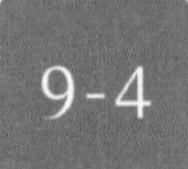

9-4 美白／淡斑

想要美白與淡斑，最基本也是最重要的就是要做好防曬。變黑與長斑都與黑色素麥拉寧有關，而紫外線的照射則會促進黑色素的生成，長期曝曬於紫外線下，將導致黑色素分布不均勻，導致斑點生成或皮膚暗沉。

另外，傷口、疾病、服藥、飲食、抽菸、作息不正常、使用到劣質的化妝品、清潔不確實等，也有可能造成皮膚色素沉澱與斑點，若能了解原因，才能徹底改善。
想要改善膚色與斑點的問題，除了曬前先為肌膚做好防護之外，曬後對於肌膚的鎮定與修護也同樣重要。可以選擇促進角質代謝、幫助肌膚新生的芳療配方，勤加按摩，不但可以改善循環，增加皮膚的紅潤度與光澤感，也可以達到加速代謝的效果。

芳療處方箋

1 芹菜 2 滴＋胡蘿蔔籽 1 滴＋鳶尾草 1 滴＋阿拉伯茉莉 1 滴＋荷荷芭油 10ml，按摩全臉或是針對斑點塗抹。

2 格陵蘭喇叭茶 1 滴＋紫羅蘭 1 滴＋花梨木 2 滴＋荷荷芭油 10ml，做全臉的淋巴按摩。

3 芹菜籽 1 滴＋蒔蘿籽 1 滴＋胡蘿蔔籽 1 滴＋芫荽籽 1 滴＋荷荷芭油 10ml，晚上洗完臉後做全臉按摩。因有光敏性，建議白天避免使用。

4 保加利亞玫瑰 1 滴＋波斯玫瑰 1 滴＋土耳其玫瑰 1 滴＋白玫瑰 1 滴＋荷荷芭油 10ml，全臉按摩。

9-5 保溼

保溼不只是皮膚乾燥的人或是冬天保養才需要特別加強，其實任何一種膚質、任何季節都需要做好保溼的工作。正常人的角質層含有 30% 的水分，水分飽滿的角質層會呈現光滑水嫩的質感，相反地，如果缺水則會有乾燥、暗沉、皺紋、出油等情況，甚至降低皮膚的防禦能力。
想要做好保溼，不單要補充水分，更要防止水分散失，以及防曬。補充水分的方法，例如敷臉、攝取適當水分。防止水分散失的方法，例如減少長時間待在空調環境的頻率，若是無法避免則記得塗抹保溼型保養品，及定時噴灑純露或保溼水。另外，避免長時間照射陽光、少用含有酒精的保養品、避免過度清潔、上化妝水後記得塗上乳液或植物油，都可以幫助肌膚減少水分的流失。

芳療處方箋

純露　平日可當化妝水使用，也可溼敷加強。

1 大馬士革玫瑰純露 10ml ＋橙花純露 10ml ＋大西洋雪松純露 5ml ＋岩玫瑰純露 5ml。

2 月桂純露 5ml ＋乳香純露 5ml ＋聖約翰草純露 10ml ＋岩蘭草純露 10ml。

3 羅馬洋甘菊純露 5ml ＋金縷梅純露 10ml ＋岩玫瑰純露 5ml ＋檸檬馬鞭草純露 10ml，此處方特別適合油性肌膚的保溼。

芳療處方箋

按摩油

乾性肌膚者可於早晚洗臉後使用，油性肌膚者則晚上洗臉後使用。

1 檀香 2 滴＋粉紅蓮花 1 滴＋墨西哥沉香 1 滴＋芳樟 1 滴＋荷荷芭油 10ml。

2 香草 1 滴＋摩洛哥玫瑰 2 滴＋摩洛哥茉莉 1 滴＋阿拉伯茉莉 1 滴＋昆士蘭堅果油 10ml。

3 玫瑰草 1 滴＋波旁天竺葵 1 滴＋玫瑰天竺葵 1 滴＋大馬士革玫瑰 2 滴＋甜杏仁油 10ml。

芳療處方箋

局部補強植物油

乾燥肌膚者可於冬天加強使用。

1 雪亞脂 10ml ＋甜杏仁油 20ml。

2 鱷梨油 10ml ＋小麥胚芽油 20ml。

9-6 控油

每到夏天，油性肌膚者就開始煩惱，又要油光滿面地度過炎炎夏日。其實出油不單只是受到溫度影響，像是天生膚質、內分泌、生活作息、飲食習慣，也與皮脂的分泌息息相關。

想要有效地控油，就要從多方面著手。臉部的清潔是非常基本且重要的，過盛的皮脂會阻塞毛孔，讓毛孔變得粗大，但過度清潔也會把具有保護效果的皮脂洗掉，反而會讓身體分泌更多，所以臉部的清潔應以一日兩次為限，過與不及都不好。

另外，內分泌、生活作息、飲食習慣更是互相影響。壓力過大是現代人普遍面臨的問題，精神常處於緊繃的狀態，加上通宵達旦的熬夜，又因外食而難以攝取均衡飲食，這些都會影響到皮脂分泌。

造成油脂分泌旺盛還有一個原因，就是皮膚缺水，導致油水失衡，所以能讓皮膚的油水平衡，也可以改善「油光煥發」的情況，若只是一味地控制油脂分泌，效果是非常有限的。

芳療處方箋

皮膚淨化

臉部清潔後，將處方塗在臉上做淋巴按摩，按摩後可停留 5 ～ 10 鐘再沖洗。也可用於頭皮與全身，作為淨化用油。

1 芝麻油＋橄欖油＋椰子油，以等比例調合使用，也可作為卸妝油。

芳療處方箋

抗痘控油

用來按摩全臉，或局部塗抹於痘痘上。

1 沒藥 1 滴＋苦橙葉 2 滴＋玫瑰天竺葵 1 滴＋昆士蘭堅果油 10ml。

2 白千層 1 滴＋廣藿香 2 滴＋落葉松 1 滴＋克萊蒙橙 1 滴＋杏桃仁油 10ml。

3 歐白芷根 1 滴＋白松香 2 滴＋蒔蘿 1 滴＋乳香 1 滴＋荷荷芭油 10ml。

芳療處方箋

清爽保溼

可作為化妝水，或溼敷全臉。

1 羅馬洋甘菊純露＋金縷梅純露＋岩玫瑰純露＋檸檬馬鞭草純露，以 1：2：1：2 的比例調合使用。

2 馬鞭草酮迷迭香純露＋杜松純露＋格陵蘭喇叭茶純露＋胡椒薄荷純露，以 2：2：1：1 的比例調合使用。

9-7 除皺

愛美的朋友最擔心的，莫過於歲月在臉上留下一道道痕跡。皺紋的形成通常被認定是皮膚老化的證據，而造成皮膚老化的原因可從表皮層與真皮層來看。

表皮層的水分和皮脂分泌，隨年齡增長而減少，造成皮膚乾燥，失去光澤；而真皮層的含水量也因年齡愈長而降低，加上膠原蛋白的性質逐漸改變並減少，彈力纖維失去張力和彈性。以上兩大主要因素，使得肌膚開始出現鬆弛現象，表皮細胞更新速度變慢，而逐漸形成皺紋。

然而隨著年齡的增長，皮膚會變薄，也是皺紋形成的重要因素。另外，臉部肌肉的表情動作也會造成皺紋，一些小細紋容易從眼睛與口角周圍、額頭、雙頰等處開始形成。最後，紫外線與自由基也是形成肌膚皺紋的隱形殺手。

除皺的保養重點在於適當的清潔、保持表皮的皮脂膜平衡（水分和油分平衡）、肌膚彈性的維持、防曬與對抗自由基對於肌膚的影響等。養成規律正常的生活習慣，如避免抽菸、喝酒、熬夜等，可避免體內自由基的生成，也是減緩皺紋的形成與肌膚老化的重要關鍵。

芳療處方箋

卸妝油

肌膚清潔也是除皺的重點，有助於肌膚適當呼吸，並保持表皮組織的光澤與通透，讓後續使用的保養品可以順利吸收。

1 橄欖油＋椰子油＋芝麻油，以等比例調合成複方植物油，作為每日卸妝使用。

芳療處方箋

化妝水

1 玫瑰純露 15ml ＋矢車菊純露 5ml ＋檀香純露 10ml，除了水分的補充之外，還有輕微抗皺的效果。

2 金縷梅純露 15ml ＋岩玫瑰純露 15ml，作為抗皺化妝水，也可溼敷加强。

芳療處方箋

按摩油

順著肌肉紋理的方向，一週兩次的按摩，可增加肌膚的血液循環，並維持彈性，減緩皺紋的形成。

1 岩玫瑰 1 滴＋黃玉蘭 1 滴＋橙花 1 滴＋玫瑰 1 滴＋荷荷芭油 10ml。

2 黃玉蘭 1 滴＋乳香 1 滴＋銀合歡 1 滴＋葛羅索醒目薰衣草 1 滴＋荷荷芭油 10ml。

9-8 消脂／瘦身

減肥瘦身應該是現代女性（特別是亞洲女性）的終身志業吧！打開電視、翻開雜誌，許多女明星、女模特兒的身材呈現近乎醫學上所定義營養不良的狀態，那樣的體態似乎就變成一般大衆審美的標準了。因此，如何減得正確又健康，是很重要的！

減肥最重要的是「少吃多運動」，以及循序漸進。低卡、低GI可作為選擇食物的標準，而且每日的熱量攝取不低於 1,000 大卡，以提供身體所需的基礎熱量。若以禁食的方式減重，除了易復胖，且會對身體造成很大的傷害，應避免採取這種激烈的減肥方式。再來是增加運動的頻率，維持每周 3 至 5 次，每次最少 30 分鐘的運動習慣，以提高身體的代謝率，不僅可以達到「瘦身」的目的，也可以藉由鍛鍊特定肌肉來達到塑身的效果。

最後也是最重要的觀念，就是「減肥請務必慢慢來」，急速減重雖然可以讓人在短時間內對體重數字感到滿意，甚至產生暫時性的喜悅，但對身體的傷害甚鉅。想要瘦得健康，就讓「體脂肪」的量下降，而不單是體重的下降。體脂肪過高容易導致很多慢性疾病，所以降低體脂肪並非只是肥胖者的功課喔！香料類的精油多有促進消化與循環的效果，是很好的瘦身精油。

芳療處方箋

按摩油

按摩全身後進行泡澡，藉由提高身體代謝率來達到瘦身的效果。

1 黑胡椒 10 滴＋蒔蘿 5 滴＋檸檬葉 10 滴＋樟腦迷迭香 5 滴＋橄欖油 15ml ＋甜杏仁油 30ml。

2 喜馬拉雅雪松 5 滴＋絲柏 10 滴＋葡萄柚 10 滴＋檸檬葉 5 滴＋荷荷芭油 30ml。

3 大西洋雪松 10 滴＋喜馬拉雅雪松 5 滴＋永久花 10 滴＋松紅梅 5 滴＋向日葵油 30ml。

芳療處方箋

純露

內服方式是將下列配方加入 1,000ml 水中，於一日內喝完，飲用三週後休息一週。

1 杜松純露 20ml ＋胡椒薄荷純露 5ml ＋格陵蘭喇叭茶純露 5ml。

注意事項

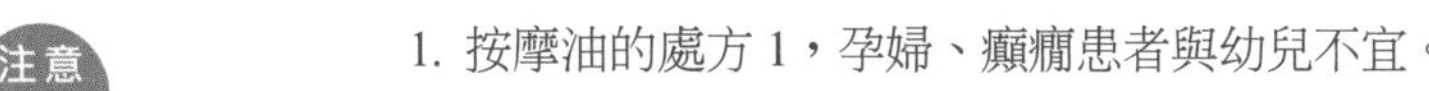

1. 按摩油的處方 1，孕婦、癲癇患者與幼兒不宜。
2. 泡澡最好在飯後 30 分鐘後進行，且時間不宜超過 20 分鐘。水量盡量低於心臟，才不至於造成心臟的負擔。

9-9 橘皮組織

橘皮組織，俗稱「浮肉」，在醫學上則稱作「蜂窩組織」。形成主因是皮下組織的脂肪堆積不均勻，造成皮膚外觀看起來凹凸不平，大多發生在臀部與大腿，且女性的比例高於男性。橘皮組織並非是肥胖者的專利，也有可能發生在瘦的人身上，其他如缺乏運動、疏於保養、壓力過大、內分泌失調、熬夜、老化，都可能造成橘皮組織，除了影響外觀，也會阻礙淋巴循環，導致毒素堆積。

要消除橘皮組織並非不可能，首先要提高熱量的消耗，加快脂肪的分解代謝；促進身體循環，加速毒素的排除；多運動，以強化肌肉與皮下組織的結構。按摩是很棒的方式，深度的按摩可以讓皮下脂肪分布均勻，促進身體循環；淺層的按摩可以促進淋巴引流，排除多餘的水分和毒素，堪稱一舉數得的選擇。

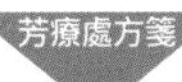

芳療處方箋

1 喜馬拉雅雪松 10 滴＋絲柏 7 滴＋葡萄柚 8 滴＋檸檬葉 5 滴＋芝麻油 15ml ＋橄欖油 15ml，配合淋巴按摩手法，按摩橘皮組織處。

2 檸檬香桃木 8 滴＋野馬鬱蘭 7 滴＋綠花白千層 10 滴＋馬纓丹 5 滴＋向日葵油 30ml，與處方 1 交替使用。

注意事項

處方 2，孕婦不宜。

9-10 多汗症

異常的排汗是非常惱人的，不但不舒服，還可能影響到日常生活，最常見的兩大類型就是「局部多汗」與「狐臭」。

局部多汗常發生在顱部、顏面、手掌、腋下與腳掌，一般多與交感神經過度興奮有關，尤其是在情緒緊繃（焦慮、緊張等）以及環境溫度過高時會更明顯。

治療上，局部多汗的情況，會以安撫交感神經與抑制汗腺分泌為主。狐臭主要與頂漿腺有關，頂漿腺是一種特殊的汗腺，分泌物經過細菌的分解後，會因個人體質而有不同程度的異味，再混合汗水，嚴重者就是所謂的狐臭，一般也與遺傳有關，狐臭的部分則需切除頂漿腺才有辦法得到根治，芳香療法於此所能提供的就是氣味上的輔助。

芳療處方箋

安撫交感神經

進行全身性按摩可達最佳效果。

1 纈草 3 滴＋香蜂草 5 滴＋馬鬱蘭 10 滴＋真正薰衣草 12 滴＋荷荷芭油 30ml。

2 桔葉 5 滴＋黑雲杉 5 滴＋穗甘松 3 滴＋熱帶羅勒 7 滴＋甜橙 10 滴＋荷荷芭油 30ml。

3 山雞椒 7 滴＋檸檬馬鞭草 10 滴＋香蜂草 10 滴＋小茴香 3 滴＋荷荷芭油 30ml。

4 快樂鼠尾草 5 滴＋苦橙葉 15 滴＋檸檬薄荷 10 滴＋荷荷芭油 30ml。

芳療處方箋

抑制汗腺分泌

加強塗抹於多汗處。

1 喜馬拉雅雪松 7 滴＋絲柏 8 滴＋葡萄柚 10 滴＋高地牛膝草 5 滴＋荷荷芭油 30ml。

2 杜松漿果 6 滴＋高地杜松 10 滴＋絲柏 5 滴＋格陵蘭喇叭茶 3 滴＋髯花杜鵑 3 滴＋荷荷芭油 30ml。

芳療處方箋

消除異味

流汗後先用溼巾清潔再塗抹。

1 沒藥 7 滴＋苦橙葉 10 滴＋玫瑰天竺葵 8 滴＋杏桃仁油 30ml。

2 檸檬細籽 10 滴＋香桃木 5 滴＋摩洛哥玫瑰 5 滴＋香脂果豆木 5 滴＋紅雲杉 5 滴＋昆士蘭堅果油 30ml。

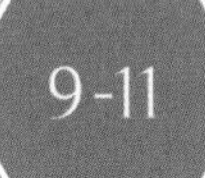

9-11 禿頭

年輕男女的掉髮與禿頭問題，除了疾病、外傷、遺傳之外，大多與雄激素過高有關，但表徵有些不同。雄激素過高導致的男性禿頭，多有髮際線後移、地中海型禿頭、鬢角落髮的情況；雄激素過高導致的女性禿頭，則會從頭頂開始。

想要改善因雄激素過高產生的禿頭問題，不是一味地抑制雄激素分泌，或是補充雌激素就可以解決的，而是要讓身體的荷爾蒙達到平衡狀態。同時，要注意平日的頭皮保養，例如洗頭時水溫不宜過高，以免傷害頭皮；多梳頭及按摩頭皮可以促進血液循環，提供毛髮生長所需的養分；也可食療輔助，多攝取何首烏、黑芝麻、堅果類；定期替頭皮做深層清潔，以防養分吸收不良；還有維持正常的作息等等，均是預防掉髮的不二法門。

芳療處方箋

1 薄荷尤加利 1 滴＋樟腦迷迭香 1 滴＋馬鞭草酮迷迭香 1 滴，沾附在手指上，以指腹按摩頭皮。

2 龍艾純露＋迷迭香純露＋百里香純露＋冬季香薄荷純露＋萊姆純露，以 1：2：2：1：1 的比例調合，洗頭後均匀淋在頭皮上，再輕輕按摩。

注意事項

處方 1，孕婦不宜。

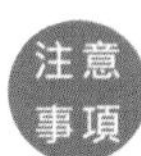

9-12 護髮／護甲

頭髮、指甲和皮膚，同為人體中增長速度非常快速的組織，而且頭髮、指甲與皮膚表皮層的最外層一樣，主要構成的成分都是角蛋白（keratin），因此同樣可以藉由外用的保養品，來維持頭髮與指甲的光澤與強韌。此外，頭髮與指甲的狀態，不但影響著美觀，同時也反映出身體的健康狀況。

芳療處方箋

護髮油

1 日常保養配方：摩洛哥玫瑰 5 滴＋摩洛哥茉莉 3 滴＋阿拉伯茉莉 2 滴＋摩洛哥堅果油 30ml。用於吹半乾的髮尾，或是出門前塗抹在毛躁的地方，增加光澤。

2 加强保養配方：完全依蘭 5 滴＋桉油醇迷迭香 3 滴＋喜馬拉雅雪松 2 滴＋橄欖油 10ml ＋芝麻油 10ml ＋椰子油 10ml。將混合好的護髮油均匀塗抹在頭皮與全部頭髮，用熱毛巾包起來，停留 15 分鐘後再沖洗，每週一次。

芳療處方箋

護甲油

1

指緣油配方：檸檬 2 滴＋萊姆 1 滴＋葡萄柚 1 滴＋荷荷巴油 10ml。可於洗手後皮膚還有些溼潤時，塗抹在指緣粗糙處，稍做按摩可幫助吸收。

注意事項

指緣油配方有光敏性，建議晚上使用。

Part III

Chapter 10

其他

10-1 注意力渙散

現代人的生活步調偏快，經常處於緊繃、緊湊又高壓的模式中，長期下來很容易導致身心疲累，即使睡眠時間很長，體力卻難以恢復到良好的狀態。過度運作的腦袋，加上未能充分休息的身體，伴隨而來的就是精神渙散、注意力不集中，使得工作效率降低，生活品質也降低，甚至連心情都感到憂鬱。環環相扣，影響日常生活甚深。人體在高度壓力的情況下，會減少分泌血清素與褪黑激素。血清素俗稱快樂荷爾蒙，分泌充足便會讓人感到滿足、開心，而且能夠專注於事情上；當處於黑暗狀態之下，血清素可轉化成褪黑激素，幫助進入睡眠狀態，分泌充足可以讓人睡得好、得到充分休息，又具有抗氧化（即抗老化）、增強免疫力的功效。平常多攝取好的植物油、維生素 B3 可幫助集中注意力，多吃含有色胺酸的食物，如香蕉、木瓜、五穀也有助於血清素的合成，其他如多做深呼吸與有氧運動來提高體內含氧量、維持正常的作息，都可以幫助血清素與褪黑激素正常作用。如此一來，人便會處於一種平衡狀態，具有調節壓力的彈性，擁有清晰思慮。

芳療處方箋

1 大馬士革玫瑰 1 滴＋歐白芷根 1 滴＋檸檬薄荷 1 滴＋茶樹 1 滴，混合後，沾附在手指上，以指腹按摩頭皮，或是稍微按摩後，以木梳梳理頭皮。

2 米契爾胡椒薄荷 6 滴＋歐洲冷杉 9 滴＋檸檬百里香 3 滴＋印度藏茴香 2 滴＋荷荷芭油 30ml，塗抹在太陽穴及後頸，可當作緊急提神的隨身處方使用。

3 檸檬尤加利 1 滴＋樟腦迷迭香 1 滴＋馬鞭草酮迷迭香 1 滴，用來熏香，或是調於 5ml 的植物油中來按摩頭皮。

4 佛手柑 5 滴＋真正薰衣草 10 滴＋醒目薰衣草 5 滴＋羅馬洋甘菊 5 滴＋聖約翰草浸泡油 10ml ＋荷荷芭油 20ml，於睡前半小時進行全身按摩，可幫助睡眠，達到充分休息。

5 大麻籽油 20ml ＋胡桃油 20ml ＋榛果油 10ml，早上空腹與晚上睡前各口服 1 茶匙。

注意事項 處方 1 與處方 3，孕婦不宜。

10-2 恐懼

恐懼是各種情緒反應中最原始的型態之一，引起恐懼的原因可分為具體與不具體，具體的原因主要是無法掌控自身所處的環境與情境，而對未知的事物產生不安全感；不具體的原因，則與潛意識有關，可能受到過去經驗的影響，而導致內心感到惶恐，這一類的恐懼也會對人產生較深層的影響。

恐懼的情緒伴隨而來的是窒息感、發抖、心跳加速、血壓升高、直冒汗、呼吸加速、焦躁、做惡夢等的表現方式。

適當的恐懼可以幫助提高敏感度，讓人處於備戰狀態，以應付環境的變動，是一種自我保護的機制，但過度的恐懼則可能讓人精神耗弱，甚至影響正常生活。

要緩解恐懼，很重要的是要知道恐懼的來源是什麼，可以找一個信任的人來討論恐懼的原因，或是尋求專業的諮詢管道。另外，像是芳香療法、花精、呼吸練習、靜坐、冥想、運動等，都可以幫助緩解恐懼的情緒。

芳療處方箋

1 桔葉 10 滴＋黑雲杉 5 滴＋穗甘松 10 滴＋甜橙 5 滴＋聖約翰草浸泡油 10ml ＋椰子油 20ml，先於手上溫熱，嗅吸，再按摩全身。

2 纈草 5 滴＋香蜂草 5 滴＋馬鬱蘭 10 滴＋真正薰衣草 10 滴＋荷荷芭油 30ml，按摩全身，可加強於第三、四脈輪。

3 卡奴卡 1 滴＋岩玫瑰 2 滴＋黑胡椒 1 滴＋熏陸香 1 滴＋貞節樹 1 滴，睡前熏香，配合呼吸練習。

4 松紅梅 3 滴＋永久花 15 滴＋大西洋雪松 6 滴＋喜馬拉雅雪松 6 滴＋荷荷芭油 30ml，有需要時塗抹於胸前（心輪處），也可調製成滾珠瓶隨身攜帶。

10-3 心神不定

現代人生活步調偏快，鮮少有讓自己慢下來或是停下來的時候，長期處在這種快速的情況之下，神經容易緊繃，累積到最後不但會讓感官變得遲鈍，即使停下來也沒無法馬上放鬆。

不少人應該都有類似經驗，閉上眼睛後，卻有更多的事情在腦袋中浮現，明明是想要避免外界訊息的接收，卻有更多的內在干擾，反而更靜不下來。

心神不安定的人，容易會有失眠、躁動、意志不堅、容易疲勞、焦慮、頻尿等症狀，表現出心理與生理的互相影響。想要讓心神安定需要配合適當的運動、充足的睡眠、均衡的飲食、開發五感（視、聽、嗅、觸、味）和呼吸練習。

另外，像按摩神門穴，也是不錯的輔助方式。「靜心」是需要練習與培養的，若能在生活中適度釋放累積的壓力並沉澱思緒，所呈現出來的狀態就會是穩定的，人也不容易受到外在影響。

芳療處方箋

靜心按摩油

先在手上搓開後，深呼吸三次，再按摩太陽穴與胸前。

1 玫瑰 6 滴＋薄荷尤加利 6 滴＋花梨木 12 滴＋祕魯香脂 6 滴＋荷荷芭油 30ml。

2 黃玉蘭 9 滴＋印蒿 6 滴＋乳香 6 滴＋葛羅索醒目薰衣草 9 滴＋荷荷芭油 30ml。

芳療處方箋

穩定按摩油

先在手上搓開後，深呼吸三次，再按摩腹部與尾椎。

1 檀香 12 滴＋粉紅蓮花 3 滴＋芳樟 6 滴＋荷荷芭油 30ml。

2 花梨木 10 滴＋芳樟 10 滴＋沉香醇百里香 5 滴＋龍腦百里香 5 滴＋荷荷芭油 30ml。

3 檀香 6 滴＋岩蘭草 15 滴＋廣藿香 9 滴＋荷荷芭油 30ml。

注意事項：靜心按摩油的處方 1，孕婦與嬰幼兒不宜。

10-4 失智

失智症（dementia）是一種認知障礙與記憶力衰退的症候群，追朔其英文字根有遠離（de-）心智（mention）的意思，即可明白這個疾病對生活可能造成的影響。

一般來說，失智症可能有以下症狀：記憶力減退、時間與地點錯亂、無法執行原本熟悉的技能、表達困難、個性轉變、應變能力變差、失去回溯的能力……等，這些症狀都可作為失智症的警訊，不容忽視。

遺憾的是，大部分的失智症目前無藥可醫，只能想辦法延後病程的進展；某些特定病因引起的失智症，解除病灶後多可復原，例如：腦部創傷、維生素 B12 不足、電解質不平衡等，因此如何預防罹病與延緩病程發展格外重要。

保持頭腦的活動、培養運動的習慣、不抽煙不喝酒、常保心情愉快，都是很好的預防方法。而芳香療法中，單萜烯類的精油可以促進神經傳導、單萜酮類的精油可以活化腦細胞，再搭配一些能夠讓人保持心情愉悅與具有安撫效果的精油，就能預防與延緩失智症的病程，也同時提升生活的品質。

作法上，只要透過嗅聞的方式就可以作用在大腦，因此建議將以下處方作為日常的空間擴香用油，處方 1、2 可交替使用，而出門時也可隨身攜帶調好的精油瓶，經常打開來嗅聞。

芳療處方箋

日用配方

1 檸檬 20 滴＋葡萄柚 20 滴＋桉油醇迷迭香 60 滴。

2 紅桔 20 滴＋月桂 30 滴＋桉油醇迷迭香 50 滴。

芳療處方箋

夜用配方

1 苦橙葉 30 滴＋真正薰衣草 30 滴＋鼠尾草 40 滴。

2 佛手柑 10 滴＋桔葉 10 滴＋真正薰衣草 30 滴＋鼠尾草 30 滴。

10-5 銀髮族心靈保健

大部分的人隨著年齡的增加，社交活動會減少，身體機能也開始退化，甚至面臨到親友的生離死別。

心靈上的無奈、恐懼與不安等情緒漸漸累積，除了自己要找到可以排解的出口，像是參加銀髮族社團、多出去走走、維持運動習慣等，也能利用精油的香氣來紓解各種負面情緒。

芳療處方箋

支持配方

1 歐洲冷杉 10 滴＋歐洲赤松 5 滴＋落葉松 10 滴＋黑雲衫 5 滴，用來熏香。也可再加入 30ml 山金車浸泡油，作為肌肉與關節的保養用油。

芳療處方箋

平靜配方

1 苦橙葉 5 滴＋檸檬薄荷 15 滴＋芳香白珠 5 滴＋安息香 5 滴，用來熏香。也可再加入 30ml 芝麻油，塗抹於痠痛處。

芳療處方箋

不怨懟配方

1 穗甘松 5 滴＋完全依蘭 10 滴＋芳枸葉 15 滴，用來熏香。如果因為心理鬱悶造成胸悶，可加入 30ml 芝麻油調成按摩油，以畫圓的方式塗抹於胸口（心輪）。

10-6 安寧照護

人生的最後一程，你想怎麼樣度過？生命的最後，所需要的不一定是積極的疾病治療，減輕痛苦以及增加生命的尊嚴也是病人與家屬非常重要的需求，安寧療護便是提供這類需求的一種醫療方式。

安寧療護的特色是全人照顧、全家照顧、全程照顧、全隊照顧，並以臨終病人身、心、靈全方位的照護為目標。這種迎接生命盡頭的方式，不只讓病人本身感到舒適，也可以讓家屬在病人過世之後，能夠勇敢走出傷痛。

目前有許多輔助療法都被應用在安寧療護之中，例如：芳香療法、寵物治療、宗教的力量等，透過按摩、熏香、寵物的陪伴、念經、讀聖經等活動，可以安撫臨終病人與家屬面對死亡的恐懼，甚至是可以和過去的自己或是他人和解，幫助臨終病人放下心中的糾結以及善待自己，以有尊嚴的方式走向生命的盡頭。

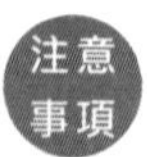

1 檀香 2 滴＋粉紅蓮花 1 滴＋芳樟 1 滴，用來熏香，幫助安撫恐懼，給予神性的力量。

2 野地百里香 2 滴＋月桂 3 滴＋安息香 10 滴＋薑 5 滴＋水仙 5 滴＋瓊崖海棠油 10ml ＋山金車浸泡油 20ml，按摩全身或局部關節，可消除四肢的腫脹以及不適。

3 葡萄柚 1 滴＋苦橙 1 滴＋檸檬 2 滴，作為環境的熏香，可以給人明亮感受，又有強大的抗菌能力。

注意事項　癌末病人常併發癌細胞轉移到骨頭的情況，因此按摩前，需先清楚病人的狀況，且按摩手法不宜太用力，有時僅以腳底塗抹按摩油即可達到很好的效果。

10-7 居家清潔

精油的美好氣味不只適合拿來當作生活的調劑與按摩使用，其具有抗菌、抗病毒的效果，也非常適合拿來當作清潔家裡的小幫手。

不同的精油，除了抗菌、抗病毒的基本功效之外，更具有不同的清潔特性，例如：檸檬香茅可以用來驅趕蚊蟲，而且具有極佳的除臭效果，非常適合拿來做廚房的清潔；尤加利有抗塵蟎的效果，可在洗衣服的最後一套程序加入；薰衣草本身的味道極佳，又有驅除衣櫃小蟲的功效，適合拿來做衣物芳香包，也可混合於酒精之中，作為臥室的抗菌噴霧；茶樹與檸檬精油可以加在水中，拿來做地板清潔；萬壽菊有非常好的抗黴菌效果，可以作為鞋子的去味抗菌噴霧，也可預防香港腳的感染。

除了精油這個主角之外，還有幾個配角可以幫助精油運用在清潔上：小蘇打粉、醋與酒精。

小蘇打有很強的去汙、去味效果，可以代替清潔劑作為基底；醋可以使汙垢鬆動易清除、抑菌、加熱後可幫助溶解排水口的阻塞，不喜歡醋的刺鼻味的話，可以用檸檬酸代替。

酒精則是有很好的抗菌效果，又能和精油充分混合，不喜歡酒精氣味的人，可選擇伏特加、白蘭地替代。想要將效果發揮至最大，好好了解精油與輔助配角的功能，才會事半功倍喔！

芳療處方箋

廚房清潔

1 檸檬香桃木 20 滴＋檸檬香茅 30 滴＋檸檬細籽 20 滴＋檸檬尤加利 30 滴，可將上述處方加在 100ml 的酒精（75%）中，作為流理台、瓦斯爐的油汙清潔劑，噴灑於汙垢上，靜置 5 分鐘後再用溼布擦除。

2 茶樹 15 滴＋馬鬱蘭 5 滴＋胡椒薄荷 10 滴＋甜羅勒 10 滴，加在 50g 的小蘇打粉中，作為餐具清潔用品。使用時，先用調合好的小蘇打粉清潔餐盤等，再用溫水沖淨即可。

3 沉香醇百里香 3 滴＋巨冷杉 4 滴＋澳洲尤加利 2 滴＋美洲野薄荷 1 滴，加在 20g 的小蘇打粉中，放在角落可除臭。

芳療處方箋

浴廁清潔

1 玫瑰草 2 滴＋松紅梅 7 滴＋佛手柑 6 滴＋多苞葉尤加利 5 滴，混合在 100ml 的食用醋，可清潔磁磚，減緩黴菌的生長。

2 野馬鬱蘭 15 滴＋冬季香薄荷 20 滴＋印度藏茴香 10 滴＋百里酚百里香 15 滴，加在 50g 的小蘇打粉與 450ml 的水中，可作為馬桶與洗手台清潔劑，直接噴灑於汙垢處，靜置 3 ～ 5 分後再刷洗。每次使用前記得搖晃均勻。

芳療處方箋

地板清潔

1 檸檬 5 滴＋萊姆 5 滴＋桔 5 滴，加在 50ml 酒精（幫助精油與水融合）與 1,000ml 清水中，地板可先用小蘇打粉局部清潔後，再用此配方擦拭。

10-8 空間淨化

狹義的空間淨化指的是「空氣」的淨化，讓所處的環境擁有好的氛圍、舒服的氣味，而廣義的空間淨化，則可指「氣場」的淨化，可使人擁有好的正向能量、順暢的生活感受。

人所處的環境受到很多能量的交互作用，但並非每個人都具有敏銳的感官知覺，能夠捕捉到細微的能量。廣為所知的能量如電磁波，另一種則是人體所承載、累積的負面能量（包含情緒、記憶等），譬如到了人多的場合或是參加喪禮後有頭昏、身體不適的現象，皆可能是受到這些無形的能量交互影響的結果，不單只有他人會影響自己，自己也可能會影響他人。

懂得替自己做好保護措施是很重要的，可於事前進行能量防護，並於事後替自己做些淨化的動作，岩蘭草等禾本科植物具有良好的保護效果，而絲柏、杜松、檀香則有很好的淨化作用。另外像是粗鹽、植物，也是很棒的空間淨化幫手，粗鹽可以幫助吸收負面能量，植物則可以幫助吸收空間中的電磁波。

芳療處方箋

1 檀香6滴＋胡蘿蔔籽5滴＋岩蘭草13滴＋廣霍香6滴＋荷荷芭油30ml，出門前可先塗抹於尾椎與腹部作為保護。

2 杜松漿果4滴＋高地杜松6滴＋絲柏7滴＋格陵蘭喇叭茶3滴，加入10ml酒精與90ml純水，作為空氣淨化噴霧。

3 檀香1滴＋粉紅蓮花1滴＋芳樟1滴，可用來熏香淨化，或是加入5ml的荷荷芭油，用來按摩太陽穴與腹部。

taste 7

肯園 20 週年紀念版

芳療實證全書

從分子到精油、從科學到身心靈，成爲專業芳療師的必備聖經

作　　者　溫佑君 / 肯園芳療師團隊
王珮儒、吳采鴻、陳玲萱、許麗香、張錫宗、彭彥文、
黃立文、黃虹霖、楊涵雲、趙淑暖、謝雨青（依姓名筆劃順序排列）
企劃協力　侯聖欣、羅紓筠

社　　長　張瑩瑩
總 編 輯　蔡麗真
責任編輯　林毓茹、蔡麗真
插　　畫　謝璧卉
美術設計　謝璧卉
行銷經理　林麗紅

出　　版　野人文化股份有限公司
發　　行　遠足文化事業股份有限公司（讀書共和國出版集團）
地址：23141 新北市新店區民權路 108-2 號 9 樓
電話：（02）2218-1417　傳真：（02）8667-1065
電子信箱：service@bookrep.com.tw
網址：www.bookrep.com.tw
郵撥帳號：19504465 遠足文化事業股份有限公司
客服專線：0800-221-029
法律顧問　華洋法律事務所　蘇文生律師
印　　製　凱林彩印股份有限公司
初版首刷　2015 年 11 月
二版首刷　2018 年 9 月
二版11刷　2023 年 7 月

國家圖書館出版品預行編目資料

芳療實證全書 / 溫佑君, 肯園芳療師團隊著.
-- 二版. -- 新北市 : 野人文化出版 : 遠足文化
發行, 2018.09　472 面 ;　21×28 公分 .
肯園 20 週年紀念版 -- (　taste ; 7)
ISBN 978-986-384-232-3(精裝)

1. 芳香療法 2. 香精油

418.995　　106015032

本書線上讀者回函